初版の序

　看護師国家試験に合格するためには，非常に広範囲の内容を勉強することが必要です．国家試験出題基準をみると，多岐にわたる項目の多さに圧倒されてしまいます．本屋さんで国家試験問題集の分厚さに立ちすくんでいる学生さんも多いのではないでしょうか．

　広い範囲の勉強をするときのポイントは，最初に大切な骨格部分をしっかり押さえることです．象の絵を描くときに鼻の穴から描き始めると，全体像が掴めないのでバランスが悪くなります．最後まで描けるか不安で作業を進める元気もでません．まずは鼻が長くて体が大きな象の輪郭を描いてから細部を仕上げていくほうが，作業もしやすく，やる気もでます．

　ここで，看護師国家試験の出題範囲において骨格となるのが，正常の人体がどのような構造と機能を持っているのかという解剖生理と，その正常な状態がどのように異常をきたしたものが病気なのかという疾病の特性です．国家試験出題基準では「人体の構造と機能」，「疾病の成り立ちと回復の促進」に相当する部分ですが，この領域の知識は出題基準の全範囲で基礎となるものです．つまり，解剖生理と疾病の特性を最初に十分に理解しておけば，「成人看護学」などの専門科目における看護知識や技術もスラスラと学習することができます．

　看護師国家試験は資格試験なのですから，満点を目指して全範囲の枝葉末節な部分までこだわる必要はありません．そうすると逆に基本的な知識が抜け落ちてしまい，必修問題さえ取りこぼしてしまう可能性があります．そこで，本書は看護師国家試験に必要な内容にポイントをしぼって解説しています．図表を取り入れて視覚的に理解しやすいように工夫するとともに，過去10年分の看護師国家試験〔第92回（2003年）～第101回（2012年）〕から典型的な問題を厳選し，オリジナル問題を加えて合計381題の問題を掲載しています．また，巻末には主要疾病の重要ポイントをまとめた要点メモを掲載していますので，必要に応じて暗記用に使用してください．本書をマスターした後に，既刊の『看護のための臨床病態学』で知識を深めていただければ幸いです．

　本書は皆さんが看護師国家試験に向けた勉強をスタートするときに最適の教材であり，国家試験前に重要項目の知識を整理する総まとめにも役立つと考えます．本書を活用されて，看護師国家試験に合格されますことを心よりお祈り申し上げます．

　最後に図表の利用を許可してくださいました『看護のための臨床病態学』の執筆者の皆さまと，企画から出版まで御支援してくださいました南山堂編集部の石井裕之氏と吉野琴絵氏に深く感謝いたします．

2012年7月吉日

西南女学院大学保健福祉学部 教授

浅野嘉延

改訂3版の序

　近年，医療を取り巻く環境は大きく変化し，看護教育もさらなる充実が求められています．看護師国家試験の難易度も年々高まっており，看護学生が学ぶべき内容は増えるばかりです．そのようななか，学年の早い時期から国家試験を意識した効率的な勉強をスタートし，知識を整理しながら看護学を自分のものとすることが大切です．

　本書は「疾病の特性を解剖生理と関連付けて，看護師国家試験に必要な内容にポイントを絞って，分かりやすく解説する」というコンセプトで企画したものです．国家試験出題基準では「人体の構造と機能」，「疾病の成り立ちと回復の促進」に相当しますが，すべての看護科目を理解するための骨格となる重要な領域です．

　2018年に改訂2版を出版して7年が経過しましたが，その間に実施された看護師国家試験でも疾病に関して本書の内容から大きく外れた問題は出題されませんでした．読者から「この本のおかげで過不足なく国試対策の勉強ができ，無理なく合格できました」という嬉しいお便りも頂戴しました．

　改訂3版では，医学の進歩や社会環境の変化に即して本文の内容を追加修正するとともに，章末の練習問題を大幅に見直しました．できるだけここ数年に出題された国家試験の過去問を紹介しましたが，各領域の内容をバランス良くカバーできるように10年以上前の問題でも重要なものは残し，オリジナル問題を加えて，合計447題の問題を掲載しました．

　改訂によって無駄に分量が増えることがないように，看護学生にとって本当に必要な内容をコンパクトに解説するという基本姿勢を忘れないように留意しました．皆さまが本書を用いて効率よく勉強をして，看護師国家試験にスマートに合格されますことを願っております．

　最後に，初版の企画出版から今日まで御支援してくださいました南山堂編集部の石井裕之氏に深く感謝いたします．

2025年2月吉日

西南女学院大学 学長

浅野嘉延

看護師国試対策 START BOOK
解剖生理と疾病の特性

改訂3版

西南女学院大学学長 浅野嘉延 著

南山堂

目　次

Chapter 1

呼吸器 ･････････････････････････････ 1

①　解剖生理のまとめ ･･････････････ 1
1. 呼吸器の構造 ･････････････････････ 1
2. 肺の機能 ･･････････････････････････ 2
3. 呼吸運動 ･･････････････････････････ 3
4. 呼吸調節 ･･････････････････････････ 4

②　症候・検査・治療のまとめ ･･････ 4
1. 症　候 ･････････････････････････････ 4
   ❶ 呼吸困難 ･･･････････････････････ 4
   ❷ 咳嗽，喀痰，喀血 ･･･････････････ 5
   ❸ 呼吸様式の異常 ･･･････････････ 5
   ❹ 聴診所見（呼吸音）の異常 ････････ 5
2. 検査と治療 ･･････････････････････ 7
   ❶ 動脈血ガス検査 ･･････････････ 7
   ❷ 換気機能検査 ･････････････････ 7
   ❸ 画像検査 ･･･････････････････････ 10
   ❹ 気管支鏡検査 ･････････････････ 10
   ❺ 胸腔穿刺 ･･･････････････････････ 10
   ❻ 気管内吸引と体位ドレナージ ･･･ 11
   ❼ 酸素療法と人工呼吸療法 ･･･････ 12

③　押さえておきたい疾病の概要 ･･･････ 13

呼吸不全 ･･･････････････････････････ 13
1. 呼吸不全 ･･････････････････････････ 13

感染性疾患 ･･･････････････････････ 14
2. 肺　炎 ･････････････････････････････ 14
3. 肺結核 ･････････････････････････････ 15

閉塞性肺疾患 ･･･････････････････ 16
4. 気管支喘息 ･･･････････････････････ 16
5. 慢性閉塞性肺疾患（肺気腫，慢性気管支炎）･･･ 17

拘束性肺疾患 ･･･････････････････ 19
6. 間質性肺炎（肺線維症）･････････････ 19

肺循環疾患 ･･･････････････････････ 20
7. 肺血栓塞栓症（肺梗塞）･････････････ 20

腫瘍性疾患 ･･･････････････････････ 21
8. 原発性肺癌 ･･･････････････････････ 21

9. 胸膜中皮腫 ･･････････････････････ 22

そのほかの呼吸器疾患 ････････････ 23
10. 過換気症候群 ･･･････････････････ 23
11. 睡眠時無呼吸症候群 ･･････････ 23
12. 気　胸 ･･･････････････････････････ 23

過去問題 & オリジナル問題 厳選 60 問！
（呼吸器編）･･･････････････････････ 26

Chapter 2

循環器 ･･････････････････････････ 35

①　解剖生理のまとめ ･･･････････ 35
1. 心臓の構造 ･･･････････････････････ 35
2. 心臓の機能 ･･･････････････････････ 35
3. 血圧の調節 ･･･････････････････････ 37

②　症候・検査・治療のまとめ ････ 38
1. 症　候 ･････････････････････････････ 38
   ❶ チアノーゼ ･･･････････････････ 38
   ❷ 浮　腫 ･･･････････････････････ 39
2. 検査と治療 ･･････････････････････ 39
   ❶ 心電図 ･････････････････････････ 39
   ❷ 胸部 X 線検査 ･････････････････ 41
   ❸ 心臓超音波検査 ･･････････････ 41
   ❹ 心臓カテーテル検査・治療 ･･････ 42

③　押さえておきたい疾病の概要 ･･･････ 42

心不全 ･･･････････････････････････ 42
1. 心不全 ･････････････････････････････ 42

虚血性心疾患 ･･･････････････････ 44
2. 狭心症 ･････････････････････････････ 44
3. 心筋梗塞 ･････････････････････････ 46

不整脈疾患 ･･･････････････････････ 48
4. 不整脈総論 ･･･････････････････････ 48
5. 洞房結節の異常 ･････････････････ 48
   ❶ 洞性頻脈 ･･･････････････････････ 48
   ❷ 洞性徐脈 ･･･････････････････････ 49
   ❸ 洞不全症候群 ･････････････････ 49
6. 刺激伝導系の異常 ･･････････････ 49

v

❶ 房室ブロック ・・・・・・・・・・・・・・・・・・・・・・ 49
❷ 人工的ペースメーカー治療 ・・・・・・・・・・・ 51

7 上室性の異所性の興奮 ・・・・・・・・・・・・・・ 51
❶ 上室性（心房性）期外収縮（APC，PAC）・・・・・ 51
❷ 上室頻拍 ・・・・・・・・・・・・・・・・・・・・・・・・・ 51
❸ 心房細動（Af）・・・・・・・・・・・・・・・・・・・・・ 52

8 心室性の異所性の興奮 ・・・・・・・・・・・・・・ 52
❶ 心室性期外収縮（VPC，PVC）・・・・・・・・・・ 52
❷ 心室頻拍（VT）・・・・・・・・・・・・・・・・・・・・・ 52
❸ 心室細動（Vf）・・・・・・・・・・・・・・・・・・・・・ 52
❹ 電気的除細動 ・・・・・・・・・・・・・・・・・・・・・ 53

心筋・心膜疾患 ・・・・・・・・・・・・・・・・・・・・・・ 53
9 特発性心筋症 ・・・・・・・・・・・・・・・・・・・・・ 53
10 急性心筋炎 ・・・・・・・・・・・・・・・・・・・・・・・ 54
11 感染性心内膜炎 ・・・・・・・・・・・・・・・・・・・ 54
12 心タンポナーデ ・・・・・・・・・・・・・・・・・・・ 54

心臓弁膜疾患 ・・・・・・・・・・・・・・・・・・・・・・・ 55
13 僧帽弁膜症 ・・・・・・・・・・・・・・・・・・・・・・・ 55
14 大動脈弁膜症 ・・・・・・・・・・・・・・・・・・・・・ 56

先天性心疾患 ・・・・・・・・・・・・・・・・・・・・・・・ 56
15 心室中隔欠損症（VSD）・・・・・・・・・・・・・・ 56
16 心房中隔欠損症（ASD）・・・・・・・・・・・・・・ 57
17 ファロー四徴症 ・・・・・・・・・・・・・・・・・・・ 57

血圧異常疾患 ・・・・・・・・・・・・・・・・・・・・・・・ 58
18 高血圧症 ・・・・・・・・・・・・・・・・・・・・・・・・・ 58
19 ショック ・・・・・・・・・・・・・・・・・・・・・・・・・ 60

動脈疾患 ・・・・・・・・・・・・・・・・・・・・・・・・・・・ 60
20 大動脈瘤 ・・・・・・・・・・・・・・・・・・・・・・・・・ 60
21 大動脈解離（解離性大動脈瘤）・・・・・・・・・ 60
22 閉塞性動脈硬化症（ASO）・・・・・・・・・・・・ 61

救急医療 ・・・・・・・・・・・・・・・・・・・・・・・・・・・ 62
23 救急蘇生法 ・・・・・・・・・・・・・・・・・・・・・・・ 62
❶ 心肺蘇生法（CPR）・・・・・・・・・・・・・・・・・ 62
❷ AED（自動体外式除細動器）・・・・・・・・・・・ 63
24 応急処置 ・・・・・・・・・・・・・・・・・・・・・・・・・ 63
❶ 出　血 ・・・・・・・・・・・・・・・・・・・・・・・・・・・ 63
❷ 中　毒 ・・・・・・・・・・・・・・・・・・・・・・・・・・・ 63
❸ 窒　息 ・・・・・・・・・・・・・・・・・・・・・・・・・・・ 63
❹ 熱中症 ・・・・・・・・・・・・・・・・・・・・・・・・・・・ 64
25 災害医療 ・・・・・・・・・・・・・・・・・・・・・・・・・ 64
❶ トリアージ ・・・・・・・・・・・・・・・・・・・・・・・ 64
❷ 災害派遣医療チーム（DMAT）・・・・・・・・・ 64

過去問題＆オリジナル問題 厳選 75 問！
（循環器編）・・・・・・・・・・・・・・・・・・・・・・・・・・・ 66

Chapter 3

消化管 ・・・・・・・・・・・・・・・・・・・・・・・・・・・・・ 77

① 解剖生理のまとめ ・・・・・・・・・・・・・・・・・ 77
1 口腔・咽頭・食道の構造と機能 ・・・・・・・・ 77
2 胃の構造と機能 ・・・・・・・・・・・・・・・・・・・ 77
3 小腸の構造と機能 ・・・・・・・・・・・・・・・・・ 79
4 大腸の構造と機能 ・・・・・・・・・・・・・・・・・ 79

② 症候・検査・治療のまとめ ・・・・・・・・・・ 80
1 症　候 ・・・・・・・・・・・・・・・・・・・・・・・・・・・ 80
❶ 腹痛，嘔吐，吐血，下血 ・・・・・・・・・・・・・ 80
❷ 下痢／便秘 ・・・・・・・・・・・・・・・・・・・・・・・ 81
2 検査と治療 ・・・・・・・・・・・・・・・・・・・・・・・ 81
❶ 上部消化管の検査と治療 ・・・・・・・・・・・・・ 81
❷ 下部消化管の検査と治療 ・・・・・・・・・・・・・ 82

③ 押さえておきたい疾病の概要 ・・・・・・・・ 83

食道疾患 ・・・・・・・・・・・・・・・・・・・・・・・・・・・ 83
1 胃食道逆流症（GERD）・・・・・・・・・・・・・・ 83
2 食道静脈瘤 ・・・・・・・・・・・・・・・・・・・・・・・ 84
3 食道癌 ・・・・・・・・・・・・・・・・・・・・・・・・・・・ 84

胃・十二指腸疾患 ・・・・・・・・・・・・・・・・・・・ 85
4 急性胃炎／急性胃粘膜病変（AGML）・・・・・・・ 85
5 胃・十二指腸潰瘍 ・・・・・・・・・・・・・・・・・・ 86
6 胃　癌 ・・・・・・・・・・・・・・・・・・・・・・・・・・・ 86

大腸疾患 ・・・・・・・・・・・・・・・・・・・・・・・・・・・ 88
7 潰瘍性大腸炎 ・・・・・・・・・・・・・・・・・・・・・ 88
8 クローン病 ・・・・・・・・・・・・・・・・・・・・・・・ 88
9 大腸ポリープ ・・・・・・・・・・・・・・・・・・・・・ 89
10 大腸癌 ・・・・・・・・・・・・・・・・・・・・・・・・・・・ 89
11 虫垂炎 ・・・・・・・・・・・・・・・・・・・・・・・・・・・ 90
12 痔核，肛門周囲膿瘍，痔瘻 ・・・・・・・・・・・ 91
13 イレウス（腸閉塞）・・・・・・・・・・・・・・・・・ 91

過去問題＆オリジナル問題 厳選 41 問！
（消化管編）・・・・・・・・・・・・・・・・・・・・・・・・・・・ 93

Chapter 4

肝臓／胆囊／膵臓 ・・・・・・・・・・・・・・・・・・・ 99
① 解剖生理のまとめ ・・・・・・・・・・・・・・・・・ 99
1 肝臓の構造と機能 ・・・・・・・・・・・・・・・・・ 99
2 胆囊の構造と機能 ・・・・・・・・・・・・・・・・・ 101
3 膵臓の構造と機能 ・・・・・・・・・・・・・・・・・ 102

目 次

－② 症候・検査・治療のまとめ ……… 102
1 症 候 ……… 102
❶ 黄 疸 ……… 102
❷ 肝性脳症 ……… 103
❸ 腹 水 ……… 103
❹ 門脈圧亢進症 ……… 104
2 検査と治療 ……… 104
❶ 肝機能検査 ……… 104
❷ 胆道ドレナージ ……… 104

－③ 押さえておきたい疾病の概要 ……… 105

肝臓疾患 ……… 105
1 急性肝炎 ……… 105
2 慢性肝炎 ……… 106
3 肝硬変 ……… 107
4 肝細胞癌 ……… 108

胆嚢疾患 ……… 109
5 胆石症 ……… 109

膵臓疾患 ……… 110
6 急性膵炎 ……… 110
7 膵臓癌 ……… 111

過去問題 & オリジナル問題 厳選 31 問！
（肝臓／胆嚢／膵臓編） ……… 112

Chapter 5

代謝／栄養 ……… 117

－① 解剖生理のまとめ ……… 117
1 糖代謝 ……… 117
2 脂質代謝 ……… 118
3 プリン体の代謝 ……… 119

－② 症候・検査・治療のまとめ ……… 119
❶ 肥 満 ……… 119
❷ 栄養指導 ……… 120

－③ 押さえておきたい疾病の概要 ……… 121

糖代謝異常 ……… 121
1 糖尿病 ……… 121

脂質代謝異常 ……… 126
2 脂質異常症（高脂血症） ……… 126

尿酸代謝異常 ……… 126
3 痛風（高尿酸血症） ……… 126

そのほかの代謝／栄養疾患 ……… 127
4 メタボリックシンドローム ……… 127
5 酸塩基平衡異常 ……… 127
❶ 酸塩基平衡の調節 "その1" ……… 128
❷ 酸塩基平衡の調節 "その2" ……… 128
❸ 呼吸性アシドーシスとアルカローシス ……… 129
❹ 代謝性アシドーシスとアルカローシス ……… 129
6 骨粗鬆症 ……… 130
7 ビタミン欠乏症・過剰症 ……… 131

過去問題 & オリジナル問題 厳選 33 問！
（代謝／栄養編） ……… 132

Chapter 6

内分泌 ……… 137

－① 解剖生理のまとめ ……… 137
1 内分泌器官とホルモンの分泌調節 ……… 137
2 甲状腺の構造と機能 ……… 138
3 副甲状腺の構造と機能 ……… 139
4 副腎の構造と機能 ……… 140
5 視床下部・下垂体の構造と機能 ……… 141
6 そのほかの内分泌器官とホルモン ……… 142

－② 症候・検査・治療のまとめ ……… 142
1 症 候 ……… 142
❶ 内分泌疾患による体格と顔貌の異常 ……… 142
❷ 内分泌疾患による血圧と血糖の異常 ……… 143
2 検 査 ……… 143
❶ ホルモン測定 ……… 143

－③ 押さえておきたい疾病の概要 ……… 143

甲状腺疾患 ……… 143
1 バセドウ病 ……… 143
2 慢性甲状腺炎（橋本病） ……… 145
3 甲状腺癌 ……… 145

副甲状腺疾患 ……… 146
4 原発性副甲状腺機能亢進症 ……… 146
5 副甲状腺機能低下症 ……… 146

副腎疾患 ……… 146
6 原発性アルドステロン症 ……… 146
7 クッシング症候群 ……… 147
8 アジソン病 ……… 147
9 褐色細胞腫 ……… 148

vii

下垂体疾患 ················· 148
10 下垂体腫瘍 ················ 148
11 中枢性尿崩症 ················ 150

過去問題 & オリジナル問題 厳選 **31** 問！
（内分泌編）················· 151

Chapter **7**

腎臓／泌尿器 ················· 157

①　解剖生理のまとめ 💡 ········· 157
1 腎臓と尿路の構造 ············ 157
2 腎臓の機能 ················ 159

②　症候・検査・治療のまとめ 💉 ········ 160
1 症　候 ················· 160
❶ 無尿，乏尿，多尿，頻尿，尿失禁 ········ 160
❷ 浮　腫 ················· 161
2 検査と治療 ················ 161
❶ 検　尿 ················· 161
❷ 蛋白尿 ················· 161
❸ 血　尿 ················· 161
❹ 腎機能検査 ··············· 161
❺ 腎生検 ················· 162
❻ 膀胱尿道鏡検査 ············· 162
❼ 透析療法 ················ 162

③　押さえておきたい疾病の概要 📋 ······ 165

原発性糸球体腎炎（原発性腎疾患）··········· 165
1 急性糸球体腎炎 ············· 165
2 慢性糸球体腎炎 ············· 165
3 ネフローゼ症候群 ············ 166

続発性糸球体腎炎（続発性腎疾患）········· 167
4 糖尿病性腎症 ··············· 167

腫瘍性疾患 ················· 167
5 腎細胞癌 ················· 167

尿路疾患 ················· 167
6 腎盂腎炎，膀胱炎 ············ 167
7 尿路結石 ················· 168
8 膀胱癌 ················· 168
9 過活動膀胱 ················ 168

前立腺疾患 ················· 169
10 前立腺肥大症 ··············· 169
11 前立腺癌 ················· 169

腎不全 ················· 170
12 急性腎障害（急性腎不全）············· 170
13 慢性腎臓病（CKD）············ 171
14 慢性腎不全 ················ 171

過去問題 & オリジナル問題 厳選 **35** 問！
（腎臓／泌尿器編）··············· 173

Chapter **8**

神　経 ················· 179

①　解剖生理のまとめ 💡 ········· 179
1 中枢神経の構造と機能 ··········· 179
2 末梢神経の構造と機能 ··········· 181
3 神経細胞 ················· 182
4 運動刺激の伝達経路 ··········· 182

②　症候・検査・治療のまとめ 💉 ········ 183
1 症　候 ················· 183
❶ 意識障害 ················ 183
❷ 頭蓋内圧亢進症 ············· 184
❸ 運動麻痺 ················ 184
❹ 大脳巣症状 ··············· 185
❺ 頭　痛 ················· 186
❻ 脳神経麻痺 ··············· 186
❼ 脊髄神経の圧迫性神経障害 ········ 187
2 検　査 ················· 187
❶ 髄液検査 ················ 187
❷ 頭部 CT 検査，頭部 MRI 検査 ······· 187

③　押さえておきたい疾病の概要 📋 ······ 188

脳血管疾患 ················· 188
1 脳梗塞 ················· 188
2 脳出血 ················· 189
3 クモ膜下出血 ··············· 189
4 慢性硬膜下血腫 ············· 190

神経変性疾患 ················ 190
5 筋萎縮性側索硬化症（ALS）········· 190
6 パーキンソン病 ············· 191

神経脱髄疾患 ················ 192
7 多発性硬化症 ··············· 192
8 ギラン・バレー症候群 ··········· 192

神経筋接合部疾患 ·············· 192
9 重症筋無力症 ··············· 192

目 次

筋肉変性疾患 ······················· 193
10 進行性筋ジストロフィー（デュシェンヌ型） ··· 193

認知症疾患 ························· 194
11 アルツハイマー病 ················· 194
12 脳血管性認知症 ··················· 194

感染性疾患 ························· 195
13 髄膜炎 ·························· 195
14 クロイツフェルト・ヤコブ病 ········· 196

過去問題 & オリジナル問題 厳選 **46** 問！
（神経編）······················· 197

Chapter **9**

血 液 ··························· 203

─① 解剖生理のまとめ💡 ············· 203
1 血球の形態と機能 ················· 203
2 造血幹細胞と血球の分化・増殖 ······· 204
3 止血機構 ······················· 204

─② 症候・検査・治療のまとめ💉 ······· 205
1 症 候 ························· 205
❶ 貧 血 ······················· 205
❷ 易感染性 ····················· 205
❸ 出血傾向 ····················· 206
2 検査と治療 ····················· 206
❶ 末梢血検査 ··················· 206
❷ 骨髄穿刺 ····················· 206
❸ 凝固機能検査 ················· 206
❹ 血液型 ······················· 207
❺ 輸血療法 ····················· 208
❻ 化学療法（抗癌薬治療）········· 209
❼ 造血幹細胞移植 ··············· 209

─③ 押さえておきたい疾病の概要📋 ······· 211

赤血球疾患 ························· 211
1 鉄欠乏性貧血 ··················· 211
2 巨赤芽球性貧血（悪性貧血）········· 211
3 再生不良性貧血 ················· 212
4 溶血性貧血 ····················· 212

白血球疾患 ························· 213
5 急性白血病 ····················· 213
6 骨髄異形成症候群（MDS）········· 214
7 慢性白血病 ····················· 214
8 悪性リンパ腫 ··················· 215

9 多発性骨髄腫 ··················· 216

出血性疾患 ························· 217
10 特発性血小板減少性紫斑病（ITP）····· 217
11 血栓性血小板減少性紫斑病（TTP）···· 217
12 血友病 ························ 218
13 播種性血管内凝固症候群（DIC）······ 218

過去問題 & オリジナル問題 厳選 **34** 問！
（血液編）······················· 220

Chapter **10**

アレルギー・膠原病 ············· 225

─① 解剖生理のまとめ💡 ············· 225
1 免疫機構 ······················· 225
2 炎 症 ························· 226

─② 症候・検査・治療のまとめ💉 ······· 226
1 症 候 ························· 226
❶ アレルギー ··················· 226
2 検査と治療 ····················· 227
❶ アレルギー検査 ··············· 227
❷ 膠原病の自己抗体 ············· 228
❸ 副腎皮質ステロイド薬 ········· 228

─③ 押さえておきたい疾病の概要📋 ······· 229

膠原病・類縁疾患 ··················· 229
1 関節リウマチ ··················· 229
2 全身性エリテマトーデス（SLE）······· 230
3 多発性筋炎／皮膚筋炎（PM/DM）······· 231
4 全身性強皮症（SSc）··············· 232
5 血管炎症候群 ··················· 232
6 シェーグレン症候群 ··············· 232
7 ベーチェット病 ················· 232

アレルギー疾患 ····················· 233
8 アナフィラキシー ················· 233

過去問題 & オリジナル問題 厳選 **23** 問！
（アレルギー・膠原病編）··········· 234

Chapter **11**

感染症 ························· 239

─① 解剖生理のまとめ💡 ············· 239
1 感染経路 ······················· 239

ix

2　感染の種類 ･･････････････････････ 240
　❶ 顕性感染と不顕性感染 ･････････････ 240
　❷ 再感染と二次感染 ･･････････････････ 240
　❸ 日和見感染 ･･････････････････････････ 240
3　特殊な感染症 ･･････････････････････ 240
　❶ 新興感染症と再興感染症 ･･･････････ 240
　❷ 性感染症 ･････････････････････････････ 241
　❸ 動物由来感染症 ･････････････････････ 241
4　感染症法 ･･････････････････････････････ 241

－②　症候・検査・治療のまとめ ･･････････ 242
1　検査と治療 ･･････････････････････････ 242
　❶ 感染症の検査 ･･･････････････････････ 242
　❷ 標準予防策（スタンダードプリコーション）･･･ 242
　❸ 抗菌薬療法 ･････････････････････････ 242
　❹ ワクチン療法 ･･････････････････････ 242

－③　押さえておきたい疾病の概要 📋 ･･････ 243

食中毒 ･･････････････････････････････････ 243
　1　細菌性食中毒 ･･･････････････････････ 243
　2　ウイルス性食中毒 ･････････････････ 244

ウイルス感染症 ･････････････････････ 244
　3　麻　疹 ･････････････････････････････ 244
　4　風　疹 ･････････････････････････････ 245
　5　水痘，帯状疱疹 ･･･････････････････ 245
　6　後天性免疫不全症候群（AIDS）･････････ 246
　7　インフルエンザ ･･････････････････ 246

過去問題 & オリジナル問題 厳選 26 問！
（感染症編）･･････････････････････････ 248

疾病の要点 **MEMO** ･･････････････････････ 253

補完レッスン
国家試験によく出る **計算問題** ･･･････････ 287

日本語索引 ･･････････････････････････････ 291
外国語索引 ･･････････････････････････････ 297

Chapter 1

呼吸器

1 解剖生理のまとめ

1 呼吸器の構造

　肺は体内の血液と体外の空気の間でガス交換を行っている臓器である．胸腔内に存在し，右肺は3葉（上葉，中葉，下葉）に，左肺は2葉（上葉，下葉）に分かれている（**図1-1**）．肺の表面は臓側胸膜で覆われ，胸壁の内面は壁側胸膜で覆われている．臓側胸膜と壁側胸膜の空間を胸膜腔と呼び，常時陰圧であるため肺は膨張した形態を維持している．胸膜が破損して胸膜腔に空気が入って陰圧が消失し，肺が縮んだ病態が気胸である．胸膜腔には数mLの漿液（生理的な胸水）が存在し，肺の運動の潤滑を助けている．

　鼻孔や口から肺内の肺胞に到る空気の通り道を気道と呼ぶ．吸い込んだ空気は，鼻腔・口腔→咽頭→喉頭→気管→気管支→細気管支→終末細気管支→肺胞の順番に進んでいく．喉頭までが上気道で，気管より末梢が下気道である．気管の長さは約10cmあり，第5胸椎の高さで左右の主気管支に分岐する．右主気管支のほうが左主気管支よりも太くて短く，下降する傾斜が急である．そのため誤嚥すると異物は右肺に入りやすく，**誤嚥性肺炎**は右肺下葉に起きやすい（**図1-1**）．

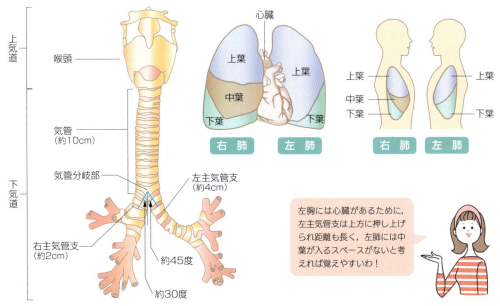

図1-1　呼吸器の構造

（市岡正彦：看護のための臨床病態学，南山堂より改変）

1

気管の内腔がつぶれないように，前面と側面の外側は気管軟骨が取り囲んでいる．背面は食道と接しているため軟骨は存在せず，気管平滑筋が横走している．気管と気管支の内面には気管支腺が存在し，分泌された粘液で潤されている．気管支は末梢に向かって枝分かれを繰り返してしだいに細くなり，細気管支以降は軟骨も気管支腺も存在しなくなる．最終的には直径0.5mm程度の終末細気管支となり，その先端にブドウの房状の肺胞が存在する．肺胞は直径0.1〜0.2mmで袋状であり，すべての肺胞を広げると表面積は60〜100m^{2}にもなる．この肺胞の表面を毛細血管が網の目のように走り，毛細血管内の血液と肺胞内の空気の間でガス交換を行っている．

全身で酸素が使われた（酸素飽和度の低い）静脈血を右心室から肺胞の毛細血管へ送っているのが肺動脈であり，ガス交換により酸素を多く含んだ（酸素飽和度が高い）動脈血を肺胞から左心房に戻しているのが肺静脈である．これらはガス交換を行うための機能血管であり，肺循環に属する．一方，肺や気管支が活動するための酸素や栄養を供給している栄養血管は気管支動脈であり，これは体循環に属する．

細菌などの感染により肺胞腔に炎症を起こした状態が肺炎であり，薬剤などで肺胞隔壁に炎症を起こした状態が間質性肺炎（肺線維症）である．また，喫煙の影響で末梢気道と肺胞に炎症を起こして不可逆的な気道狭窄をきたした状態が慢性閉塞性肺疾患（COPD）であり，アレルギーにより一過性の気道狭窄を起こす状態が気管支喘息である．肺動脈に血栓が詰まって，ガス交換が障害された状態が肺血栓塞栓症である．

2 肺の機能

肺胞で行われるガス交換（血液中の二酸化炭素を空気へ排出し，空気中の酸素を血液へ取り込む）を外呼吸と呼ぶ．この外呼吸が効率よく行われるためには，呼吸運動によって外気と肺胞内に空気の出入り（換気）があること，肺胞の毛細血管に血液の流れ（血流）があること，毛細血管内の血

	窒素	酸素	二酸化炭素
吸気（外気）	約80%	約20%	—
呼 気	約80%	約15%	約5%

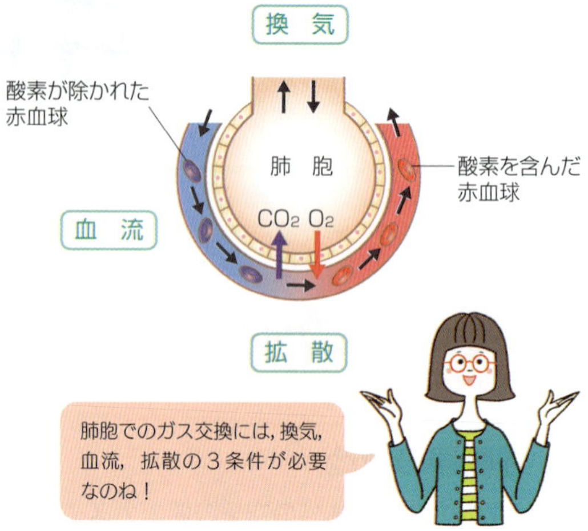

肺胞でのガス交換には，換気，血流，拡散の3条件が必要なのね！

図 1-2 外呼吸

（市岡正彦：看護のための臨床病態学，南山堂より改変）

液と肺胞内の空気との間で酸素と二酸化炭素のやり取り（拡散）ができることの3条件が必要である（**図 1-2**）．この3条件（換気，血流，拡散）のいずれかが障害されると体内の酸素が不足（動脈血酸素分圧が低下）して呼吸不全となる．呼吸不全で体内に二酸化炭素血症が蓄積（動脈血二酸化炭素分圧が上昇）したものをII型呼吸不全，蓄積していないものをI型呼吸不全と呼ぶ．

安静時の外呼吸1回で換気する空気の量（1回換気量）は400〜500mLである．

外呼吸により血液中に取り込まれた酸素は，赤血球中の還元ヘモグロビンと結合して酸化ヘモグロビンとなり，体中の組織へ運搬される．組織では酸素分圧が低いために，ヘモグロビンと酸素の結合力が低下し，酸素が解離されて組織に供給される（**図 1-3**）．組織でのエネルギー代謝の結果で生じた二酸化炭素は，重炭酸イオン（HCO_3^-）となって血漿中に溶解して肺胞へ運搬される．この組織における細胞レベルのガス交換は内呼吸と呼ばれる．

さらに，肺は生体の酸塩基平衡の調節にも重要な役割を担っている．全身の組織において，エネルギー代謝の結果生じた二酸化炭素や乳酸などは

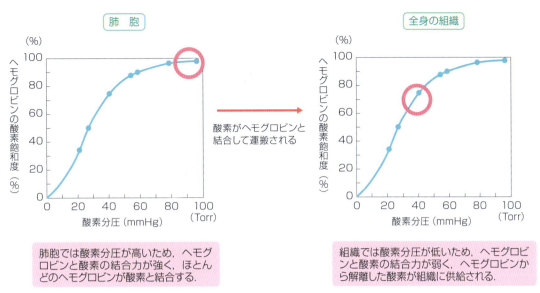

図1-3 ヘモグロビンの酸素解離曲線

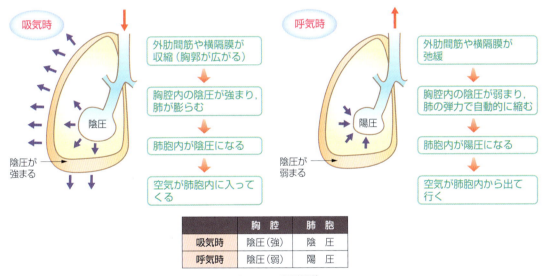

図1-4 呼吸運動

大量の水素イオンを産生する．水素イオンの蓄積はpHの低下をもたらすため，肺では水素イオンを二酸化炭素として体外に排泄することでpHの維持を図っている．肺機能の障害により水素イオンの排泄が抑制されてpHが低下することを**呼吸性アシドーシス**，過換気により水素イオンが過剰に排泄されてpHが上昇することを**呼吸性アルカローシス**と呼ぶ（p.129を参照）．

3 呼吸運動

肺が存在する胸腔は常に陰圧である．肺は自身の弾力で縮もうとする力と，胸腔の陰圧によって外側に引っ張られる力が拮抗しているため形態を維持している．

肺自体には肺を動かす骨格筋がないため，周囲の呼吸筋（肋間筋，横隔膜）により呼吸運動を行う．吸気時には外肋間筋が収縮して胸郭が挙上し，横隔膜が収縮して胸郭が下降するため，胸腔の容積

が広がる．それに伴って胸腔内の陰圧が強まり肺は膨らむ．それにより肺胞内が陰圧となり，空気が気道から肺胞内に流入する．呼気時には呼吸筋が弛緩して胸腔内の陰圧が弱まるため，肺は自身の弾力で（風船が縮むように）自動的に縮む．それにより肺胞内が陽圧となり，空気が肺胞内から気道に流出する（図1-4）．

吸気時に主に外肋間筋の収縮を使用する呼吸が胸式呼吸であり，横隔膜の収縮を使用するのが腹式呼吸である．腹式呼吸のほうが呼吸容積は大きく，換気障害のある呼吸器疾患では腹式呼吸が推奨される．

4 呼吸調節

安静時の呼吸数や呼吸の深さは，橋と延髄にある呼吸中枢により調節されて適正な呼吸を行っている．換気量が低下して動脈血の二酸化炭素分圧が上昇すれば，中枢に存在する受容体が反応して呼吸中枢を刺激し換気量を改善させる．酸素分圧の低下は末梢（頸動脈小体）にある受容体が感知して呼吸中枢を刺激する．通常では二酸化炭素分圧の上昇に対する中枢の受容体が主に働いている．

運動や発熱時には組織での酸素需要が増加するため呼吸は促進する．また，**代謝性アシドーシス**の場合も代償機構として呼吸は速くなり，**頭蓋内圧亢進症**では呼吸は遅くなる．

② 症候・検査・治療のまとめ

1 症候

❶ 呼吸困難

呼吸が苦しい，呼吸をするのに努力がいる，といった自覚症状が呼吸困難である．さまざまな呼吸器疾患や循環器疾患だけでなく，心因性に呼吸困難を訴える場合もある．呼吸器疾患による慢性的な呼吸困難の程度は，ヒュー・ジョーンズの分類で評価する（図1-5）．簡単にいうと，健常人とほとんど変わらず歩行できるのがⅠ度，歩行はできるが階段昇降は健常人なみにできないのが

Ⅰ度	同年齢の健常人と同様に歩行でき，階段の昇降も健常人なみにできる．
Ⅱ度	同年齢の健常人と同様に歩行できるが，階段の昇降は健常人なみにできない．
Ⅲ度	健常人なみに歩けないが，自分のペースなら1.6km以上歩ける．
Ⅳ度	休みながらなら50m以上歩ける．
Ⅴ度	会話，衣服の着脱にも息切れがする．息切れのために外出できない．

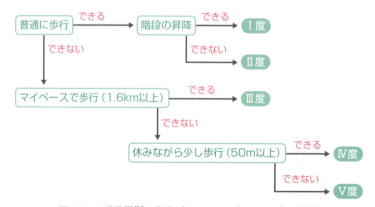

図1-5 呼吸困難の評価（ヒュー・ジョーンズの分類）

Ⅱ度，健常人と同様には歩行できないがマイペースなら歩けるのがⅢ度，休み休みでやっと歩けるのがⅣ度，ほとんど歩けないのがⅤ度である．

左心不全や気管支喘息などで呼吸困難を訴える患者では，上半身を起こした起坐位や半坐位（ファウラー位）にしたほうが呼吸困難は軽減する．これを起坐呼吸と呼ぶ．仰臥位より坐位のほうが下半身から心臓に戻る静脈還流量が減少して肺への負担が軽減する．また，横隔膜が下がって呼吸容積も増大するため，呼吸が楽になる．呼吸困難の患者をみたら，起坐位か半坐位にさせることが大切である．

❷ 咳嗽，喀痰，喀血

咳嗽には喀痰を伴う湿性咳嗽と伴わない乾性咳嗽がある．湿性咳嗽を呈する代表疾患には肺炎や慢性気管支炎などがあり，乾性咳嗽は胸膜や間質の病変（胸膜炎，気胸，間質性肺炎など）に伴うことが多い．気管支喘息で咳嗽を主症状とするもの（いわゆる咳喘息）もある．左心不全や胃食道逆流症，ACE阻害薬（降圧薬）の副作用などでも咳嗽を認めることがある．

咳嗽は体力を消耗させるので止めたほうがよいが，湿性咳嗽は痰を出そうとする生体反応であるため，感染の治療や去痰薬の投与を優先させる．乾性咳嗽は積極的に鎮咳薬を投与する．

喀痰は気道粘膜からの分泌物であり，黄色や緑色を呈する膿性痰と色調に乏しい（白い）非膿性痰に大別することができる．膿性痰の色調は含有する好中球に起因するものであり，気道に感染が存在することを意味する．

気道からの出血により喀痰に血液が混ざっているものを血痰，血液そのものを喀出することを喀血と呼ぶ．血痰や喀血を認める代表疾患は気管支拡張症，肺結核，肺癌などである．肺水腫ではピンク色の泡沫状の血痰が特徴的である．なお，喀血と吐血（食道や胃からの出血）の鑑別は，喀血が泡沫状の鮮紅血であるのに対し，吐血では黒褐色（コーヒー残渣様）のことが多い（表1-1）．

出血の部位が判明している場合は，病側の肺が

表 1-1　喀血と吐血

	喀 血	吐 血
原　因	気道からの出血	消化管からの出血
色　調	鮮紅色	黒褐色（コーヒー残渣様）＊食道からの出血：鮮紅色
性　状	泡沫状	食物残渣を含む
随伴症状	咳とともに喀出	嘔吐とともに喀出

下になる体位をとらせる．病側（出血部位のある肺）を上にすると，血液が健常側の肺に流れ込むためである．

❸ 呼吸様式の異常

呼吸状態を観察する際は，呼吸数，リズム，呼吸の深さがポイントである．安静時の呼吸数は1分間に15回前後で規則正しく，1回換気量は400〜500mLである．呼吸数が減少した場合が徐呼吸，増加した場合が頻呼吸である．一方，1回換気量が増加した（呼吸の深さが増す）場合は過呼吸と呼ぶ．特徴的な異常呼吸には下記のものがある（図1-6）．

①クスマウル呼吸　　1回換気量が著明に増加した過呼吸である．呼吸数は減少することが多い．糖尿病性ケトアシドーシスなどの代謝性アシドーシスで認められる．周囲の人から「肩で息をしている」と表現される．

②チェーン・ストークス呼吸　　無呼吸からしだいに換気量が増加してピークに達し，しだいに換気量が減少して無呼吸になるというパターンを繰り返す呼吸である．脳血管障害や薬剤による呼吸中枢の障害，重症心不全などで認められる．

③ビオー呼吸　　無呼吸と数回の頻呼吸を不規則に繰り返す呼吸である．脳炎などによる呼吸中枢（延髄）の障害で認められる．イメージ的には「虫の息」に近い．

❹ 聴診所見（呼吸音）の異常

呼吸音は聴診器の膜型で聴取する．胸部に聴診器をしっかり密着させ，患者に大きな呼吸をしてもらい，前面と背面を左右まんべんなく聴取することが大切である．正常では聴取されない異常呼

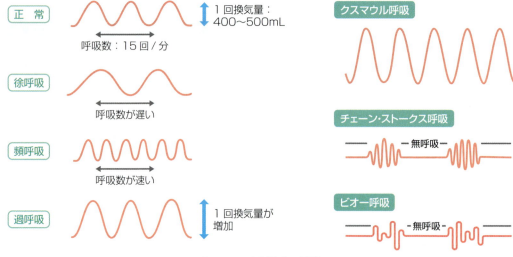

図 1-6 呼吸様式の異常

(市岡正彦：看護のための臨床病態学, 南山堂より改変)

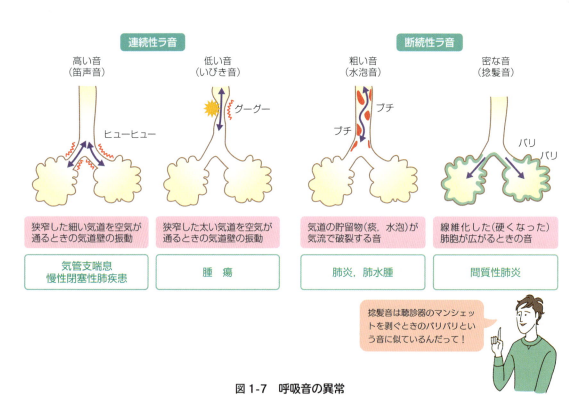

図 1-7 呼吸音の異常

吸音を副雑音と呼び，そのなかで肺に由来するものがラ音である（ラ音以外の副雑音には胸膜摩擦音などがある）．

ラ音は持続的に聴取される連続性ラ音（乾性ラ音）と，持続が短くて不連続に聴取される断続性ラ音（湿性ラ音）に分類される（図 1-7）．連続性ラ音は狭窄した気道を空気が通るときに気道壁が振動することによって発生する．野球場で飛ばすジェット風船が音を出しながら飛んでいくのと同じである．細い気道の狭窄による連続性ラ音は高い音（wheezes／笛声音：ヒューヒュー）で，**気管支喘息**の発作時や**慢性閉塞性肺疾患**で聴取され

る．呼気時に顕著である．太い気道の狭窄による連続性ラ音は低い音（rhonchi／いびき音：グーグー）で腫瘍による気道狭窄などで聴取される．

一方，断続性ラ音は気道に貯留した分泌物が呼吸によって破裂するために生じる粗い音（coarse crackles／水泡音：ブチブチ）と，線維化した肺胞が広がるときに生じる密な音（fine crackles／捻髪音，ベルクロ・ラ音：バリバリ）に分けられる．水泡音は肺炎や肺水腫などで，捻髪音は間質性肺炎などで聴取される．

ラ音以外の副雑音としては，胸膜が擦れあう胸膜摩擦音があり，胸膜炎で聴取される．また，胸部で部分的に呼吸音が減弱・消失しているときは，気胸，無気肺，胸水貯留などが考えられる．

2 検査と治療

❶ 動脈血ガス検査

肺でのガス交換（外呼吸）の状態は，動脈血ガス分析で評価することができる．橈骨動脈や大腿動脈を穿刺して動脈血を採取し，動脈血酸素分圧（PaO_2，基準値：80〜100mmHg），動脈血二酸化炭素分圧（$PaCO_2$，基準値：35〜45mmHg），動脈血酸素飽和度（SaO_2，基準値：98〜100%），pHなどを測定する（図1-8）．SaO_2は酸素と結合しているヘモグロビンの%を示す値である．ガス交換が障害されれば，PaO_2やSaO_2は低下し，$PaCO_2$は上昇する．

経皮的動脈血酸素飽和度（SpO_2）は，パルスオキシメータを使用して非侵襲的に（動脈血を採血せずに）動脈血酸素飽和度を測定し，迅速に酸素状態を評価する手段として有用である．SpO_2 90%はPaO_2 60mmHgに相当するため，この値より低い場合は呼吸不全と判断して酸素療法を開始する目安となる．なお，手指に末梢循環不全がある場合は正確な値を測定できないことがある．手指を温める，測定部位をほかの指や耳たぶに変更するなどの工夫が必要である．測定前にマニキュアやネイルをふき取ることも大切である．

❷ 換気機能検査

換気機能検査とは，呼気容量を測定するスパイロメータを用いて，肺が空気を出し入れする力を評価する検査である．スパイログラムから1回換気量，肺活量，1秒率などを調べることができる．安静時では，軽く息を吸ったり吐いたりしている．このときに1回の呼吸で吐き出す空気の量（呼気容量）を1回換気量と呼び，基準値は400〜500mLである（図1-9）．

続いて，できるだけ深く息を吸い込んで，時間をかけてすべて吐き出したときの呼気容量を肺活量と呼ぶ．簡単にいうと，どれだけ多くの空気を肺に吸い込むことができたかという吸気力の検査である．日本人の平均的な肺活量は男性で約3,000〜4,000mL，女性で約2,000〜3,000mLであるが，体格や年齢によって基準値が異なる．そこで，肺機能の指標としては，患者の体格や年齢から算出した標準肺活量に対する患者の肺活量の割合である肺活量比（%VC）を使用する．肺活量比が80%以上の場合を正常範囲と判断する．なお，吸気をすべて吐き出した時点で肺のなかに残っている空気の容量を残気量と呼ぶ．

一方，できるだけ深く息を吸い込んで，できる

動脈血ガス分析（動脈を穿刺して採血する）

PaO_2（動脈血酸素分圧）　80〜100mmHg（Torr）
$PaCO_2$（動脈血二酸化炭素分圧）　35〜45mmHg（Torr）
pH　7.40±0.05

経皮的動脈血酸素飽和度（パルスオキシメータで測定する）

SpO_2（経皮的動脈血酸素飽和度）　98〜100%
＊SpO_2 90%はPaO_2 60mmHgに相当する

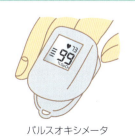

パルスオキシメータ

図1-8　ガス交換機能の検査

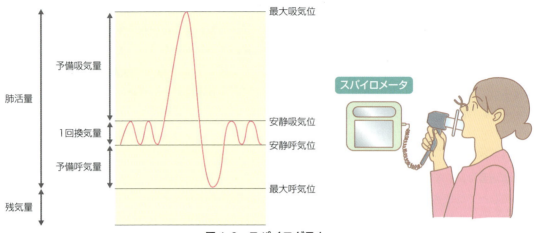

図 1-9　スパイログラム

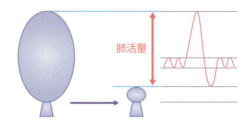

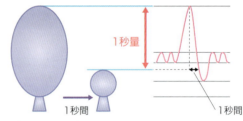

図 1-10　肺活量と 1 秒量

だけ速く吐き出したときに，最初の 1 秒間で吐き出す呼気の容量を 1 秒量と呼ぶ（**図 1-10**）．簡単にいうと，どれだけ速く空気を肺から吐き出すことができるかという呼気力の検査である．このときの全呼気量（努力性肺活量）に対する 1 秒量の割合を 1 秒率（FEV1.0%）と呼ぶ．つまり，肺活量の何 % を最初の 1 秒間で吐き出すことができたかを示す指標である．70% 以上あれば正常範囲と判断する．

換気機能の障害は，肺活量比と 1 秒率を測定することで，閉塞性換気障害と拘束性換気障害に分類することができる（**図 1-11**）．閉塞性換気障害

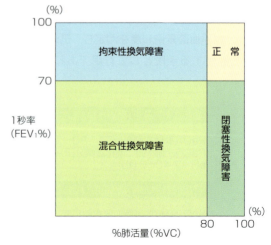

図 1-11　換気障害の分類

は，文字どおり気道に閉塞をきたして気流制限があるために引き起こされる．野球場で飛ばすジェット風船をイメージすればよい．ジェット風船は出口が細くなっていて一気に縮むことができないので，ゆっくり飛ぶ．同じように，閉塞性換気障害では肺活量は保たれているが，一気に空気を吐き出すことができないので1秒量と1秒率が低下する．気管支喘息や慢性閉塞性肺疾患（COPD）などが閉塞性換気障害をきたす代表的な疾患である（図1-12）．

一方，拘束性換気障害は，肺の可動性（コンプライアンス）の低下により吸気時に十分に膨張できないために引き起こされる．周囲を輪ゴムで拘束されている風船をイメージすればよい．風船は十分に膨らまないが，一気に縮むことはできる．同じように，拘束性換気障害では1秒率は保たれているが，十分に吸い込むことができないので肺活量が低下する．間質性肺炎（肺線維症）などが拘束性換気障害をきたす代表的な疾患である（図1-12）．

なお，できるだけ速く吐き出したときの呼気の容量（気量）を横軸に，呼気のスピードを縦軸に表したグラフをフローボリューム曲線と呼ぶ．COPDなどの閉塞性換気障害では呼気速度が低下し，とくにピークを越えると急速に減速して曲線が下に凸になるのが特徴的である．拘束性換気

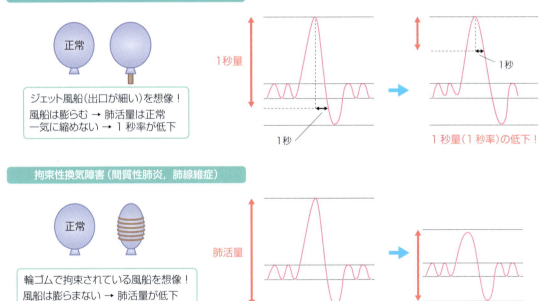

図1-12　閉塞性換気障害と拘束性換気障害

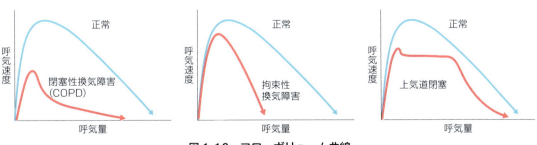

図1-13　フローボリューム曲線

障害では肺活量の低下に伴って曲線が縮小する．上気道の閉塞では平坦域のある台形の曲線となる（**図1-13**）．

❸ 画像検査

胸部X線や胸部CTは呼吸器疾患の診断に不可欠な画像検査である．最近では看護師国家試験でも画像問題が出題されるようになり，X線写真の基本的な見方は理解しておく必要がある．胸部X線の正面像は，患者がこちらに向かって立っているところを正面からみている．つまり，患者の右胸は写真では向かって左側に写っている．胸部CTでは，患者が仰臥位になった状態の断面像を足のほうから見上げている．つまり，CT写真でも患者の右胸は写真では向かって左側に写っている（**図1-14**）．

❹ 気管支鏡検査

気管支鏡検査はファイバーを挿入して肺の病変部の様子を観察するとともに，細胞や細菌を採取することができる（**図1-15**）．肺癌や感染症の確定診断に有用である．病変部に注入した生理食塩水を回収して検体を得る気管支肺胞洗浄（BAL）と，病変部の細胞を直接に採取する経気管支肺生検（TBLB）がある．

嘔吐による誤嚥を防ぐために，検査の4時間前から絶食（2時間前から絶飲）である．生検による出血の可能性があるため，抗凝固薬や抗血小板薬の内服の有無を確認する．検査中はファイバーが声帯の間を通っているので患者は声を出すことができない．したがって，苦痛時には手をあげるなどの合図を決めておく必要がある．検査後は咽喉頭部の麻酔が覚めるまで2時間は絶飲食である．出血や気胸など合併症の可能性があるので注意深い経過観察が必要である．

❺ 胸腔穿刺

胸水の採取（排液）や気胸の脱気を目的として胸腔内に穿刺針を挿入する手技が胸腔穿刺である．胸腔穿刺を行う前に，超音波検査や胸部X線

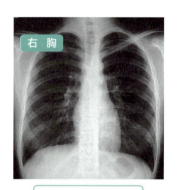

胸部X線写真（正面像）

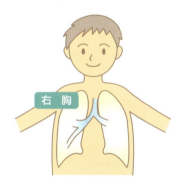

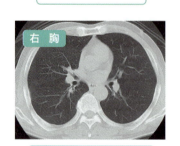

胸部CT写真（中葉入口部）

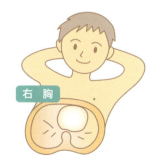

図1-14　胸部X線・CT写真の左右

（市岡正彦：看護のための臨床病態学，南山堂より改変）

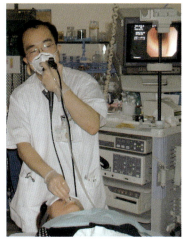
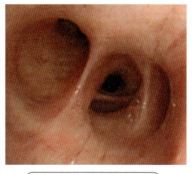

正常気管支の所見(右中間幹)

図 1-15　気管支鏡検査

(市岡正彦:看護のための臨床病態学,南山堂より改変)

で胸水の貯留部位や気胸の範囲を確認する.患者は起坐位あるいは半坐位とし,局所麻酔をして肋骨上縁を穿刺する.肺の動きで誤穿刺をしないように,手技中は深呼吸を禁止する.終了後は呼吸状態やバイタルサインを観察し,1〜2時間は安静にさせる.

　胸腔穿刺や開胸手術をした後に胸腔内にチューブを留置し,胸腔内に溜まった液体(胸水,血液,滲出液)や空気を持続的に除去する治療法が胸腔ドレナージである.10〜15cmH₂Oの陰圧をかけて,胸腔内の液体や空気を持続吸引する.空気がドレーンチューブから胸腔に逆流するのを防ぐために,チューブの先端が水面下にくるように水封して回路を閉鎖式とする.水封室には滅菌精製水を入れ,排液ボトルは穿刺部より低い位置に保つようにする.水封室の水面は呼吸に伴って上下するのが正常である.

　チューブ内に排液が溜まって詰まらないように,定期的にチューブをミルキングすることも大切である.患者は胸腔ドレナージをした状態で歩行も可能であるが,体動でチューブの接続などが外れる可能性があるので,歩行時はドレーンチューブを体に近い部位でクランプする.

❻気管内吸引と体位ドレナージ

　患者が自分自身で気道分泌物(痰)を喀出できないときに,カテーテルを使用して機械的に分泌物を除去する気道浄化法を気管内吸引と呼ぶ.仰臥位で行う場合は,嘔吐物の誤飲を予防するため,患者の顔を横に向けて行う.術者は無菌操作が必要である.

　最初に口腔と咽頭部に貯留した分泌物を吸引する.吸引カテーテルは気道粘膜を損傷しないように吸引(陰圧)をかけずに注意深く挿入する.挿入は気管分岐部の手前までとし,目的部位に達したら,分泌物を吸引しながらカテーテルをゆっくりと引き戻す.この際,吸引圧(陰圧)は150mmHgを超えないようにし,吸引時間は10〜15秒とする.気管内吸引を行っている間は人工呼吸や酸素投与が中断され,気道内の空気も吸引されることにより,低酸素血症となりやすいため注意が必要である.気道感染を予防するために,無菌操作で行うことも大切である.

　気管内吸引の前に体位ドレナージを行うと効果的である.気道分泌物(痰)が貯留している肺葉が上になるような体位をとらせ,胸部をタッピングして,重力を利用して気管分泌物を口から排出させる.

❼ 酸素療法と人工呼吸療法

　酸素療法は日常診療で一般的に行う治療法である．一般に，経皮的動脈酸素飽和度 SpO_2 90% は動脈血酸素分圧 PaO_2 60mmHg に相当するため，この値より低い場合は酸素療法の開始を考慮する．酸素療法は適切な方法で必要最小限の酸素量を投与することが大切である．酸素ボンベは黒色であり，ボンベ内の酸素残量はボンベの出口に設置している圧力計で確認する．酸素残量と内圧は比例するため，充填時の酸素量と内圧がわかれば，現在の内圧から残量を計算することができる．この計算式は看護師国家試験でも頻回に出題されている（「国家試験によく出る計算問題」p.287 を参照）．

　酸素療法中は火気厳禁である．酸素マスクはフェイスマスクや鼻カニューレを使用することが一般的であるが，高濃度の酸素を投与したい場合はリザーバー付酸素マスクを使用する．投与する酸素濃度を調節したい場合はベンチュリーマスクが便利である（**図 1-16**）．

　酸素の過剰投与による有害事象として酸素中毒と CO_2 ナルコーシスがある．**酸素中毒**は高濃度酸素吸入により急性肺障害や中枢神経障害をきたした状態である．**CO_2 ナルコーシス**は慢性閉塞性肺疾患などの慢性的な換気障害の患者に酸素を投与したときに生じる．健常人では，解剖生理の項で説明したように，換気状態が悪化すれば動脈血の二酸化炭素分圧の上昇に中枢受容体が，酸素分圧の低下には末梢受容体が反応して，呼吸中枢を刺激することで換気を改善させる．

　しかし，慢性的な換気障害が存在する患者では中枢受容体の反応性が低下しているため，主に酸素分圧の低下に対する末梢受容体の働きだけで呼吸中枢を刺激している．このような状態に大量の酸素を投与すると，動脈血の酸素分圧は一時的に上昇するため末梢受容体が反応せず，換気量は改善しない．その結果，二酸化炭素は蓄積する一方となり，頭痛や意識障害などをきたし，重症例では致死的となる．この状態が CO_2 ナルコーシスであり，人工呼吸療法の適応である（図 1-17）．

　患者の自発呼吸のみでは十分な換気ができないときには人工呼吸療法を行う．気管内挿管や気管切開にて気管内チューブを挿入し，人工呼吸器と接続する．このとき，チューブと気管の隙間から空気が漏れないようにカフに空気を入れて膨らませる．近年では，挿管せずに顔面に密着したマスクを用いる非侵襲的陽圧換気を行うことも多い．

　人工呼吸療法中に気道内圧低下のアラームが鳴った場合は，回路のどこかで空気が漏れていることを示唆しているので，カフの空気が抜けていないか，マスクの密着が外れていないか，回路のチューブの接続が外れていないかなどを確認する必要がある．一方，気道内圧上昇のアラームは回路のどこかで空気の流れが悪いこと（痰や水滴の貯留，チューブの屈曲など）を意味する．

　正常の呼吸では空気が鼻腔を通る間に加湿や加

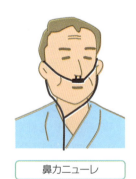
鼻カニューレ

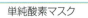
単純酸素マスク

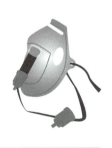
ベンチュリーマスク

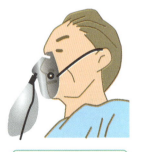
リザーバー付酸素マスク

図 1-16　酸素マスクの種類

（市岡正彦：看護のための臨床病態学，南山堂より改変）

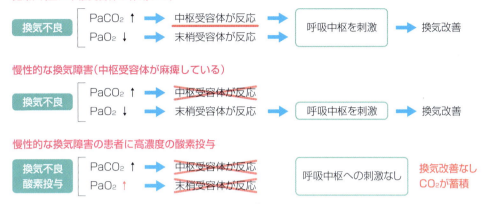

図 1-17 CO₂ ナルコーシス

温されるが，人工呼吸では空気が直接肺に送られるため，回路中に加温加湿器を取り付けて滅菌精製水を補給する．人工呼吸器が停止するアクシデントに備えて，患者の側にアンビューバックを用意しておくことも大切である．

③ 押さえておきたい疾病の概要

呼吸不全

1 呼吸不全

どんな疾患？

肺胞における換気，血流，拡散のいずれかの障害によりガス交換が破綻し，低酸素血症となった状態である．

疫学と分類

換気は比較的保たれて高二酸化炭素血症を伴わないⅠ型呼吸不全と，肺胞低換気による高二酸化炭素血症を伴うⅡ型呼吸不全に分類される（図1-18）．Ⅰ型呼吸不全は間質性肺炎や肺水腫による拡散障害，肺血栓塞栓症による血流障害などが原因となる．Ⅱ型呼吸不全は慢性閉塞性肺疾患，気管支喘息発作，重症筋無力症などによる換気障害が原因となる．

症状

呼吸困難を訴え，症状が進行するとチアノーゼ，頻脈，意識障害を呈する．慢性的な呼吸不全ではばち指を生じる．

検査

動脈血ガス検査で動脈血酸素分圧の低下（動脈血酸素分圧＜60mmHg）を認め，動脈血二酸化炭素分圧の上昇（動脈血二酸化炭素分圧≧45mmHg）がある場合はⅡ型呼吸不全で，上昇がない場合はⅠ型呼吸不全である．

治療

原因疾患の治療，気道の確保，酸素投与を行う．酸素投与により（とくにⅡ型呼吸不全で）CO₂ ナ

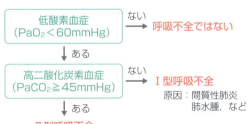

図 1-18 呼吸不全の分類

ルコーシスとなる危険性があるため，酸素は少量から開始する．換気不全（動脈血二酸化炭素分圧≧60mmHg）があれば，非侵襲的陽圧換気，気管内挿管して人工呼吸管理などを考慮する．

感染性疾患

2 肺炎

どんな疾患？

微生物の感染による肺胞腔内を主病変とした肺実質の炎症性疾患である．臨床現場では非常に多く経験する呼吸器疾患の代表的な疾患である．

分類

原因となる微生物の種類により，細菌性肺炎（肺炎球菌，インフルエンザ桿菌，クレブシエラ，ブドウ球菌など），ウイルス性肺炎（サイトメガロウイルスなど），肺真菌症（アスペルギルス，クリプトコッカスなど），ニューモシスチス肺炎などに分類される．なお，マイコプラズマやクラミドフィラによる肺炎は，乾性の咳嗽を主症状として白血球増加を認めないことが多いため非定型肺炎（異型肺炎）と呼ばれる．

感染様式や患者の状態からみた分類として，市中肺炎（病院の外で感染），院内肺炎（免疫力の低下した入院患者が毒性の弱い菌で発症する日和見感染が多い），医療・介護関連肺炎（前2者の中間に位置し，高齢者に多く，誤嚥性肺炎が主である）がある．

症状

咳嗽，喀痰，発熱，呼吸困難，脱水などの症状があり，聴診では病変部に粗い断続性ラ音（水泡音）を聴取する．

検査

胸部X線やCTにて，肺の病変部に浸潤影を認める（図1-19）．採血では炎症反応として白血球増加とC反応性蛋白（CRP）上昇があり，動脈血ガス分析で低酸素血症を呈することもある．喀痰検査（塗抹，培養）で起炎菌の検索や抗菌薬の感受性検査を行うことも重要である．迅速検査（肺炎球菌尿中抗原キット，マイコプラズマ迅速検査キットなど）も早期診断に有用である．

治療

抗菌薬を軽症であれば経口投与，中等症以上であれば点滴投与する．推定される原因微生物に有効性の高い抗菌薬を早期に開始（エンピリックセラピー）し，喀痰培養などで微生物の種類や薬剤感受性が判明すればより適切な抗菌薬に変更する．低酸素血症がある場合は酸素投与を行う．

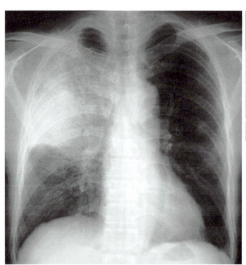

肺炎（右上葉）の胸部X線像

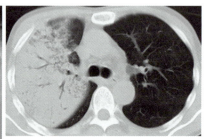

同じ患者の胸部CT像

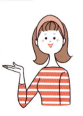

右上肺野に気管支透亮像を伴う均等な陰影（浸潤影）がわかります

図1-19 肺炎の画像診断

（市岡正彦：看護のための臨床病態学，南山堂より改変）

Chapter 1 呼吸器

肺炎の原因菌としては肺炎球菌が最多であり，肺炎球菌の感染に対してはワクチンによる予防が可能である．ワクチンは数年で効果が薄れるため，接種を繰り返す必要がある．また，ほかの起炎菌による肺炎を予防するものではない．

補足

疾病の予防は3段階に分類される．一次予防とは発症予防（病気にならないようにする）であり，二次予防とは早期発見（早期治療により治りやすくする）であり，三次予防とは機能障害防止（早期回復や再発防止を目指す）である．肺炎球菌ワクチンの接種や誤嚥の防止などは高齢者の肺炎に対する一次予防である．健康診断での胸部X線撮影や発熱・呼吸器症状の注意深い観察などは二次予防に相当する．肺炎患者に呼吸法や喀痰排出の指導などを行う呼吸リハビリテーションは三次予防である．

3 肺結核

どんな疾患？

結核菌の飛沫核感染（空気感染）により肺実質および間質に炎症を起こす疾患である．病理学的には乾酪壊死を伴う類上皮細胞肉芽腫を認める．結核は全身臓器に起こり得るが，80%以上が肺結核である．

疫学と分類

昭和20年代までわが国の死因順位1位であり，国民病といわれるほど猛威をふるった．第二次世界大戦後は医学の進歩や生活環境の改善などにより，結核患者は急速に減少した．欧米諸国と比較すると高かった罹患率も，最近は欧米諸国に近づきつつある．現行の感染症法で結核は2類感染症に含まれ，診断した医師はただちに最寄りの保健所長に届出を行う義務がある．2021年の新規登録患者は11,519人で，約35%が排菌患者である．罹患率は地域差が著しく，最も高い長崎県と最も低い山梨県では3.1倍の差がある．

結核菌に感染しても，多くの場合，細胞性免疫の働きにより発病しないか，発病しても自然治癒する．これを一次結核（初感染結核）と呼ぶ．一方，初感染後に体内に潜んでいた結核菌が，数年～数十年後の免疫力が低下した時点で活性化して発病することを二次結核（既感染結核）と呼ぶ．成人で発見される結核患者の大多数は二次結核である．

症状

咳嗽，喀痰（血痰），喀血，微熱，倦怠感，寝汗などの症状が持続する．結核菌が血行性に全身に散布されれば，多臓器に粟粒大の結節（粟粒結核）をつくってさまざまな症状を呈する．

検査

胸部X線やCTにて，肺の病変部に空洞を伴う浸潤影や小結節影を認める（図1-20）．病変は上肺野（肺尖部）に多い．炎症反応としてCRP上昇があるが，一般に肺炎より軽度である．血清中のインターフェロンを検出する迅速診断（クォンティフェロン®）は結核菌の感染を推定する方法として多用されている．血清診断はBCGワクチン接種の影響を受けずに判定できるなどの利点がある．

確定診断は，喀痰や胃液の塗抹検査，培養検査，遺伝子学的検査（PCR法，MTD法）などによる結核菌の証明である．塗抹検査で結核菌が検出（顕微鏡で観察）された場合は，結核菌の菌数をガフキー号数あるいは簡易法（－～3＋）で表す．検出された好酸菌が結核菌か非結核性好酸菌であるかの鑑別は，PCR法や培養によって行う．

胸水が貯留している場合に胸水中のアデノシンデアミナーゼ（ADA）の上昇は，結核性胸膜炎を疑う所見である．

治療

排菌のある患者（塗抹検査で結核菌が検出された患者）は感染性があるため，結核病棟に隔離する．治療は抗結核薬の多剤併用療法を6～9ヵ月間行うことが基本である．抗結核薬には特有の副作用があり，十分な注意を要する．イソニアジド（INH）の末梢神経障害，リファンピシン（RFP）の肝障害，ピラジナミド（PZA）の肝障害や胃腸障害，エタンブトール（EB）の球後視神経炎（視力障害），ストレプトマイシン（SM）の第Ⅷ脳神経障害（平衡障害）などが代表的である．

認知症患者などに確実な薬剤服用を促すため，医

15

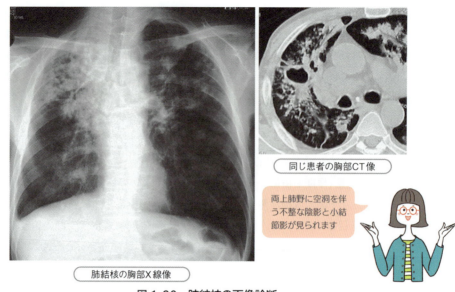

図1-20 肺結核の画像診断

（市岡正彦：看護のための臨床病態学，南山堂より改変）

療従事者が服用を直接確認するDirectly Observed Treatment, Short-course (DOTS) が推奨されている．なお，排菌患者に接する医療従事者はN95マスクを使用して院内感染を予防することも大切である．患者にはN95マスクでは息苦しさを訴えることがあるため，一般的なサージカルマスクを使用する．

補足

BCGワクチン：ウシ型結核菌を弱毒化した生ワクチンであり，結核に対する予防接種としてわが国で使用されている．以前はツベルクリン反応が陰性の者にのみ接種していたが，現在は（ツベルクリン反応を行わずに）全員に生後6ヵ月までに接種する．

ツベルクリン反応：結核に対する免疫の有無を調べる方法である．結核菌の成分からできているツベルクリン液を皮内注射すると，生体に結核菌に対する免疫があれば，注射部位にⅣ型アレルギーが引き起こされて発赤する．BCG接種により生体が結核に対する免疫を獲得していても，ツベルクリン反応は陽性となるため，最近では結核感染の診断に行われることは少ない．

閉塞性肺疾患

4 気管支喘息

どんな疾患？

気道のアレルギーによる慢性炎症と気道過敏性亢進（健常人では反応しないような低刺激にも反応する）により気道の狭窄をきたし，喘鳴（ヒューヒューという高調な笛のような呼吸音）を伴う呼吸困難を発作的に繰り返す疾患である．気道の狭窄が可逆的（一時的）であるところが，後述の慢性閉塞性肺疾患とは異なる．

分類

アレルギーが原因で発症するアトピー型喘息と，明確な原因が不明で感染やストレスが発症に関与する非アトピー型喘息に分類される．アトピー型喘息は小児期に多く，アレルゲン（ハウスダスト，ダニ，ペットの毛など）との接触で発作が誘発される．これ以外に，運動や非ステロイド系消炎鎮痛薬（アスピリンなど）の服用で喘息発作が誘発される特殊型喘息の患者もいるので注意を要する．

症状

発作性に起こる喘鳴を伴う呼吸困難が特徴的で

ある．呼気時間の延長もみられる．肺の聴診では，肺野全体で呼気時にヒューヒュー，ピーピーといった高音の連続性ラ音（笛声音）を聴取する．呼吸困難が軽度で咳嗽を主体とする症例（いわゆる咳喘息）もある．

喘息発作は夜間から早朝に起きることが多く，年間では季節の変わり目に多い傾向にある．

▐ 検　査

換気機能検査で閉塞性換気障害のパターン（1秒率の低下）を呈する．この閉塞性換気障害パターンは気管支拡張薬（β刺激薬）の吸入で改善する．

血液検査ではアレルギー素因を反映して，好酸球数や血清 IgE 値が上昇している症例が多い．喀痰中の好酸球も増加している．

▐ 治　療

慢性期には吸入ステロイド薬により気道の炎症を抑え，発作の予防を行うことが治療の主体となる．最近では長時間作用性の吸入気管支拡張薬との合剤も多用されている．吸入ステロイド薬の使用後は，薬剤が口腔内に残存してカンジダ感染などを引き起こさないように，十分にうがいをさせることが大切である．

患者にはピークフローメーターを用いた自己管理を指導する．ピークフローメーターは安価で携帯可能な呼吸機能の測定器であり，ピークフロー値（最大瞬間呼気流速：1秒量と同様に呼気時の気流制限の程度が評価できる）を測定することができる．ピークフロー値が低下している場合は，発作が起こりかけていると判断して，薬剤の増量や医療機関への連絡などを行うように指導する．アレルゲンとの接触を避け，感染予防やリラクセーションを心がけることも，慢性期に注意すべきこととして重要である．

発作時には発作の重症度に応じて，短時間作用性の気管支拡張薬の吸入，アミノフィリンや副腎皮質ステロイド薬の静脈内投与，アドレナリンの皮下注射，酸素投与などを行う．患者を起坐位にすることや腹式呼吸の指導も大切である．

治療に反応しない高度の気道狭窄が持続することを重積発作と呼び，窒息死もあり得るので集中治療による全身管理を行う．気管内挿管，人工呼吸管理が必要となることもある．

5 慢性閉塞性肺疾患 （肺気腫，慢性気管支炎）

▐ どんな疾患？

喫煙によって末梢気道と肺胞に炎症を起こし，不可逆性に気道の狭窄をきたして閉塞性換気障害を呈する疾患である．慢性的に咳嗽と喀痰が持続する慢性気管支炎（症状に注目した診断名）と，肺胞壁が破壊されて末梢気腔が拡大している肺気腫（解剖学的な変化に注目した診断名）は，どちらも喫煙による慢性炎症が原因であり同一の症例に共存していることが多い．そのため，両者を併せて慢性閉塞性肺疾患（COPD）と呼ぶようになった（図1-21）．

▐ 疫　学

中年以降の男性に多く，患者のほとんどは喫煙者である．わが国における COPD の潜在患者数は700万人以上にも及ぶと推測されている．

▐ 症　状

初期には自覚症状が乏しいが，しだいに慢性的な咳嗽と喀痰を認めるようになり，労作時の呼吸困難が出現する．呼吸困難は持続的であり，発作と軽快を繰り返す気管支喘息とは異なる点である．重症例では呼気時間の延長（健常人では，吸気時間：呼気時間＝1：2）や口すぼめ呼吸（呼気時に口をすぼめ，ゆっくり息を吐き出すことで気道内圧を高めて末梢気道の閉塞や虚脱を改善させようとする呼吸）を認める．低栄養状態となることも多い．肺胞壁の破壊に伴い肺が膨らみやすくなり過膨張となる．この状態を肺のコンプライアンス（物体の変形のしやすさ）の上昇と表現する．他覚的にはビール樽状の胸郭，聴診で高音の連続性ラ音（笛声音）の聴取や呼吸音の減弱，打診で過共鳴音（ポンポンという太鼓を叩くような音）などの所見を呈する．

▐ 検　査

胸部 X 線では肺の過膨張所見（胸郭のビール樽状化，横隔膜低位，肋間腔開大，滴状心）と肺野

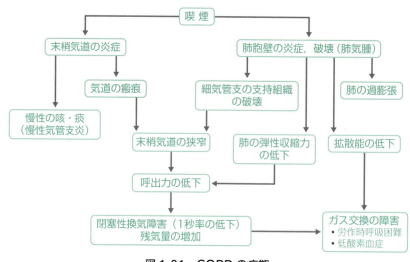

図1-21 COPDの病態

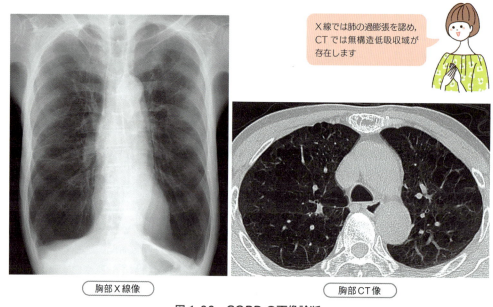

X線では肺の過膨張を認め，CTでは無構造低吸収域が存在します

図1-22 COPDの画像診断

（市岡正彦：看護のための臨床病態学，南山堂より改変）

透過性の亢進を認め，CTでは大小の無構造低吸収域が存在する（図1-22）．

　気道の狭窄により換気機能検査で閉塞性換気障害のパターン（1秒率の低下）を呈する．肺胞壁の破壊により肺胞がうまく収縮しきれなくなるため，呼気時も肺胞内に空気が残って残気量が増加する（図1-23）．閉塞性換気障害パターンは，気管支喘息とは異なり気管支拡張薬（β刺激薬）の吸入でも改善しない．肺胞の破壊が進行すると1回換気量や肺活量も減少（混合性換気障害）してくる．

　換気障害と肺胞壁の破壊に伴う拡散能の低下によりガス交換が障害され，動脈血酸素分圧は低下し，二酸化炭素分圧は上昇する．

治療

　治療の第一は禁煙である．薬物療法（気管支拡張薬，抗炎症薬など），酸素療法，運動療法なども行うが，いずれも症状の緩和や病状の進展を抑

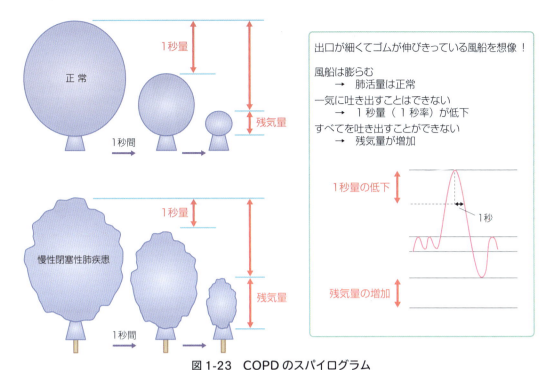

図1-23　COPDのスパイログラム

制することが目的であり，根治療法ではない．最近，長時間作用性の吸入抗コリン薬がQOLの改善と死亡率の低下に効果があることが証明されて頻用されている．呼吸器感染症の予防（ワクチン接種など）や栄養状態の改善なども重要である．多職種の医療チームと患者が協力した包括的呼吸リハビリテーションが必要となる．

在宅酸素療法（HOT）は生命予後を改善する治療法であり，動脈血酸素分圧55mmHg以下あるいは60mmHg以下で運動時や睡眠時に著しい低酸素血症を呈する患者などが適応となる．高濃度の酸素投与はCO_2ナルコーシスの原因となるので，できるだけ低濃度から開始することが大切である．

最近の薬物療法などの進歩により予後は改善してきているが，5年生存率は70〜80％である．

拘束性肺疾患

6　間質性肺炎（肺線維症）

どんな疾患？

肺の間質（肺胞隔壁）に炎症を起こし，拘束性換気障害を呈する疾患である．病状が進行して間質に広範な線維化をきたしたものを肺線維症と呼ぶ．肺胞の壁が炎症を起こして硬くなる（肺コンプライアンスが低下する）ため，肺胞が十分に膨らまずに拘束性換気障害をきたしていると考えると理解しやすい．

原因と分類

原因不明の特発性間質性肺炎（指定難病）と続発性のものに大別される．続発性には薬剤や放射線によるもの，膠原病によるもの，粉塵によるものなどがある．粉塵によるものは塵肺と呼ばれ，吸入した粉塵の種類により，珪肺，石綿（アスベ

表1-2　主な職業性疾患

職業	発症要因	職業性疾患
鉱山労働など	粉塵（珪酸，アスベスト，ベリリウム）	塵肺
建設業など	アスベスト	悪性中皮腫，肺癌
道路工事など	騒音	難聴
溶鉱炉作業など	高温	熱中症
林業など	振動工具（チェーンソー）	白ろう病（レイノー現象）
事務員など	VDT作業（パソコン）	頸肩症候群，眼精疲労

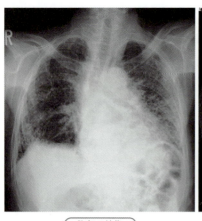
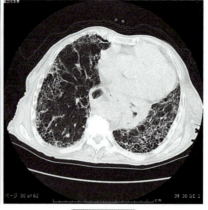
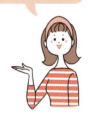

胸部X線像　　　　胸部CT像

図1-24　間質性肺炎の画像診断

X線ではびまん性に網状影・スリガラス陰影を認め，CTでは蜂巣肺を呈しています

スト）肺，ベリリウム肺などがある．
　塵肺のように，特定の職業に従事することにより罹患しやすくなる疾患のことを職業性疾患と呼ぶ（**表1-2**）．

症状

　乾性咳嗽（痰を伴わない咳），呼吸困難などの訴えがあり，他覚的には聴診で背面の両下肺野に密な断続性ラ音（捻髪音）が聴取される．進行するとチアノーゼやバチ指を認める．

検査

　胸部X線やCTでは網状影・スリガラス陰影をびまん性に認める．CTで蜂の巣のように見える蜂巣肺は肺の線維化に特徴的な所見である（**図1-24**）．採血では線維化マーカーであるKL-6の値が上昇する．拘束性換気障害により換気機能検査では肺活量の低下が特徴的である．肺胞壁での拡散能が障害されるため動脈血酸素分圧は低下する．動脈血二酸化炭素分圧は上昇しないⅠ型呼吸不全のパターンを呈する．

治療

　進行例には副腎皮質ステロイド薬や免疫抑制薬を投与するが，根治療法ではない．最近，抗線維化作用を持つ薬剤が使用されるようになった．必要に応じて酸素投与を行う．

肺循環疾患

7　肺血栓塞栓症（肺梗塞）

どんな疾患？

　肺血栓塞栓症とは下肢深部静脈や右心室などで生じた血栓が静脈血中を流れて肺動脈に詰まり，低酸素血症をきたした病態である（**図1-25**）．血栓以外の塞栓物には脂肪，空気，腫瘍細胞などがある．気管支動脈から血流がない末梢領域で肺動脈に塞栓を起こして肺組織が壊死した場合を肺梗塞と呼ぶ．

原因

　原因としては深部静脈血栓症が最も多い．臨床的には，ほとんどが下肢の深部静脈に発生する．血栓ができる要因としては，手術後の長期臥床，長時間の坐位（エコノミークラス症候群），震災時の長期にわたる車中泊，下肢の運動麻痺，肥満，妊娠などがある．

症状

　突然の胸痛や呼吸困難で発症し，肺梗塞に至れば血痰や喀血を認める．梗塞領域が広い場合はショックや突然死を起こすこともある．手術後では離床して動き始めた時期に，下肢の血栓が剥がれて肺に飛んで発症することが多い．

検査

　胸部X線では所見が乏しいため，診断に苦慮

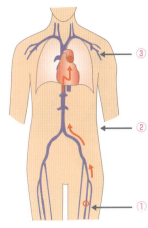

図 1-25　肺血栓塞栓症

することも多い．臨床症状や低酸素血症から本疾患を疑った場合は，造影CTによる肺動脈血栓の証明，肺換気血流シンチによる血流欠損の証明，肺血管造影での血管閉塞の証明などにより確定診断を行う．採血でフィブリン分解産物（FDP）の増加を認める．動脈血ガス検査では二酸化炭素分圧の上昇を伴わない酸素分圧の低下（Ⅰ型呼吸不全）を呈する．

治療

酸素投与，血栓溶解療法〔ウロキナーゼ，アルテプラーゼ（rt-PA）〕，抗凝固療法（ヘパリン，ワルファリン）などを行う．また，肺血栓塞栓症を繰り返す場合は，下大静脈にフィルターを挿入して下肢から流れてくる血栓を防止する．

術後の下肢深部静脈血栓症の予防には，手術中から弾性ストッキングを使用する．弾性ストッキングにより下肢の表在静脈を圧迫することで深部静脈の血流が盛んになり，深部静脈に血栓が生じにくくなる．術後に早期離床，下肢の運動を促すことも大切である．

腫瘍性疾患

8 原発性肺癌

どんな疾患？

原発性肺癌とは気管支や肺胞の上皮細胞から発生した上皮性悪性腫瘍である．

疫学と分類

2023年のわが国における悪性新生物による部位別の死亡数で，肺癌は男性で第1位，女性で第2位である．喫煙は肺癌の危険因子であり，喫煙指数（ブリンクマン指数：1日の喫煙本数×喫煙年数）が400を超えると罹患率が急増する．

組織型により，扁平上皮癌（30%），腺癌（50%），大細胞癌（5%），小細胞癌（15%）の4つに分類される．扁平上皮癌と小細胞癌は喫煙との関連が強く，肺門部（主気管支に近い部位）に好発する．腺癌と大細胞癌は肺野部に好発する．

臨床的には小細胞癌とほかの3型で治療法が異なるため，小細胞癌と非小細胞癌（扁平上皮癌，腺癌，大細胞癌）に大別して対応することが多い．

症状

咳嗽，喀痰，血痰などの呼吸器症状と，体重減少などの全身症状を認める．癌の肺外への進展により，反回神経麻痺（嗄声），上大静脈症候群（顔面浮腫），パンコースト症候群（右肺尖部の肺癌の胸壁への浸潤による上肢の疼痛や筋萎縮，ホルネル症候群）などを呈する．

検査

胸部X線やCTで腫瘤影などがあれば，肺癌を疑い精密検査を行う（図1-26）．採血では腫瘍マーカー（SCC，シフラ：扁平上皮癌，CEA：腺癌，NSE：小細胞癌）の上昇が診断に役立つことがある．確定診断は，喀痰細胞診，気管支鏡下

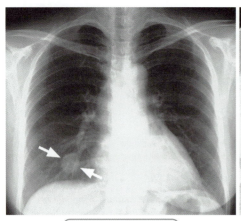
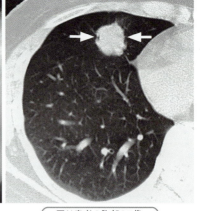
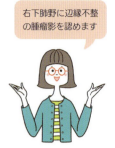

肺癌（腺癌）の胸部X線像　　同じ患者の胸部CT像

図1-26　肺癌の画像診断

（市岡正彦：看護のための臨床病態学，南山堂より改変）

の細胞診や生検などで癌細胞を証明することである．CTガイド下肺生検を行うこともある．

治療

組織型，臨床病期，全身状態によって治療法が異なる．非小細胞癌で癌が限局している場合は手術適応であり，症例によって放射線療法を併用する．癌が進展している場合は化学療法が主体となる．小細胞癌は早期から転移が多いために手術での切除は困難なことが多く，抗癌薬感受性が高いこともあり化学療法と放射線療法が主体となる．しかし，小細胞癌は悪性度が高く進行も早いため予後不良である．

9 胸膜中皮腫

どんな疾患？

胸膜の中皮から発生した悪性腫瘍である．大部分がアスベスト（石綿）の吸入が原因であり，きわめて予後不良な疾患である．

原因

建築用材や自動車部品として使用されていたアスベストの吸入から30～40年の潜伏期間を経て発症する．アスベスト工場の労働者だけでなく，その家族や近隣住民にも患者がでるなど，低濃度の曝露でも発症することが知られている．

発症に危険因子の関連が明らかな悪性腫瘍の代

表1-3　悪性腫瘍の発症に及ぼす危険因子

危険因子	悪性腫瘍
微生物	
・ヘリコバクター・ピロリ菌 ・ヒトパピローマウイルス ・B型肝炎／C型肝炎ウイルス ・EBウイルス ・HTLV-1ウイルス	・胃癌 ・子宮頸癌 ・肝臓癌 ・バーキットリンパ腫，咽頭癌 ・成人T細胞性白血病
化学物質，食事習慣	
・タバコ ・アスベスト（石綿） ・紫外線 ・低線維食 ・放射線被曝	・肺癌，喉頭癌，食道癌など ・胸膜中皮腫，肺癌 ・皮膚癌 ・大腸癌 ・甲状腺癌など

表例を表1-3にまとめた．

症状

咳嗽，胸痛，胸水貯留などがあるが，初期には無症状のことも多い．

検査

胸部X線やCTで胸膜肥厚や胸水貯留を認める．確定診断は胸膜生検である．

治療

限局している場合は手術適応（胸膜肺全摘術）であるが，進行例は化学療法が主体となる．予後はきわめて不良である．

Chapter 1 呼吸器

そのほかの呼吸器疾患

10 過換気症候群

どんな疾患?

呼吸器に明らかな器質的障害がないのに，発作的に過換気状態となり，呼吸性アルカローシスによるさまざまな症状を呈する症候群である．

原　因

若い女性に多い心因性の疾患であり，不安感やストレスが発作の誘因となることが多い．

症　状

突発する呼吸困難が主症状であり，深くて速い呼吸（過呼吸／頻呼吸）の発作を起こす．指先や口唇のしびれ感,テタニー（間欠性の筋肉の収縮・痙攣）による助産師手位がみられ，重症となると不穏状態や意識混濁を呈することもある．テタニーは過換気による呼吸性アルカローシスにより血清中のカルシウムイオンがアルブミンと結合して低カルシウム血症となるために生じる．

検　査

動脈血ガス分析にて動脈血二酸化炭素分圧（$PaCO_2$）の低下と呼吸性アルカローシス（pH > 7.5）を認める．胸部 X 線などで器質的な疾患を除外することも大切である．

治　療

発作時には患者の不安感を取り除き，ゆっくり呼吸をさせる．抗不安薬の投与も考慮する．以前から行われていたペーパーバック法（紙袋を口にあてて呼気を再呼吸させる）は器質的な疾患がある場合は低酸素血症を引き起こす可能性があるため，過換気症候群の確定診断が得られている患者に限定される．

11 睡眠時無呼吸症候群

どんな疾患?

睡眠中に無呼吸発作を繰り返す疾患であり，睡眠障害により日中の眠気や活動低下の原因となる．生命予後にも影響を及ぼすため軽視できない病態である．

原　因

舌根や軟口蓋の沈下により気道が閉塞するために無呼吸となる閉塞型がほとんどである．中年以降の男性で肥満者に多くみられる．高血圧を合併していることが多い．

症　状

睡眠時の無呼吸発作（家族が気づくことが多い）やいびきがあり，日中には眠気，頭痛，活動力の低下を訴える．

検　査

終夜睡眠ポリグラフ検査にて無呼吸の程度や頻度を調べる．一晩に 10 秒以上の無呼吸発作が 30 回以上あれば睡眠時無呼吸症候群と診断されてきたが，最近では睡眠 1 時間あたりに無呼吸・低呼吸が 5 回以上出現すれば睡眠時無呼吸症候群とする診断基準が使用されている．

治　療

肥満の治療を行うとともに，経鼻的持続陽圧呼吸（nasal CPAP）により睡眠中の呼吸を機械的にサポートする（**図 1-27**）．軽症例では口腔内器具を使用することもある．

12 気　胸

どんな疾患?

胸膜が破損して，陰圧である胸腔内に空気が貯留して肺が縮んだ病態である（**図 1-28**）．

原因と分類

特発性自然気胸は肺尖部の異常な気腔（ブラ,ブレブ）が破綻して発症するもので，痩せ型長身の若い男性に多い．続発性自然気胸は肺癌や慢性閉塞性肺疾患などを基礎に発症するものである．自然気胸以外に，外傷により胸膜が破損する外傷性気胸，鎖骨下静脈穿刺時の針刺しなどによる医原性気胸がある．

気胸のなかでも胸膜の欠損部が弁状で一方通行となり，胸腔内に入った空気が排出されずに心臓を圧迫して循環が障害された状態を緊張性気胸と呼ぶ．

症　状

突然の片側性の胸痛と呼吸困難で発症する．乾

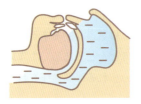
健常人

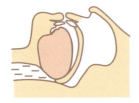
睡眠時無呼吸症候群
舌根や軟口蓋の沈下により気道が閉塞している

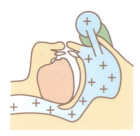
経鼻的持続陽圧呼吸
機械で持続的に陽圧をかけて気道を広げる

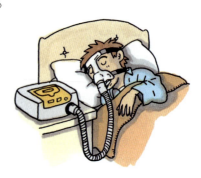

図 1-27 経鼻的持続陽圧呼吸

（市岡正彦：看護のための臨床病態学，南山堂より改変）

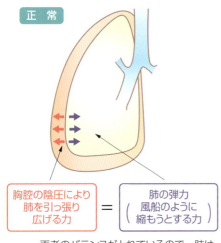
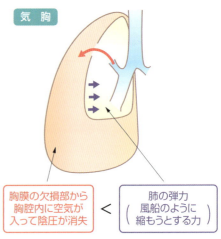

図 1-28 気胸の病態

性咳嗽を訴えることもある．緊張性気胸では，血圧低下や意識障害を呈することもある．聴診上で呼吸音に左右差（患側の呼吸音が減弱）がある．

検査

胸部Ｘ線にて患側肺の虚脱を認める．緊張性気胸では心陰影の偏位がある（図 1-29）．

治療

軽症であれば安静で経過観察を行うが，中等症以上のものは胸腔穿刺を行い，胸腔ドレーンにて持続脱気を行う．緊張性気胸は緊急に脱気を行う

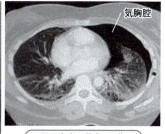
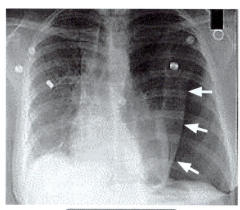
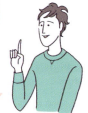

左肺は虚脱して，心陰影が右側に偏位している様子がわかるね！

図1-29　緊張性気胸の画像診断

(市岡正彦：看護のための臨床病態学，南山堂より改変)

必要がある．特発性自然気胸の難治例や再発例では胸腔鏡手術によるブラやブレブの切除術を行う．

ここで解説した主な疾病については，巻末の要点MEMO (p.254) で，もう一度整理をしておきましょう！

過去問題 & オリジナル問題 厳選60問！ 呼吸器編

Q1 第103回 追加試験（2014年）

肺と気管について正しいのはどれか．
1. 気管支動脈は肺循環に属する
2. 気管軟骨は気管の背面に存在する
3. 左肺は上葉，中葉および下葉に分かれている
4. 酸素飽和度は肺動脈の血液よりも肺静脈の血液が高い

解説 1：気管支動脈は肺に酸素や栄養を送っている栄養血管であり，体循環に属する．一方，肺動脈は肺胞でガス交換を行うための血流を送る機能血管であり，肺循環に属する．2：気管の前面と側面は気管軟骨に囲まれているが，背面には軟骨は存在せず気管平滑筋が横走している．3：左肺は上葉と下葉の2葉に分かれている．4：正しい．　**正解 4**

Q2 第109回（2020年）

気管で正しいのはどれか．2つ選べ．
1. 軟骨は筒状である
2. 胸骨角の高さで分岐する
3. 交感神経の働きで収縮する
4. 吸息相の気管内圧は陰圧である
5. 頸部では食道の背側に位置する

解説 1：気管軟骨は気管の前面と側面をU字型に囲んでいる．気管の後面に軟骨は存在しない．2：正しい．胸骨角は胸骨柄と胸骨体の境目で，体表から突出を触知することができる．3：交感神経の働きで拡張する．4：正しい．吸気相（吸息相）では胸腔内の陰圧が強まり，気管内圧が陰圧となるため，空気が流入する．5：気管は食道の腹側（前面）に位置する．　**正解 2, 4**

Q3 第100回（2011年）

気管支の構造で正しいのはどれか．
1. 左葉には3本の葉気管支がある
2. 右気管支は左気管支よりも長い
3. 右気管支は左気管支よりも直径が大きい
4. 右気管支は左気管支よりも分岐角度が大きい

解説 1：右肺は3葉（上葉，中葉，下葉）で左肺は2葉（上葉，下葉）に分かれているので，右の葉気管支は3本で左は2本である．2, 3：気管は第5胸椎の高さで左右の主気管支に分岐するが，右主気管支のほうが左主気管支よりも短く，直径は大きい．4：右気管支のほうが下降する傾斜が急（分岐角度が小さい）である．　**正解 3**

Q4 第99回（2010年）

斜線部が左肺の下葉を示すのはどれか．

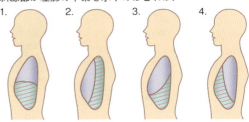

解説 下葉は前胸側と比較して背側が高い位置まで存在する．肺尖部に及ぶことはない．　**正解 3**

Q5 第110回（2021年）

胸膜腔に存在するのはどれか．
1. 滑液
2. 空気
3. 血液
4. 漿液
5. 粘液

解説 胸膜腔に生理的胸水として存在するのは毛細血管から染み出した漿液である．肺の運動の潤滑液の役割を果たしている．なお，気道内には粘液が存在する．　**正解 4**

Q6 第109回（2020年）

健康な成人の1回換気量はどれか．
1. 約150mL
2. 約350mL
3. 約500mL
4. 約1,000mL

解説 安静時の呼吸1回での換気量は400〜500mLである．なお，このうち肺胞まで到達してガス交換を行う有効換気量は約350mLであり，残りの約150mLは気管〜終末細気管支を出入りしてガス交換には関与しない死腔換気量である．　**正解 3**

Q7 第107回（2018年）

自発呼吸時の胸腔内圧を示す曲線はどれか．

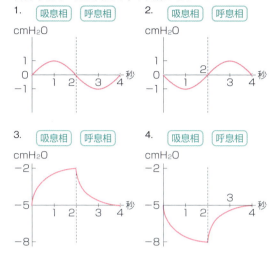

解説 胸腔内は常に陰圧であり，吸気相（吸息相）で胸腔内の陰圧がしだいに強まり，それにより肺胞内が陰圧となって空気が流入する．呼気相（呼息相）では陰圧が弱まり，それにより肺の弾性力で肺胞内が陽圧となって空気が流出する．この胸腔内圧の変化を表しているのは4．の曲線である．

正解 4

Q8 第99回（2010年）

呼吸で正しいのはどれか．2つ選べ．
1. 内呼吸は肺で行われる
2. 呼気では CO_2 濃度が O_2 濃度よりも高い
3. 吸気時には外肋間筋と横隔膜筋とが収縮する
4. 呼吸を調節する神経中枢は橋と延髄とにある
5. 呼吸の中枢化学受容体は主に動脈血酸素分圧に反応する

解説 1：内呼吸は組織でのガス交換であり，肺で行われるのは外呼吸である．2：吸気（外気）は窒素80％，酸素20％である．吸気から酸素を取り入れて二酸化炭素を排出したものが呼気であるが，その成分は窒素80％，酸素15％，二酸化炭素5％である．呼気にも酸素があるのでマウス・ツウ・マウスの人工呼吸が有効なのである．3：吸気時には外肋間筋が収縮して胸郭が挙上し，横隔膜が収縮して胸郭が下降するため，胸腔の容積が広がって陰圧が強まる．4：正しい．5：呼吸の中枢化学受容体は動脈血の二酸化炭素分圧の上昇に反応する．酸素分圧の低下に反応するのは末梢化学受容体である．

正解 3，4

Q9 第104回（2015年）

呼吸困難とはどれか．
1. 脈拍数の増加
2. 息苦しさの自覚
3. 動脈血酸素分圧（PaO_2）の低下
4. 経皮的動脈血酸素飽和度（SpO_2）の低下

解説 「呼吸が苦しい」といった自覚症状が呼吸困難であり，診察所見や検査結果のような他覚所見で判断するものではない．

正解 2

Q10 オリジナル問題

慢性閉塞性肺疾患の患者が呼吸困難のため，健常人なみに歩行できないが，自分のペースなら近所の店まで歩いて買い物に行ける状態である．ヒュー・ジョーンズ分類で何度と判断されるか．
1. Ⅰ度
2. Ⅱ度
3. Ⅲ度
4. Ⅳ度
5. Ⅴ度

解説 平地でさえ健常人なみに歩行できないが，自分のペースなら1.6km以上歩ける状態はヒュー・ジョーンズ分類でⅢ度と判断される．

正解 3

Q11 第103回（2014年）

呼吸困難がある患者の安楽な体位はどれか．
1. 起坐位
2. 仰臥位
3. 砕石位
4. 骨盤高位

解説 上半身を水平から約90度起こした起坐位にすると，下半身から心臓に戻る静脈還流量が減少して，肺への負担が減少する．また，横隔膜が下がることで呼吸容量も増大する．起坐位が困難な場合は，約45度起こしたファウラー位（半坐位），約30度起こしたセミファウラー位などにする．

正解 1

Q12 第110回（2021年）

喀血の特徴はどれか．
1. 酸性である
2. 泡沫状である
3. 食物残渣を含む
4. コーヒー残渣様である

解説 喀血は気道からの出血なので空気（気泡）を含んだ泡沫状で鮮紅色である．一方，消化管からの出血が吐血であり，食物残渣を含んだ黒褐色（コーヒー残渣様）であり，胃酸のために酸性となる．

正解 2

Q13 第109回（2020年）

過呼吸で正しいのはどれか．
1. 吸気時に下顎が動く
2. 1回換気量が増加する
3. 呼吸数が24/分以上になる
4. 呼吸リズムが不規則になる

解説 過呼吸とは1回換気量が増加した状態である．呼吸数が増加した状態は頻呼吸である．下顎が動く努力性の呼吸は下顎呼吸であり終末期に認められる．
正解 2

Q14 第111回（2022年）

呼吸パターンを図に示す．
チェーン・ストークス呼吸はどれか．

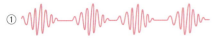
①

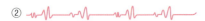
②

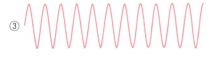
③

④
1. ①
2. ②
3. ③
4. ④

解説 1：チェーン・ストークス呼吸である．2：ビオー呼吸である．3, 4：正常呼吸のパターンが示されていないので比較ができないが，3は過呼吸で，4は徐呼吸と思われる．
正解 1

Q15 第103回（2014年）

異常な呼吸音とその原因の組合せで正しいのはどれか．
1. 連続性副雑音――気道の狭窄
2. 断続性副雑音――胸膜での炎症
3. 胸膜摩擦音――肺胞の伸展性の低下
4. 捻髪音―――――気道での分泌物貯留

解説 1：気管支喘息の発作時などで気道の狭窄があるときは高音の連続性副雑音（笛声音）を聴取する．2：胸膜の炎症（胸膜炎）では胸膜摩擦音を聴取する．3：間質性肺炎などで肺胞の伸展性の低下があるときは密な断続性副雑音（捻髪音）を聴取する．4：肺水腫や肺炎などで気道での分泌物貯留があるときは粗い断続性副雑音（水泡音）を聴取する．
正解 1

Q16 第113回（2024年）

異常な呼吸音のうち低調性連続性副雑音はどれか．
1. 笛のような音（笛音）
2. いびきのような音（類鼾音）
3. 耳元で髪をねじるような音（捻髪音）
4. ストローで水中に空気を吹き込むような音（水泡音）

解説 低調性の連続性副雑音（いびき音）は太い気道の狭窄により発生する．腫瘍や粘稠痰による気道狭窄が原因となる．
正解 2

Q17 第109回（2020年）

クリップ式のプローブを用いて手指で経皮的動脈血酸素飽和度（SpO_2）を測定する方法で適切なのはどれか．
1. 同じ指で24時間連続で測定する
2. マニキュアをしたままで測定する
3. 装着部位に冷感がある場合は温める
4. 指を挟んだプローブはテープで固定する

解説 1：低温熱傷の可能性があるため同じ指での8時間以上の測定は避けるべきとされている．2：マニキュアはふき取る必要がある．3：末梢循環不全があると正しく測定ができないため，温めて血流を促進する必要がある．4：テープで固定する必要はなく，逆にテープによる循環不全を引き起こす可能性がある．
正解 3

Q18 第107回（2018年）

パルスオキシメータを示す．表示されている数値が示すのはどれか．2つ選べ．
1. 脈拍数
2. 酸素分圧
3. 酸素飽和度
4. 重炭酸濃度
5. 二酸化炭素濃度

解説 パルスオキシメータは経皮的動脈血酸素飽和度を測定する医療器具である．酸素飽和度と脈拍数が表示されるのが一般的である．
正解 1, 3

Q19 第101回（2012年）

貧血がなく，体温36.5℃，血液pH7.4の場合，動脈血酸素飽和度（SaO_2）90%のときの動脈血酸素分圧（PaO_2）はどれか．
1. 50 Torr
2. 60 Torr
3. 70 Torr
4. 80 Torr

解説 動脈血酸素飽和度SaO_2の基準値は98〜100%であり，SaO_2 90%は動脈血酸素分圧PaO_2 60 Torr（mmHg）に相当する．この値より低い場合は呼吸不全と判断して酸素療法を考慮する．
正解 2

Q20 第109回（2020年）

「安静時呼吸」，「深呼吸」，「徐々に深くなっていく呼吸」に伴う肺容量の変化を図に示す．肺活量を示すのはどれか．

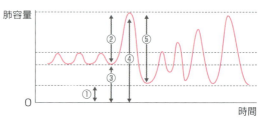

1. ①
2. ②
3. ③
4. ④
5. ⑤

解説 肺活量はできるだけ深く息を吸い込んで，すべて吐き出したときの呼気容量なので，図のスパイログラムでは⑤である．
正解 5

Q21 第102回（2013年）

スパイロメトリーの結果による換気機能診断図を示す．閉塞性換気障害と診断される分類はどれか．

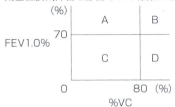

1. A
2. B
3. C
4. D

解説 閉塞性換気障害は1秒率が低下し，肺活量は保たれている状態である．したがって，1秒率が70%未満で肺活量比が80%以上であるDの領域にある患者を閉塞性換気障害と診断する．
正解 4

Q22 第104回（2015年）

フローボリューム曲線を図に示す．
慢性閉塞性肺疾患の患者の結果はどれか．

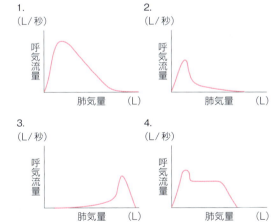

解説 1：フローボリューム曲線はできるだけ速く息を吐き出したときの呼気の容量（肺気量）と呼気のスピード（呼気流量）の関係を表したもので，正常パターンの曲線である．2：COPDでは気道狭窄により一気に息を吐き出せないため呼気流量が低く，とくにピークを過ぎて急速に低下する（下に凸の曲線となる）．COPDに特徴的な曲線である．3：この曲線に相当する疾患はない．4：上気道の狭窄でみられる曲線である．
正解 2

Q23 第109回（2020年）

気管支鏡検査を受ける成人患者への援助で正しいのはどれか．
1. 検査の予約の際に抗凝固薬の内服の有無を確認する
2. 検査の1時間前から飲食しないように指導する
3. 検査中の咳は我慢しなくてよいと指導する
4. 検査後は肺気腫の症状に注意する

解説 1：気管支鏡は生検を行って出血する可能性があり，検査前には抗凝固薬や抗血小板薬の内服の有無を確認する必要がある．2：検査中に嘔吐して誤嚥を起こさないために，検査の4時間前から絶食（2時間前から絶飲）とする．3：検査中の咳は出血などの合併症を起こす危険性があるためできるだけ我慢させる．検査後は咳をして喀痰を促すことも大切である．4：気管支鏡の合併症として出血や気胸はあるが，肺気腫を引き起こすことはない．
正解 1

Q24 第101回（2012年）

胸腔穿刺について正しいのはどれか．
1. 腹臥位で行う
2. 全身麻酔下で行う
3. 穿刺後の24時間は床上安静とする
4. 穿刺中は深呼吸をしないように指示する

解説 胸水の採取や気胸の脱気などのために胸腔穿刺を行う．1：坐位か半坐位で行う．2：局所麻酔をして肋骨上縁を穿刺する．3：呼吸状態などに変化がなければ，1～2時間の安静でよい．4：肺の誤穿刺などを予防するために深呼吸は禁止する．
正解 4

Q25 第102回（2013年）

水封式持続吸引法による胸腔ドレナージについて正しいのはどれか．
1. ドレーンの回路は開放式である
2. 水封室の水面は呼吸に伴って上下に動く
3. 吸引圧は−50～−100cmH2Oに調整する
4. ドレーンバッグは挿入部よりも高く設置する

解説 1：胸腔内の陰圧を保持するために胸腔ドレーンは水封管理して回路を閉鎖式とする．2：呼吸に伴い胸腔内圧が変動するので，水封室の水面は上下に動く．3：10～15cmH2Oの陰圧をかけて吸引する．20cmH2O以上の陰圧は肺損傷（気胸）などを引き起こす可能性がある．4：排液ボトルは穿刺部より低い位置に保つようにする．
正解 2

Q26 第111回（2022年）

1回の気管内吸引を30秒以上実施した場合に生じるのはどれか．
1. 嘔吐
2. 感染
3. 低酸素血症
4. 気管粘膜の損傷

解説 気管内吸引を行っている間は人工呼吸や酸素投与が中断され，気道内の空気も吸引されるため低酸素となりやすい．吸引時間は原則的に10〜15秒とする． **正解 3**

Q27 第113回（2024年）

成人の気管内吸引の方法で適切なのはどれか．2つ選べ．
1. 実施前に咽頭部の分泌物を吸引する
2. 吸引圧は－40kPa（300mmHg）に調整する
3. 気管チューブと同じ内径のカテーテルを用いる
4. カテーテルは気管分岐部に当たらないように挿入する
5. カテーテルの挿入開始から終了まで30秒で行う

解説 1：気管内に陰圧をかけたときに咽頭部の分泌物が逆流しないように，まずは咽頭部の分泌物を吸引する．2：吸引圧（陰圧）は150mmHg（－20kPa）を超えないようにする．3：気管チューブの1/2以下の直径のカテーテルを使用する．4：気管分岐部に当たらない位置まで挿入する．5：低酸素血症にならないように10〜15秒で行う． **正解 1，4**

Q28 第108回（2019年）

右中葉領域で粗い断続性副雑音（水泡音）が聴取された場合の体位ドレナージの体位を図に示す．
適切なのはどれか．

1.
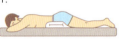

2.
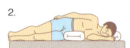

3.
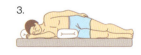

4.
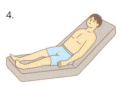

解説 体位ドレナージは気道分泌物（痰）が貯留している肺葉が上になるような体位をさせて，胸部をタッピングするのが基本である． **正解 2**

Q29 第112回（2023年）

室内空気下での呼吸で，成人の一般的な酸素療法の適応の基準はどれか．
1. 動脈血酸素分圧（PaO₂）60Torr 以上
2. 動脈血酸素分圧（PaO₂）60Torr 未満
3. 動脈血二酸化炭素分圧（PaCO₂）60Torr 以上
4. 動脈血二酸化炭素分圧（PaCO₂）60Torr 未満

解説 動脈血酸素分圧 PaO₂ 60Torr (mmHg) 未満が酸素療法開始の目安となる．なお，経皮的動脈血酸素飽和度 SpO₂ では 90％ に相当する． **正解 2**

Q30 第108回（2019年）

1回換気量に関係なく吸入酸素濃度を調節できる器具はどれか．
1. 鼻カニューレ
2. フェイスマスク
3. ベンチュリーマスク
4. リザーバー付酸素マスク

解説 酸素療法では鼻カニューレやフェイスマスクを使用することが一般的である．高濃度酸素を投与する場合はリザーバー付酸素マスクを使用する．ベンチュリーマスクは吸入する酸素濃度を一定に調節することができる． **正解 3**

Q31 第101回（2012年）

日本の法令で定められている酸素ボンベの色はどれか．
1. 赤
2. 黄
3. 緑
4. 黒

解説 酸素ボンベの色は黒である． **正解 4**

Q32 第112回（2023年）

CO₂ ナルコーシスの症状で正しいのはどれか．
1. 咳嗽
2. 徐脈
3. 浮腫
4. 意識障害

解説 CO₂ ナルコーシスは慢性閉塞性肺疾患などの慢性的な換気障害の患者に高濃度の酸素を投与したときに生じる．動脈血二酸化炭素分圧が上昇し，頭痛や意識障害などをきたして重症例では致死的となる． **正解 4**

Q33 第95回（2006年）

気管挿管による人工呼吸器装着中の状態と対処との組合せで適切なのはどれか．
1. 気道内圧の上昇――――喀痰を吸引する
2. 胸郭の左右差のある動き――挿管チューブを奥に挿入する
3. 喘鳴の聴取――――――蛇管の水滴を除去する
4. 呼吸音の減弱――――加湿器に蒸留水を追加する

Chapter 1　呼吸器

解説　1：気道内圧上昇は回路のどこかで空気の流れが悪いことを意味する．喀痰の吸引，チューブの屈曲や水滴貯留の確認などが必要である．2：胸郭の動きに左右差がある場合は片肺挿管になっている可能性が考えられる．その場合に気管チューブを奥に挿入することは危険である．3：喘鳴は気管支の狭窄を示唆する．4：呼吸音の減弱は十分な人工呼吸が行われていないことを意味する．いずれにせよ，2〜4の場合は早急なドクターコールが必要である．　　　　**正解　1**

Q34 第107回（2018年）

呼吸不全について正しいのはどれか．
1. 喘息の重積発作によって慢性呼吸不全になる
2. 動脈血酸素分圧（PaO_2）で2つの型に分類される
3. 動脈血二酸化炭素分圧（$PaCO_2$）が60mmHg以下をいう
4. ヒュー・ジョーンズ分類は呼吸困難の程度を表す

解説　1：気管支喘息の重積発作とは治療に反応しない高度の気道狭窄が持続する発作のことであり急性呼吸不全である．2：動脈血二酸化炭素分圧の上昇（$PaCO_2 \geqq 45$mmHg）の有無でⅠ型とⅡ型に分類する．3：動脈血酸素分圧の低下（$PaO_2 < 60$mmHg）が呼吸不全の診断基準である．4：正しい．ただし，呼吸困難とは「呼吸が苦しい」という患者の自覚症状であり，ヒュー・ジョーンズ分類は呼吸困難の程度の分類であって呼吸不全の程度の分類ではない．　**正解　4**

Q35 第104回（2015年）

呼吸困難を訴えて来院した患者の動脈血液ガス分析は，pH 7.32，動脈血二酸化炭素分圧（$PaCO_2$）72Torr，動脈血酸素分圧（PaO_2）50Torr，$HCO_3{}^-$ 26.0mEq/Lであった．このときのアセスメントで適切なのはどれか．
1. 肺胞低換気
2. 過換気症候群
3. 代謝性アシドーシス
4. 呼吸性アルカローシス

解説　動脈血液ガス分析でPaO_2が60mmHg未満であり，$PaCO_2$が45mmHg以上であるので，肺胞低換気によるⅡ型呼吸不全と診断できる．また，pHが7.4未満で高二酸化炭素血症があることから呼吸性アシドーシスと診断できる．　　　　**正解　1**

Q36 第106回（2017年）

高齢者における肺炎の三次予防はどれか．
1. 口腔内の衛生管理
2. 肺炎球菌ワクチンの接種
3. 呼吸リハビリテーション
4. 健康診断での胸部X線撮影

解説　1，2：肺炎の発症予防を目的とした一次予防である．3：肺炎患者の機能回復促進や再発防止を目的とした三次予防である．4：呼吸器疾患などの早期発見を目的とした二次予防である．　　　　　　　**正解　3**

Q37 第113回（2024年）

肺結核について正しいのはどれか．2つ選べ．
1. 結核の10%程度である
2. 感染経路は接触感染である
3. 肺アスペルギルス症と同じ原因菌である
4. 二次性の発症は過去の感染の再活性化による
5. DOTS（Directly Observed Treatment, Short-course）が推奨される

解説　1：結核のうち80%以上が肺結核である．2：結核菌は飛沫核感染（空気感染）で感染する．3：肺結核の原因菌は結核菌という細菌であり，肺アスペルギルス症の原因菌はアスペルギルスという真菌である．4：初感染後に体内に潜んだ結核菌が免疫力の低下により活性化したものが二次結核である．5：抗結核薬を確実に服用させるために，医療従事者が服薬を目視で確認するDOTSが推奨されている．
　　　　　　　　　　　　　　　　　　　　　　　正解　4, 5

Q38 第111回（2022年）

感染症の予防および感染症の患者に対する医療に関する法律（感染症法）において，結核が分類されるのはどれか．
1. 一　類
2. 二　類
3. 三　類
4. 四　類
5. 五　類

解説　結核は感染症法において二類に分類されている．
　　　　　　　　　　　　　　　　　　　　　　　正解　2

Q39 第110回（2021年）

空気感染を予防するための医療者の個人防護具で適切なのはどれか．
1. 手　袋
2. N95マスク
3. シューズカバー
4. フェイスシールド

解説　結核など空気感染（飛沫核感染）する感染の予防には，医療従事者はN95マスクを使用する．　　　　**正解　2**

Q40 オリジナル問題

気管支喘息の発作で正しいのはどれか．
1. 不可逆性の気道閉塞が原因である
2. 夜間に発作が起きることは少ない
3. 呼気時間が延長する
4. 断続性ラ音を聴取する
5. 拘束性換気障害をきたす

解説　1：喘息発作でみられる気道閉塞は可逆的である．2：発作は夜間〜早朝に起きることが多い．3：正しい．4：気道の狭窄により高音の連続性ラ音（笛声音）を聴取する．5：閉塞性換気障害のパターン（1秒率の低下）を示す．　**正解　3**

Q41 第108回（2019年）

成人患者の気管支喘息の治療で正しいのはどれか.
1. テオフィリンの投与中は血中濃度の測定が必要である
2. 副腎皮質ステロイド薬吸入後の含嗽は必要ない
3. インフルエンザワクチン接種は禁忌である
4. 発作時にはβ遮断薬を内服する

解説 1：テオフィリン（アミノフィリン）は血中濃度の有効安全域（これ未満は効果がなく，これ以上は副作用が出るという範囲）が狭いため,血中濃度のモニタリングが必要である. 2：ステロイド吸入薬の使用後は口腔カンジダ症などを予防するために含嗽をさせる. 3：気道感染は喘息の増悪因子なのでワクチン接種などで予防することが大切である. 4：喘息発作時は気管支を拡張させるためにβ刺激薬を使用する.
正解 1

Q42 第112回（2023年）

成人の気管支喘息に対する副腎皮質ステロイド薬の吸入で正しいのはどれか.
1. 糖尿病の患者への投与は禁忌である
2. 副作用（有害事象）に不整脈がある
3. 重積発作の際に使用する
4. 吸入後は含嗽を促す

解説 1：ステロイド薬を経口や静脈投与すると血糖値が上昇するため，糖尿病患者では適応を十分に考え，使用する際は十分な注意が必要である. 吸入投与では血糖値への影響は少ない. 2：不整脈の副作用はない. 3：ステロイド薬の吸入は発作予防に使用する. 重積発作時はステロイド薬の静脈投与や呼吸管理が必要である. 4：口腔カンジダ症の予防に含嗽を促す.
正解 4

Q43 第106回（2017年）

慢性閉塞性肺疾患について正しいのはどれか.
1. 残気量は減少する
2. ％肺活量の低下が著明である
3. 肺コンプライアンスは上昇する
4. 可逆性の気流閉塞が特徴である

解説 1：肺胞がうまく収縮しきれないため残気量は増加する. 2：閉塞性換気障害であるため（％肺活量の低下よりも）1秒率の低下が顕著である. 3：肺胞壁の破壊により肺は膨らみやすくなる. この状態をコンプライアンス（物体の変形のしやすさ）の上昇と表現する. 4：非可逆性である.
正解 3

Q44 第111回（2022年）

Aさん（63歳，男性）は3年前から肺気腫で定期受診を続けていた. 最近，歩行時の息切れが強くなってきたことを自覚し，心配になったため受診した. 受診時，呼吸数は34/分で，口唇のチアノーゼがみられた.
Aさんについて正しいのはどれか.

1. 1回換気量が増加している
2. 呼気よりも吸気を促すと効果的である
3. 経皮的動脈血酸素飽和度（SpO2）は上昇している
4. 病状が進行すると動脈血二酸化炭素分圧（PaCO2）が上昇する

解説 1：肺気腫（慢性閉塞性肺疾患）は閉塞性換気障害であるので1秒率の低下が特徴的である. 肺胞の破壊に伴って肺活量や1回換気量も減少してくる. 2：呼気時には気道が収縮して息を吐き出すため，閉塞性換気障害があると呼気が困難となる（呼気時間が延長）. そのため呼気を促すことが有効である. 3：ガス交換の障害によりSpO2は低下する. 4：正しい.
正解 4

Q45 第113回（2024年）

Aさん（57歳，男性）は，妻（50歳）と2人で暮らしている. 21歳から喫煙習慣があり，5年前に風邪で受診した際に肺気腫と診断された. 最近は坂道や階段を上がると息切れを自覚するようになってきた.
Aさんの呼吸機能に関する数値で増加を示すのはどれか.
1. 1秒率
2. 残気量
3. 1回換気量
4. 動脈血酸素分圧（PaO2）（room air）

解説 1：肺気腫（慢性閉塞性肺疾患）は閉塞性換気障害を呈して1秒率の低下が特徴的である. 2：肺胞内の空気を出し切れないので残気量は増加する. 3：肺胞の破壊が進行すると1回換気量は低下する. 4：ガス交換の障害によりPaO2は低下する.
正解 2

Q46 オリジナル問題

間質性肺炎で正しいのはどれか. 2つ選べ.
1. 乾性咳嗽や呼吸困難を呈する
2. 連続性ラ音を聴取する
3. ビール樽状の胸郭を認める
4. 胸部X線で網状影・スリガラス陰影を認める
5. 換気機能検査で1秒率が低下する

解説 1，4：間質性肺炎では乾性咳嗽や呼吸困難を訴え，胸部X線で網状影・スリガラス陰影が特徴的である. 2：間質性肺炎では密な断続性ラ音（稔髪音）を聴取する. 3：ビール樽状の胸郭は慢性閉塞性肺疾患に特徴的である. 5：拘束性換気障害を起こすため，肺活量の低下が特徴的である.
正解 1，4

Q47 第112回（2023年）

Aさん（62歳，男性）は呼吸困難と咳嗽が増強したため外来を受診した. 胸部X線写真と胸部CTによって特発性肺線維症による間質性肺炎と診断され，呼吸機能検査を受けた. 換気障害の分類を図に示す.
Aさんの換気障害の分類で当てはまるのは1～4のどれか.

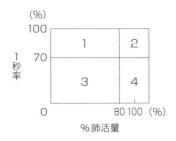

解説　間質性肺炎は拘束性換気障害を呈する代表疾患であり，換気機能検査では（1秒率は保たれるが）％肺活量が低下するのでAが正解である．Bは正常，Cは混合性換気障害，Dは閉塞性換気障害である．
正解　1

Q48　第109回（2020年）

じん肺に関係する物質はどれか．
1. フロン
2. アスベスト
3. ダイオキシン類
4. ホルムアルデヒド

解説　じん肺は粉塵の曝露により間質性肺炎を発症した職業病である．原因となる粉塵にはアスベストや遊離珪酸などがある．
正解　2

Q49　第101回（2012年）

Aさん（57歳，女性）は，子宮体癌のため子宮全摘術を受けた．離床が十分に進まず，術後2日に初めて歩行を試みようとベッドから降りたところ，突然，呼吸困難を訴えてうずくまった．まず疑うべき疾患はどれか．
1. 自然気胸
2. 肺塞栓症
3. 肋間神経痛
4. 解離性大動脈瘤

解説　手術後に離床して動き始めた時期に胸痛や呼吸困難を訴える場合は，肺血栓塞栓症が最も疑われる．
正解　2

Q50　第113回（2024年）

発災直後，自家用車に泊まり生活を始めた避難者に発生しやすいのはどれか．
1. 生活不活発病
2. 静脈血栓塞栓症
3. 圧挫症候群（クラッシュ症候群）
4. 心的外傷後ストレス障害（PTSD）

解説　震災後の自動車内での避難生活では，下肢の静脈のうっ血により深部静脈に血栓ができやすい．この血栓が飛ぶと肺血栓塞栓症を引き起こす．なお，クラッシュ症候群は事故で下肢を倒壊物などで挟まれた被災者が，救出されて圧迫が解除されたときに挫滅組織からミオグロビンやカリウムが放出されて発症する．PTSDは震災などに遭遇したショックがその後もフラッシュバックする状態である．
正解　2

Q51　第103回（2014年）

肺癌について正しいのはどれか．
1. 腺癌は小細胞癌より多い
2. 女性の肺癌は扁平上皮癌が多い
3. 腺癌は肺門部の太い気管支に好発する
4. 扁平上皮癌の腫瘍マーカーとしてCEAが用いられる

解説　1：腺癌は肺癌患者の50%，小細胞癌は15%である．2：女性の喫煙率が男性より低いため，喫煙と関係の深い扁平上皮癌の頻度は男性よりも低い．3：腺癌は肺野部に好発する．4：扁平上皮癌の腫瘍マーカーはSCCやシフラである．CEAは腺癌のマーカーである．
正解　1

Q52　第109回（2020年）

小細胞癌で正しいのはどれか．
1. 患者数は非小細胞癌より多い
2. 肺末梢側に発生しやすい
3. 悪性度の低い癌である
4. 治療は化学療法を行う

解説　1：小細胞癌は肺癌患者の15%であり，非小細胞癌（腺癌：50%，扁平上皮癌：30%，大細胞癌：5%）より少ない．2：小細胞癌と扁平上皮癌は肺門部に好発する．3：悪性度が高く予後不良である．4：抗癌薬感受性は高いために化学療法が治療の主体となる．
正解　4

Q53　第112回（2023年）

右肺尖部の肺癌の胸壁への浸潤による症状はどれか．
1. 散瞳
2. 構音障害
3. 閉眼困難
4. 上肢の疼痛

解説　右肺尖部の肺癌の胸壁への浸潤により，上肢の疼痛や筋萎縮，ホルネル症候群などを呈することがある．これをパンコースト症候群と呼ぶ．
正解　4

Q54　第101回（2012年）

喫煙年数のほかに，喫煙指数（ブリンクマン指数）を決定するのはどれか．
1. 喫煙開始年齢
2. 受動喫煙年数
3. 家庭内の喫煙者数
4. 1日の平均喫煙本数

解説　喫煙指数（ブリンクマン指数）は「1日の平均喫煙本数×喫煙年数」で算出する．400以上で肺癌の発生が高率となる．
正解　4

Q55 第98回（2009年）

アスベストが原因となる職業性疾病はどれか．
1. 皮膚炎
2. 腰痛症
3. 中皮腫
4. 胃潰瘍

解説 アスベストの曝露から30～40年を経て，胸膜中皮腫を発症する．アスベスト工場の従業員や家族が罹患する職業性疾患である．アスベストの粉塵の吸入は，じん肺や肺癌の原因にもなる． 　　　　　　　　　　　　　正解 3

Q56 オリジナル問題

過換気症候群で正しいのはどれか．
1. 気道閉塞が原因である
2. 高齢な男性に多く発症する
3. 骨格筋が弛緩する
4. 動脈血二酸化炭素分圧が低下する
5. 酸素投与が有効である

解説 1：器質的疾患のないことが診断に必要である．2：若い女性に多い（高齢者や男性の患者がいないわけではない）．3：呼吸性アルカローシスによりテタニー（間欠性の筋肉の収縮・痙攣）をきたす．4：過剰な換気のため動脈血二酸化炭素分圧は低下する．5：抗不安薬の投与や（診断確定のときは）ペーパーバック法を行う． 　　　正解 4

Q57 第112回（2023年）

健常な女子（15歳）が野外のコンサートで興奮し，頻呼吸を起こして倒れた．
このときの女子の体内の状態で正しいのはどれか．
1. アルカローシスである
2. ヘマトクリットは基準値よりも高い
3. 動脈血酸素飽和度（SaO₂）は100％を超えている
4. 動脈血二酸化炭素分圧（PaCO₂）は基準値よりも高い

解説 典型的な過換気症候群の状態である．過換気による呼吸性アルカローシスを呈する．ヘマトクリット値に変化はない．動脈血二酸化炭素分圧の低下が特徴的であり，動脈血酸素分圧は上昇する．ただし，動脈血酸素飽和度は何％のヘモグロビンが酸素と結合しているかを示す値であり，100％を超えることはあり得ない． 　　　正解 1

Q58 第99回（2010年）

営業職の男性．「このごろ運転中に居眠りをしそうになる．妻からはいびきがひどいと言われている」と受診した．寝つきは悪くないがいつも寝足りない感じがあり，毎朝頭痛がする．服薬歴と既往歴とはなく，半年前の定期健康診断で異常はなかった．身長160cm，体重76.8kg．脈拍78/分．血圧140/78mmHg．
最も考えられるのはどれか．

1. 睡眠時無呼吸症候群
2. 低血糖症状
3. もやもや病
4. うつ病

解説 肥満の男性が，日中の眠気，頭痛，寝不足感を訴え，睡眠時のいびきを指摘されている．これらの症状は睡眠時無呼吸症候群に典型的である． 　　　正解 1

Q59 第104回（2015年）

気胸について正しいのはどれか．
1. 外傷は原因の一つである
2. 自然気胸は若い女性に多い
3. 原因となるブラは肺底部に多い
4. 治療として人工呼吸器による陽圧換気が行われる

解説 1：外傷による胸膜損傷は気胸の原因の一つである．外傷性気胸と呼ばれる．2：自然気胸は痩せ型長身の若い男性に多い．3：自然気胸の原因となるブラやブレブは肺尖部に多い．4：陽圧換気を行うと気道内の空気を気胸の部分に送り込むので禁忌である．治療は胸腔ドレーンによる持続脱気である． 　　　正解 1

Q60 第110回（2021年）

Aさん（24歳，男性）は，突然出現した胸痛と呼吸困難があり，外来を受診した．意識は清明．身長180cm，体重51kg，胸郭は扁平である．20歳から40本/日の喫煙をしている．バイタルサインは，体温36.2℃，呼吸数20/分（浅い），脈拍84/分，血圧122/64mmHgである．胸部X線写真を示す．
Aさんの所見から考えられるのはどれか．

1. 抗菌薬の投与が必要である
2. 胸腔ドレナージは禁忌である
3. 右肺野の呼吸音は減弱している
4. 胸腔内は腫瘍で占められている

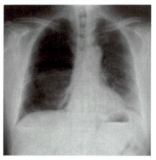

解説 痩せ型長身の男性が胸痛と呼吸困難を突然に発症しており，胸部X線写真から右肺の気胸（特発性自然気胸）と診断できる．右肺が虚脱しているため，右胸部で聴取する呼吸音は減弱しているはずである．胸腔穿刺を行い，胸腔ドレーンによる持続脱気が必要である． 　　　正解 3

Chapter 2

循環器

① 解剖生理のまとめ

1 心臓の構造（図2-1）

心臓は全身に血液を循環させるポンプである．縦隔に位置し，大きさは握りこぶし程度（300g前後）の中空の臓器である．心臓壁は内側から心内膜，心筋，心外膜から構成されている．

心筋に血液（酸素，栄養）を供給しているのが冠動脈である．冠動脈は大動脈の起始部から分岐し，左冠動脈前下行枝，左冠動脈回旋枝，右冠動脈の3枝からなる．冠動脈の狭小化により心筋への血液供給が不足して，心機能障害をきたした病態が虚血性心疾患（狭心症，心筋梗塞）である．明らかな原因がないのに心筋に病変があるものは心筋症と呼ばれる．また，心内膜に微生物が感染した病態が感染性心内膜炎である．

心臓の外側は，心外膜（臓側心膜）と心嚢膜（壁側心膜）で包まれている．これら2重の心膜の間隙（心膜腔）に大量心膜液が貯留して，心臓の拡張障害をきたした病態が心タンポナーデである．

全身の組織で血液中の酸素はエネルギー代謝に利用され，老廃物として二酸化炭素が発生する．この内呼吸によって生じた静脈血（酸素が少なく，二酸化炭素を多く含む）は上大静脈と下大静脈を介して，心臓の右心房に流入し，さらに右心室に送られる．右心室の収縮により静脈血は肺動脈を通って肺に送られ，肺胞で空気中の酸素を血液に取り込み，血液中の二酸化炭素を空気へ排出する．この外呼吸によって生じた動脈血（酸素を多く含み，二酸化炭素は少ない）は肺静脈を介して，心臓の左心房に流入し，さらに左心室に送られる．左心室の収縮により動脈血は大動脈を通って全身に送られる．

血液が左心室→大動脈→全身の臓器・組織→大静脈→右心房と流れるルートを体循環，右心室→肺動脈→肺→肺静脈→左心房と流れるルートを肺循環と呼ぶ．動脈血を全身に送り出すため体循環の血圧は肺循環の血圧の約5倍であり，その駆出力を生み出すために左心室の壁は最も厚い心筋層を有している．

左右の心房を隔てている壁は心房中隔，心室を隔てている壁は心室中隔である．これらの中隔に先天的に欠損孔がある病態が心房中隔欠損症と心室中隔欠損症である．

心臓には血流が逆流しないように，4つの弁が存在する．右心房と右心室の間に三尖弁が，右心室と肺動脈の間に肺動脈弁があり，左心房と左心室の間に僧帽弁が，左心室と大動脈の間に大動脈弁が存在する．これらの弁に障害があるのが心臓弁膜症，弁の開放が制限されて血液の流入が障害されるのが弁狭窄，弁の閉鎖が不十分で血液が逆流するのが弁閉鎖不全である．

2 心臓の機能

心臓は60〜80回／分の頻度で，規則正しく拍動している．右心房にある洞房結節（洞結節）は，一定の間隔で電気的な興奮を発生するペースメーカーである．心臓の拍動はこの興奮で始ま

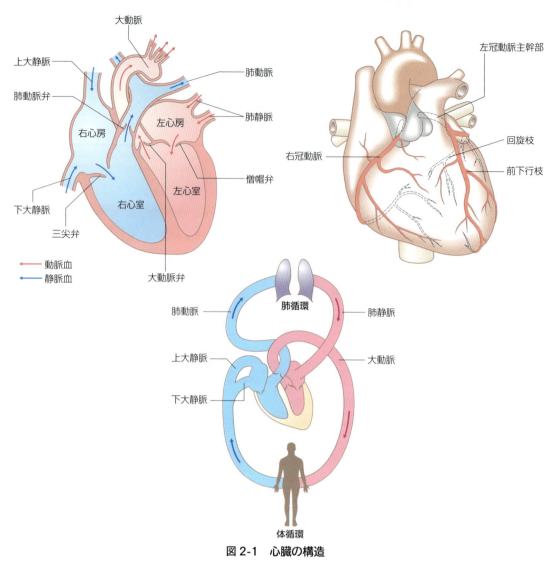

図 2-1　心臓の構造

(有田幹雄：看護のための臨床病態学，南山堂より改変)

り，電気刺激が心房を通って房室結節に伝わる．この過程で心房が収縮し，心房内の血液は心室へ送られる．房室結節の電気刺激は，心室中隔にあるヒス束から左脚と右脚を経由して心室のプルキンエ線維に伝達される．ここで心室が収縮し，心室内の血液は肺や全身へ送られる．この洞房結節から始まる電気刺激の経路を心臓の刺激伝導系と呼ぶ（図 2-2）．

刺激伝導系には各部位に自動能（自分で電気的な興奮を発生する能力）を有するが，上部ほど興奮の発生頻度が多いために，健常人では最上部にある洞房結節がペースメーカーとなる．刺激伝導系に乱れが生じて心臓の拍動が不整となるのが不整脈である．洞房結節の障害である洞不全症候群，刺激伝導系の伝導障害である房室ブロック，心房や心室で異所性の興奮が起きて正常の刺激伝達より早めに心房や心室が収縮する期外収縮，異所性の興奮が持続する心房細動や心室細動などがある．

心室が収縮して血液を心臓から流出する時期を収縮期，心室が拡張して心房から血液を流入する時期を拡張期と呼ぶ．この 1 回のサイクルが心周期である．刺激伝導系の興奮がプルキンエ線維に伝わった時点で，僧帽弁および三尖弁が閉じら

Chapter 2 循環器

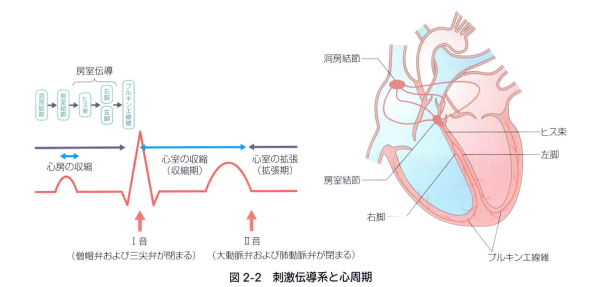

図 2-2 刺激伝導系と心周期

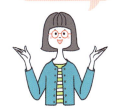

ドアと同じで心臓の弁も閉まるときに音がするのね！

Ⅰ音
- 心尖部で大きく聞こえる
- 僧帽弁および三尖弁が閉まる音
- 収縮期が始まる！

Ⅱ音
- 心基部で大きく聞こえる
- 大動脈弁および肺動脈弁が閉まる音
- 拡張期が始まる！

図 2-3 心音のⅠ音とⅡ音

れて，収縮期が始まる．この僧帽弁および三尖弁が閉じる音が心音のⅠ音である．心室の収縮が終わると，大動脈弁および肺動脈弁が閉じられて，拡張期が始まる．この大動脈弁および肺動脈弁が閉じる音が心音のⅡ音である．Ⅰ音もⅡ音も弁を通過する血流の方向に響くので，Ⅰ音は心尖部（左乳房の下の付近）で，Ⅱ音は心基部（胸骨の第二肋間付近）で大きく聞こえる（**図 2-3**）．

このように心臓は収縮と拡張を繰り返して，血液を全身に循環させている．1回の拍出量は 60 〜 90mL であるので，1日に約 7,000 〜 8,000L もの血液を拍出していることになる．この心臓のポンプ機能が低下して十分量の心拍出量を維持できなくなった病態が心不全である．

3 血圧の調節

血液が動脈の血管壁を押す圧力が血圧であり，この圧力で血液は心臓から末梢の動脈へ流れていく．血圧は左心室が収縮したときに生じる収縮期血圧と拡張したときの拡張期血圧の間で変動する．収縮期血圧と拡張期血圧の差を脈圧と呼ぶ．

血圧は主に心拍出量と末梢血管抵抗の積で決定される．循環血液量や心収縮力が増加すると，心拍出量が増加して血圧は上昇する．末梢血管が収縮すると，末梢血管抵抗が増加して血圧は上昇する．ホースで庭に水撒きをするときに，水圧を上げて遠くまで飛ばそうと思えば，水道の蛇口を開いて流量を増やすか（心拍出量の増加に匹敵），ホースの出口をつまんで狭くする（末梢血管抵抗

37

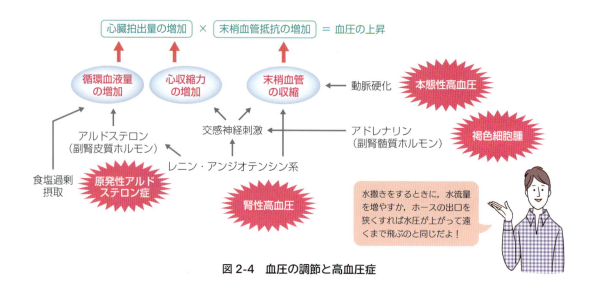

図 2-4　血圧の調節と高血圧症

の増加に匹敵）ことをイメージすれば，理解しやすい．

　生理的には自律神経系と内分泌系で血圧はコントロールされている．生体がストレスに曝露されたときなど，自律神経系の交感神経の活動が亢進する．交感神経は心収縮力を増加し，末梢血管を収縮（＝ノルアドレナリンのα作用）させることで血圧を上昇させる（ただし，冠動脈や筋肉内の血管は拡張させる：β作用）．内分泌系では，レニン・アンジオテンシン系が重要な役割を果たしている．血圧低下により腎血流が低下すれば，腎臓からレニンの産生が刺激され，レニンはアンジオテンシノーゲンをアンジオテンシンⅠに変え，アンジオテンシンⅠはアンジオテンシン変換酵素（ACE）の働きでアンジオテンシンⅡとなる．アンジオテンシンⅡは強力な昇圧物質であり，末梢血管を収縮させるとともに，副腎皮質に作用して循環血液量を増加させるアルドステロン（副腎皮質ホルモン）の産生を促進する．ストレスに反応して副腎髄質から分泌されるアドレナリン（副腎髄質ホルモン）も血圧を上昇させる．このような生理的に血圧を上昇させる（適正な血圧を維持する）メカニズムが，内分泌疾患や腎臓疾患などにより過剰反応を起こし血圧を上昇させた病態が**二次性高血圧**である．明らかな原因疾患がなく血圧が高い場合は**本態性高血圧**と呼び，動脈硬化による末梢血管抵抗上昇などが発症に関与している（図 2-4）．

② 症候・検査・治療のまとめ

1 症候

❶ チアノーゼ

　チアノーゼは全身の組織や器官に酸素が行き渡っていないサインの一つである．具体的には，毛細血管の血液中に還元ヘモグロビン（酸素と結合していないヘモグロビン）が 5g/dL 以上に増加し，皮膚や粘膜が青紫色（暗紫色）になる状態をいう．口唇，爪床，頬部など，皮膚の薄いところで目立ちやすい．

　中心性チアノーゼと末梢性チアノーゼに分類される．中心性チアノーゼは，心臓疾患（右左シャントのある先天性心疾患），肺疾患（ガス交換の障害），血液疾患（異常ヘモグロビン血症）などにより動脈血酸素飽和度が低下している場合であ

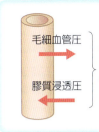

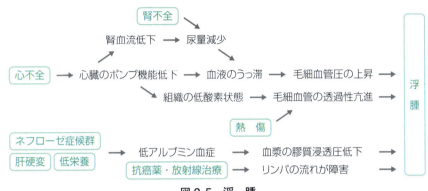

図 2-5 浮腫

る．末梢性チアノーゼは，寒冷曝露，ショック，レイノー現象などによる局所の循環不全で，血流が減速し，血液から過剰に酸素が除去されることによって起こる．

なお，高度の貧血がある場合は，総ヘモグロビン量が著減していることから，還元ヘモグロビンの割合が増加しても絶対量は 5g/dL を超えないため，チアノーゼは出現しにくい．

❷浮 腫

浮腫とは，皮下組織の血管外に組織間液が病的に溜まった状態である．皮下組織の毛細血管では，血圧（毛細血管圧）により血管内の血漿成分を血管外（組織間）に押し出す力と，血漿の膠質浸透圧により血管外の組織間液を血管内に引き入れる力が拮抗している．正常ではわずかに押し出す力が上回っているため，少量の組織間液が溜まり，それはリンパ管に吸収される．

心臓のポンプ機能が低下した**心不全**では，血液のうっ滞により毛細血管圧が上昇することで血漿成分を血管外に押し出す力が高まって浮腫を生じる．また，心拍出量の低下による尿量減少もうっ血を助長し，低酸素状態や熱傷は毛細血管の透過性も亢進させるため浮腫が増強する．腎機能が低下した**腎不全**でも尿量減少に伴ううっ血により浮腫を生じる．一方，**肝硬変**，**ネフローゼ症候群**，低栄養などで低アルブミン血症となった場合は，血漿の膠質浸透圧の低下により組織間液を血管内に引き入れる力が弱まって浮腫を生じる（図 2-5）．

2 検査と治療

❶心電図

解剖生理の項で説明したように，心臓は刺激伝導系を伝わる電気的刺激に反応して拍動を繰り返している．この電気的刺激で発生する電流を体外から測定したものが心電図である．四肢に電極を装着して電位差を測定する肢誘導（Ⅰ，Ⅱ，Ⅲ，aVL，aVR，aVF）と前胸部に電極を装着して電位差を測定する胸部誘導（V1，V2，V3，V4，V5，V6）が使用される．

心電図の電極はそれぞれ色分けされているので装着部位を間違わないように注意する（図 2-6）．肢誘導の電極は，赤色は右手の前腕の屈曲部に，黄色は左手の同部位に，黒色は右足の下腿の内側

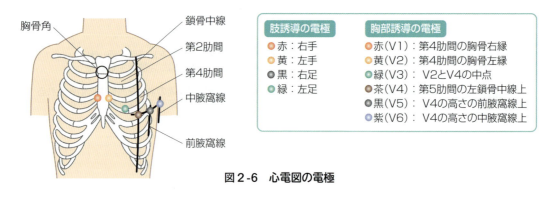

図 2-6　心電図の電極

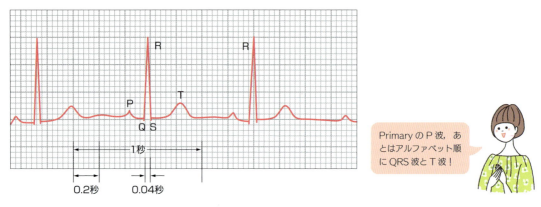

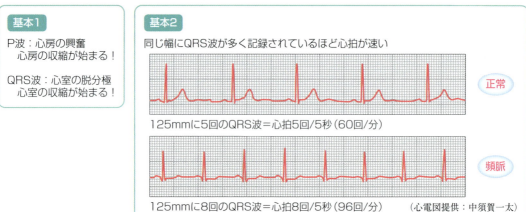

図 2-7　心電図の基本

部に，緑色は左足の同部位に挟むようにして装着する．

胸部誘導の電極は，赤色（V1）は第4肋間の胸骨右縁に，黄色（V2）は第4肋間の胸骨左縁に，緑色（V3）は V2 と V4 の中点に，茶色（V4）は第5肋間の左鎖骨中線上に，黒色（V5）は V4 の高さの前腋窩線上に，紫色（V6）は V4 の高さの中腋窩線上に吸盤で押し付けて装着する．なお，不整脈などを早期発見するためのモニター心電図では，胸部の1誘導だけを使用することが多い．

1回の心周期で心電図では3つの波形が観察される．最初の小さな波は P 波〔Primary（最初）の頭文字の P〕と呼ばれ，心房の興奮（脱分極）を反映している．引き続く大きな波が QRS 波であり，心室の興奮（脱分極）を反映している．その後の緩やかな波が T 波で，心室の再分極を反映している．P 波以下の名前はアルファベットの順番である（図 2-7）．

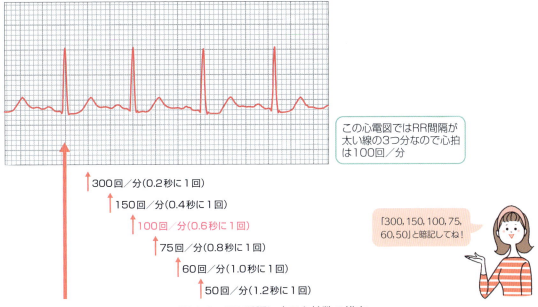

図2-8 RR間隔による心拍数の推定

ここで、心電図を読むうえで最も基本になるポイントが2つある。1つ目は、P波から心房の収縮が始まり、QRS波から心室の収縮が始まるということである。2つ目は、一定の記録用紙の幅でQRS波が多く記録されているほど心拍が速いということである。

心電図の記録用紙は1mm幅の細い線と5mm幅の太い線による方眼紙であり、紙送り速度は毎秒25mmなので、5mm幅の太い線は0.2秒を意味する。QRS波と次の心拍のQRS波の間隔（RR間隔）が5mm幅の太い線の1つ分であれば、心拍数は毎分300回である（0.2秒に1回の心拍なので）。太い線の2つ分であれば心拍数は毎分150回である（0.4秒に1回の心拍なので）。3つ分なら100回、4つ分なら75回、5つ分なら60回、6つ分なら50回である。「300→150→100→75→60→50」と暗記しておけば素早く心拍数を推定することができる（**図2-8**）。

心電図所見から各種の不整脈や虚血性心疾患を診断することができるが、詳細は以下の各々の疾患の項で解説を行う。そのほか、**高カリウム血症**のときのT波の増高も特徴的である。

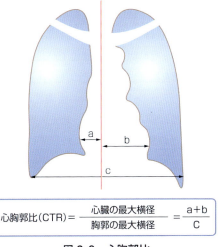

$$心胸郭比（CTR）=\frac{心臓の最大横径}{胸郭の最大横径}=\frac{a+b}{c}$$

図2-9 心胸郭比

❷胸部X線検査

胸部X線にて心拡大の程度を観察することができる。正面像で心臓の最大横径と胸郭の最大横径の比である心胸郭比（CTR）を計算し、50%以上であれば心拡大と判定する（**図2-9**）。心不全では肺野にうっ血像を認める。

❸心臓超音波検査

非侵襲的でベッドサイドでも簡単に実施することができるため、日常診療で多用されている。左

室駆出率を測定することにより，心室の収縮機能を評価することができる．また，壁運動の観察より心筋梗塞の部位も推定でき，形態異常より心肥大，心拡大，先天性心疾患，弁膜症，心筋症，心腔内血栓などの診断が可能である．

❹心臓カテーテル検査・治療

　左心カテーテル法は，大腿動脈や橈骨動脈を穿刺して，大動脈を逆行させたカテーテルを心臓に到達させ，左心系や冠動脈の検査や治療を行う．右心カテーテル法は，静脈を穿刺して大静脈経由でカテーテルを心臓に到達させ，右心系の検査を行う．

　心臓カテーテル法を用いた造影検査や内圧測定にて，各種の心臓疾患の確定診断や重症度判定が行われる．また，虚血性心疾患（狭心症，心筋梗塞）において狭窄した冠動脈を心臓カテーテルで拡張させる治療法は，経皮的冠動脈インターベンション（PCI）あるいは経皮経管的冠動脈形成術（PTCA）と呼ばれる．冠動脈の狭窄部位でバルーンを膨らませて血管を拡張させる．その後に再狭窄を予防するため，ステント（網目状の金属性の筒）を留置することも多い（図2-10）．また，発作性上室性頻拍などの頻拍性不整脈に対しては，心臓カ

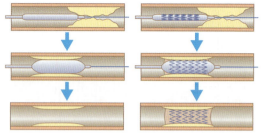

バルーン冠動脈形成術　　ステント留置術
図2-10　経皮的冠動脈インターベンション

テーテルで異常伝導路を焼灼するカテーテルアブレーション治療も行われる．

　心臓カテーテル検査／治療では造影剤を使用するので，検査前は原則的に絶食として，検査後は点滴や飲水で造影剤の尿中排泄を促す．尿量と尿比重を測定する（造影剤が排泄されれば尿比重は高くなる）ことも大切である．

　左心カテーテル法で動脈を穿刺する際は体位を固定し，検査終了後も約6時間は圧迫止血が必要である．大腿動脈穿刺の場合は，検査後に頻回に足背動脈の拍動を触診する．拍動が微弱なときは，穿刺部の過度の圧迫や血栓形成によって動脈の血流が障害を受けている可能性がある．

─③ 押さえておきたい疾病の概要

心不全

1 心不全

どんな疾患？

　心不全とは心臓のポンプ機能が低下して，十分な心拍出量を供給できなくなった状態である．種々の心臓疾患の終末像としての病態であり単一の疾患ではないが，臨床現場では病名として掲げることが多い．

分類

　左心不全と右心不全に大別される（図2-11）．

左心不全とは，高血圧や心筋梗塞などで左心室がダメージを受けてポンプ機能が低下したものであり，肺循環にうっ血が生じる．右心不全とは，右心室がダメージを受けてポンプ機能が低下したものであり，体循環にうっ血が生じる．消火活動のバケツリレーで弱った人がいたら，その手前にバケツ（水）が溜まることをイメージすればよい．左心不全では左心房の手前の肺循環に，右心不全では右心房の手前の体循環に水が溜まるわけである．

　なお，右心不全の多くは左心不全に続発（両心不全）するが，時に肺血栓症や右室梗塞などで右

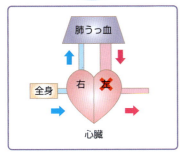
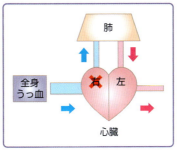

肺循環のうっ血
肺水腫, 呼吸困難, 起坐呼吸,
血性泡沫状喀痰, 肺動脈楔入圧の上昇

体循環のうっ血
頸静脈怒張, 浮腫, 腹水, 肝腫大,
中心静脈圧の上昇

図 2-11　左心不全と右心不全

表 2-1　NYHA の心機能分類

Ⅰ度	普通の身体活動で症状ない (心疾患があるが身体活動の制限なし)	→	何ともない！
Ⅱ度	普通の身体活動で症状 (動悸, 呼吸困難など) が出現 (身体活動が軽度〜中等度の制限)	→	階段を上ったらハアハア！
Ⅲ度	普通以下の身体活動で症状が出現 (身体活動が高度の制限)	→	歩いてもハアハア！
Ⅳ度	非常に軽度の身体活動で症状の増悪 (安静時でも症状あり)	→	寝ていてもハアハア！

心不全が単独で発症することもあり，肺疾患により右心不全をきたした病態を肺性心と呼ぶ．

症状

左心不全では肺循環のうっ血により，肺水腫（粗い断続性ラ音），呼吸困難，起坐呼吸，血性（鉄さび色）泡沫状喀痰，チアノーゼなどを認める．起坐呼吸とは起坐位のほうが静脈還流量の低下により呼吸困難が改善することである．肺循環のうっ血が高度になれば，血管内の血液成分が肺胞内に漏出して空気と混ざるために，血性泡沫状喀痰（泡を含んだピンク色の痰）となる．

右心不全では体循環のうっ血により，頸静脈怒張，浮腫，腹水，肝腫大などを認める．うっ血に伴う毛細血管圧の上昇が，血管内の血漿成分を血管外に押し出して浮腫や腹水を引き起こす．肝臓に流入した血液が心臓に戻れなくて停滞するため肝腫大をきたす．

心不全の重症度はニューヨーク心臓協会（NYHA）の心機能分類に従って判定する（**表 2-1**）．

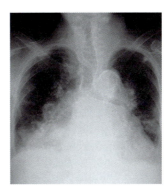
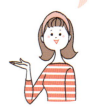

図 2-12　心不全の画像診断

検査

胸部 X 線にて心拡大と肺うっ血の所見を認める（**図 2-12**）．心拡大は心胸郭比（胸郭の幅に対して心臓の横径の比：50％以下が正常）の増加で判断する．心臓超音波検査では心室の収縮機能や拡張機能を評価できる．左室駆出率が 45％ 未満の場合は収縮機能障害と判断する．

左心不全は肺動脈楔入圧（PAWP）の上昇，右心不全では中心静脈圧（CVP）の上昇が特徴的で

ある．なお，中心静脈圧は，中心静脈栄養のルートとして留置することが多い中心静脈ライン（カテーテル）を用いて簡便に測定することができる（基準値：5〜10cmH2O）．

ヒト脳性ナトリウム利尿ペプチド（BNP）の血中濃度も心不全の評価指標である．重症な心不全ほどBNPは増加するが，上昇の程度に個人差が大きい．同一の患者の経過（治療効果など）をみるのに有用である．

治療

心不全の治療の原則は，安静，起坐位，酸素投与，食事療法（水分・塩分摂取制限），薬物療法である．薬物療法は利尿薬，ACE阻害薬，アンジオテンシンⅡ受容体拮抗薬（ARB），β遮断薬，ジギタリス製剤などを病状に合わせて併用する．水分・塩分摂取制限と利尿薬は循環血液量を減少させて，心臓に対する前負荷（容量負荷）を軽減する．ACE阻害薬やARBなどは血管拡張作用で，心臓に対する後負荷（圧負荷）を軽減する．β遮断薬は交感神経の過剰亢進による心筋障害を防止する．ジギタリス製剤は強心薬として心臓の収縮力を回復する．重症例ではカテコールアミンの投与を考慮する．慢性心不全においては心臓リハビリテーションによる生活の質（QOL）の維持に有効である．

ジギタリス製剤は心不全や頻拍性不整脈の治療に使用されるが，血中濃度が高くなり過ぎると，不整脈（徐脈，房室ブロック，心室性期外収縮など），悪心・嘔吐，めまいなどの中毒症状をきたす．腎障害や低カリウム血症があると中毒を起こしやすいので，ジギタリス製剤の使用時は腎機能，カリウム値，ジギタリス血中濃度を頻回にチェックする必要がある．とくに，ループ系利尿薬と併用時は低カリウム血症に要注意である．

補足

近年，心不全を左室収縮能が低下した心不全（HFrEF：左室駆出率<40%）と左室収縮能が保たれた心不全（HFpEF：左室駆出率≧50%）に分類して病態を捉えることが注目されている．

虚血性心疾患

2 狭心症

どんな疾患？

虚血性心疾患（狭心症，心筋梗塞）とは，冠動脈の狭小化により心筋への血液供給が不足し，心機能障害をきたした病態である．脂質異常症，高血圧，糖尿病，喫煙，ストレスなどが発症の危険因子となる．

このうち，狭心症は冠動脈の動脈硬化による狭窄や攣縮により一過性に可逆的な心筋虚血を起こす疾患である．

分類

狭心症は視点が異なる分類が複数あるので，整理して理解したい（表2-2）．胸痛発作の発現パターンによって，労作時（階段昇降時など）に起こる労作性狭心症と，安静時に起こる安静時狭心症に分類される．続いて，冠動脈造影などで観察される狭窄の機序によって，常に物理的に狭窄している器質性狭心症と，ときどき攣縮して狭窄する冠攣縮性狭心症（夜間から早朝の安静時に発作が起こることが多い）に分類される．

また，臨床経過からは，病状が安定している安定狭心症と，変化している不安定狭心症に分類される．不安定狭心症の特徴は，最近3週間以内に発作が起こった，胸痛発作の頻度や程度が悪化傾向，ニトログリセリンの効果の低下などであり，心筋梗塞に移行する可能性が高いので要注意である．

症状

狭心痛（前胸部絞扼感，圧迫感）が発作的に出現して数分間（2〜5分）持続する．胸痛が左肩や左上肢に及ぶ放散痛を認めることがある．

検査

胸痛発作時の心電図でST低下を認める（図2-13）．発作がないときの心電図は正常である．外来受診時は発作が治まっていることが多いので，運動負荷（マスター，トレッドミル，エルゴメーター）をかけてST変化の有無を観察する．激しい発作が出現する前に中止できるように，医師の立会いのもと，十分な注意が必要である．ま

表 2-2 狭心症の分類

胸痛発作の発現パターンによる分類（どんなときに発作が起こるか？）
　労作性狭心症―労作時（階段昇降時など）に起こる
　安静時狭心症―安静時に起こる

冠動脈の狭窄機序による分類（冠動脈造影で観察したら？）
　器質性狭心症―常に物理的に狭窄
　冠攣縮性狭心症―ときどき攣縮して狭窄

　　異型狭心症（心電図でST上昇）
　　：安静時狭心症で冠攣縮性狭心症

臨床経過による分類
　安定狭心症―病状が安定している
　不安定狭心症―最近発作，胸痛発作の頻度や程度が悪化，
　　　　　　　ニトログリセリンの効果が低下

　➡ 不安定狭心症は心筋梗塞へ移行しやすい

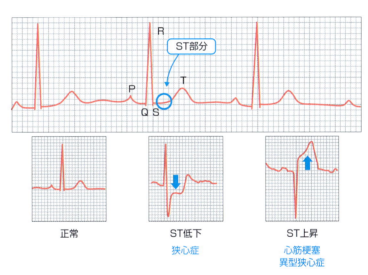

図 2-13 虚血性心疾患の心電図の ST 変化

た，ホルター（24 時間）心電図を取り付けた間に胸痛発作があれば，発作時の ST 変化を観察することができる．なお，異型狭心症（冠攣縮性の安静時狭心症）では，発作時の心電図で ST 上昇を認める．

　画像検査として，心筋シンチグラフィで虚血部位を描出することができる．心臓カテーテルを用いた冠動脈造影では冠動脈の狭窄の部位や程度，攣縮の有無を確認できる．近年では CT 検査で冠動脈の狭窄を検索することも可能となり，非侵襲的であることより多用されている．

治療

　発作時には冠動脈拡張作用のあるニトログリセリン舌下錠やスプレー製剤が著効する．ニトログリセリンは速効型の亜硝酸薬であり，通常は 1〜2 分で痛みが消失する．経口投与では肝臓で代謝されて薬効が下がるため，すぐに体循環に吸収される舌下あるいは吸入にて投与する．冠動脈だけでなく末梢血管の拡張作用もあるので，低血圧や頭痛の副作用がある．

　発作予防には冠動脈拡張薬（カルシウム拮抗薬，持続型の亜硝酸薬，β 遮断薬）を投与する．ただ

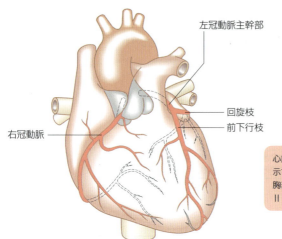

主な閉塞部位	心筋梗塞
左冠動脈の前下行枝	前壁中隔梗塞
右冠動脈	下壁梗塞 後壁梗塞
左冠動脈の回旋枝	側壁梗塞 後壁梗塞

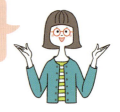

心筋梗塞の部位によって，心電図異常を示す誘導も異なります．前壁中隔梗塞は胸部誘導 V1 ～ V4，下壁梗塞は肢誘導 II，III，aVF で異常 Q 波を認めます

図 2-14　心筋梗塞の部位

し，β遮断薬は攣縮を誘発する恐れがあるので，異型狭心症（冠攣縮性狭心症）には使用しない．亜硝酸薬と勃起治療薬の併用は血圧低下を引き起こすため禁忌である．

　また，血栓形成を予防するために，抗血小板薬（少量アスピリン），抗凝固薬（ワルファリン）を投与する．ここで，ワルファリンはビタミンK依存性凝固因子の合成を阻害して抗凝固作用を発揮する．納豆や青汁，クロレラなどはビタミンKを多く含むため，ワルファリンの効果を減弱させるので，ワルファリン服用時は摂食を禁止する．

　薬物治療でコントロールできないときは，心臓カテーテルによる経皮的冠動脈インターベンション（図 2-10 参照）や，冠動脈バイパス術（CABG）を考慮する．

3　心筋梗塞

どんな疾患？

　心筋梗塞は，冠動脈の動脈硬化により形成された粥腫（プラーク）が破綻し，血栓形成による閉塞をきたして支配する血流域の心筋が不可逆的な壊死を起こした虚血性心疾患である．ほとんどは左心室の領域で梗塞が起こる．

分類

　梗塞部位により，前壁中隔梗塞，下壁梗塞，側壁梗塞，後壁梗塞などに分類される．左冠動脈の前下行枝の閉塞が前壁中隔梗塞，右冠動脈の閉塞が下壁梗塞や後壁梗塞，左冠動脈の回旋枝の閉塞が側壁や後壁梗塞を起こすことが多いが，冠動脈の支配領域は個人差が大きいため必ずしも合致しない（図 2-14）．

症状

　激しい胸痛が 30 分以上持続する．胸痛は左肩や左上肢に放散することがある．冷汗，悪心・嘔吐，不安感を伴い，ニトログリセリンは無効である．糖尿病患者や老人は痛みが軽い傾向にあり注意を要する（表 2-3）．

　致死的な不整脈，急性心不全，心原性ショック，心破裂，心室中隔穿孔などを合併することがある．

検査

　心電図で ST 上昇（図 2-13 参照），異常 Q 波，冠性 T 波を認める．これらの心電図異常は心筋梗塞の発症後に時間をおって変化するので，心電図をみることで発症後の経過時間を推定することができる（図 2-15）．また，梗塞部位によって心電図異常を示す誘導が異なる（前壁中隔梗塞：胸部誘導 V1 ～ V4，下壁梗塞：肢誘導 II，III，aVF など）ため，心電図から梗塞部位を推定することも可能である（図 2-16）．

　狭心症と異なり心筋の壊死が起こるため，血液検査で心筋由来の酵素の上昇を認める．発症後に白血球，CK（CPK），AST（GOT），LDH の順

表 2-3　狭心症と心筋梗塞の胸痛発作

	狭心症	心筋梗塞
症状	前胸部の圧迫感・絞扼感	激烈な胸痛，冷汗，悪心・嘔吐
持続時間	2〜5分，長くて10分程度	30分以上
ニトログリセリン	有効	無効
致死的合併症	不整脈（異型狭心症）	不整脈，急性心不全，心破裂
心電図	ST低下 ST上昇（異型狭心症）	ST上昇，異常Q波
血液検査	異常なし	心筋逸脱酵素の上昇

老人や糖尿病患者は痛みが軽いこと，左肩〜左上肢に放散痛があることは両者に共通

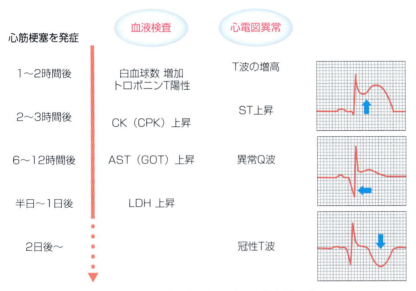

図 2-15　心筋梗塞の経過時間と検査値異常

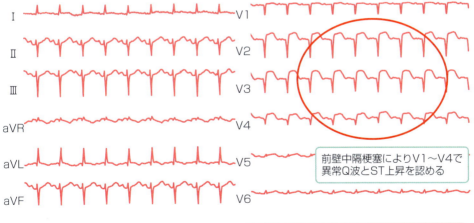

図 2-16　典型的な前壁中隔梗塞の心電図

前壁中隔梗塞によりV1〜V4で異常Q波とST上昇を認める

象さんの行列に見えるわ！

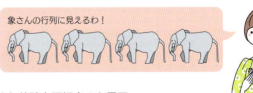

番に上昇するので，血液検査からも発症後の経過時間を推定することができる（**図 2-15**）．トロポニン T や心臓型脂肪酸結合蛋白（H-FABP）の迅速測定キットは特異性が高く，早期診断に有用である．

心臓超音波検査では限局的な運動障害（梗塞部位）を観察することができる．心臓カテーテルによる冠動脈造影では冠動脈の閉塞や狭窄の状態を確認し，同時に経皮的冠動脈インターベンション（PCI）を行うことができる．心筋梗塞による心不全の重症度の判定や治療方針の決定は，キリップ分類やフォレスター分類を参考にして行う．

治療

発作直後の急性期には，安静，酸素吸入，静脈確保，心電図モニターを行いながら，塩酸モルヒネなどによる胸痛管理，不整脈の治療，心不全の治療などを行う．原則的に発症 6 時間以内であれば再灌流療法を試みる．心臓カテーテルを用いて冠動脈の閉塞部位を拡張させる経皮的冠動脈インターベンション（PCI）を行い（**図 2-10** 参照），ウロキナーゼや遺伝子組換え型組織プラスミノーゲン賦活薬（rt-PA）による血栓溶解療法を試みることもある．3 枝病変など PCI で対応できない症例では，冠動脈の閉塞部位の末梢と大動脈を内胸動脈や大伏在静脈などで連結する冠動脈バイパス術（CABG）を行うこともある．

回復期には心臓リハビリテーションを行うとともに，再発予防のために抗血小板薬や抗凝固薬の投与を行う．

補足

急性冠症候群：不安定狭心症，急性心筋梗塞，虚血性心臓突然死の経過をまとめて急性冠症候群とする概念が提唱されている．冠動脈の粥腫（プラーク）の破綻，それに伴う血栓形成，冠動脈の急性閉塞，心筋虚血といった一連の流れとして病態を捉えたものである．急性期の病態に対して一時的につける診断名であり，退院時診断などでつける疾患名ではない．

不整脈疾患

4 不整脈総論

正常洞調律とは，洞房結節で発生した電気的な興奮が刺激伝導系を正しく伝わり，心室を規則正しく適切な頻度（60 ～ 100 回／分）で収縮させることである．不整脈とは，電気的な興奮の発生頻度や発生部位の異常，刺激伝導系の異常，それらの混在などから正常洞調律が乱れた心拍の総称である（**図 2-17**）．

洞房結節の電気的興奮の頻度異常で，心拍数が 100 回／分以上となったものを洞性頻脈，逆に心拍数が 60 回／分未満となったものを洞性徐脈と呼ぶ．洞房結節の機能不全で興奮頻度がバラバラとなったものが洞不全症候群である．

刺激伝導系の異常で，洞房結節の電気的興奮が心室まで正しく伝わらず，伝導が遅延あるいは途絶することを房室ブロックと呼ぶ．

洞房結節以外で異所性に電気的興奮が起こる不整脈のうち，ヒス束より上部（心房）で発生するものが上室性（心房性）不整脈で，ヒス束より末梢（心室）で発生するものが心室性不整脈である．異所性の電気的興奮が突発的に発生し，正常より早期に心拍が起きたものを期外収縮と呼ぶ．期外収縮が連発するものが頻拍症である．

一方，あちこちで異所性の電気的興奮が無秩序に持続的に発生するものが細動である．心房細動では速くて不規則な心拍となり，心室細動では有効な心拍とならない．

5 洞房結節の異常（図 2-18）

❶ 洞性頻脈

洞房結節の興奮間隔が短いために心拍数が 100 回／分以上となった状態である．心電図では次の心拍との QRS 波の間隔（RR 間隔）がすべての心拍で一定に短くなる．

貧血や甲状腺機能亢進で洞性頻脈となるが，健常人でも運動時などには洞性頻脈となる．

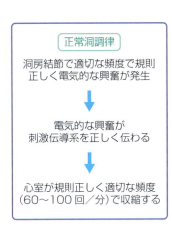
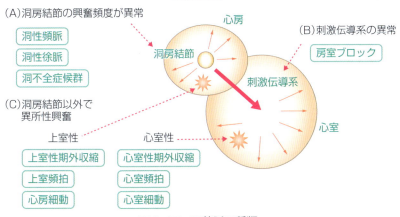

図 2-17 不整脈の種類

❷ 洞性徐脈

洞房結節の興奮間隔が長いために心拍数が 60 回／分未満となった状態である．心電図では次の心拍との QRS 波の間隔（RR 間隔）がすべての心拍で一定に長くなる．健常人でもスポーツ選手などは洞性徐脈であることも多い．

❸ 洞不全症候群

洞房結節の機能不全により，著しい洞性徐脈，洞房ブロック，洞停止，徐脈頻脈症候群などをきたした病態である．

心電図では，50 回／分未満の著しい洞性徐脈，一時的な心拍の停止，頻脈性不整脈（心房細動など）との混在など，さまざまなパターンを認める．

徐脈に対して硫酸アトロピンなどの抗不整脈薬を投与し，失神発作を伴うものは人工的ペースメーカー治療の適応となる．

なお，徐脈性不整脈により脳血流が減少して失神発作を起こす病態をアダムス・ストークス症候群と呼ぶ．

6 刺激伝導系の異常（図 2-19）
❶ 房室ブロック

刺激伝導系（房室伝導）における電気刺激の伝達が遅延あるいは途絶した状態である．Ⅰ～Ⅲ度に分類される．

① Ⅰ度房室ブロック　房室伝導の伝達時間が遅延した状態で，心拍の脱落はない．心電図では，

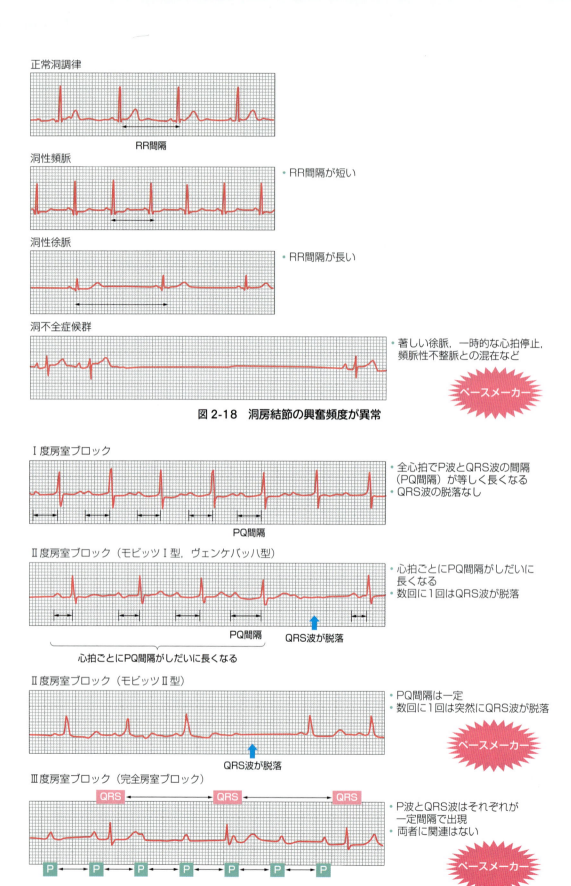

図 2-18　洞房結節の興奮頻度が異常

図 2-19　刺激伝導系の異常

Chapter 2 循環器

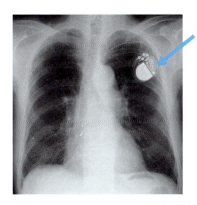

植込み型ペースメーカー
適応：40回／分未満の徐脈
　　　アダムス・ストークス症候群がある
　　　洞不全症候群
　　　Ⅱ度房室ブロック（モビッツⅡ型）
　　　Ⅲ度房室ブロック（完全房室ブロック）
注意：MRI検査は禁忌
　　　電磁調理器なども注意
　　　定期点検を行う
　　　5～10年に一度は電池交換

図2-20　植込み型ペースメーカー

P波とQRS波の間隔（PQ間隔）がすべての心拍で一定に長くなる．

②Ⅱ度房室ブロック（モビッツⅠ型，ヴェンケバッハ型）　房室伝導の伝達遅延がしだいに高度になり，ついには途絶して心拍が脱落する．心電図では，心拍ごとにPQ間隔がしだいに長くなり，最終的にP波の後のQRS波が脱落する．

③Ⅱ度房室ブロック（モビッツⅡ型）　房室伝導の伝達が突然に途絶して心拍が脱落する．心電図では，PQ間隔は一定であるが，数回に1回はP波の後のQRS波が脱落する．

④Ⅲ度房室ブロック（完全房室ブロック）　房室伝導の伝達が完全に途絶した状態である．心房は洞房結節が発生する調律で，心室は房室結節より下位の刺激伝導系で発生する（洞房結節より遅い頻度の）調律で収縮している．つまり，心房と心室は異なる周期でそれぞれ規則正しく収縮している．心電図では，P波とQRS波はそれぞれ一定間隔で出現するが，両者に関連はない．

　Ⅰ度房室ブロックとⅡ度房室ブロック（モビッツⅠ型，ヴェンケバッハ型）は，とくに治療を必要としないことが多い．Ⅱ度房室ブロック（モビッツⅡ型）とⅢ度房室ブロックは，人工的ペースメーカー治療の適応となる．

❷人工的ペースメーカー治療
　致死的な徐脈に対して機械で心筋に電気的興奮を送り，心臓を収縮させる治療法である．恒久的な体内式ペースメーカーは前胸部（左上部）の皮下に植込みを行う．原則的に40回／分未満の徐脈で，アダムス・ストークス症候群などの症状を伴うものが適応となり，洞不全症候群，Ⅱ度房室ブロック（モビッツⅡ型），Ⅲ度房室ブロックにおいて使用されることが多い（図2-20）．

　植え込まれたペースメーカーの機械は電磁気の影響を受けるので，MRI検査や電磁調理器に近づくことは禁止する．定期的な点検を行い，5～10年に一度は電池交換が必要である．

7　上室性の異所性の興奮（図2-21）

❶上室性（心房性）期外収縮（APC，PAC）
　心房内で単発的に異所性興奮が発生し，正常より早期に起きた心拍である．

　心電図では，QRS波の間隔（RR間隔）が短い心拍が突発的に出現する．APCのP波は異常波形であるが，QRS波は正常洞調律の波形とほぼ同じ（幅が狭い）である（図2-21）．通常，治療は不要である．

❷上室頻拍
　発作性上室性頻拍（PSVT，PAT）と呼ばれる．心房内の異所性興奮が一定期間連続した状態である．簡単にいうとAPCが連発した状態である．突然の動悸発作として自覚する．β遮断薬などの薬物療法を行うが，根治療法としてカテーテル焼灼術（アブレーション）がある．

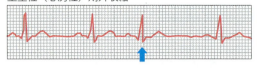
上室性（心房性）期外収縮
- QRS波が早期に出現
- 波形はほぼ正常

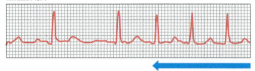
上室頻拍
- 上室性期外収縮が連続

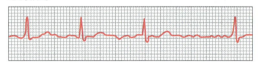
心房細動
- P波はなく，細かい不規則な波（f波）
- QRS波の間隔は全くの不規則
- 波形はほぼ正常

抗凝固薬

図 2-21　上室性の異所性興奮

❸ 心房細動（Af）

心房内のあちこちで無秩序（速くて不規則）に電気的な興奮が持続的に発生し，たまたま接合部で発生した興奮のみが房室伝導を伝わって心室の収縮を引き起こす．したがって，脈拍は全くの不規則となる．高齢者で高頻度にみられる不整脈である．

心電図では，P波は消失し，細かい不規則な波（f波）が連続している．QRS波の間隔は全く不規則であるが，波形は正常洞調律とほぼ同じ（幅が狭い）である．

頻脈性のAfはベラパミル（カルシウム拮抗薬）やジギタリス製剤，β遮断薬などの抗不整脈薬を投与するが，最近ではカテーテル焼灼術（アブレーション）を行うこともある．心拍数が正常の慢性的Afでは根本的な治療は必要としない．しかし，心房内に血栓を形成して脳塞栓症などを合併しやすいので，抗凝固薬（ワルファリン，DOAC）を服用させる．

8 心室性の異所性の興奮（図2-22）

❶ 心室性期外収縮（VPC，PVC）

心室内で単発的に異所性興奮が発生し，正常より早期に起きた心拍である．電気的な興奮は起きているが統制のとれた心室収縮にはなっていないので，VPCの心拍は末梢動脈では結滞（脈がとぶ）となることが多い．

心電図では，QRS波の間隔（PR間隔）が短い心拍が突発的に出現するが，P波は欠如し，QRS波は異常波形（幅が広い）である（図2-22）．

通常，出現頻度が少ない場合，治療は不要である．しかし，①多発性（VPCの発生頻度が高い），②連続性（VPCが連発して発生する），③多源性（波形の異なるVPCが発生する：異所性興奮の場所が複数ある），④R on T（先行する心拍の直後にVPCが発生）などの場合は心室頻拍に移行する可能性があり，β遮断薬やリドカインなどの抗不整脈薬を投与する．

❷ 心室頻拍（VT）

心室内の異所性興奮が連続した状態である．簡単にいうとVPCが連発した状態である．統制のとれた心室収縮にはなっていないので，頻拍発作の間は血圧が低下し失神発作を起こすことも多い．VTが持続する場合は致死的である．

心電図では，異常波形（幅が広い）のQRS波が連続して出現している（図2-22）．

持続性VT（血圧低下，意識障害を伴う）は電気的除細動を行う．

❸ 心室細動（Vf）

心室内のあちこちで無秩序に電気的な興奮が持続的に発生している．心臓が痙攣している状態と考えればよい．有効な心拍にはならず，最も重篤

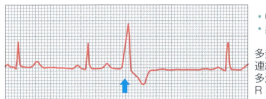
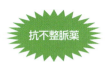
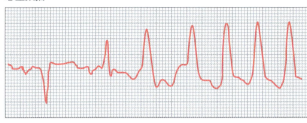
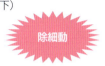
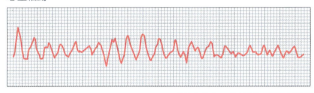
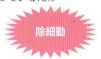

図 2-22 心室性の異所性興奮

な致死的不整脈である.

心電図では,不規則に波打っているだけである(図 2-22).

早急に胸骨圧迫(心臓マッサージ),電気的除細動を行う.

④電気的除細動

電気的除細動(電気ショック)とは,心臓に高電流を流して異常な電気的興奮をいったんリセット(脱分極)させ,その後に正常洞調律の再開を期待する救急処置である.心室細動や血圧低下した(脈を触れない,意識のない)心室頻拍が電気的除細動の絶対的な適応となる.

心筋・心膜疾患

9 特発性心筋症

どんな疾患?

虚血性心疾患や高血圧など明らかな原因がないのに心筋に病変があるものを特発性心筋症と呼び,指定難病に指定されている.

疫学と分類

拡張型心筋症と肥大型心筋症に分類される.拡張型心筋症は原因不明で中年男性に多い.肥大型心筋症も原因不明であるが,一部は家族性発症(遺伝子異常)が指摘されている.

症状

拡張型心筋症は左心室の内腔拡張と収縮能低下が著明であり,呼吸困難など左心不全の症状をきたす.肥大型心筋症は左心室の心筋肥厚と拡張能低下を認め,無症状なことも多いが突然死が初発症状のこともある.

検査

拡張型心筋症は胸部 X 線で心陰影の拡大が必発であり,心電図で非特異的 ST-T 変化,心臓超音波検査で心室の拡張と収縮能低下を認める.

肥大型心筋症は心臓超音波検査で心室(とくに心室中隔)の肥厚と拡張能低下を認め,非対称性心室中隔肥大(ASH)が特徴的である.

両者ともに心房細動の合併が多い.

治療

拡張型心筋症は心不全や不整脈による突然死が多く, 予後不良であるが, 5年生存率が約75%まで改善している. 薬物療法(ACE阻害薬, β遮断薬など), 植込み型除細動器, 外科手術(バチスタ手術, 心臓移植)を行う. 肥大型心筋症も初期の段階から突然死が起こり得るため要注意である. 激しい運動を禁ずる. 若年者のスポーツ中の突然死の多くは肥大型心筋症が原因である. 薬物療法に抵抗性の場合は心筋肥厚部切開術なども考慮する.

10 急性心筋炎

どんな疾患?

ウイルス感染などにより心筋が炎症を起こし, 心筋細胞の機能障害により心不全などを呈する疾患である. 心筋梗塞との鑑別が大切である.

原因

ウイルス感染(コクサッキーウイルスなど), 細菌感染, 薬物, 放射線などによって発症する. 原因不明の特発性もある.

症状

風邪や胃腸炎の先行感染があり, 数日後から心不全症状や胸痛を呈する.

検査

心電図でST-T変化(心筋梗塞と異なり冠動脈支配に一致しない)を広範な誘導で認める. 房室ブロックなどの不整脈を伴うこともある. 血液検査で心筋由来の酵素が上昇する. 心筋生検で炎症所見を証明することが確定診断となる.

治療

安静にし, 心不全や不整脈の治療を行う. 急性期を乗り切れば, 一般に予後は良好である.

11 感染性心内膜炎

どんな疾患?

病原微生物が心臓の内膜と弁で感染を起こした病態である. 感染部位に疣贅(感染巣)を形成する.

疫学と分類

歯科治療(抜歯)後の緑色連鎖球菌による心内膜炎が代表的であるが, 黄色ブドウ球菌や真菌などが起炎菌となることもある. 尿道カテーテルなどの処置が原因となることもある.

症状

感染に伴う発熱(弛張熱)や弁破壊による心雑音を認める. 疣贅が壊れて種々の臓器に塞栓症を起こす可能性がある.

検査

炎症反応を認め, 血液培養にて起炎菌を同定する. 心臓超音波検査にて疣贅を証明する.

治療

起炎菌に感受性のある抗菌薬を十分に投与する. 適切な時期に破壊された弁の修復や疣贅の除去を行う心臓手術も考慮する.

12 心タンポナーデ

どんな疾患?

心外膜と心囊膜の間にある心膜腔に, 大量の心膜液(血液, 滲出液)が貯留して心室の拡張障害をきたした病態である.

原因

原因には, 悪性腫瘍の心膜転移, 心膜炎, 大動脈解離, 心臓手術後, 胸部外傷などがある.

症状

心室の拡張障害により心臓への静脈還流が障害されるため, 右心不全の所見(頸静脈怒張, 肝腫大, 中心静脈圧上昇など)を呈する. また, 心拍出量が低下するため, 血圧低下によるショック状態となる. 脈圧(収縮期血圧と拡張期血圧の差)の低下や奇脈(吸気時に収縮期血圧が10mmHg以上低下)を認める.

検査

胸部X線で心膜液貯留のために心陰影の拡大を認める. 心臓超音波検査では心膜液の貯留を証明することができる.

治療

心囊穿刺を行い, 貯留した心膜液を排出する.

補足

収縮性心膜炎:心タンポナーデに類似した病態である. 慢性炎症により心膜が肥厚・癒着して,

心室の拡張障害をきたした病態である．ウイルス性，結核性，特発性などがある．症状は心タンポナーデとほぼ同じであり，心臓超音波検査で心膜の肥厚を認める．治療は心膜剥離術を行う．

心臓弁膜疾患

13 僧帽弁膜症

どんな疾患？

僧帽弁狭窄（MS）は僧帽弁の開放が制限されて，拡張期に左心房から左心室への血液の流入が障害されている病態である．僧帽弁閉鎖不全（MR）は僧帽弁の閉鎖が不十分で，収縮期に左心室から左心房へ血液が逆流する病態である．

原因

リウマチ熱によるものが多い．近年はリウマチ熱の減少に伴い，僧帽弁膜症も減少傾向にある．

症状

心尖部（僧帽弁の音が聞こえやすい領域）にて，MSでは拡張期雑音（拡張期に狭窄した僧帽弁を震わせて血液が左心房から左心室へ流れる音）と僧帽弁開放音を聴取する．MRでは収縮期雑音（収縮期に閉鎖が不十分な僧帽弁を通って血液が左心室から左心房へ逆流する音）を聴取する（図2-23）．

左心房は圧負荷および容量負荷により拡大・肥大する．それにより心房細動を合併することがある（MSに多い）．左心負荷から左心不全（肺うっ血，呼吸困難，起坐呼吸など）を引き起こし，しだいに右心不全（浮腫，頸静脈怒張など）を呈するようになる．

検査

心臓超音波検査や心臓カテーテル検査にて僧帽

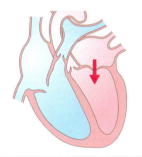
僧帽弁狭窄（MS）
拡張期に僧帽弁が震えて，心尖部（僧帽弁領域）で雑音．僧帽弁開放音も聴取される

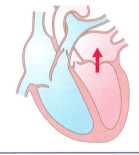
僧帽弁閉鎖不全（MR）
収縮期に血液が僧帽弁を逆流して，心尖部で雑音

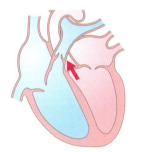
大動脈弁狭窄（AS）
収縮期に大動脈弁が震えて，心基部（大動脈弁領域）で雑音

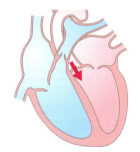
大動脈弁閉鎖不全（AR）
拡張期に血液が大動脈弁を逆流して，心基部で雑音

図2-23　心臓弁膜症の雑音

弁の変化や血流異常を観察できる.

■ 治療

心不全の治療と心房細動に対しては抗凝固薬の投与を行う. 病状に応じて, 僧帽弁の交連切開術（MS）, 形成術（MR）, 置換術（MS, MR）などの外科的手術を行う.

僧帽弁に限らず心臓弁膜症の手術で機械弁を置換した場合は, 血栓形成を予防するため抗凝固薬（ワルファリン）を生涯に渡って服用する必要がある.

14 大動脈弁膜症

■ どんな疾患？

大動脈弁狭窄（AS）は大動脈弁の開放が制限されて, 収縮期に左心室から大動脈への血液の流入が障害されている病態である. 大動脈弁閉鎖不全（AR）は大動脈弁の閉鎖が不十分で, 拡張期に大動脈から左心室へ血液が逆流する病態である.

■ 原因

リウマチ熱によるものは減少傾向で, 動脈硬化性の弁膜症が増加している. AR は解離性動脈瘤, 梅毒, マルファン症候群なども原因となる.

■ 症状

心基部（大動脈弁の音が聞こえやすい領域）にて, AS では収縮期雑音（収縮期に狭窄した大動脈弁を震わせて血液が左心室から大動脈へ流れる音）を, AR では拡張期雑音（拡張期に閉鎖が不十分な大動脈弁を通って血液が大動脈から左心室へ逆流する音）を聴取する（**図 2-23**）.

左心負荷から左心不全を引き起こし, 心拍出量の低下から失神発作や狭心痛（冠動脈への血流低下による）を生じる.

■ 検査

心臓超音波検査や心臓カテーテル検査にて大動脈弁の変化や血流異常を観察できる.

■ 治療

心不全の治療を行い, 病状に応じて大動脈弁置換術などの外科的手術を行う.

先天性心疾患

15 心室中隔欠損症（VSD）

■ どんな疾患？

心室中隔に欠損孔がある先天性心疾患である. 約半数の症例は生後 1 ～ 3 年で自然閉鎖する.

■ 疫学

先天性心疾患のなかで最も多い.

■ 症状

収縮期雑音（欠損孔を血液が流れる音）を聴取する. 左心室のほうが右心室より圧が高いので, 血液は心室中隔の欠損孔を通して, 収縮期に左心室から右心室へ流れる. このように欠損孔を通して心臓の左側から右側へ血液がシャント（短絡）することを左右シャントと呼ぶ. 左右シャントの場合は, 酸素化されていない（肺を通ってない）血液が左心室から全身に送られることはないのでチアノーゼは生じない.

左右シャントによる肺血流の増加が持続すると, 肺毛細血管床が肥厚して肺血管抵抗が高まり（肺高血圧）, 右室圧がしだいに上昇する. これによって, ついには欠損孔を通して血液が右心室から左心室へ流れる（右左シャント）ようになる. これをアイゼンメンジャー化と呼ぶ. 右左シャントでは酸素化されていない（肺を通ってない）血液が左心室から全身に送られるのでチアノーゼが生じ（アイゼンメンジャー症候群）, しだいに全身状態が悪化する（**図 2-24**）.

■ 検査

心臓超音波検査（カラードップラー法）や心臓カテーテル検査にて心室中隔欠損孔でのシャントを証明する.

■ 治療

欠損孔が小さい場合は自然閉鎖を期待して経過観察を行う. 左右シャントにより肺血流量の上昇が一定以上の場合（肺／体血流比が 1.5 ～ 2 以上）は手術（欠損孔の閉鎖術）を行う. ただし, アイゼンメンジャー化した場合, 手術は禁忌となる.

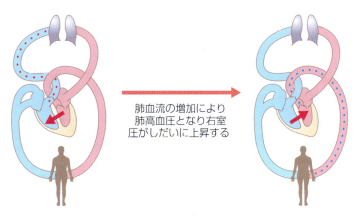

左心室の圧のほうが高いので左右シャント
肺を通った血液の一部が右心室に戻って再び肺へ送られる
→ 肺血流量の増加

酸素化されていない（肺を通ってない）血液が左心室から全身に送られることはない
→ チアノーゼなし

右心室の圧のほうが高いので右左シャント（アイゼンメンジャー化）
酸素化されていない（肺を通ってない）血液が左心室から全身に送られる
→ チアノーゼ
全身状態の悪化

図 2-24　心室中隔欠損症のアイゼンメンジャー化

16 心房中隔欠損症（ASD）

どんな疾患？

心房中隔に欠損孔がある先天性心疾患である．自然閉鎖はまれである．

疫学と分類

先天性心疾患のなかで心室中隔欠損症（VSD）についで多い．VSD は自然閉鎖が多いので，成人でみられる先天性心疾患としては ASD が最多となる．

症状

一般に乳幼児期は無症状で雑音も弱い．正常に発育し，学童検診で心雑音により見つかることも多い．

収縮期雑音（血流量の増加による相対的な肺動脈弁狭窄症）とⅡ音の固定性分裂を聴取する．血液は心房中隔の欠損孔を通して，左心房から右心房へ流れる．左右シャントであるため，チアノーゼは生じない．しかし，VSD と同様にアイゼンメンジャー化（右左シャント）すると，チアノーゼを生じる．成人では心不全や不整脈（心房細動）を呈することがある．

検査

心臓超音波検査（カラードップラー法）や心臓カテーテル検査にて心房中隔欠損孔でのシャントを証明する．

治療

左右シャントによる肺血流量の上昇が一定以上の場合は手術適応であり，小児期までに手術を行う．

補足

動脈管開存症（PDA）：VSD と ASD 以外の比較的頻度の高い先天性心疾患である．胎生期に存在する肺動脈と大動脈の短絡路（正常では生後に自然閉鎖する）が，生後も開存したままの状態で大動脈血の一部が肺動脈へ流入する病態である．先天性風疹症候群を合併しやすい．治療は外科的あるいはカテーテルによる動脈管の結紮術を行う．

17 ファロー四徴症

どんな疾患？

心室中隔欠損，肺動脈狭窄，大動脈騎乗，右室肥大の四徴からなる先天性心疾患である（図 2-25）．指定難病に指定されている．

疫学

チアノーゼ性を呈する先天性心疾患の約半数を占める．

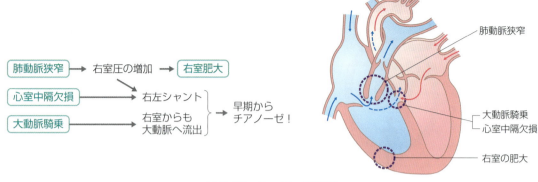

図2-25 ファロー四徴症

(有田幹雄：看護のための臨床病態学，南山堂より改変)

症状

肺動脈狭窄（右心室の流失路狭窄）のため，早期から心室中隔欠損を通って右左シャントを生じ，右室負荷によって右室肥大となる．また，大動脈騎乗により右心室からも直接に大動脈へ血液が流れる．つまり，右心室内の酸素化されていない（肺を通ってない）血液が，右左シャントを通って左心室を経由して，あるいは右心室から直接に大動脈へ流れ込むため早期からチアノーゼを生ずる．

乳児の泣いたときやミルクを飲むときに酸素需要が高まり，チアノーゼや無酸素発作を起こしやすい．年長児は蹲踞の姿勢をとる．

検査

心臓超音波検査（カラードップラー法）や心臓カテーテル検査にて四徴の存在を証明する．

治療

1歳までに肺血流量を増加させる姑息手術（鎖骨下動脈と肺動脈の吻合術など）を行い，3歳までに根治手術を行う．

血圧異常疾患

18 高血圧症

どんな疾患？

わが国の高血圧治療ガイドライン（2019年）では，診察室で測定した場合に収縮期血圧120mmHg未満かつ拡張期血圧80mmHg未満が正常血圧であり，収縮期血圧140mmHg以上

表2-4 高血圧の分類

分類	診察室血圧(mmHg)		
	収縮期血圧		拡張期血圧
正常血圧	<120	かつ	<80
正常高値血圧	120〜129	かつ	<80
高値血圧	130〜139	かつ/または	80〜89
Ⅰ度高血圧	140〜159	かつ/または	90〜99
Ⅱ度高血圧	160〜179	かつ/または	100〜109
Ⅲ度高血圧	≧180	かつ/または	≧110
(孤立性)収縮期高血圧	≧140	かつ	<90

かつ/または拡張期血圧90mmHg以上を高血圧と定義している（表2-4）．

疫学と分類

腎血管性や内分泌性などの原因疾患が明らかな二次性高血圧と，それ以外の本態性高血圧に大別される．わが国には潜在患者を含めると約4千万人以上の高血圧患者が存在するとされており，その多くは本態性高血圧である．本態性高血圧の発症には生活習慣（塩分摂取，運動不足など），肥満，加齢，遺伝素因，ストレスなど多くの要因が関与している．

症状

本態性高血圧の初期は無症状のことが多く，血圧の上昇時に，頭痛，めまい，のぼせ感などを訴える．病状が進行すると心不全や腎不全症状を呈するようになる．高血圧性血管障害により脳血管障害（脳出血），心筋梗塞などを併発する．

検査

高血圧が持続すると左室肥大を生じるため，胸部X線では心胸郭比の増大，心電図では左室負荷所見（胸部誘導V5，6にてR波増高ST低下，陰性T波）を認める．

眼底は，細動脈の変化を直接観察できる唯一の場所であるため，眼底検査は高血圧の進行を判断するうえで重要である．細動脈の狭小化，網膜出血，動静脈交差現象などが観察される．

なお，初診時には二次性高血圧を見落とさないように，二次性高血圧を示唆する症状や検査所見の有無を注意深く検索する必要がある（二次性高血圧が除外されて，はじめて本態性高血圧と診断される）．

治療

高血圧治療の主な目的は心血管系疾患のリスクを下げることである．そのため，一生を通しての治療が必要となり，ほかの危険因子（脂質異常症，糖尿病，喫煙など）のコントロールも同時に行うことが大切である．

治療の基本は生活習慣の指導である．まずは，1日の塩分摂取量を6g未満に制限する．日本人の平均的な塩分摂取量は1日に約11gであるため，約半減する必要がある．肥満者はカロリー制限により体重の減量を行う．適度な運動療法も有用である．

薬物療法としては，カルシウム拮抗薬（末梢血管を拡張），アンジオテンシンⅡ受容体拮抗薬（アンジオテンシンⅡの血管収縮作用を抑制），アンジオテンシン変換酵素阻害薬（アンジオテンシンⅡの産生を抑制），利尿薬（循環血液量を減少），β遮断薬（心拍出量を減少）などの単独あるいは併用投与を行う（図2-26）．

なお，二次性高血圧では原因疾患の治療が第一である．

補足

二次性高血圧：二次性高血圧は以前に考えられていたより頻度が高く，高血圧患者の約1割を占める．腎実質性高血圧（慢性糸球体腎炎など），腎血管性高血圧，内分泌疾患に伴う高血圧（原発性アルドステロン症，クッシング症候群，褐色細胞腫，甲状腺機能亢進症）などがある．

起立性低血圧：血圧調節機能の障害により坐位から起立時に血圧が低下し，脳血流の一時的な減少により立ちくらみや失神を起こす病態である．高齢者に多くみられ，自律神経障害（糖尿病性神経障害，パーキンソン病など）や脱水などが原因となる．

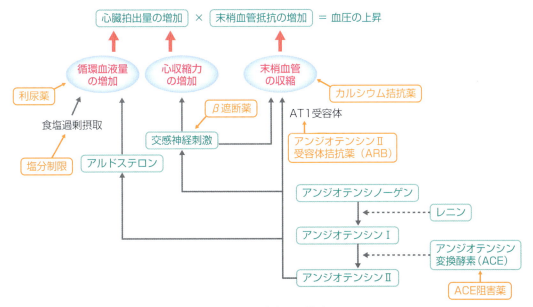

図2-26　高血圧の治療

19 ショック

どんな疾患？

ショックとは急速に進行する全身性の循環不全であり，血圧が著明に低下する致死的な病態である．

分類

心筋梗塞などで心臓のポンプ機能が低下した心原性ショック，出血や脱水などによる循環血液量減少性ショック，末梢血管の拡張や血管透過性亢進により血圧低下する血液分布異常性ショック，肺塞栓や心タンポナーデなど大血管内の急性閉塞や心膜腔内圧の上昇による心外閉塞・拘束性ショックの4つに分類される．血液分布異常性ショックには敗血症性ショック（エンドトキシンショック），アナフィラキシーショック，神経原性ショック（迷走神経反射など）が含まれる．

症状

急速に血圧が低下し，尿量は減少する．ショックの身体所見として，脈拍触知不能，顔面蒼白，冷汗，虚脱，呼吸不全を5P徴候と呼ぶ．

心原性ショックでは心不全症状（頸静脈怒張，肺うっ血など），循環血液量減少性ショックでは頻脈，アナフィラキシーショックでは気道閉塞などが特徴的である．

グラム陰性桿菌の内毒素による敗血症性ショック（エンドトキシンショック）の病初期では末梢血管の拡張により，顔面紅潮，皮膚乾燥，体温上昇がみられウォームショックとなる．その後，末梢血管が収縮してコールドショックに移行する．

治療

救命処置，酸素投与，輸液を行いながら原因疾患の治療を行う．カテコールアミン（アドレナリン）や副腎皮質ステロイド薬の投与，輸血，抗菌薬投与などを迅速に判断する．

動脈疾患

20 大動脈瘤

どんな疾患？

動脈硬化などによって大動脈壁が異常に伸展して，一部が瘤のように拡張した状態である．破裂すると致死的である．

原因と分類

腹部大動脈瘤，胸部大動脈瘤がある．動脈硬化性のものが多いが，胸部大動脈瘤はマルファン症候群，大動脈炎症候群，梅毒などの感染症が原因となることもある．

症状

無症状なことが多い．腹部大動脈瘤は拍動性の腫瘤を触知することがある．胸部大動脈瘤では圧迫による嚥下障害や嗄声などを認めることがある．破裂すると激痛を訴えてショック状態となる．

検査

CTや超音波検査で動脈瘤を検出する．

治療

血圧のコントロールが重要である．動脈瘤の直径が5cmを超えるときや拡大傾向にあるときは外科手術を検討する．

補足

下肢の静脈がうっ血などにより拡張（怒張）・蛇行したものが下肢静脈瘤である．女性に多く発症する．下肢挙上や弾性ストッキングなどで治療するが，難治例では硬化療法や静脈抜去術など外科的治療を考慮する．

21 大動脈解離（解離性大動脈瘤）

どんな疾患？

大動脈解離は大動脈内膜に亀裂が生じ，そこから血液が血管壁内に侵入し，中膜が内外2層に解離した状態である．時に大きな解離腔（偽腔）を形成する．

原因と分類

動脈硬化によるものが多く，高血圧が危険因子となる．梅毒やマルファン症候群を基礎疾患に発症することもある．

大動脈解離の部位と範囲によるドベーキー分類やスタンフォード分類が病状の把握や治療法の決定に用いられる（図2-27）．

症状

胸部～背部の激痛が突然に発症する．疼痛は長時間持続し，痛む場所が移動することもある．大

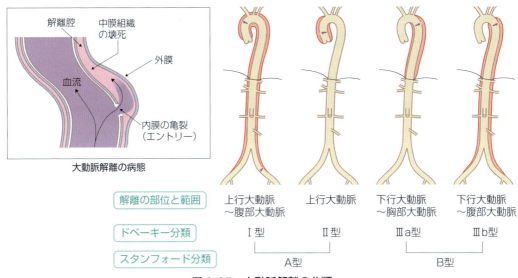

図 2-27　大動脈解離の分類

（有田幹雄：看護のための臨床病態学，南山堂より改変）

動脈弁閉鎖不全，心タンポナーデ，大動脈破裂などを合併し，突然死の可能性もある．

検査

胸部X線で大動脈の拡張蛇行を認め，造影CT検査や大動脈造影などで大動脈解離（解離腔）を証明する．

治療

安静を保ち，血圧のコントロールを行う．疼痛は血圧を上げるので，モルヒネなどで鎮痛を図る．解離の程度や全身状態から手術適応を判断する．スタンフォードA型は解離の部位が心臓に近いため心タンポナーデや大動脈弁閉鎖不全を起こしすいので，早急に手術を行うことが多い．スタンフォードB型は合併症の有無などで手術を考慮する．

22 閉塞性動脈硬化症（ASO）

どんな疾患？

下肢動脈を中心に粥状（アテローム）動脈硬化による狭窄や閉塞をきたして，四肢に虚血症状を呈する疾患である．

疫学

中年男性に多く，喫煙，糖尿病，高血圧などが危険因子となる．

症状

下肢の虚血症状が中心となる．間欠性跛行（下肢の疼痛で歩行困難となるが，休むと歩行可能となる），下肢の冷汗，しびれ，疼痛などを認める．

検査

膝窩動脈や足背動脈の触知不良，下肢血圧・上腕血圧比の低下などを認める．確定診断にはMRAや血管造影が行われる．

治療

血管拡張薬や抗凝固薬などの薬物療法を行う．禁煙や危険因子のコントロールも大切である．血行再建術や（壊死を起こした末期には）下肢切断術を行うこともある．

補足

閉塞性血栓血管炎（TAO）：末梢動脈疾患である．TAOはバージャー病とも呼ばれ，若年男性の喫煙者に多い．中小動脈に血栓を伴う炎症（非化膿性炎症）があり，ASOと同様に四肢に虚血症状を認める．

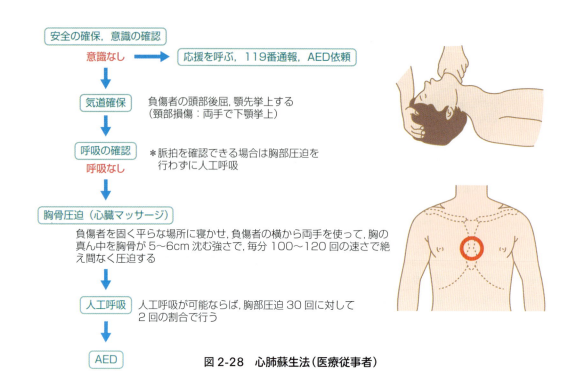

図 2-28　心肺蘇生法（医療従事者）

救急医療

23 救急蘇生法

❶心肺蘇生法（CPR）

　病院外で倒れている負傷者を発見した場合は，最初に安全の確保を行う．たとえば，交通量の多い車道で救命処置を続行すれば二次災害の可能性もあるので，負傷者を安全な場所に移動する．続いて，負傷者の鎖骨のあたりを叩きながら大声で呼びかけて意識の確認を行う．意識がない場合は，周囲の人に応援を呼びかけ，AED（自動体外式除細動器）の取り寄せと 119 番通報を依頼する．携帯電話の場合は電話を切らずに，119 番の通信司令員から心肺蘇生の指導を受けることも推奨されている（図 2-28）．
　救命処置は心肺停止の負傷者に対して自発呼吸と心拍の再開を目指した処置であり現場で一般市民も行える一次救命処置（BLS）と，搬送先の病院などで医師や看護師が医療器具や薬剤を使って行う二次救命処置（ALS）がある．救命処置のなかでも胸骨圧迫（心臓マッサージ）と人工呼吸を行うことを心肺蘇生法（CPR）と呼ぶことが多い．

　以後の流れは一般市民と救命処置のトレーニングを受けた医療従事者では一部異なるが，ここでは医療従事者が行う手順を説明する．意識のない負傷者を仰臥位にして頭部を後屈させ顎先を挙上して気道確保を行う．頸部損傷があるときは両手による下顎挙上を行う．自発呼吸の有無を確認し，呼吸がある場合は気道確保したまま回復体位にして救急隊の到着を待つ．無呼吸あるいは死戦期呼吸の場合は胸部圧迫を開始する（ベテランの医療従事者であれば脈拍がないことを確認して胸部圧迫を行う）．
　胸骨圧迫は負傷者を固く平らな場所に寝かせ，負傷者の横から両手を重ねて胸の真ん中（胸骨の下半分）を圧迫する．胸骨が 5 〜 6cm 沈む強さで，毎分 100 〜 120 回の圧迫を中断せずに続ける．
　人工呼吸（マウスツーマウス）が可能な場合は人工呼吸を胸骨圧迫 30 回に対して 2 回の割合で行うが，胸骨圧迫をできるだけ中断しないようにする．

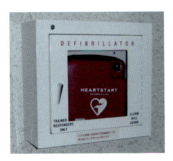

- 公共の場に広く設置されている
- 操作は簡便であり，施行者に制限はない
- 患者の服を脱がせて汗や水分はふき取る
- 右上前胸部と左下側胸部に電極を装着する
- 除細動を行うときは患者に触らない
- 「ショックは不要」と指示があるまで除細動を繰り返す
- AEDの操作中も可能な限りCPRを続行する
- 除細動の終了後はただちにCPRを再開する

図2-29　自動体外式除細動器（AED）

❷ AED（自動体外式除細動器）

　心肺蘇生が必要な負傷者は心室細動をきたしていることが多い．空港などの公共の場や学校などに広く設置されているAEDは操作が簡便であり，施行者に制限はない（図2-29）．

　AEDが到着したら，負傷者の服を脱がせて前胸部の汗や水分をふき取り，心臓を挟むように右胸の上部と左胸の下部（側胸部）の皮膚に電極を装着する．AEDの操作中も可能な限りCPRを続行する．心電図の自動解析が行われるときは患者に触らない．「ショックを行ってください」という音声指示があれば，周囲の人が負傷者から離れていることを確認して除細動のボタンを押す．除細動の終了後はただちにCPRを再開する．2分間隔で自動解析が繰り返されるので「ショックは不要です」という音声指示があるまで除細動を行う．

　救急隊が到着したら負傷者を医療機関に搬送し，二次救命処置（ALS）を開始する．

24　応急処置

❶ 出　血

　現場で行う応急処置の止血法には，出血部位にガーゼなどを直接当てて手で圧迫する直接圧迫止血法，出血部位より中枢側（心臓に近い側）の動脈を手で圧迫する間接圧迫止血法がある．鼻出血の際，止血剤を浸した綿球を鼻腔に詰め込むタンポン法も直接圧迫止血法の一つである．

　間接圧迫止血法には出血部より中枢側に止血帯を巻く方法もある．止血帯はタオルなど幅の広いものを使用し，動脈圧より強く縛ることが肝要である．長時間の止血は末梢側の組織障害などを引き起こすので，止血開始時間を記録して，30分ごとなど定期的に止血帯を緩めることも必要である．

　医療設備が整ったところで行う永久的止血法には，外科的な血管結紮法，電気メスを用いた熱凝固法などがある．

❷ 中　毒

　中毒の原因物質により処置が異なるので，できるだけ原因を特定して迅速に適切な対応を行うことが必要である．患者の病状や周囲の状況（嘔吐物の性状，薬剤や農薬の有無など）を注意深く観察し，発症前後の様子の聞き取りを行う．

　ガス中毒が疑われる場合は早急に換気を行う．薬物中毒が疑われる場合は1時間以内に胃洗浄を行う．太めの胃管を挿入して多量の微温水で胃内を洗浄する．患者は左側臥位にし，誤嚥の可能性がある場合は気管内挿管も考慮する．原因薬物によっては拮抗薬や活性炭を投与することもある．

❸ 窒　息

　急な呼吸停止は，高齢者が餅を喉に詰まらせるなど気道異物による窒息のことが多い．傷病者に意識がある場合は，背部叩打法，腹部突き上げ法（ハイムリッヒ法）などを異物が口から出るまで繰り返す．腹部突き上げ法は傷病者の背部から両腕を回して抱きかかえ，片方の手の拳を傷病者の心窩部に当てて，その拳を片方の手でつかんで上方に突き上げるよう腹部を押す方法である．ただし，小児，妊婦，肥満者には腹部突き上げ法は行わない．

　傷病者に意識がない場合は心肺蘇生法を開始す

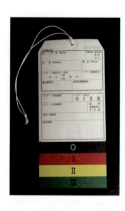

- 災害時など多数の負傷者に対して，搬送や治療の優先順位を判断するためのもの
- トリアージ担当者はトリアージに専念する
- トリアージタッグは負傷者の右手首につける
- 該当する区分より下の部分を切り離す

区分0：黒色　無呼吸群　死亡あるいは救命不可能の患者
区分1：赤色　最優先治療群　生命の危険がある重症の患者
区分2：黄色　待機的治療群　医療機関で治療が必要な中等症の患者
区分3：緑色　軽症保留群　軽症の患者

搬送の優先順位
赤色→黄色→緑色→黒色

図2-30　トリアージタッグ

る．救急カートが到着したら，喉頭鏡を用いて直視下に異物の除去を試みる．

❹熱中症

熱中症を疑った場合は傷病者を冷所に移して安静にさせ，体表の冷却を行う．皮膚から浅いところに太い動脈が走っている部位（鼠径部，腋窩，頸部）を冷却することが効果的である．ナトリウムを含む飲料水（スポーツ飲料など）を補給させる．

症状が改善しないときは医療機関に搬送し，輸液や集中治療を行う．

25 災害医療

❶トリアージ

救急医療でのトリアージとは，災害時などに多数の負傷者に対して搬送や治療の優先順位を決めることである．限られた医療資源（医療スタッフ，救急車など）を効率よく活用して，1人でも多くの負傷者を救命することが目的である．トリアージ担当者は原則的に救命処置を行わずにトリアージに専念する（状況によって気道確保のみは行う）．

トリアージ担当者はトリアージタッグを負傷者の右手首に装着し，重症度に応じて4段階の区分に分け，該当する区分より下の部分を切り離す（図2-30）．右手首に装着するのは，左手首や足では負傷者が無意識に右手でタッグを剥ぎ取る可能性があるためである．トリアージタッグの色分けには下記の意味があり，搬送の優先順位は赤色→黄色→緑色→黒色である．

赤色（区分1）：生命の危険がある重症の最優先治療群（最優先で医療機関へ搬送）．
黄色（区分2）：ただちに生命の危険はないが，医療機関で治療が必要な中等症の待機的治療群（赤色に続いて搬送）．
緑色（区分3）：軽症の保留群（状態に応じて黄色に続いて搬送）．
黒色（区分0）：死亡あるいは救命不可能の無呼吸群（搬送しない）．

トリアージは現場到着時に迅速に行い，その後も負傷者の病状変化に伴って区分を変更するなどトリアージを繰り返す．

❷災害派遣医療チーム（DMAT）

災害現場で医療者はトリアージや一次救命処置はもちろん，二次救命処置（静脈路の確保と薬剤投与，気管挿管と呼吸管理など），外傷の応急処置や止血法などにも十分に習熟している必要がある．

災害医療派遣チーム（DMAT）とは，大規模災害時に被災地に迅速に駆けつけて救急医療を行う専門家（医師，看護師，救急救命士，事務員など）の集団である．日本では2004年に発足した都道府県DMATや，広域な大規模災害に対応するため2005年に厚生労働省が設立した日本DMATがある．厚生労働省が実施する研修を修了した者がDMAT登録者となり，災害時に都道府県などの派遣要請を受けて活動を行う．災害後の急性期を過ぎた時期からは日本医師会災害医療チーム（JMAT）などが医療支援を引き継ぐことが多い．

倒壊物などに挟まれて体の一部が長時間圧迫されると，その解放後に壊死した筋肉組織からミオグロビンやカリウムなどが大量に放出されて全身臓器を傷害することがある．これを挫滅症候群（クラッシュ症候群）と呼び，早急に適切な対応を行う必要がある．また，車中泊などの避難生活者は肺血栓塞栓症（p.20）を発症することも多く，予防と早期発見に注意が必要である．

ここで解説した主な疾病については，巻末の要点 MEMO（p.257）で，もう一度整理をしておきましょう！

過去問題 & オリジナル問題 厳選75問！ 循環器編

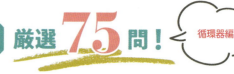

Q1 第95回（2006年）

部位と流れる血液との組み合わせで正しいのはどれか．
1. 肺動脈——動脈血
2. 肺静脈——静脈血
3. 右心房——動脈血
4. 左心室——動脈血

解説 全身組織の内呼吸により生じた静脈血（酸素が少なく，二酸化炭素が多い）は次のように流れる．全身の組織→上大静脈と下大静脈→右心房（→三尖弁）→右心室（→肺動脈弁）→肺動脈→肺．肺胞における外呼吸により生じた動脈血（酸素が多く，二酸化炭素が少ない）は次のように流れる．肺→肺静脈→左心房（→僧帽弁）→左心室（→大動脈弁）→大動脈→全身の組織． **正解 4**

Q2 第110回（2021年）

健常な成人で心臓壁が最も厚いのはどれか．
1. 右心室
2. 右心房
3. 左心室
4. 左心房

解説 左心室は動脈血を全身の臓器・組織に送り出している．その駆出力を生み出すために左心室の壁は最も厚い心筋層を有している． **正解 3**

Q3 第113回（2024年）

上行大動脈から分枝するのはどれか．
1. 冠状動脈
2. 腕頭動脈
3. 左総頸動脈
4. 左鎖骨下動脈

解説 冠状動脈（冠動脈）は上行大動脈の起始部から分岐して，心筋に酸素を供給している． **正解 1**

Q4 第107回（2018年）

健常な成人の心臓について，右心室と左心室で等しいのはどれか．2つ選べ．
1. 単位時間あたりの収縮の回数
2. 拡張時の内圧
3. 収縮時の内圧
4. 心室壁の厚さ
5. 1回拍出量

解説 1：右心室と左心室は同時に収縮するので収縮の回数は等しい．2，3：収縮期は左心室のほうが右心室より内圧が約5倍と高い（そのため，心室中隔欠損では収縮期に左右シャントが起きる）．拡張期は内圧が下がるが，左心室のほうが右心室よりわずかに高い．4：心室壁は左心室のほうが約3倍の厚さである．5：体循環と肺循環が滞りなく循環するためには，左心室と右心室から拍出する単位時間あたりの血液量は同量のはずであり，収縮の回数が同じであるから1回拍出量は同量である． **正解 1, 5**

Q5 第112回（2023年）

心周期に伴う心臓の変化で，収縮期の初期には心室の容積は変わらずに内圧が上昇していく．
このときの心臓で正しいのはどれか．
1. 僧帽弁は開いている
2. 大動脈弁は開いている
3. 左心室の容積は最小である
4. 左心室の内圧は大動脈圧よりも低い

解説 左心室の収縮初期で，容積に変化がなく（血液の流れがなく）内圧が上昇している状態であることに注目してほしい．左心房に血液が逆流しないように僧帽弁は閉じられている．大動脈弁も閉じられているので，左心室は密閉された空間となり内圧が上昇する．収縮期の初期が過ぎて，左心室の内圧が大動脈圧を超えた時点で，大動脈弁は押し開かれて左心室内の血液が大動脈へ流れ出ることになる． **正解 4**

Q6 第103回（2014年）

心臓の自動的収縮について正しいのはどれか．
1. 運動神経で促進される
2. 興奮を伝える刺激伝導系がある
3. ペースメーカーはHis（ヒス）束である
4. 中脳の血管運動中枢による支配を受ける

解説 1：自律神経の交感神経により心拍は促進される．3：ペースメーカーは右心房にあり洞房結節（洞結節）である．4：延髄にある循環中枢による支配を受けている． **正解 2**

Q7 第113回（2024年）

成人の心音の聴取部位を図に示す．

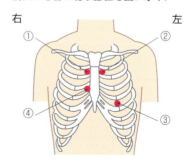

右　　　　　　　　　　左

心音の聴診における，僧帽弁領域はどれか．
ただし，聴取部位は●で示す．
1. ①
2. ②
3. ③
4. ④

解説 心音のⅠ音は僧帽弁（三尖弁）が，Ⅱ音は大動脈弁（肺動脈弁）が閉じる音である．Ⅰ音もⅡ音も弁を通過する血流が向かう方向に響くので，Ⅰ音が大きく聴取される僧帽弁領域は心尖部であり，Ⅱ音が大きく聴取される大動脈弁領域は心基部である．　　　　　　　　　　　　　　　**正解 3**

Q8 第102回（2013年）

収縮期血圧の上昇をきたす要因はどれか．
1. 副交感神経の興奮
2. 循環血液量の減少
3. 末梢血管抵抗の増大
4. 血液の粘稠度の低下
5. 動脈血酸素分圧（PaO₂）の上昇

解説 1：副交感神経の興奮により血圧は低下する．2：循環血液量の減少により心拍出量が低下するため血圧は低下する．3：末梢血管抵抗の増大により血圧は上昇する（心拍出量×末梢血管抵抗＝血圧）．4：血液粘稠度の低下により血液がスムーズに流れる（抵抗が減少する）ことで血圧は低下する．5：動脈酸素分圧の上昇は血圧に直接的な影響を及ぼさない．　　　　　　　　　　　　　　　　　　**正解 3**

Q9 第112回（2023年）

チアノーゼとは（　　　）の絶対量が増加して5g/dL以上になり，皮膚や粘膜が紫から青紫色を示す状態のことをいう．
（　　　）に入るのはどれか．
1. ビリルビン
2. ヘモグロビン
3. ヘモグロビン A1c（HbA1c）
4. 脱酸素化ヘモグロビン（還元ヘモグロビン）

解説 チアノーゼは毛細血管の血液中に酸素と結合していないヘモグロビン（脱酸素化ヘモグロビン：還元ヘモグロビン）が5g/dL以上に増加したときに出現する．　**正解 4**

Q10 第98回（2009年）

チアノーゼを最も観察しやすいのはどこか．
1. 口唇
2. 耳介
3. 頭皮
4. 眼球

解説 チアノーゼは口唇，爪床，頬部など皮膚の薄いところで目立ちやすい．青紫色（暗紫色）となる．　**正解 1**

Q11 第108回（2019年）

浮腫の原因となるのはどれか．
1. 膠質浸透圧の上昇
2. リンパ還流の不全
3. 毛細血管内圧の低下
4. 毛細血管透過性の低下

解説 1：膠質浸透圧の低下があれば，組織間液を血管内に引き込む力が弱まって浮腫の原因となる．2：リンパ還流の不全があれば，組織間液をリンパ管に吸収する力が弱まって浮腫の原因となる．3：毛細血管内圧の上昇があれば，血管内の血漿成分を血管外に押し出す力が強まって浮腫の原因となる．4：毛細血管透過性の上昇があれば，血漿成分が漏れ出やすくなって浮腫の原因となる．　　　　**正解 2**

Q12 第112回（2023年）

心電図検査の胸部誘導で電極を第4肋間胸骨右縁に装着するのはどれか．
1. Ⅰ
2. V₁
3. V₂
4. V₄
5. aVR

解説 胸部誘導の電極は，赤色（V1）は第4肋間の胸骨右縁に，黄色（V2）は第4肋間の胸骨左縁に，緑色（V3）はV2とV4の中点に，茶色（V4）は第5肋間の左鎖骨中線上に，黒色（V5）はV4の高さの前腋窩線上に，紫色（V6）はV4の高さの中腋窩線上に装着する．　　　　　　**正解 2**

Q13 第94回（2005年）

心電図で矢印が表すのはどれか．

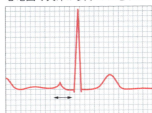

1. 房室伝導
2. 心室中隔伝導
3. 左室伝導
4. 脱分極

解説 P波は心房の興奮（脱分極）を，QRS波は心室の興奮（脱分極）を反映している．問題の図の矢印はP波とQRS波の間隔であり，心房から心室へ興奮が刺激伝達（房室伝導）される時間を示しており，PQ時間と表現される．　**正解 1**

Q14 第111回（2022年）

心電図を示す．心電図の記録速度は 25mm/秒である．
心電図波形によって計測した心拍数で正しいのはどれか．
1. 30/分以上，50/分未満
2. 50/分以上，70/分未満
3. 70/分以上，90/分未満
4. 90/分以上，100/分未満
5. 100/分以上，110/分未満

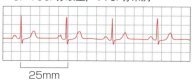
25mm

解説 RR 間隔が太い線（5mm 幅）の 5 つ分なので，「300 → 150 → 100 → 75 → 60 → 50」の規則に当てはめると心拍数は 60/分である．　　　　　　　　　　正解　2

Q15 第108回（2019年）

高カリウム血症の患者でみられるのはどれか．
1. トルソー徴候
2. 心電図での T 波の増高
3. 腸蠕動音の低下
4. 四肢の麻痺

解説 高カリウム血症の心電図では T 波の増高が特徴的である．　　　　　　　　　　　　　　　　　正解　2

Q16 第99回（2010年）

測定中に波形が変わった心電図を示す．
考えられるのはどれか．

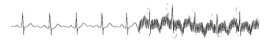

1. 心臓ペースメーカーの作動不全
2. 交流波の混入
3. 体位変換
4. 心房細動

解説 最初の 5 心拍は正常波形で，その後に基線に非常に細かい規則的な振動（高さと幅が一定）が生じている．このような人工的な波形が心臓から発生することはない．心臓の刺激伝導以外（ベッドサイドの電気機器など）の電流が心電図に混入した交流波の可能性が高い．　　　　正解　2

Q17 第104回（2015年）

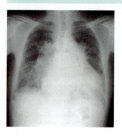

胸部 X 線写真を示す．心胸郭比について正しいのはどれか．
1. 小さい
2. 正常である
3. 大きい
4. 測定できない

解説 心臓の最大横径と胸郭の最大横径の比である心胸郭比（CTR）が明らかに 50% を超えている．　正解　3

Q18 第97回（2008年）

冠動脈造影検査で穿刺に最も多く用いるのはどれか．
1. 総頸動脈
2. 橈骨動脈
3. 尺骨動脈
4. 鎖骨下動脈

解説 冠動脈造影検査は左心カテーテル法で行われる．大腿動脈や橈骨動脈を穿刺して，動脈を逆行させたカテーテルを大動脈起始部の冠動脈に導入する．最近では術後の圧迫止血が容易な橈骨動脈を穿刺することが多い．　正解　2

Q19 第111回（2022年）

左心不全でみられる症状はどれか．
1. 肝腫大
2. 下腿浮腫
3. 起坐呼吸
4. 頸静脈怒張

解説 左心不全では肺循環のうっ血により，呼吸困難，起坐呼吸，肺水腫，血性泡沫状喀痰などを認める．肝腫大，下腿浮腫，頸静脈怒張は右心不全の症状である．　正解　3

Q20 第113回（2024年）

うっ血性心不全が疑われる患者が救急外来を受診した．
その際，12 誘導心電図検査，胸部 X 線検査に加えて行われる優先度が高い検査はどれか．
1. 冠動脈 CT 検査
2. 心臓超音波検査
3. 心筋シンチグラム
4. 心臓カテーテル検査

解説 診断に有用な検査のなかから，患者の侵襲が少なく，簡便に行うことができるものから優先させることが大切である．選択肢のなかでは心臓超音波検査が心室の駆出率など心不全の診断に重要なデータを得ることができ，しかも侵襲が少なく簡便に行うことができる．　　　正解　2

Chapter 2 循環器

Q21 第103回 追加試験（2014年）

急性心不全患者の心臓の負担を減らす体位はどれか．2つ選べ．
1. 仰臥位
2. 腹臥位
3. 側臥位
4. 起坐位
5. ファウラー位

解説 左心不全がある患者では，上半身を起こしたほうが重力により下半身からの静脈の戻りが遅くなる（静脈還流量が減少する）ため，肺うっ血が改善して呼吸困難が軽減する．起坐位あるいは半起坐位（ファウラー）位にすることが望ましい．

正解 4，5

Q22 第107回（2018年）

ジギタリスの副作用（有害事象）はどれか．
1. 難聴
2. 悪心
3. 易感染
4. 低血糖

解説 ジギタリス製剤は血中濃度が高くなり過ぎると，不整脈（徐脈，房室ブロック），悪心・嘔吐，めまいなどの中毒症状をきたす．腎障害や低カリウム血症があると中毒を起こしやすいので要注意である．

正解 2

Q23 第110回（2021年）

Aさん（44歳，男性，会社員）は，20年以上の喫煙歴があり，BMI26である．
会社の健康診断で脂質異常症と高血圧症を指摘された．Aさんが発症する危険性が高い疾患はどれか．
1. 1型糖尿病
2. 潰瘍性大腸炎
3. 肺血栓塞栓症
4. 労作性狭心症
5. 閉塞性血栓血管炎（TAO）

解説 脂質異常症，高血圧症，糖尿病，喫煙歴，肥満などは労作性狭心症の危険因子である．本症例は脂質異常症，高血圧症，喫煙歴，肥満が明らかであり，労作性狭心症を発症する危険性が高い．

正解 4

Q24 第103回 追加試験（2014年）

狭心症による胸痛の持続時間で適切なのはどれか．
1. 5秒
2. 5分
3. 50分
4. 5時間

解説 狭心症では発作的に胸痛が出現して数分間持続する．

正解 2

Q25 第111回（2022年）

左前胸部から頸部や左上肢への放散痛が生じる疾患はどれか．
1. 胃潰瘍
2. 狭心症
3. 胆石症
4. 尿管結石症

解説 狭心症や心筋梗塞の前胸部痛は，左頸部や左上肢の痛みを伴うことがあり，これを放散痛（関連痛）と呼ぶ．

正解 2

Q26 オリジナル問題

不安定狭心症の特徴はどれか．
1. 労作時に胸痛発作が起こる
2. 冠動脈の攣縮が原因である
3. 発作の頻度が減少している
4. ニトログリセリンの効果が低下する

解説 不安定狭心症の特徴は，最近3週以内に発症，胸痛発作の頻度や程度が悪化傾向，ニトログリセリンの効果の低下などである．心筋梗塞に移行する可能性が高いので要注意である．

正解 4

Q27 第107回（2018年）改変

56歳の男性．労作時に胸部圧迫感があり，狭心症が疑われて運動負荷心電図検査（トレッドミル運動負荷試験）を受けた．誘発された発作時の心電図の所見で適切なのはどれか．

【発作時】

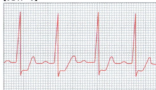

【安静時】

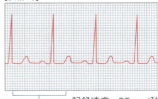

記録速度＝25mm/秒

1. 発作時はST低下がある
2. 発作時はP波が低下している
3. 安静時は異常Q波がある
4. 安静時は冠性T波がある
5. 安静時と発作時ともにQRS幅が拡大している

解説 運動負荷により誘発された発作時の心電図ではST低下が顕著である．安静時の心電図に異常はない．この結果より労作性狭心症と診断できる．

正解 1

Q28 第108回（2019年）

狭心症発作時に舌下投与するのはどれか．
1. ヘパリン
2. ジゴキシン
3. アドレナリン
4. ニトログリセリン

解説 狭心症の発作時には冠動脈拡張作用のあるニトログリセリン舌下錠（あるいはスプレー製剤）を使用する．

正解 4

Q29 オリジナル問題

心筋梗塞で正しいのはどれか．
1. 胸痛は数分で消失する
2. 糖尿病患者は痛みが強い
3. 胸痛が右下腹部に放散する
4. 冷汗，悪心・嘔吐を伴う
5. ニトログリセリンが著効する

解説 1：心筋梗塞では激しい胸痛が30分以上持続する．2：糖尿病患者や高齢者は痛みが軽い傾向にある．3：胸痛が左肩や左上肢に放散する．4：冷汗や悪心・嘔吐を伴うことが多い．5：一般的にニトログリセリンは無効である．

正解 4

Q30 第101回（2012年）

急性心筋梗塞において上昇のピークが最も早いのはどれか．
1. AST（GOT）
2. ALT（GPT）
3. LD（LDH）
4. CK（CPK）

解説 心筋梗塞では狭心症と異なり心筋の壊死が起こるため，血液検査で心筋由来の酵素の上昇を認める．発症後に白血球，CK（CPK），AST（GOT），LD（LDH）の順番に上昇する．

正解 4

Q31 第92回（2003年）

規則的なリズムの脈を触知するのはどれか．
1. 洞性頻脈
2. 心室性期外収縮
3. 心房細動
4. Ⅱ度房室ブロック

解説 1：洞性頻脈とは，洞調律で心拍が速いだけであるので，脈拍のリズムは規則的である．健常人でも運動時や発熱時にみられる．2：心室性期外収縮の心拍は結滞（脈がとぶ）となることが多いので，脈拍は不規則となる．3：心房細動は心房内の無秩序な電気的興奮によって生じ，脈は全くの不規則（絶対的不整脈）となる．4：Ⅱ度房室ブロックは数回に1回は房室伝導の伝達が途絶して心拍が脱落するため，脈は不規則となる．

正解 1

Q32 オリジナル問題

急性心筋梗塞の心電図はどれか．

1.
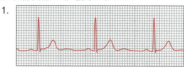

2.
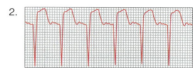

3.
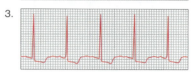

4.
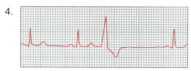

解説 1：正常洞調律の心電図である．2：ST上昇と異常Q波を認め，急性心筋梗塞の心電図である．3：ST低下を認め，狭心症の発作時の心電図である．4：心室性期外収縮の心電図である．

正解 2

Q33 第99回（2010年）改変

意識消失して救急搬入された病院で完全房室ブロック（Ⅲ度房室ブロック）によるアダムス・ストークス症候群と診断された．このときの心電図はどれか．

1.
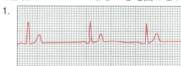

2.
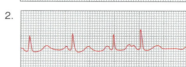

3.
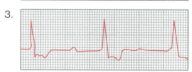

4.
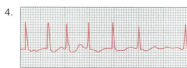

解説 完全房室ブロックでは，P波とQRS波が無関係にそれぞれ一定間隔で出現する．1は正常洞調律，2は上室性期外収縮，3はⅢ度房室ブロック，4は心房細動と思われる．

正解 3

Chapter 2 循環器

Q34 第105回（2016年）

徐脈性の不整脈で起こりやすいのはどれか．
1. 失　語
2. 失　行
3. 失　神
4. 失　明

解説 徐脈性不整脈では脳血流が減少して失神やめまいを起こすことがある．この病態をアダムス・ストークス症候群と呼ぶ． **正解　3**

Q35 第109回（2020年）

ペースメーカー植込みの有無を事前に確認すべき検査はどれか．
1. 超音波検査
2. X線撮影
3. 骨シンチグラフィ
4. 磁気共鳴画像（MRI）

解説 ペースメーカーの機械は電磁気の影響を受けるので，ペースメーカー植込みのある患者にMRI検査を行うことは禁忌である．検査前にペースメーカー植込みの有無を確認する必要がある． **正解　4**

Q36 第109回（2020年）

脳塞栓症を生じやすい不整脈はどれか．
1. 心室頻拍
2. 心房細動
3. 心房性期外収縮
4. 完全房室ブロック

解説 心房細動では心房が慢性的に不規則に興奮しているので，心房内で血流によどみを生じて血栓を形成しやすい．心臓内の血栓が脳に飛ぶと脳塞栓症を引き起こす．それを予防するために，心房細動では抗凝固薬を服用させて血栓形成を抑制する必要がある． **正解　2**

Q37 第104回（2015年）

心電図を示す．所見として正しいのはどれか．2つ選べ．

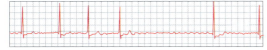

1. R-R間隔の不整
2. 細動波の出現
3. QRS波の消失
4. STの上昇
5. 陰性T波

解説 R-R間隔が不整（バラバラ）で，P波は消失して細動波（f波）を認める．心房細動の心電図である． **正解　1，2**

Q38 第97回（2008年）

モニター心電図は規則正しかったが，1分前から図のような波形がみられた．
自覚・他覚症状で考えられるのはどれか．

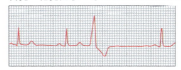

1. めまい
2. 意識消失
3. 脈拍欠損
4. 血圧低下

解説 心電図で示された3番目の心拍は正常より早期に出現しており，QRS波の波形が異常（幅が広い）であることより心室性期外収縮であることがわかる．心室性期外収縮ではきちんとした心室の収縮にはなっていないので，脈拍欠損（結滞）となることが多い．心室性期外収縮が連発して心室頻拍となれば，血圧低下や意識消失をきたす． **正解　3**

Q39 第103回（2014年）

心電図モニターで不整脈の変化がみられた．このときの心電図を示す．
初期対応で適切なのはどれか．

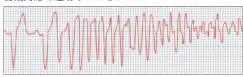

1. 胸骨圧迫を行う
2. 体表面ペーシングを準備する
3. 自覚症状がなければ経過観察をする
4. 自覚症状と血圧を医師に報告して指示を待つ

解説 心電図を見れば心室細動であることがわかる．致死的な不整脈であり，早急に胸骨圧迫（心臓マッサージ）と電気的除細動を行う必要がある． **正解　1**

Q40 第108回（2019年）

最も緊急性の高い不整脈はどれか．
1. 心房細動
2. 心室細動
3. 心房性期外収縮
4. Ⅰ度房室ブロック

解説 心室細動は心室内のあちこちで無秩序に電気的な興奮が持続的に発生している状態であり，有効な心拍にはなっていない．最も重篤な致死的不整脈である． **正解　2**

Q41 第113回（2024年）

直流除細動器の使用目的はどれか.
1. 血圧の上昇
2. 呼吸の促進
3. 体温の上昇
4. 洞調律の回復

解説 電気的除細動は心室細動や持続する心室細動が適応であり，洞調律の回復を目指した処置である. **正解 4**

Q42 第112回（2023年）

肥大型心筋症について正しいのはどれか.
1. ウイルス感染が主な病因である
2. 拡張障害が問題となる
3. 左室内腔は拡大する
4. 弁膜に肥厚を認める

解説 1：原因不明であるが，一部は家族性発症（遺伝子異常）が指摘されている. ウイルス感染は急性心筋炎の原因となる. 2：心室壁の肥厚による拡張能の低下をきたす. 3：心室の壁肥厚であり内腔の拡大はない. 心室内腔が拡大するのは拡張型心筋症である. 4：弁膜の肥厚は認めない. **正解 2**

Q43 オリジナル問題

歯科治療後に弛張熱が出現し，心臓超音波検査で疣贅を認めた. 最も考えられる疾患はどれか.
1. 感染性心内膜炎
2. 特発性心筋症
3. 急性心膜炎
4. 心タンポナーデ

解説 感染性心内膜炎は歯科治療（抜歯）後の緑色連鎖球菌によるものが代表的である. 高熱，心雑音を認め，心臓超音波検査にて疣贅（感染巣）が観察される. **正解 1**

Q44 第113回（2024年）

開心術後の心タンポナーデで正しいのはどれか. 2つ選べ.
1. 徐 脈
2. 心音減弱
3. 心拍出量の増加
4. 中心静脈圧の上昇
5. 吸気時収縮期圧の 10mmHg 上昇

解説 心タンポナーデは心膜腔に血液などが貯留して心室の拡張障害をきたした状態である. 心臓手術後や悪性腫瘍の心膜転移などで発症する. 1：拡張障害により1回の心拍出量が低下するので，単位時間あたりの心拍出量を維持するため頻脈になる. 2：大量の心膜液の貯留により心音は減弱する（聴取しにくくなる）. 3：心拍出量は減少する. 4：心臓への静脈還流が障害され，右心不全の所見（頸静脈怒張，肝腫大，中心静脈圧上昇）を呈する. 5：吸気時に収縮期血圧が 10mmHg 以上低下する奇脈を認める. **正解 2, 4**

Q45 第105回（2016年）

冠動脈バイパス術（CABG）後5時間が経過したとき，心嚢ドレーンからの排液が減少し，血圧低下と脈圧の狭小化とがあり，「息苦しい」と患者が訴えた.
最も考えられるのはどれか.
1. 肺梗塞
2. 不整脈
3. 心筋虚血
4. 心タンポナーデ

解説 心臓手術後に患者の状態が急変し，血圧低下と脈圧（収縮期血圧と拡張期血圧の差）低下を認めた場合は心タンポナーデを疑うべきである. 心嚢ドレーンからの排液が減少していることより，ドレーンが閉塞して心嚢内に血液などが貯留している可能性が高い. **正解 4**

Q46 第112回（2023年）

僧帽弁狭窄症について正しいのはどれか.
1. 弁口面積が拡大する
2. 左心房内圧が上昇する
3. 狭心痛を合併することが多い
4. 弁尖の先天的な3尖化が原因となる
5. 胸骨右縁第2肋間で心雑音を聴取する

解説 1：弁口面積が狭小している. 2：左心房から左心室への血流が障害されるので，左心房内圧は上昇する. それにより，左心房は拡大・肥大する. 3：肺うっ血による症状（呼吸困難など）が主体である. 狭心痛は大動脈弁狭窄症でみられる症状である. 4：僧帽弁は二尖弁である. 僧帽弁の先天的な三尖化が狭窄の原因になることはない. 5：僧帽弁の異常に由来する雑音が聴取されやすいのは心尖部である. **正解 2**

Q47 第110回（2021年）

後天性の大動脈弁狭窄症について正しいのはどれか.
1. 二尖弁が多い
2. 弁尖の石灰化による
3. 左室壁は徐々に薄くなる
4. 拡張期に心雑音を聴取する
5. 心筋の酸素需要は減少する

解説 1：大動脈弁は三尖弁である. 先天的な二尖化が原因となることもあるが頻度は低い. 加齢に伴う動脈硬化性のものが圧倒的に多い. 2：動脈硬化による石灰化を認める. 3：左心室内圧の上昇により，左室負荷のため左室壁は肥大する. 4：収縮期に駆出性の心雑音を聴取する. 5：圧負荷により心筋の酸素需要は増加する. **正解 2**

Chapter 2 循環器

Q48 第111回（2022年）

Aさん（60歳, 男性）は大動脈弁置換術を受け, ワルファリンの内服を開始することになった.
Aさんが摂取を避けるべき食品はどれか.
1. 海　藻
2. 牛　乳
3. 納　豆
4. グレープフルーツ

解説 心臓弁膜症の弁置換術後や心房細動において血栓形成を予防するために抗凝固薬（ワルファリン）を投与する. ワルファリンはビタミンK依存性凝固因子の合成を阻害して抗凝固作用を発揮する. 納豆はビタミンKを多く含むため, ワルファリンの作用と拮抗する（効果を減弱させる）. 青汁やクロレラなども同様の理由で避けたほうがよい.　　**正解　3**

Q49 第104回（2015年）

肺高血圧が長期に持続し, 肺血管抵抗が上昇することにより, 短絡血流が主に左右短絡から右左短絡になった状態はどれか.
1. 拡張型心筋症
2. 総肺静脈還流異常症
3. ファロー四徴症
4. アイゼンメンジャー症候群

解説 心室性中隔欠損症で左右シャントによる肺血流の増加が持続すると, 肺血管抵抗が高まり（肺高血圧）, 右室圧がしだいに上昇する. ついには欠損孔を通して血液が右心室から左心室へ流れる（右左シャント）ようになる. この状態をアイゼンメンジャー症候群と呼ぶ.　　**正解　4**

Q50 オリジナル問題

心室中隔欠損症で正しいのはどれか.
1. 先天性心疾患のなかで最も多い
2. 自然閉鎖はまれである
3. 拡張期雑音を聴取する
4. 生下時よりチアノーゼを呈する
5. アイゼンメンジャー化したら手術を行う

解説 1, 2：心室中隔欠損症は先天性心疾患のなかで最多であるが, 約半数の症例で自然閉鎖する. 3：収縮期雑音を聴取する. 4：新生児期は左右シャントであるため, チアノーゼは起こさない. 5：しだいに肺血管抵抗が高まり右左シャントになると, チアノーゼを呈するようになる. このようにアイゼンメンジャー化すると手術は禁忌である.　　**正解　1**

Q51 オリジナル問題

診察室で測定した血圧の結果を示す. 高血圧の診断で正しいのはどれか.
Aさん：収縮期150mmHg/ 拡張期100mmHg
Bさん：収縮期150mmHg/ 拡張期80mmHg
Cさん：収縮期130mmHg/ 拡張期100mmHg

1. 3人とも高血圧ではない
2. Aさんの1人だけが高血圧である
3. AさんとCさんの2人だけが高血圧である
4. AさんとBさんの2人だけが高血圧である
5. Aさん, Bさん, Cさんの3人とも高血圧である

解説 わが国の高血圧治療ガイドライン（2019年）では, 診察室で測定した場合に収縮期血圧140mmHg以上かつ/または拡張期血圧90mmHg以上を高血圧と定義している. つまり, 収縮期と拡張期のいずれか一方だけでも基準を満たせば高血圧と診断できる.　　**正解　5**

Q52 第109回（2020年）

二次性高血圧症の原因となるホルモンはどれか.
1. アルドステロン
2. ソマトスタチン
3. グルカゴン
4. メラトニン

解説 原発性アルドステロン症は二次性高血圧の代表的な原因疾患である.　　**正解　1**

Q53 第106回（2017年）

起立性低血圧について正しいのはどれか.
1. 脱水との関連はない
2. 高齢者には起こりにくい
3. 塩分の過剰摂取によって起こる
4. 脳血流の一時的な増加によって生じる
5. 自律神経障害を起こす疾患で生じやすい

解説 1：脱水や自律神経障害が原因となる. 2：高齢者に多い. 3：塩分の過剰摂取は高血圧の原因である. 4：血圧調節機能が障害され, 脳血流の一時的な減少によって立ちくらみや失神を生じる. 5：糖尿病性神経障害やパーキンソン病などによる自律神経障害が原因となる.　　**正解　5**

Q54 第110回（2021年）

カルシウム拮抗薬の血中濃度を上げる食品はどれか.
1. 牛　乳
2. 納　豆
3. ブロッコリー
4. グレープフルーツ

解説 グレープフルーツに含まれるフラノクマリンは, カルシウム拮抗薬を分解する酵素を阻害する. そのためカルシウム拮抗薬をグレープフルーツと同時に服用すると, 血中濃度が高くなって効果が強く出過ぎるので問題となる. シクロスポリンなどの免疫抑制薬も同様であり注意が必要である.

正解　4

Q55 第111回（2022年）

解離性大動脈瘤の破裂直後に出血性ショックとなった患者の症状として正しいのはどれか.
1. 黄　疸
2. 浮　腫
3. 顔面紅潮
4. 呼吸不全

解説 いずれのタイプのショックでも，急速な血圧低下と尿量減少があり，顔面蒼白や冷汗を認め，呼吸不全，虚脱，脈拍触知不能を呈してくる. 1：出血性ショックで黄疸を呈することはない. 2：心不全が持続すれば浮腫が生じるが，破裂直後では認めない. 3：アナフィラキシーショックなどでは血管拡張による顔面紅潮を呈することはあるが出血性ショックでは認めない.　　　　　　　　　　正解　4

Q56 第113回（2024年）

敗血症性ショックについて正しいのはどれか. 2つ選べ.
1. 血圧は上昇する
2. 血中の乳酸濃度は低下する
3. エンドトキシンが原因である
4. 最重症の臨床像は多臓器不全である
5. コールドショックからウォームショックに移行する

解説 敗血症においてグラム陰性桿菌から産生される内毒素（エンドトキシン）によって血液分布異常性ショックをきたす病態を敗血症性ショック（エンドトキシンショック）と呼ぶ. 病初期には末梢血管の拡張により，顔面紅潮，皮膚乾燥，体温上昇を認めてウォームショックとなるが，その後は末梢血管が収縮してコールドショックとなる. 末梢循環不全に伴う嫌気性解糖の進行により乳酸が産生されて乳酸アシドーシスとなる. 進行すると多臓器不全や播種性血管内凝固症候群を起こして致死的である.　　　　　正解　3, 4

Q57 第103回（2014年）

食物アレルギーのある8歳の児童がアナフィラキシーショックを発症した場合の対応として適切なのはどれか.
1. 水分の補給
2. 抗ヒスタミン薬の内服
3. 副腎皮質ステロイド薬の吸入
4. アドレナリンの筋肉注射

解説 アナフィラキシーショックでは気道閉塞や血圧低下により致死的なことも多く，早急な対応が不可欠である. アドレナリンの筋肉注射を行う. 副腎皮質ステロイド薬も使用するが，点滴静脈注射で投与する. 患者が緊急対応用にアドレナリン注射液（エピペン®）を常備している場合も多く，その場合は現場で速やかに筋肉注射を行う.　正解　4

Q58 第113回（2024年）

大動脈解離で真腔と偽腔（解離腔）が形成される. 偽腔が形成される大動脈壁の部位はどれか.
1. 外　膜
2. 外膜と中膜の間
3. 中　膜
4. 中膜と内膜の間
5. 内　膜

解説 大動脈解離は大動脈内膜に亀裂が生じ，そこから血液が血管壁内に侵入し，中膜が内外2層に解離して解離腔（偽腔）を形成した状態である.　　　　　　　　　正解　3

Q59 第107回（2018年）

急性大動脈解離について正しいのはどれか.
1. 大動脈壁の外膜が解離する
2. 診断には造影剤を用いないCT検査を行う
3. スタンフォード分類B型では緊急手術を要する
4. 若年者ではマルファン症候群の患者にみられることが多い

解説 1：内膜に亀裂を生じて，内膜が解離する. 2：造影CT検査が診断に有用である. 3：上行大動脈に解離が及ぶスタンフォードA型のほうが，心タンポナーデや大動脈弁閉鎖不全を起こしやすいので早急に手術を行う. 4：動脈硬化によるものが多いが，（動脈硬化のない）若年者ではマルファン症候群を基礎疾患に発症することが多い.　正解　4

Q60 第110回（2021年）

閉塞性動脈硬化症（ASO）について正しいのはどれか.
1. 橈骨動脈に好発する
2. 粥状硬化が原因である
3. 末梢血流量が増加する
4. 歩行によって痛みが改善する
5. 中小動脈の非化膿性炎症で生じる

解説 閉塞性動脈硬化症は下肢動脈の粥状動脈硬化による狭窄や閉塞により，血流が低下して虚血症状が出現する疾患である. 間欠性跛行（下肢の疼痛で歩行困難となるが，休むと歩行可能となる）が特徴的である. 中小動脈の非化膿性炎症は閉塞性血栓血管炎（TAO）でみられる所見である.　　　　　　　　　　　　　　正解　2

Q61 第108回（2019年）

呼びかけに反応のない患者に対し，医療従事者が行う一次救命処置〈BLS〉で最も優先するのはどれか.
1. 気道確保
2. 胸骨圧迫
3. 人工呼吸
4. 除細動

解説 負傷者を発見したら，安全を確保し，意識の確認をする．意識がない場合は，周囲の人へ応援を要請し，負傷者を仰臥位にして頭部を後屈させ顎先を挙上して気道確保を行う．

正解 **1**

Q62 第107回(2018年)

呼びかけに反応はないが正常な呼吸がみられる傷病者に対して，まず行うべき対応はどれか．
1. 下肢を挙上する
2. 胸骨圧迫を行う
3. 回復体位をとる
4. 自動体外式除細動器(AED)を装着する

解説 意識がない負傷者は気道を確保して，自発呼吸の有無を確認する．無呼吸あるいは死戦期呼吸の場合は，(医療従事者なら脈拍がないことを確認して)ただちに胸骨圧迫を開始する．

ここで問われているのは自発呼吸がある場合なので，気道を確保したまま回復姿勢にして救急隊の到着を待つ．なお，回復姿勢とは，頭部を後屈させ，右側臥位にして左下肢の股関節と膝関節を屈曲させ，左上肢の肘関節を屈曲させて左手を顔の下に入れるなどの姿勢である．

正解 **3**

Q63 第110回(2021年)

成人の心肺蘇生時の胸骨圧迫の深さの目安はどれか．
1. 2cm
2. 5cm
3. 8cm
4. 11cm

解説 胸骨圧迫は負傷者の横から両手を重ねて，胸の真ん中(胸骨の下半分)を胸骨が5〜6cm沈む強さで行う．

正解 **2**

Q64 第112回(2023年)

成人の一次救命処置(BLS)における胸骨圧迫の速さ(回数)で正しいのはどれか．
1. 40〜60回/分
2. 70〜90回/分
3. 100〜120回/分
4. 130〜150回/分

解説 胸骨圧迫は毎分100〜120回の圧迫を中断せずに続ける．

正解 **3**

Q65 第111回(2022年)

成人に対する一次救命処置(BLS)において，胸骨圧迫と人工呼吸の回数比は(　　　)：2である．
(　　　)に入るのはどれか．
1. 5
2. 10
3. 30
4. 50

解説 人工呼吸が可能な場合は，胸部圧迫30回に対して2回の割合で行う．

正解 **3**

Q66 第112回(2023年)

成人に対する自動体外式除細動器(AED)の使用で正しいのはどれか．
1. 胸部が濡れている場合は電極パッドを貼る前にふき取る
2. 電極パッドは左前胸部に並べて貼る
3. 心電図の解析中にも胸骨圧迫を継続する
4. 心拍が再開されたら電極パッドをただちに剥がす

解説 1：負傷者の服を脱がせて，前胸部が汗や水で濡れているときは電極パッドを貼る前にふき取る．2：電極パッドは心臓を挟むように右胸の上部と左胸の下部(側胸部)に貼る．3：AEDの操作中もできるだけ心肺蘇生を続行するが，心電図の解析中と除細動を行うときは負傷者から離れる．4：心拍の再開後も再度の心停止に備えて電極パッドは貼ったままにしておく．

正解 **1**

Q67 第109回(2020年)

成人に自動体外式除細動器(AED)を使用する際の電極パッドの貼付で正しいのはどれか．
1. 小児用電極パッドが代用できる
2. 右前胸部に縦に並べて貼付する
3. 貼付部の発汗は貼付前にふき取る
4. 経皮吸収型テープ剤の上に貼付する

解説 1：小児にAEDを行う際に小児用パッドがなければ成人用パッドを接触しないように貼って使用することは可能である．しかし，成人に小児用パッドを使用することはできない．2：右胸上部と左胸下部に貼る．3：正しい．4：経皮吸収型テープが使用されているときは，それを剥いでから電極パッドを貼る．

正解 **3**

Q68 第113回(2024年)

自動体外式除細動器(AED)を使用するときに，胸骨圧迫を中断するのはどれか．
1. 電源を入れるとき
2. 電極パッドを貼るとき
3. 心電図の解析中
4. 電気ショックの直後

解説 AEDの操作中もできるだけ心肺蘇生を続行するが，心電図の解析中と除細動を行うときは胸部圧迫や人工呼吸を中断して負傷者から離れる．

正解 **3**

Q69 第111回(2022年)

四肢の動脈性外出血に対する止血法で適切なのはどれか．
1. 出血部位を心臓より高く保つ
2. 止血帯は幅1cm未満を用いる
3. 止血帯は連続して4時間使用する
4. 出血部位を動脈圧より低い圧で圧迫する

解説 1：出血部位の血液循環を減少させるために挙上する．2：止血帯は（紐ではなくタオルのような）幅の広いものを使用する．3：末梢側の循環障害による損傷を防ぐために30分程度で止血帯を緩める．4：出血部の中枢側を動脈圧より高い圧できつく縛る． **正解 1**

Q70 第108回(2019年)

永久的止血法に含まれるのはどれか．
1. 止血帯法
2. タンポン法
3. 血管結紮法
4. 間接圧迫止血法

解説 医療機関などで行う永久止血法には外科的な血管結紮法や電気メスによる熱凝固法などがある．ほかの選択肢は応急処置として現場で行う一時止血法である． **正解 3**

Q71 第112回(2023年)

成人の気道の異物除去を目的とするのはどれか．
1. 胸骨圧迫
2. 人工呼吸
3. 頭部後屈顎先挙上法
4. 腹部圧迫法（ハイムリック法）

解説 窒息の原因となる気道異物を除去するには，背部叩打法，腹部突き上げ法（ハイムリック法）などがある． **正解 4**

Q72 第110回(2021年)

災害時のトリアージで正しいのはどれか．
1. トリアージタッグは衣服に装着する
2. 治療優先度の高さはトリアージ区分のⅠ，Ⅱ，Ⅲの順である
3. トリアージの判定は患者の到着時および到着後30分の2回行う
4. 最優先に治療を必要とする者には，黄色のトリアージタッグを装着する

解説 1：トリアージタッグは負傷者の体（原則として右手関節）に装着する．2：搬送の優先順位は赤色（区分Ⅰ）→黄色（区分Ⅱ）→緑色（区分Ⅲ）→黒色（区分0）である．3：現場到着時にトリアージを行い，その後も負傷者の病状変化に応じてトリアージを繰り返す．4：最優先は赤色（区分Ⅰ）である． **正解 2**

Q73 第113回(2024年)

トリアージタッグを示す．
待機的治療群となるトリアージタッグは1～4のどれか．

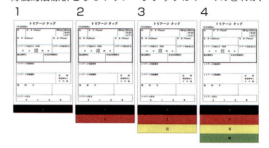

解説 中等症で待機的治療群を示すタッグは黄色（区分2）である．最優先群（赤色）に続いての搬送となる． **正解 3**

Q74 第106回(2017年)

災害医療におけるトリアージについて正しいのはどれか．
1. 傷病者を病名によって分類する
2. 危険区域と安全区域を分けることである
3. 医療資源の効率的な配分のために行われる
4. 救命が困難な患者に対する治療を優先する

解説 1：負傷者の重症度によって搬送や治療の優先順位を決定する．2：区域の危険性を判定するものではない．3：優先順位を決めることで，限られた医療資源（医療スタッフの数など）を効率よく活用して，1人でも多くを救命することが目的である．4：救命可能で重症な患者ほど優先順位が高く，救命困難な患者は順位が下がる． **正解 3**

Q75 第109回(2020年)

災害時の医療を支える体制で正しいのはどれか．
1. 地域災害拠点病院は市町村が指定する
2. 災害対策基本法に防災計画の作成が規定されている
3. トリアージは救命困難な患者の治療を優先するために行う
4. 災害派遣医療チーム（DMAT）は被災地域の精神科医療および精神保健活動を専門的に行う

解説 1：災害発生時に24時間体制で対応できる地域災害拠点病院は都道府県が指定する．2：災害対策基本法では，国や都道府県は防災計画の作成・実施を行い，国民は防災活動に自発的に参加する責務が明確化されている．3：トリアージは救命可能な重傷者を優先的に搬送・治療することが目的である．4：DMATは，大規模な災害時に被災地に迅速に駆けつけて救急医療を行う医療チームである．精神科医療を行うのは災害派遣精神医療チーム（DPAT）である． **正解 2**

Chapter 3

消化管

1 解剖生理のまとめ

1 口腔・咽頭・食道の構造と機能

消化管は口から肛門までの管腔臓器であり，食物を運搬しながら消化吸収を行っている．食道，胃，小腸，大腸に大別される．

まず，口腔で食物を咀嚼し，小片に嚙み砕きながら唾液と混じり合わせる．唾液に含まれるアミラーゼはでんぷんをマルトースに分解する．咀嚼された食塊が咽頭に達する咽頭期に喉頭蓋が閉じて気管への通路を塞ぐ．これによって，食塊が気道に入る誤嚥を防いでいる．

食道は咽頭と胃を連結する消化管で，心臓の背部と脊柱の間を下行している．生理的狭窄部が3カ所（食道入口部，気管分岐部，横隔膜通過部）存在し，異物を誤飲した場合に停滞しやすい部位として重要である（図3-1）．食道の長さは身長によって異なるが約25cmである．

食道壁の断面は内側から粘膜（重層扁平上皮，粘膜固有層，粘膜筋板），粘膜下組織，筋層，外膜（結合組織）からなっている．食道粘膜から発生する悪性腫瘍が食道癌であり，組織型の多くは扁平上皮癌である．胃腸と異なり漿膜が存在しないことは，食道癌が壁外に浸潤しやすい原因の一つとなる．

食道が横隔膜を通過する部位（下部食道括約部）の圧力により，胃に入った食物が食道へ逆流することを防止している．食道裂孔ヘルニアなどにより下部食道括約部の圧力が低下すると胃食道逆流症が引き起こされる．

なお，横隔膜神経の異常刺激などで横隔膜が痙攣した状態が吃逆（しゃっくり）である．

2 胃の構造と機能

胃の入口を噴門，出口を幽門と呼ぶ．胃自体は

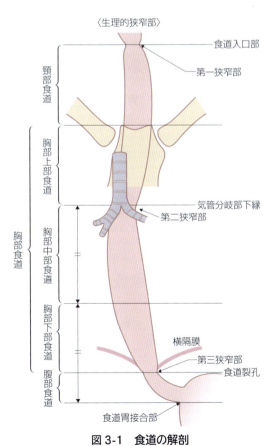

図3-1 食道の解剖

（加藤卓次：看護のための臨床病態学，南山堂より改変）

胃穹窿部，胃体部，前庭部に大別される．また，胃の前面は前壁，背面は後壁，右縁は小彎，左縁は大彎と呼ばれる．これらの解剖上の部位名は胃潰瘍や胃癌の発生部位を示すときに重要となる．小彎の切れ込み部分は胃角と呼ばれ，胃潰瘍の好発部位として知られている（図3-2）．

胃の出口である幽門部には幽門括約筋があり，ここが開閉することで胃内の食物を少しずつ小腸に送っている．幽門側胃切除術後では，この幽門の機能が失われるため，大量の食物が急速に小腸に流入することでダンピング症候群が引き起こされる．

胃壁の断面は内側から粘膜（単層円柱上皮，粘膜固有層，粘膜筋板），粘膜下組織，筋層，漿膜からなっている．粘膜固有層には多数の胃腺が存在する．胃粘膜から発生する悪性腫瘍が胃癌であり，組織型の多くは腺癌である．

粘膜の表面は小さな領域（胃小区）に区分されており，その表面にある胃小窩から胃液が分泌される．胃腺には噴門腺，胃底腺，幽門腺の3種類があり，噴門腺と幽門腺の粘液細胞および胃底腺の副細胞からは胃粘膜を保護する粘液が分泌される．胃底腺の壁細胞からは胃酸（塩酸）が分泌され，胃液を強い酸性（pH1～2）にして食物の殺菌を行っている．ビタミンB_{12}の吸収に必要な内因子も壁細胞から分泌される．この内因子の不足によりビタミンB_{12}欠乏性の貧血をきたした病態が巨赤芽球性貧血である．一方，胃底腺の主細胞からはペプシノゲンが分泌される．ペプシノゲンは胃酸の作用でペプシンとなり，食物中の蛋白質を分解する．幽門腺のG細胞からはガストリンが分泌される．ガストリンは胃底腺の壁細胞に作用して胃酸の分泌を亢進させる（図3-3）．

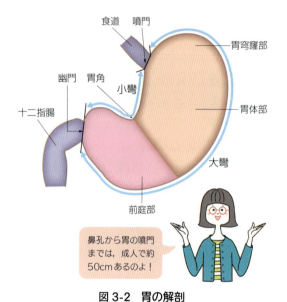

図 3-2 胃の解剖
（加藤卓次：看護のための臨床病態学，南山堂より改変）

鼻孔から胃の噴門までは，成人で約50cmあるのよ！

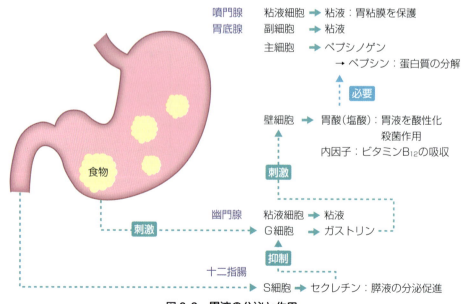

図 3-3 胃液の分泌と作用

蛋白質を分解するペプシンが胃自体を消化しないのは、胃粘液が胃の内面を保護しているからである。この消化管壁に対する攻撃因子（ペプシン、胃酸）と防御因子（胃粘液）のバランスが崩れて、消化管壁が自己消化されて組織欠損をきたしたものが消化性潰瘍（胃潰瘍，十二指腸潰瘍）である。

なお、鼻孔から胃までは成人で約50cmであることを知っていると、胃チューブを挿入する際の目安となるであろう。

3 小腸の構造と機能

小腸は胃に続く管腔臓器で、十二指腸、空腸、回腸からなる。胃の幽門からトライツ靱帯までが十二指腸であり、長さが指12本分の横幅（約25cm）であるため、この呼び名がある。入口部を十二指腸球部と呼び、十二指腸潰瘍の好発部位として知られている。下行部には総胆管と主膵管の開口部であるファーター乳頭が存在する（図3-4）。鎮痛薬のモルヒネはファーター乳頭の括約筋（オッディ括約筋）を収縮させて胆汁や膵液の流出を阻害するため、胆石症や膵炎のときに鎮痛薬として単独で使用するのは禁忌である。

食物が十二指腸まで到達すると、その刺激で十二指腸のS細胞からセクレチンが分泌される。セクレチンは胃の幽門腺からのガストリン分泌を抑制し、結果的に胃酸の分泌を抑える。食物が胃を通り過ぎれば、それ以上の胃酸分泌が不要となるための調節機構である。さらに、セクレチンは膵液の分泌を促進し、アルカリ性の膵液により流入してきた胃酸を中和するとともに、膵液に含まれる消化酵素（アミラーゼ、リパーゼなど）で食物の消化を推し進める。

十二指腸に引き続く小腸は、空腸と回腸に分けられる。小腸壁の断面は内側から粘膜（単層円柱上皮、粘膜固有層、粘膜筋板）、粘膜下組織、筋層、漿膜からなっている。小腸の粘膜面には輪状のヒダ（ケルクリングヒダ）があり、表面には絨毛という無数の突起が存在する。小腸は食物の消化と吸収の主舞台である。小腸で吸収できる糖質は単糖類（グルコース、フルクトース、ガラクトース）だけであるため、炭水化物は膵液や腸液に含まれる種々の消化酵素により単糖類に分解される。同様に、蛋白質はアミノ酸に、脂質は脂肪酸とグリセリンなどに分解される。これらの分解産物は小腸粘膜の絨毛内の毛細血管から吸収され、門脈を経由して肝臓に運搬される。脂肪酸の一部は絨毛の上皮細胞内で中性脂肪に再合成され、さらにカイロミクロンとなってリンパ管に吸収される。

門脈を経由して大量の血液（毎分1L以上）が肝臓に流入するが、肝硬変症などで肝内の血管抵抗が増大し門脈圧が亢進すると、門脈血は肝臓を迂回して下大静脈に注ごうとする。左胃静脈などを迂回した門脈血が食道粘膜下の静脈叢に流入して静脈瘤をつくったものが食道静脈瘤である。

消化管は蠕動運動を行い、内容物を肛門側へ運搬している。何らかの原因で腸内の内容物の運搬が障害された状態がイレウス（腸閉塞）である。

4 大腸の構造と機能

大腸は盲腸、結腸（上行結腸、横行結腸、下行結腸、S状結腸）、直腸からなり、腸壁の外側は結腸隆起（ハウストラ）が連続している（図3-5）。回腸と盲腸の接続部位を回盲部と呼び、盲腸の下端には虫垂が存在する。「盲腸の手術をした」と俗にいうのは、虫垂炎を起こして虫垂切除術を

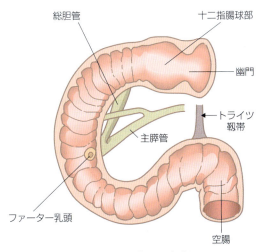

図3-4　十二指腸の解剖

（加藤卓次：看護のための臨床病態学，南山堂より改変）

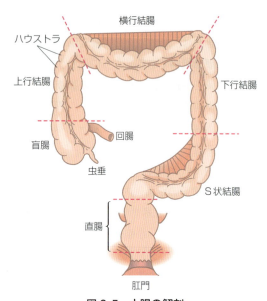

図 3-5 大腸の解剖
（加藤卓次：看護のための臨床病態学，南山堂より改変）

盲部まで観察することが可能である．

盲腸，上行結腸，横行結腸には上腸間膜動脈が，下行結腸，S状結腸，直腸には下腸間膜動脈が主に動脈血を供給する．腸間膜動脈閉塞症では，閉塞した動脈により支配領域が虚血となり壊死を起こす．

大腸壁の断面も粘膜（単層円柱上皮，粘膜固有層，粘膜筋板），粘膜下組織，筋層，漿膜からなっている．大腸粘膜から発生する悪性腫瘍が大腸癌であり，組織型の多くは腺癌である．小腸のように食物の消化や吸収は行わないが，内容物から水分を吸収して固形の糞便として排泄する機能を持つ．左側大腸に発生した大腸癌のほうが右側大腸より症状がでやすいのは，便が固形化しているので通過障害などをきたしやすいためである．

慢性炎症性腸疾患の潰瘍性大腸炎は粘膜が主な炎症の場であり，クローン病では消化管壁の全層に及ぶ．したがって，クローン病では腸管の狭窄やろう孔を合併しやすい．

行ったということである．大腸の全長は約 1.5 m であるため，肛門から挿入した大腸内視鏡にて回

② 症候・検査・治療のまとめ

1 症　候

❶腹痛，嘔吐，吐血，下血

　腹痛は消化管疾患で頻度の高い自覚症状である．問診では腹痛の部位と程度だけでなく，時間的経過や随伴症状の聴取が必要である．「いつ腹痛が起きるのか？」もポイントであり，たとえば空腹時の上腹部痛は十二指腸潰瘍の典型的な症状である．生魚を摂食後に急激に発症する激しい腹痛はアニサキス症の可能性が高い．また，腹痛の原因が消化管疾患だけでないことも忘れてはならない．上腹部痛は胃や十二指腸の疾患だけでなく，膵炎や胆石症などの可能性も高く，狭心症や心筋梗塞の初発症状である場合もある．下腹部痛は尿路結石や卵巣疾患なども念頭において診断をする必要がある．

　嘔吐下痢症，イレウスなどでは激しい悪心・嘔吐を認める．頻回の嘔吐は脱水や代謝性アルカローシスを引き起こす．片頭痛，回転性めまい，頭蓋内圧亢進症，つわり，抗癌薬投与後など嘔吐の原因は消化器疾患に限らない．

　食道から十二指腸までの上部消化管から出血した血液を，口から吐き出したものが吐血である．食道からの吐血は鮮紅色であるが，胃・十二指腸からの吐血は混入した胃酸の影響でヘモグロビンが変性するため，吐物は黒褐色（コーヒー残渣様）であることが多い．喀血（気管支や肺からの出血）は気泡を含んだ鮮紅色であるため，両者の鑑別点となる（p.5）．一方，消化管から出血した血液を肛門から排泄したものが下血である．出血部位が肛門に近い場合は鮮紅色の血便となるが，上部からの出血になるほど黒色便（タール便）となる（表 3-1）．

表 3-1　吐血，下血，喀血

吐血 消化管からの出血を口から吐くこと
- 食道からの出血：鮮紅色
- 胃・十二指腸からの出血：黒褐色（コーヒー残渣様）

下血 消化管からの出血が肛門から出ること
- 胃・十二指腸からの出血：黒色便（タール便）
- 小腸～上行結腸からの出血：暗赤色～黒褐色の血便
- S状結腸・直腸・肛門からの出血：鮮紅色の血便

喀血 気道（気管，肺）からの出血を口から吐くこと
- 鮮紅色，泡沫状（空気を含む）

❷ 下痢／便秘

　下痢は水分量の多い便を排泄することであり，頻便となることが多い．滲出性下痢は腸管の炎症による滲出液が原因であり，潰瘍性大腸炎やクローン病などで起こる（表 3-2）．分泌性下痢は細菌が分泌する毒素などによって腸管から過剰分泌される水分が原因であり，多くの水分を含んだ水様便となりやすい．食中毒などで起こる．浸透圧性下痢は腸管内の浸透圧が高まって水分が引き込まれることが原因であり，消化吸収障害（乳糖不耐症）などで起こる．脂肪性下痢は腸管内での脂肪の消化吸収の障害が原因であり，慢性膵炎などで起こる．腸管運動異常性下痢は蠕動運動の亢進が原因であり，甲状腺機能亢進症や過敏性腸症候群で起こる．

　便秘には機能的なものに弛緩性便秘と痙攣性便秘がある．弛緩性便秘は腸管の蠕動運動の低下が原因であり，高齢者，女性，長期臥床患者に多い．痙攣性便秘は腸管の過剰緊張が原因であり，過敏性腸症候群などで起こる．器質的な便秘は腸管の狭窄や外部からの圧迫が原因であり，大腸癌，腸閉塞などで起こる．さらに，甲状腺機能低下症，パーキンソン病，うつ病などの消化管以外の疾患による便秘を症候性便秘と呼ぶ．

2 検査と治療

❶ 上部消化管の検査と治療

　食道，胃，十二指腸の病変を，造影剤（バリウム）を飲ませて X 線で透視する造影検査と，口や鼻から内視鏡を挿入して直視下に観察する内視鏡検査がある（図 3-6）．ともに外来での検査が可能である．

　検査前の注意点として，造影検査は被曝の影響があるため妊娠の有無を確認する（妊娠の可能性がある女性は原則的に禁忌である）．内視鏡検査では病変部の組織を鉗子によって採取（生検）することがあるので，抗凝固薬の服用の有無を確認する（抗凝固薬を服用中に生検を行うと止血困難となる）．

　造影検査と内視鏡検査ともに，胃に食物が残っていると検査できないため，検査前日の 21 時以降は絶飲食とする．検査の直前に，胃腸の蠕動運動を抑制する目的で抗コリン薬を筋肉注射する（最近は使用しないこともある）．抗コリン薬は副交感神経の作用を抑制するため，頻脈，眼圧上昇，排尿障害などの副作用がある．したがって，心疾患，緑内障，前立腺肥大の有無を前もって確認す

表 3-2　下痢と便秘

	病　態	代表的な疾患
滲出性下痢	腸管の炎症に伴う滲出液が原因	潰瘍性大腸炎，クローン病
分泌性下痢	細菌が分泌する毒素により腸管から過剰分泌される水分が原因	食中毒，コレラ
浸透圧性下痢	腸管内の浸透圧が高まって水分が引き込まれることが原因	消化吸収障害（乳糖不耐症）
脂肪性下痢	脂肪の消化吸収の障害が原因	慢性膵炎
腸管運動異常性下痢	蠕動運動の亢進が原因	甲状腺機能亢進症，過敏性腸症候群
機能的便秘 　弛緩性便秘 　痙攣性便秘	蠕動運動の低下が原因 腸管の過剰緊張が原因	発症要因：高齢者，女性，長期臥床 過敏性腸症候群
器質的便秘	腸管の狭窄が原因	大腸癌，腸閉塞
症候性便秘	消化管疾患以外が原因	甲状腺機能低下症，パーキンソン病

造影検査	内視鏡検査	
造影剤（バリウム）を飲ませてX線で透視する	内視鏡を口や鼻から挿入して観察する	● 両検査ともに前日の21時以降から絶食が必要．胃腸の蠕動運動を抑制するために検査前に抗コリン薬を注射する．そのため，心臓疾患，緑内障，前立腺肥大の有無を前もって確認する ● 検査後は，造影検査ではすぐに食事が可能である．ただし下剤を服用する．内視鏡検査では咽頭部の麻酔が切れるのを待って食事をする

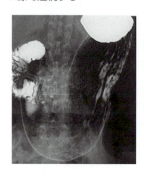
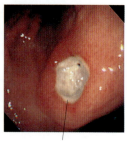
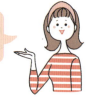

胃潰瘍

図3-6　上部消化管の検査

〔写真提供（胃潰瘍）：加藤卓次〕

造影検査は妊娠，内視鏡検査は抗凝固薬服用の有無も要チェック！

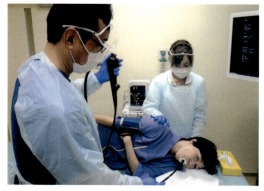

図3-7　上部消化管内視鏡検査の体位

（写真提供：加藤卓次）

ることも大切である（これらの疾患がある患者にはグルカゴンを使用する）．また，内視鏡検査で嘔吐反射が強い患者などには鎮静剤を前処置に投与することもある．

　上部消化管内視鏡検査を行うときは患者を左側臥位として，患者と向かい合ったかたちで術者が立つ．術者が右手で患者の口から胃に向けて（下方に）内視鏡を挿入することを考えれば，この体位が適していることが理解できるはずである（図3-7）．

　内視鏡検査は内視鏡を挿入する前に咽頭部に局所麻酔をするため，検査後は咽頭部の麻酔が切れて誤嚥の危険性がなくなるまで絶飲食とする．造影検査では麻酔を使用しないので，検査後はすぐに食事が可能であるが，バリウムを速やかに排泄させるために下剤を服用させる．

　内視鏡検査は診断だけでなく治療にも幅広く応用されている．誤嚥した異物やアニサキスの除去術，食道狭窄などでのバルーン拡張術，ポリープ切除術，消化性潰瘍の出血に対する止血術，食道静脈瘤での内視鏡的硬化療法などである．また，早期癌に対する内視鏡的粘膜切除術（EMR）や内視鏡的粘膜下層切開剥離術（ESD）も普及してきている．これらの治療は入院のうえ施行することが多い．

❷下部消化管の検査と治療

　大腸の病変を，肛門からバリウムを注入してX線で透視する造影検査と，内視鏡を挿入して直視下に観察する内視鏡検査がある．

　検査前に妊娠や抗凝固薬の服用の有無を確認すること，抗コリン薬の使用と注意点などは，上部消化管の検査と同様である．大腸に便が残っていると検査できないため，造影検査では検査前日より低残渣食（21時以降は絶食）として下剤を服用する．内視鏡検査では検査当日に経口腸管洗浄剤を1〜2L服用し，便が淡黄色の水様になったことを確認して検査を行う．下部消化管内視鏡検査を行うときは，上部消化管のときと同様に患者を左側臥位として，患者の背中を見るかたちで術者が立つ．術者が右手で患者の肛門から直腸に向けて（上方に）内視鏡を挿入することを考えれば，この体位が適していることが理解できるはずである．

　高齢者や内視鏡による治療（ポリープ切除術な

Chapter 3 消化管

表 3-3 消化管検査前後の注意点

	上部消化管（食道・胃・十二指腸）		下部消化管（大腸）	
	造影検査	内視鏡検査	造影検査	内視鏡検査
前日の21時から絶食	○	○	＊前日に低残渣食，下剤	＊前日に下剤 ＊当日に経口腸管洗浄剤
心疾患，緑内障，前立腺肥大を確認	○	○	○	○
妊娠の可能性を確認	○	—	○	—
抗凝固薬の服用を確認	—	○	—	○
検査直後の食事	可	不可 （喉の麻酔が切れるまで）	可	可
検査後	＊下剤を服用 ＊白色便を確認	—	—	＊腹痛や血便の有無を確認

検査後は車の運転は控える（内視鏡検査で鎮静剤を使用した場合は絶対不可）

ど）を行うときは，入院のうえ施行することが多い．ポリープ切除術などでは切除部からの出血や腸管穿孔の合併症に注意する必要がある．

消化管検査前後の注意点を**表 3-3** にまとめた．

3 押さえておきたい疾病の概要

食道疾患

1 胃食道逆流症（GERD）

どんな疾患？

下部食道括約部の内圧低下により胃液（胃酸，ペプシン）が食道内に逆流して，食道粘膜を刺激して胸焼けなどの症状を呈する疾患である．

原因と分類

食道にびらんや潰瘍を認める逆流性食道炎と，食道病変のない非びらん性胃食道逆流症に分けられる．加齢に伴う下部食道括約筋の弛緩や食道裂孔ヘルニア（食道の横隔膜通過部より胃が胸腔内に滑り上がった状態）に伴う下部食道括約部の内圧低下，肥満に伴う腹圧の上昇，高脂肪食や就寝前の食事習慣などが発症要因となる．近年，増加傾向にあり注目を集めている．

また，下部食道の粘膜が胃酸により重層扁平上皮から円柱上皮に置き換わることがあり，これをバレット上皮と呼ぶ．バレット上皮は腺癌の発生母地となる．

症状

胸焼け，げっぷ，胸痛などが典型的な自覚症状であるが，夜間の咳嗽や喘鳴を訴えることもある．

検査

逆流性食道炎では上部消化管内視鏡検査にて下部食道に発赤，びらん，潰瘍を認める．ただし，内視鏡所見の重症度と症状の強さは必ずしも相関しない．

治療

プロトンポンプ阻害薬（PPI），カリウムイオン競合型アシッドブロッカー（P-CAB），H_2 受容体拮抗薬などの胃酸分泌抑制薬が第一選択である．胃酸の分泌を抑制してペプシンの消化作用を低下させ，逆流した胃液の食道粘膜への障害を抑制する．食後1時間程度は坐位を保つこと，就寝前の食事や高脂肪食を避けるなどの生活指導も大切である．

補足

食道裂孔ヘルニア：横隔膜の食道裂孔を通して胃の一部が胸腔内に脱出する横隔膜ヘルニアであ

る．滑脱型，傍食道型，混合型に分類される．無症状の場合は治療を行わないが，胃液の逆流症状が強く，薬物療法で改善しないときは手術療法も考慮する．

2 食道静脈瘤

どんな疾患？
肝硬変症などにより門脈圧が亢進すると，門脈血が肝臓に流入できず，左胃静脈などを迂回して食道粘膜下の静脈叢に大量に流れ込む（図 3-8）．それにより，食道静脈叢が怒張して静脈瘤を形成した病態である．

原因
門脈圧亢進の原因は肝硬変症がほとんどであるが，肝静脈閉塞によるバッド・キアリ症候群や原因不明の特発性門脈圧亢進症によるものがまれに存在する．

症状
食道静脈瘤が破裂すると大量の吐血や下血をきたし，出血性ショックのため致死的となることもまれではない．

検査
上部消化管内視鏡検査にて赤色所見（レッドカラーサイン）を認める食道静脈瘤は破裂の危険性が高い．

治療
内視鏡的硬化療法（EIS）や内視鏡的静脈瘤結紮術（EVL）にて，静脈瘤の破裂を予防する．破裂した場合は，セングスターケン・ブレイクモアチューブ（S-B チューブ）による圧迫止血を試み（図 3-9），輸血などで全身状態の安定を図りながら，内視鏡的止血術を施行する．

3 食道癌

どんな疾患？
食道に発生する上皮性悪性腫瘍で，一般に予後は不良である．

疫学と分類
60 歳以上の男性に好発する．喫煙や飲酒が危険因子となる．好発部位は胸部中部食道で，組織型はほとんどが扁平上皮癌である．癌細胞の浸潤が粘膜層にとどまるものを早期食道癌と呼び，リンパ節転移の有無を問わない．また，粘膜下層までにとどまるものを表在食道癌と呼ぶ．

症状
初期は無症状であるが，しだいに嚥下時の違和感（食道がしみる感じ）や嚥下困難を自覚する．反回神経に浸潤すると嗄声をきたす．

検査
上部消化管造影検査では食道の辺縁不整や狭窄

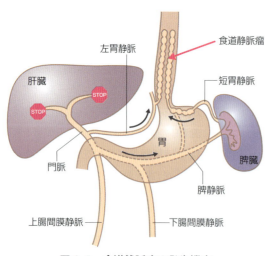

図 3-8 食道静脈瘤の発生機序

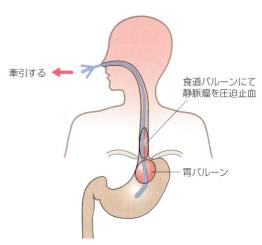

図 3-9 S-B チューブ

（加藤卓次：看護のための臨床病態学，南山堂より改変）

Chapter **3** 消化管

像などを認める．上部消化管内視鏡検査では癌病変と正常粘膜を識別するためにヨード色素（ルゴール）散布が有用である．食道癌を疑う部分から生検を行い，癌細胞を証明することで確定診断を下す．

治　療

リンパ節転移のない早期食道癌に対しては，内視鏡による粘膜切除術（EMR）や粘膜下層切開剥離術（ESD）を行う．粘膜下層以下に浸潤している進行癌では手術療法（病変部を含んだ食道切除術と所属リンパ節郭清）が適応となる．食道切除術後には胃や空腸などを用いて食道の代用とする．この再建路には，胸骨前，胸骨後，後縦隔の3種類がある．胸骨前は経路が長くなるため縫合部に緊張がかかり縫合不全をきたしやすい．後縦隔は吻合部の緊張も少なく食物通過も自然であるが，縫合不全を生じると対処が困難で縦隔炎などを併発して致命的になりやすい．以前は胸骨後の再建路が多かったが，近年は後縦隔を用いる症例が増加している．胸腔鏡下食道切除術やロボット手術など手術侵襲を軽減する術式も行われるようになった．手術後は肺炎の併発に注意し，早期離床を心がける．手術療法の前後に化学療法や放射線療法を組み合わせることもある．

食道は漿膜を持たないために癌が周囲に浸潤しやすく，粘膜下層はリンパ管が豊富なためリンパ行性の転移もきたしやすい．心臓や肺といった重要な臓器に隣接しているので手術が困難であることも含めて，食道癌の予後は不良である．

補　足

癌の進行度や治療方針を決定するうえで重要なものに TNM 分類がある．T は癌細胞の広がりや進展度，N はリンパ節転移の有無とその広がり，M は遠隔転移の有無を意味する．実際には各種癌ごとに詳細な TNM 分類が定められている．消化管の癌においては，T1 は癌細胞の浸潤が粘膜下層までのもので，とくに粘膜内にとどまるものを T1a（大腸癌では Tis）と表す．T2 は癌細胞の浸潤が固有筋層まで，T3 は外膜（胃癌と大腸癌は漿膜下層）まで，T4 は外膜や漿膜を超えるものである．

早期食道癌は T1a であることが必要である．胃癌と大腸癌の早期癌は癌細胞の浸潤が粘膜下層までにとどまるものなので，T1 であれば早期癌である．なお，リンパ節転移がないものを N0，転移があるものは範囲や個数で N1 以上が決まる．遠隔転移がないものは M0，転移があるものは M1 で表す．

胃・十二指腸疾患

4　急性胃炎／急性胃粘膜病変（AGML）

どんな疾患？

胃粘膜の急性炎症により心窩部痛などの症状を呈する疾患である．内視鏡検査にて胃粘膜にびらん，出血，不整形潰瘍など多彩な病変を認めるものを急性胃粘膜病変と呼ぶ．

疫学と分類

非ステロイド系消炎鎮痛薬（NSAIDs）や副腎皮質ステロイド薬の服用，アルコール多飲，ストレスなど種々の原因によって発症する．

症　状

心窩部痛，吐下血などが突然に出現する．

検　査

上部消化管内視鏡検査にて胃粘膜の発赤，びらん，出血，不整形潰瘍などを認める．

治　療

発症原因を除去し，胃酸分泌抑制薬〔プロトンポンプ阻害薬（PPI），カリウムイオン競合型アシッドブロッカー（P-CAB），H₂ 受容体拮抗薬〕を投与する．

補　足

慢性胃炎：胃粘膜に慢性炎症があるも，無症状であることが多い．壁細胞や内因子に対する自己抗体が関与する A 型胃炎は悪性貧血の原因となる．ヘリコバクター・ピロリ菌の感染による B 型胃炎は萎縮性胃炎となり胃癌の発生母地となるため要注意である．

5 胃・十二指腸潰瘍

どんな疾患？

胃液により消化管の壁が自己消化されて，粘膜下層以下までの組織が欠損した状態を消化性潰瘍（胃潰瘍，十二指腸潰瘍）と呼ぶ．

疫学と分類

消化管壁に対する攻撃因子（胃酸，ペプシンなど）が防御因子（胃粘液，プロスタグランジンなど）より優位になることで潰瘍が発症する．最近では，強力な攻撃因子となるヘリコバクター・ピロリ菌の感染と，防御因子を低下させる非ステロイド系消炎鎮痛薬（NSAIDs）の服用が，消化性潰瘍の2大原因であることが知られている．

胃潰瘍は40〜50代に多く，好発部位は胃角部である．十二指腸潰瘍は20〜40代と比較的若年者に多く，好発部位は球部である．

症状

心窩部痛（みぞおち部の痛み）や悪心・嘔吐を訴える．十二指腸潰瘍では空腹時や夜間に痛むことが特徴的である．潰瘍から出血をきたすと吐血や下血を生じる．慢性的な消化管出血は鉄欠乏性貧血の原因となる．

検査

上部消化管造影検査では潰瘍の部分に造影剤（バリウム）が溜まるニッシェ像を認める．上部消化管内視鏡検査では粘膜面が陥凹した潰瘍を直接観察することが可能である（図3-6参照）．胃癌の可能性がある場合は，鑑別のために生検による病理検査を行う．

治療

攻撃因子を抑制するために胃酸分泌抑制薬〔プロトンポンプ阻害薬（PPI），カリウムイオン競合型アシッドブロッカー（P-CAB），H_2受容体拮抗薬〕を投与し，ヘリコバクター・ピロリ菌の感染がある場合は除菌療法を行う．防御因子を増強する胃粘膜保護薬を併用することも多い．潰瘍底が漿膜に達した穿孔例や，幽門狭窄例などは手術の適応となるが，近年では比較的まれである．

補足

ヘリコバクター・ピロリ菌：1983年にマーシャルとウォレン（2005年にノーベル生理学・医学賞を受賞）が胃粘膜から分離同定したグラム陰性らせん状桿菌である．ウレアーゼ活性を有するため，胃粘液中の尿素を分解してアンモニアを産生することにより胃液の強酸を中和して生存することができる．ヘリコバクター・ピロリ菌の産生するアンモニアや毒素により胃粘膜が傷害されるために胃潰瘍や胃癌を引き起こす．胃MALTリンパ腫，特発性血小板減少性紫斑病，慢性蕁麻疹の原因としても注目されている．日本人は感染率が高く，中高年では60%以上，20代でも約10%がヘリコバクター・ピロリ菌を保有している．

6 胃 癌

どんな疾患？

胃に発生する上皮性悪性腫瘍で，早期に発見し，治療を行えば予後は比較的良好である．

疫学と分類

50歳以上に多く，男女比は2：1である．ヘリコバクター・ピロリ菌の感染によるB型慢性胃炎が胃癌の発生母地となる．喫煙，高塩分食なども発症要因である．好発部位は胃前庭部で，組織型はほとんどが腺癌である．癌細胞の浸潤が粘膜下層までにとどまるものを早期胃癌と呼び，リンパ節転移の有無を問わない．

胃癌は肉眼的な形態から0〜5型に分類される．0型は早期胃癌で，さらにⅠ〜Ⅲのタイプに亜分類される．1〜4型の進行胃癌はボールマン分類に準じて分類される．びまん浸潤型の4型はスキルス胃癌とも呼ばれ，若年女性に多い傾向にあり，早期発見されにくく予後不良である．5型は分類不能な進行胃癌である．

症状

早期胃癌は無症状であり，集団検診で発見されることが多い．進行するとしだいに腹部不快感，悪心・嘔吐，心窩部痛，体重減少などをきたす．

胃癌の転移には，リンパ行性転移，血行性転移，腹膜播種性転移がある．リンパ行性に左鎖骨上窩リンパ節に転移したものをウィルヒョウ転移と呼ぶ．胃癌が漿膜面に露出して腹膜にばら撒かれた

のが腹膜播種であり，ダグラス窩に播種したものをシュニッツラー転移，卵巣に転移したものをクルーケンベルグ腫瘍と呼ぶ．

検査

上部消化管造影検査や上部内視鏡検査にて胃癌を疑う所見があれば，内視鏡検査の生検にて癌細胞を証明することで確定診断を下す．

治療

リンパ節転移のない早期胃癌は内視鏡による粘膜切除術（EMR）や粘膜下層切開剥離術（ESD）の適応であり，予後は良好である．進行癌では手術療法（病変部を含んだ胃切除術と所属リンパ節郭清）が適応となる．胃癌の部位により幽門側胃切除術，噴門側胃切除術，胃全摘が行われる．手術侵襲の少ない腹腔鏡下手術が一般的となり，ロボット手術も行われるようになった．手術後の補助療法や手術不能例に対して化学療法を行う．

幽門側胃切除術は（胃前庭部が胃癌の好発部位であるため）最も多く行われる術式であり，切除後の再建術式にビルロート胃切除術（Ⅰ法，Ⅱ法）がある（図3-10）．通常は食物の通過が生理的なビルロートⅠ法が用いられるが，残胃が小さい場合は十二指腸に引っ張られて縫合不全を起こす可能性があるのでビルロートⅡ法を用いる．ただし，ビルロートⅡ法では盲端に胆汁などがうっ滞する輸入脚症候群を起こす可能性がある．

補足

胃切除後症候群：胃切除術後に生じる種々の障害を総称した症候群（**表3-4**）である．胃の蠕動運動が再開される手術後3～7日に腹痛や発熱を認めた場合は縫合不全を疑う必要がある．食事を開始する手術後1週間頃から問題となるのがダンピング症候群である．正常では胃の幽門が開

表3-4　胃切除後症候群

縫合不全（術後3～7日：蠕動運動が始まる頃）：腹痛，発熱，腹膜炎

ダンピング症候群（術後1週以降：食事を開始する頃）
　早期ダンピング（食後20～30分）：腹痛，嘔吐，発汗，頻脈，顔面紅潮
　　小腸の壁が急速に進展 → 消化管ホルモンの過剰分泌
　　小腸内の浸透圧上昇 → 小腸内へ水分移動 → 循環血液量が減少
　後期ダンピング（食後2～3時間）：冷汗，空腹感，手指のふるえ
　　一過性の高血糖 → インスリン過剰分泌 → 低血糖症状

鉄欠乏性貧血（術後1～2年）
　胃酸の欠如 → 鉄の吸収不全 → 鉄欠乏性貧血

巨赤芽球性貧血（胃全摘の術後3～5年）
　内因子の欠乏 → ビタミンB₁₂の吸収不全 → 巨赤芽球性貧血

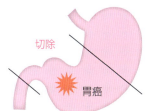

胃癌は前庭部に好発するので，幽門側の2/3を切除することが多いのね！

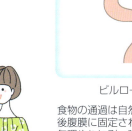

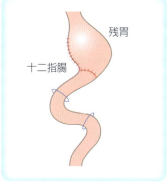

ビルロートⅠ法
食物の通過は自然なかたちであるが，後腹膜に固定されている十二指腸を無理やりに引っ張って吻合しているので縫合不全を起こしやすい

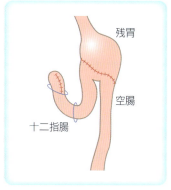

ビルロートⅡ法
自由に動く空腸と吻合しているので縫合不全は起こりにくいが，盲端に胆汁がうっ滞する可能性（輸入脚症候群）がある

図3-10　幽門側胃切除術の再建法

（加藤卓次：看護のための臨床病態学，南山堂より改変）

閉して食物が少しずつ小腸に送られるのに反して，胃切除後は大量の食物が急速に小腸に送られるために引き起こされる．

食後 20 ～ 30 分で生じる早期ダンピング症候群は，消化管ホルモンの過剰分泌や浸透圧上昇による水分移動に伴う血管内脱水などが原因となる．腹痛，嘔吐，発汗，頻脈，顔面紅潮などを呈する．食後 2 ～ 3 時間で生じる後期ダンピング症候群は，急速な血糖上昇に対するインスリンの過剰分泌により低血糖症状をきたした状態である．冷汗，空腹感，手指のふるえなどを呈する．いずれのダンピング症候群も 1 回の食事量を減らして 1 日の食事回数を増やすことが対策となる．

手術後 1 ～ 2 年には胃酸分泌低下による鉄の吸収不全に伴う鉄欠乏性貧血を起こす．胃全摘では 3 ～ 5 年後から内因子欠乏によるビタミン B_{12} の吸収不全に伴う巨赤芽球性貧血を呈する．治療は鉄剤やビタミン B_{12} の投与である．

大腸疾患

7 潰瘍性大腸炎

どんな疾患？

再燃と寛解を繰り返す原因不明の難治性の慢性炎症性腸疾患であり，指定難病に指定されている．

疫学と分類

若年成人に好発する．炎症の場は主に大腸粘膜（粘膜層，粘膜下層）であり，びらん，潰瘍を形成する．病変は直腸から連続して口側に広がっていく．病変の広がりから，直腸炎型，左側大腸炎型，全大腸炎型に分類される．

症状

滲出性下痢，粘血便，腹痛を繰り返す．重症例では発熱や貧血症状を呈する．中毒性巨大結腸症，腸管穿孔，大量出血などを認めることもある．全大腸炎型が 10 年以上経過した症例では大腸癌の合併が多いので注意を要する．

検査

滲出性，下部消化管の造影検査や内視鏡検査で，直腸からびまん性に連続するびらんや潰瘍などの所見を認める．ハウストラの消失（鉛管像）や偽ポリポーシスも特徴的な所見である．組織検査では陰窩膿瘍を認める．

治療

薬物療法としてアミノサリチル酸製剤（サラゾスルファピリジン，メサラジン）の投与を行い，必要に応じて副腎皮質ステロイド薬の投与も考慮する．難治例では免疫抑制薬や炎症を起こすサイトカインを抑制する抗 TNF-α 製剤（インフリキシマブ）を投与する．心身の安静を保ち，高蛋白で低脂肪・低残渣食にすることも大切である．重症例では，絶食のうえ高カロリー輸液を行う．中毒性巨大結腸症や腸管穿孔例などでは手術療法が適応となる．

8 クローン病

どんな疾患？

潰瘍性大腸炎と同様に，再燃と寛解を繰り返す原因不明の難治性の慢性炎症性腸疾患であり，指定難病に指定されている．潰瘍性大腸炎との相違点を整理することが大切である（表 3-5）．

疫学

若年成人に好発する．炎症は消化管壁の全層に及ぶため，粘膜のびらん，潰瘍のみならず重症例では腸管の狭窄やろう孔もきたしやすい．消化管のすべての部位に起こり得るが，好発部位は回腸部である．病変は非連続性であるため，飛び石病変と呼ばれる．

症状

腹痛，下痢，発熱を繰り返す．難治性痔ろうや肛門周囲膿瘍を伴うことがある．

検査

下部消化管の造影検査や内視鏡検査で，非連続性の縦走潰瘍や敷石像が特徴的な所見である．組織所見では非乾酪性類上皮性肉芽腫を認める．

治療

潰瘍性大腸炎より厳密な食事制限が必要である．栄養療法として，成分栄養剤（蛋白質がアミノ酸に分解されていて，低脂肪・低残渣）の経腸栄養療法を行う．重症例は絶食で中心静脈栄養療

Chapter 3　消化管

表 3-5　潰瘍性大腸炎とクローン病

	潰瘍性大腸炎	クローン病
概　念	ともに若年成人に好発する原因不明の慢性炎症性腸疾患である 再燃と寛解を繰り返す難治性で指定難病である	
好発部位	直腸〜全大腸　直腸から始まる連続病変	全消化管（回腸末端部）　非連続性の病変
組織所見	粘膜層の炎症　陰窩膿瘍	全層性の炎症　非乾酪性類上皮性肉芽腫
症　状	下痢, 粘血便, 腹痛	腹痛, 下痢, 発熱
大腸造影・内視鏡所見	多発性潰瘍, 鉛管像, 偽ポリポーシス	縦走潰瘍, 敷石像, 腸管狭窄, ろう孔
合併症	大腸癌, 中毒性巨大結腸症	難治性痔ろう, 肛門周囲膿瘍
栄養療法	低脂肪・低残渣食, 高蛋白食（クローン病のほうが厳密に制限）	
薬物療法	アミノサリチル酸製剤（サラゾスルファピリジン, メサラジン） 副腎皮質ステロイド薬, 抗TNFα抗体製剤（インフリキシマブ）	

法を行う. 症状が軽快すれば, 高蛋白で低脂肪・低残渣食の経口摂取を開始する. 薬物療法として重症度に応じてアミノサリチル酸製剤（サラゾスルファピリジン, メサラジン）, 副腎皮質ステロイド薬, 免疫抑制薬の投与を行う. 最近では抗TNF-α製剤（インフリキシマブ）も多用されている. 腸管の狭窄例などでは手術療法が適応となる.

9　大腸ポリープ

どんな疾患?

大腸粘膜が内腔に突出した隆起性病変を大腸ポリープと総称する.

疫学と分類

組織的に腺腫性ポリープ, 過形成性ポリープ, 炎症性ポリープ, 過誤腫性ポリープに分類される. 腺腫性ポリープが一番多く, 癌化する可能性がある. 好発部位は直腸, S状結腸である.

症　状

無症状であり, 健診で発見されることが多い.

検　査

下部消化管造影検査や下部内視鏡検査で隆起病変を認め, 内視鏡検査の生検にて大腸癌との鑑別を行う.

治　療

直径6mm以上のポリープは癌化の可能性があるため, 内視鏡的切除術（ポリペクトミー）を行う.

補　足

消化管ポリポーシス：消化管に100個以上のポリープができる疾患群の総称である. 遺伝性の家族性大腸腺腫症はほぼ全例が癌化するため, 20代に全大腸切除を行う.

10　大腸癌

どんな疾患?

大腸に発生する上皮性悪性腫瘍である.

疫　学

50歳以上に多い. 高脂肪食や低繊維食などが危険因子であるため, 食生活の欧米化に伴って近年は増加傾向にある. 大腸ポリポーシスや潰瘍性大腸炎から発生することもある.

好発部位は直腸とS字状結腸で, 組織型はほとんどが腺癌である. 家族性大腸腺腫症や潰瘍性大腸炎から発生することもある. 胃癌と同じで, 癌細胞の浸潤が粘膜下層までにとどまるものを早期大腸癌と呼び, リンパ節転移の有無を問わない.

症　状

早期は無症状であり, 大腸癌検診の便潜血反応（連続2日間のチェック）で発見されることが多い. 進行すると, 血便, 便柱の狭小化, 腹痛などをきたす. 上行結腸では便が水分を多く含んだ泥状であるため, 癌があっても症状が出現しにくい. 横行結腸, 下行結腸と進むにつれて水分が吸収されて便が固形になるため, 癌があると通過障害などの症状が出やすくなる. 転移は肝臓や肺への血行性転移が多い.

89

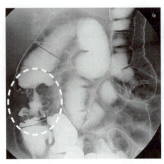
上行結腸の進行大腸癌

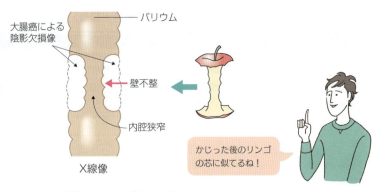
図3-11 大腸癌のアップルコアサイン
(加藤卓次：看護のための臨床病態学, 南山堂より改変)

検査
下部消化管造影検査で観察される大腸癌による全周性の狭窄を，リンゴの芯様像（アップルコアサイン）と呼ぶ（図3-11）．下部内視鏡検査の生検にて癌細胞を証明することで確定診断を下す．腫瘍マーカーとして血清CEA濃度が治療効果の判定などに有用な場合がある．

治療
リンパ節転移のない早期大腸癌は内視鏡によるポリープ切除術，粘膜切除術（EMR），粘膜下層切開剥離術（ESD）の適応であり，予後は良好である．進行癌では手術療法（病変部を含んだ大腸切除術と所属リンパ節郭清）が適応となる．胃癌と同様に，腹腔鏡下手術が一般的となり，ロボット手術も行われるようになった．手術後の補助療法や手術不能例に対して化学療法を行う．

11 虫垂炎

どんな疾患？
虫垂の細菌感染による炎症性疾患である．穿孔すると腹膜炎を起こす．俗称で「盲腸」と呼ばれるのは虫垂炎のことである．

疫学
幼児から高齢者までみられるが，比較的若年者に多い．

症状
典型的には悪心・嘔吐を伴う心窩部～臍周囲痛が，しだいに右下腹部に限局した痛みとなる．

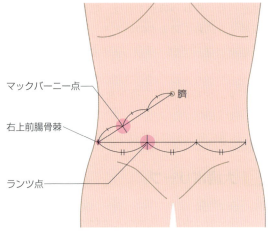
図3-12 虫垂炎の圧痛点

マックバーニー点やランツ点に圧痛を認める（図3-12）．発熱することもある．腹膜炎を起こせば，筋性防御（腹壁の著明な緊張）やブルンベルグ徴候（腹部を圧迫して離したときに痛む）などの腹膜刺激症状を認める．

検査
血液検査で白血球数増加などの炎症所見を認める．腹部超音波検査にて虫垂の腫脹を確認できれば，虫垂炎を強く疑う．

治療
軽症例は抗菌薬にて経過観察するが，再発や難治例では腹腔鏡下に虫垂切除術を行う．

12 痔核，肛門周囲膿瘍，痔瘻

どんな疾患？
痔核は直腸静脈の静脈瘤，痔瘻は肛門周囲膿瘍の排膿後に瘻孔が形成されたものである．

原因と分類
痔核は直腸静脈のうっ血が原因となるため，便秘，長時間の坐位，刺激性食物の摂取，妊娠・分娩などが発症リスクとなる．内痔核と外痔核があり，内痔核は動脈が通っている3時・7時・11時の位置に好発する．痔瘻はクローン病に併発することがある．

症状
内痔核は排便時の出血，外痔核は疼痛が特徴的である．肛門周囲膿瘍は発熱や疼痛があり，痔瘻を形成すると排膿を認める．

検査
肉眼や肛門鏡で病変部を確認する．

治療
痔核は進行度に応じて生活指導（便秘予防，刺激物やアルコールの摂取を制限），坐剤，軟膏，硬化療法，結紮療法，切除術などを行う．肛門周囲膿瘍は切開排膿を行い，痔瘻は切開術など外科的に対応する．

13 イレウス（腸閉塞）

どんな疾患？
腸管内容物の通過が障害された病態がイレウス（腸閉塞）である．

疫学と分類
物理的に腸管が閉塞されて起こる機械的イレウスと，腸管の蠕動運動の異常により起こる機能的イレウスに大別される．機械的イレウスが約90％を占め，血行障害を伴わない閉塞性（単純性）イレウスと血行障害を伴う絞扼性（複雑性）イレウスに分けられる．機能的イレウスは蠕動運動の低下による麻痺性イレウスと腸管の痙攣による痙攣性イレウスに分けられる（図3-13）．

閉塞性イレウスは術後の腸管癒着や大腸癌などが，絞扼性イレウスは腸軸捻転やヘルニア嵌頓などが原因となる．麻痺性イレウスは腹膜炎，薬剤性（モルヒネ，ビンクリスチンなど），神経障害（脊髄損傷）で発症する．

症状
腹痛，悪心・嘔吐，腹部膨満，排ガスと排便の停止などを認め，閉塞部位が肛門に近いほど腹部膨満は著明である．重症化すると脱水（腸管から血管内への水分吸収が障害されるため）や敗血症

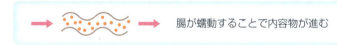
腸が蠕動することで内容物が進む

機械的イレウス：内容物の通過が物理的に障害される（腸雑音亢進，金属音）

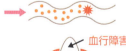
閉塞性イレウス（単純性イレウス）
術後癒着，大腸癌など

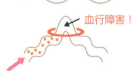
血行障害！
絞扼性イレウス（複雑性イレウス） 血行障害あり → 緊急手術
腸軸捻転，ヘルニア嵌頓など

機能的イレウス：腸管の蠕動運動の障害（腸雑音減弱）

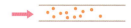
麻痺性イレウス
腹膜炎，薬剤性，神経障害など

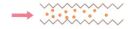
痙攣性イレウス
鉛中毒など

図3-13 イレウスの分類

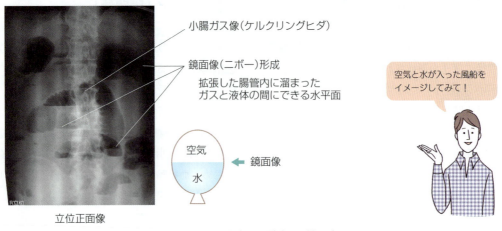

図3-14 イレウスの腹部X線写真

の併発によりショックをきたすこともある．

腹部の聴診では，機械的イレウスでは腸管が内容物を運ぼうと過剰に蠕動するため腸雑音が亢進（金属音）する．麻痺性イレウスでは蠕動が低下しているので腸雑音は減弱する．

検査

腹部X線検査（立位）では，多数の腸管ガス像を認め，拡張した腸管内で内容物の液体と上方に溜まったガスが鏡面像（ニボー）をつくり出す(**図3-14**)．

治療

絞扼性イレウスは血行障害により腸管壊死を起こすので，緊急手術の対象となる．そのほかのイレウスでは，絶飲食として輸液療法を行い，必要に応じてイレウスチューブを挿入して腸管内の減圧を図る．敗血症の予防に抗菌薬を投与する．

補足

鼠径ヘルニア：ヘルニアとは体腔の壁側の膜（腹膜など）の裂け目から，臓器（腸管など）の一部が臓側の膜に包まれた状態で逸脱することである．鼠径ヘルニアは鼠径部の筋膜の間から腸や腹膜の一部が皮下に脱出している．通常は鼠径部の膨隆部を体外から押し込めば脱出した臓器は腹腔内に戻るが，戻らなくなった状態を嵌頓と呼び，絞扼性イレウスの原因となる．

ここで解説した主な疾病については，巻末の要点MEMO（p.262）で，もう一度整理をしておきましょう！

過去問題 & オリジナル問題 厳選 41 問！

消化管編

Q1 第111回（2022年）

食物の嚥下において喉頭蓋が喉頭口を閉鎖する時期はどれか．
1. 先行期
2. 準備期
3. 口腔期
4. 咽頭期
5. 食道期

解説 口腔で咀嚼した後に嚥下した食塊が咽頭に達したとき（咽頭期）に，喉頭は挙上して喉頭蓋が閉じ，食塊が気管へ侵入することを防いでいる．高齢者では喉頭蓋の動きが低下するため誤嚥の原因となる． **正解 4**

Q2 第104回（2015年）

成人の鼻孔から噴門までの長さで適切なのはどれか．
1. 5〜15cm
2. 25〜35cm
3. 45〜55cm
4. 65〜75cm

解説 患者の身長にもよるが，鼻孔から噴門までの長さはおよそ50cmである．胃チューブを経鼻的に挿入するときに必要な知識である． **正解 3**

Q3 第103回（2014年）

食道について正しいのはどれか．
1. 厚く強い外膜で覆われる
2. 粘膜は重層扁平上皮である
3. 胸部では心臓の腹側を通る
4. 成人では全長約50cmである

解説 1，2：食道壁は内側から，粘膜（重層扁平上皮），粘膜下層，筋層，外膜で構成される．胃のような漿膜を持たず，結合組織のみの薄い外膜しか存在しないため，食道癌は周囲に浸潤しやすい．3：食道は気管と心臓の背側を下行している．4：食道の長さは身長によって異なるが約25cmである． **正解 2**

Q4 第108回（2019年）

胃底腺の主細胞の分泌物に由来する蛋白分解酵素はどれか．
1. アミラーゼ
2. キモトリプシン
3. トリプシン
4. ペプシン
5. リパーゼ

解説 1：アミラーゼは唾液と膵液に含まるでんぷんの分解酵素である．2，3：キモトリプシンとトリプシンは膵液に含まれる蛋白質の不分解酵素である．4：胃底腺の主細胞から分泌されるペプシノゲンが，胃酸の作用でペプシンとなり，蛋白質の分解酵素として働く．5：リパーゼは膵液に含まれる脂質の分解酵素である． **正解 4**

Q5 第103回（2014年）

正常な胃液のpHはどれか．
1. pH 1〜2
2. pH 4〜5
3. pH 7〜8
4. pH 10〜11

解説 胃酸は非常に強い酸性である．食物に混入した細菌の殺菌や，主細胞から分泌されたペプシノゲンをペプシンに変換する作用がある． **正解 1**

Q6 第105回（2016年）

胃酸の分泌を抑制するのはどれか．
1. アセチルコリン
2. ガストリン
3. セクレチン
4. ヒスタミン

解説 十二指腸のS細胞から分泌されるセクレチンはガストリンの分泌を抑制して胃酸の分泌を抑える． **正解 3**

Q7 第102回（2013年）

小腸からそのまま吸収されるのはどれか．2つ選べ．
1. グルコース
2. スクロース
3. マルトース
4. ラクトース
5. フルクトース

解説 小腸でそのまま吸収される糖質は単糖類（グルコース，フルクトース，ガラクトース）だけである．スクロース，マルトース，ラクトースは二糖類であり，消化酵素により単糖類に分解されてから吸収される． **正解 1，5**

Q8 第109回（2020年）

大腸で吸収されるのはどれか．
1. 脂　質
2. 水　分
3. 糖　質
4. 蛋白質

93

解説▶ 大腸では小腸のように栄養素の消化や吸収は行われない．水分を吸収して固型の糞便として排泄する機能を有する．

正解　2

Q9 第97回（2008年）

空腹時の腹痛を特徴とする疾患はどれか．
1. 虫垂炎
2. 胆石症
3. イレウス
4. 十二指腸潰瘍

解説▶ 空腹時の上腹部痛は十二指腸潰瘍の典型的な症状である．

正解　4

Q10 第97回（2008年）

胃潰瘍の患者にみられる少量の吐血の特徴はどれか．
1. 泡沫状
2. アルカリ性
3. アンモニア臭
4. コーヒー残渣様

解説▶ 吐血では混入した胃酸の影響で赤血球のヘモグロビンが変性するため，黒褐色（コーヒー残渣様）を呈する．胃酸を含むために酸性である．これに反して，気道からの喀血は鮮紅色であり，空気を含むために泡沫状となる．

正解　4

Q11 第112回（2023年）

下血がみられる疾患はどれか．
1. 肝嚢胞
2. 大腸癌
3. 子宮体癌
4. 腎細胞癌

解説▶ 下血とは大腸癌などで消化管内に出血した血液が肛門から排泄されることである．なお，この問題とほぼ同一の内容が第106回に出題されている．

正解　2

Q12 第108回（2019年）

鮮紅色の下血がみられたときの出血部位で正しいのはどれか．
1. 胃
2. 食　道
3. 直　腸
4. 十二指腸

解説▶ 鮮紅色の下血を認めるのは，出血部位が肛門に近い場合である．上部消化管からの出血は黒色便（タール便）となる．

正解　3

Q13 第111回（2022年）

大腸の狭窄による便秘はどれか．
1. 器質性便秘
2. 痙攣型便秘
3. 弛緩型便秘
4. 直腸性便秘

解説▶ 大腸癌や腸閉塞に伴う腸管の狭窄による便秘を器質性便秘と呼ぶ．

正解　1

Q14 第112回（2023年）

便の性状と原因の組み合わせで正しいのはどれか．
1. 灰白色便―――――クローン病
2. 鮮紅色便―――――鉄剤の内服
3. タール便―――――上部消化管出血
4. 米のとぎ汁様便―急性膵炎

解説▶ 1：灰白色便は胆道閉鎖症などでみられる．クローン病では滲出性下痢（水溶性下痢）を呈する．2：鮮紅色便は肛門に近い部位からの出血（直腸癌，痔核など）が原因となる．鉄剤の内服時は鉄が酸化されるため黒色便となる．3：上部消化管からの出血（胃潰瘍など）ではタール便となる．4：米のとぎ汁様便はコレラで特徴的である．急性膵炎では脂肪便となる．

正解　3

Q15 第108回（2019年）

Ａさん（80歳，男性）は，空腹時の胃の痛みが2週間続くため受診し，1週後に胃内視鏡検査を受けることになった．
検査を受けるＡさんへの看護で適切なのはどれか．
1. 検査前日の夜に下剤を服用することを伝える
2. 検査前に前立腺肥大症の既往の有無を確認する
3. 検査中は仰臥位の姿勢を保持する
4. 検査後はすぐに食事ができることを説明する

解説▶ 1：上部消化管内視鏡検査の前処置に下剤は不要である．2：抗コリン薬を使用するため，心疾患，緑内障，前立腺肥大症の有無を確認する必要がある．3：検査は左側臥位で行う．4：検査後は咽頭部の麻酔が切れるまで絶飲食である．

正解　2

Q16 第107回（2018年）

上部消化管内視鏡検査について適切なのはどれか．
1. 2時間前から絶飲食とする
2. 前投薬には筋弛緩薬を用いる
3. 体位は左側臥位とする
4. 終了直後から飲食は可能である

解説▶ 1：前日の夜より絶飲食とする．2：筋弛緩薬を投与することはないが，患者の希望で鎮静剤を投与することはある．3：左側臥位で行う．4：検査後は咽頭部の麻酔が切れるまで絶飲食である．

正解　3

Chapter 3 消化管

Q17 第102回（2013年）

大腸内視鏡検査について正しいのはどれか．2つ選べ．
1. 検査前日の朝から絶食とする
2. 腸管洗浄液は6時間かけて内服する
3. 迷走神経反射によって血圧が低下する可能性がある
4. 検査後に嚥下障害を生じる可能性がある
5. 検査後に下血の有無を観察する

解説 1：検査前日の21時以降は絶食とする．2：検査当日に腸管洗浄液を2時間程度かけて服用する．3：検査に伴う疼痛により迷走神経反射が生じる可能性はある．4：内視鏡を肛門から挿入するため嚥下機能への影響はない．5：内視鏡により腸管粘膜の損傷や生検による出血の可能性があるため下血の有無の確認は必要である． **正解 3，5**

Q18 第109回（2020年）

胃食道逆流症で正しいのはどれか．2つ選べ．
1. 青年期に多い
2. 高脂肪食の摂取を勧める
3. 食後は左側臥位で休息する
4. 下部食道括約筋の弛緩が関与する
5. H₂受容体拮抗薬によって自覚症状が緩和する

解説 1：加齢に伴う下部食道括約筋の機能低下が原因となるため高齢者に多い．2：胃酸分泌を刺激する高脂肪食は避けるべきである．3：食後は胃液の逆流を防ぐために坐位が望ましい．4：主要な発症要因である．5：プロトンポンプ阻害薬やH₂受容体拮抗薬が治療の第一選択薬である． **正解 4，5**

Q19 第106回（2017年）

胃食道逆流症について正しいのはどれか．2つ選べ．
1. 食道の扁平上皮化生を起こす
2. 上部食道括約筋の弛緩によって生じる
3. 食道炎の程度と症状の強さが一致する
4. プロトンポンプ阻害薬が第一選択の治療法である
5. バレット上皮は腺癌の発生リスクが高い

解説 1：胃酸による粘膜障害により，下部食道の粘膜が重層扁平上皮から円柱上皮に置き換わることがある．これをバレット上皮と呼ぶ．2：下部食道括約筋（LES）の弛緩が胃液の逆流を引き起こす．3：食道炎の程度（内視鏡的な重症度）と症状の強さは必ずしも相関しない．4：強力な制酸作用のあるプロトンポンプ阻害薬が有用である．5：バレット上皮は食道腺癌の発生母地となる． **正解 4，5**

Q20 第112回（2023年）

胃から食道への逆流を防ぐために，成人が食後30分から1時間程度とるとよい体位はどれか．
1. 坐位
2. 仰臥位
3. 右側臥位
4. 半側臥位

解説 食道と胃の位置関係を考えればよい．坐位を保てば，下方にある胃の内容物が上方の食道内へ重力に逆らって昇り上がることは難しいはずである．なお，この問題とほぼ同一の内容が第108回に出題されている． **正解 1**

Q21 第101回（2012年）

食道静脈瘤破裂をきたしたとき，一時的な止血に使用するのはどれか．
1. 胃管
2. 腹腔内ドレーン
3. スワン・ガンツカテーテル
4. S-B（セングスターケン・ブレイクモア）チューブ

解説 食道静脈瘤が破裂した場合はセングスターケン・ブレイクモアチューブによる圧迫止血を試みる． **正解 4**

Q22 第108回（2019年）改題

Ａさん（52歳，男性）は，5年前にＣ型肝炎，肝硬変と診断されたが，3年前から医療機関への受診を中断している．夕食の2時間後に約1,100mLの吐血があり，緊急入院となった．Ａさんの状態として最も考えられるのはどれか．
1. 急性アルコール中毒
2. 食道静脈瘤破裂
3. 迷走神経反射
4. 低血糖発作

解説 肝硬変の患者が大量吐血しているので食道静脈瘤が破裂した可能性が高い．胃潰瘍や胃癌などからの吐血も否定はできないが，1．3．4．の病態で大量吐血することはない． **正解 2**

Q23 第109回（2020年）

食道癌で正しいのはどれか．2つ選べ．
1. 女性に多い
2. 日本では腺癌が多い
3. 放射線感受性は低い
4. 飲酒は危険因子である
5. 胸部中部食道に好発する

解説 1：60歳以上の男性に好発する．2：組織型は9割が扁平上皮癌である．3：放射線感受性は高いため，手術後の追加治療として放射線治療を行うことも多い．4：喫煙や飲酒は食道癌の危険因子である．5：胸部中部食道が好発部位である．なお，この問題とほぼ同一の内容が第104回に出題されている． **正解 4，5**

Q24 第103回 追加試験（2014年）

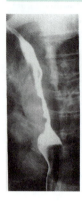

上部消化管造影写真を示す。
Aさん（54歳，男性）は，数ヵ月前から食べ物がつかえる感じがあったがそのままにしていた．1ヵ月前から粥とスープ類しか食べられなくなったため来院した．飲酒は日本酒2合/日，喫煙は30本/日を34年間続けている．Aさんに嚥下困難のほかに認められる症状で可能性が高いのはどれか．2つ選べ．
1. 嗄声
2. 徐脈
3. 腹部膨満
4. 体重減少
5. チアノーゼ

解説 上部消化管造影写真は食道の辺縁不整の狭窄像がみられ，嚥下困難などの症状や喫煙歴から食道癌が疑われる．食道癌による悪液質と摂食困難により体重が減少すると考えられる．また，食道癌による反回神経麻痺により嗄声が生じる可能性がある．

正解　1，4

Q25 第113回（2024年）

インドメタシン内服薬の禁忌はどれか．
1. 痛風
2. 咽頭炎
3. 消化性潰瘍
4. 関節リウマチ

解説 インドメタシンは非ステロイド系消炎鎮痛薬であり，消化性潰瘍（胃潰瘍，十二指腸潰瘍）の発症および増悪因子である．したがって，消化性潰瘍の患者にインドメタシン内服薬を投与することは禁忌である．ほぼ同一の問題が第107回にも出題されている．

正解　3

Q26 オリジナル問題

胃癌で正しいのはどれか．2つ選べ．
1. 若年者に多い
2. A型慢性胃炎が発生母地となる
3. 前庭部に好発する
4. 組織型は腺癌がほとんどである
5. リンパ節転移のないものを早期胃癌と呼ぶ

解説 1：胃癌は50歳以上の男性に多い．2：ヘリコバクター・ピロリ菌の感染によるB型慢性胃炎が発生母地となる．3：前庭部が好発部位である．4：組織型はほとんどが腺癌である．5：癌細胞の浸潤が粘膜下層までのものを早期胃癌と呼び，リンパ節転移の有無は問わない．

正解　3，4

Q27 第109回（2020年）

胃がんのウィルヒョウ転移が生じる部位はどれか．
1. 腋窩
2. 鼠径部
3. 右季肋部
4. 左鎖骨上窩

解説 ウィルヒョウ転移は胃癌がリンパ行性に左鎖骨上窩リンパ節に転移したものである．なお，ダグラス窩に腹膜播種したものをシュニッツラー転移，卵巣に転移したものをクルーケンベルグ腫瘍と呼ぶ．

正解　4

Q28 第112回（2023年）

胃切除術後のダンピング症候群を予防するための食事指導で適切なのはどれか．
1. 15分以内に食べる
2. 糖質の多い食事を摂る
3. 1回の摂取量を少なくする
4. 1日の食事回数を少なくする

解説 ダンピング症候群は胃切除後に大量の食物が急速に小腸に送られるために引き起こされる．したがって，1回の食事量を減らして食事の回数を増やすことが予防になる．

正解　3

Q29 オリジナル問題

後期ダンピング症候群の症状はどれか．
1. 腹痛
2. 発熱
3. 顔面紅潮
4. 手指のふるえ

解説 後期ダンピング症候群は，胃切除により食物が一度に小腸に送られるため急速に血糖が上昇し，それに対してインスリンが過剰分泌されて低血糖症状をきたした病態である．食後2～3時間後に冷汗，空腹感，手指のふるえなどを訴える．

正解　4

Q30 第107回（2018年）

潰瘍性大腸炎によって生じるのはどれか．
1. 滲出性下痢
2. 分泌性下痢
3. 脂肪性下痢
4. 浸透圧性下痢

解説 潰瘍性大腸炎では腸管の炎症による滲出液のために便の水分量が増えて下痢となるため滲出性下痢である．出血を伴えば血性の下痢となる．

正解　1

Chapter 3 消化管

Q31 第106回（2017年）

潰瘍性大腸炎の特徴で正しいのはどれか．2つ選べ．
1. 遺伝性である
2. 直腸に好発する
3. 縦走潰瘍が特徴である
4. 大腸癌の危険因子である
5. 大量の水様性下痢が特徴である

解説 1：潰瘍性大腸炎の原因は不明であるが，明確な遺伝性は証明されていない．2：潰瘍性大腸炎の病変は直腸から連続性に口側へ広がっていく．3：縦走潰瘍が特徴的なのはクローン病である．4：全大腸炎型の長期経過例は大腸癌の合併が多い．5：腹痛，下痢，粘血便（滲出性下痢）などが典型的な症状である．大量の水分を含んだ水様性下痢を呈することは少ない． **正解 2，4**

Q32 第108回（2019年）

クローン病の患者の食事指導で適切なのはどれか．
1.「食物繊維を多く含む食事にしましょう」
2.「蛋白質の多い食事にしましょう」
3.「脂肪分の多い食事にしましょう」
4.「炭水化物を控えましょう」

解説 クローン病の栄養療法は腸管に負荷をかけないために，低脂肪・低残渣食が原則である．カロリーを摂取するために蛋白質や炭水化物は積極的に摂取させる． **正解 2**

Q33 第103回（2014年）

潰瘍性大腸炎と比べたクローン病の特徴について正しいのはどれか．2つ選べ．
1. 悪性化の頻度は低い
2. 瘻孔を併発しやすい
3. 初発症状は粘血便である
4. 炎症は大腸に限局している
5. 好発年齢は50歳以上である

解説 1：クローン病は潰瘍性大腸炎と異なり大腸癌の危険因子ではない．2：全層性の炎症であり，瘻孔を併発しやすい．3：初発症状としては下痢や腹痛が多い．4：全消化管に非連続性の病変を呈する．5：若年成人に好発する． **正解 1，2**

Q34 第97回（2008年）改題

大腸癌で正しいのはどれか．2つ選べ．
1. 男性の悪性新生物の部位別死亡数で第1位である
2. 直腸とS状結腸が好発部位である
3. 食物繊維摂取量を減らすことが予防に有効である
4. 便潜血反応2日法を一次スクリーニングに用いる
5. 内視鏡手術の適応にはならない

解説 1：2020年の悪性新生物の部位別による死亡数では，男性は肺，胃，大腸，膵，肝の順番である．2：好発部位は直腸とS状結腸で，組織型はほとんど腺癌である．3：低繊維食は大腸癌の発症要因の一つである．4：便潜血反応2日法にて，早期大腸癌の約30％の症例が，進行大腸癌でも約80％の症例が陽性になるとされている．5：リンパ節転移を伴わない早期大腸癌は内視鏡手術の適応となる． **正解 2，4**

Q35 オリジナル問題

大腸癌の下部消化管造影検査でみられるのはどれか．
1. ハウストラの消失（鉛管像）
2. 偽ポリポーシス
3. 敷石像
4. リンゴの芯様像

解説 ハウストラの消失や偽ポリポーシスは潰瘍性大腸炎で，敷石像はクローン病で観察される． **正解 4**

Q36 第112回（2023年）

腹部前面を図に示す．マックバーニー点はどれか．

1. ①
2. ②
3. ③
4. ④
5. ⑤

解説 虫垂炎で圧痛があるマックバーニー点は，臍と右上前腸骨棘を結んだ線の外側3分の2の部位である． **正解 3**

Q37 第103回 追加試験（2014年）

急性虫垂炎でみられるのはどれか．
1. ケルニッヒ徴候
2. ロンベルグ徴候
3. ブルンベルグ徴候
4. ブルジンスキー徴候
5. クールボアジェ徴候

解説 急性虫垂炎から腹膜炎を併発した場合は，腹部を圧迫した手を離したときに痛みが増強する．これをブルンベルグ徴候と呼ぶ． **正解 3**

Q38 第110回（2021年）

腸閉塞について正しいのはどれか．
1. 仰臥位の腹部X線写真で鏡面像を認める
2. 経口による水分摂取は少量にする
3. イレウス管を小腸に留置する
4. 抗菌薬の投与は禁忌である

解説 1：腸閉塞で鏡面像を認めるのは立位の腹部X線写真である．2：腸閉塞では絶飲食が原則であり，脱水の予防には点滴（補液）を行う．3：イレウス管を挿入して閉塞部位の口側に留置し，腸管内の減圧を図る．閉塞部位によるが，小腸に留置することが多いので，3を正解とした．4：敗血症の予防に抗菌薬を投与する． **正解 3**

Q39 第101回（2012年）

イレウスと原因の組合せで正しいのはどれか．
1. 絞扼性イレウス ——— 粘液水腫
2. 単純性イレウス ——— 腸捻転症
3. 麻痺性イレウス ——— 脊髄損傷
4. 痙攣性イレウス ——— モルヒネの内服

解説 1：絞扼性イレウスは腸軸捻転やヘルニア嵌頓などが原因となる．2：単純性（閉塞性）イレウスは術後の腸管癒着や大腸癌などが原因となる．3：麻痺性イレウスは腹膜炎，薬剤（モルヒネ，ビンクリスチンなど），神経障害（脊髄損傷）などが原因となる．4：痙攣性イレウスは鉛中毒などが原因となる． **正解 3**

Q40 第103回 追加試験（2014年）

単純性イレウスで正しいのはどれか．
1. 腸管の血行障害を伴う
2. 治療は手術が第一選択である
3. 最も多い原因は小腸腫瘍である
4. 腹部聴診で腸蠕動音はほとんど聴取されない
5. 閉塞部位より口側の腸管内にガスの貯留を認める

解説 1：血行障害を伴うものは複雑性（絞扼性）イレウスである．2：絶飲食，輸液，減圧療法などの内科的治療が優先される．緊急手術が必要なのは複雑性イレウスである．3：過去の開腹手術による腸管癒着が原因であることが多い．4：腸雑音は亢進している（金属音）．腸雑音が消失するのは麻痺性イレウスである．5：閉塞部位で腸管ガスの肛門側への移動がストップするため，閉塞部位より口側にガスが貯留する． **正解 5**

Q41 第103回（2014年）

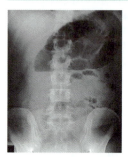

立位の腹部X線写真を示す．この状態で出現している所見はどれか．
1. 体液波動
2. 皮膚線条
3. 腹部膨満
4. 皮下静脈の怒張

解説 X線写真にて腸管ガスと鏡面像（ニボー像）を認め，イレウスの症例であることがわかる．腹痛，嘔吐，腹部膨満などが出現していると考えられる．体液波動は腹水貯留で，皮膚線条はクッシング症候群などで，皮下静脈の怒張は門脈圧亢進症にて認められる． **正解 3**

Chapter 4

肝臓／胆嚢／膵臓

① 解剖生理のまとめ

1 肝臓の構造と機能

　肝臓は右上腹部に位置する人体で最大の実質臓器であり，重量は1.2～1.5kgある．解剖学的には肝鎌状間膜により右葉と左葉に分けるが，臨床的には血管や胆管の走行をもとにカントリー線（胆嚢底と下大静脈を結ぶ線）により右葉と左葉に分ける（**図4-1**）．肝臓には門脈と肝動脈から大量の血液が流入する．門脈は消化管から吸収された栄養分を肝臓に運んでおり，肝血流の約70%を占める．肝動脈は腹部大動脈から動脈血を肝臓に運んで酸素を供給している．

　顕微鏡で観察すると，肝臓は約100万個の肝小葉という基本単位からなっている（**図4-2**）．肝小葉には肝細胞が放射状に整列（肝細胞索）しており，周囲の門脈域（グリソン鞘）から流入した門脈血と動脈血は肝細胞索のすきま（類洞）を通って，肝細胞との間で物質交換を行いながら中心静脈に至る．各々の肝小葉の中心静脈から流れ出た静脈血は合流し，肝静脈を経由して下大静脈に注ぐ．肝硬変などで肝臓内の門脈の流れが障害されて門脈圧が上昇した病態が門脈圧亢進症である．

　肝臓の主な機能は，栄養素（糖，蛋白質，脂質）やホルモンの代謝，薬物の解毒，胆汁の生成と排泄などである（**表4-1**）．糖代謝としては，食後に消化管で吸収されたグルコース（ブドウ糖）が門脈に乗って肝臓に運ばれ，肝細胞でグリコーゲンに合成されて貯蔵される．空腹時にはグリコーゲンの分解や糖新生（アミノ酸などからグルコースを産生）により，グルコースが肝臓から血中に放出されてエネルギー源となる．

　一般に，グルコースのような低分子成分から，グリコーゲンのような生体に必要な成分を合成す

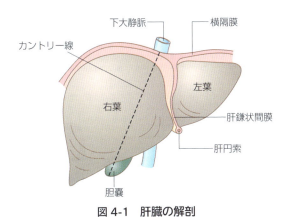

図4-1　肝臓の解剖
（加藤眞三：看護のための臨床病態学，南山堂より改変）

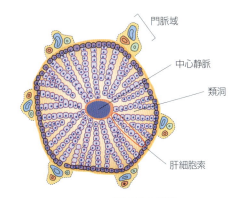

図4-2　肝小葉の構造
（加藤眞三：看護のための臨床病態学，南山堂より改変）

表 4-1 肝臓の機能

糖代謝	食後はグルコース（ブドウ糖）からグリコーゲンを合成し，肝臓内に貯蔵する．空腹時はグリコーゲンの分解や糖新生によりグルコースを産生し，血液中へ放出する
蛋白質代謝	アルブミン，凝固因子などを合成する 蛋白質の分解産物であるアンモニアを尿素に変換して排泄する
脂質代謝	コレステロールやリン脂質を合成する
ホルモン代謝	女性ホルモンを不活性化する
胆汁の産生	コレステロールから胆汁酸を産生して腸管内に分泌する 赤血球の分解産物である間接ビリルビンをグルクロン酸抱合して直接ビリルビンに変換して排泄する
薬物の代謝	諸々の薬物を分解して排泄する

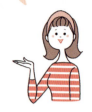

グリコーゲンを合成するのは同化作用！グリコーゲンを分解するのは異化作用！

る代謝過程を同化作用と呼ぶ．逆にグリコーゲンのような高分子成分を分解してエネルギーを取り出す代謝過程を異化作用と呼ぶ．

　肝臓で行われる蛋白質代謝としては，アルブミンや凝固因子など血漿蛋白がアミノ酸から合成される．また，腸管内で食物中の蛋白質が腸内細菌により分解されることや，生体内の蛋白質代謝の過程でアンモニアが生じる．このアンモニアは肝臓内で尿素回路により毒性の弱い尿素に変換され，尿として排泄される．肝硬変などで慢性的な肝機能障害に陥ると，低アルブミン血症による浮腫や腹水，凝固因子の低下による出血傾向，アンモニア上昇による肝性脳症などを呈する．

　脂質代謝としては，肝臓でコレステロールやリン脂質の合成を行っている．また，女性ホルモンの不活性化にも肝臓が関与している．肝硬変では女性ホルモンの上昇により，女性化乳房や血管拡張（クモ状血管腫など）を呈する．

　肝臓は1日に約600～800mLの胆汁を産生し，十二指腸内に分泌している．胆汁の主成分である胆汁酸はコレステロールより合成され，脂質の消化吸収などに役立っている．胆汁酸の多くは回腸で再吸収されて肝臓に送られる（腸肝循環）．胆汁中に含まれるビリルビンは赤血球の崩壊により遊離したヘモグロビンから産生される．ビリルビンは肝細胞でグルクロン酸抱合を受けて，脂溶性の間接ビリルビンから水様性の直接ビリルビンに変換され，最終的にウロビリノーゲンやウロビ

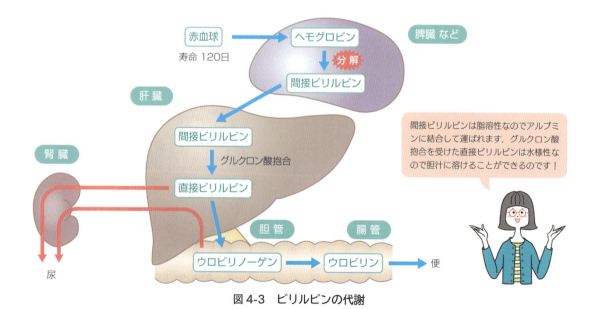

図 4-3　ビリルビンの代謝

リンとなって便や尿から排泄される（**図4-3**）．ビリルビンの産生過剰，代謝障害，排泄障害などにより血液中のビリルビン濃度が上昇した状態が黄疸である．

2 胆嚢の構造と機能

肝細胞で産生された胆汁は毛細胆管に流れ込む．毛細胆管は合流を繰り返して細胆管から左右の肝管となる．左右の肝管は総肝管となり，胆嚢管と合流して総胆管となる．総胆管は膵管と合流して，十二指腸のファーター乳頭に開口する．乳頭部にはオッディ括約筋があり，胆汁や膵液の流出を調節している．この毛細胆管から十二指腸乳頭部に至る胆汁の流出路が胆道である（**図4-4**）．

胆嚢は胆汁を貯留・濃縮する袋である．食物が十二指腸に達すると，コレシストキニンが分泌され，胆嚢を収縮させてオッディ括約筋を弛緩させることで胆汁を十二指腸内に排泄する．胆汁成分が胆道や胆嚢内で結石となったものが胆石である．

胆汁はビリルビンなどの老廃物を肝臓から消化管内へ排泄するとともに，脂肪の消化・吸収を促進する作用もある．消化管内に流れ出た胆汁の成分である胆汁酸が，脂肪を乳化（ミセル化）して，親水性の小さな粒子を形成する．これによって，小腸での脂肪の吸収が容易となる．

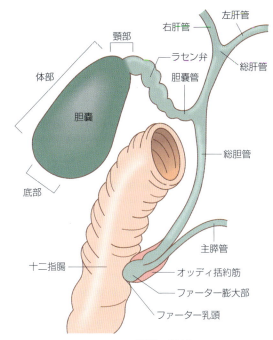

図4-4 胆道の解剖

（加藤眞三：看護のための臨床病態学，南山堂より改変）

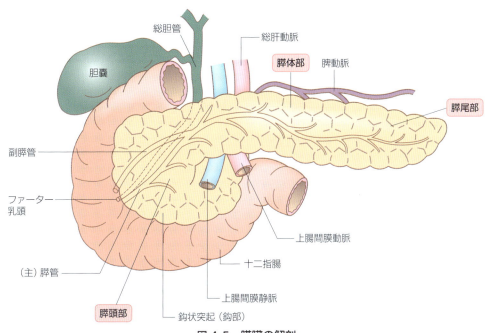

図4-5 膵臓の解剖

（加藤眞三：看護のための臨床病態学，南山堂より改変）

3 膵臓の構造と機能

膵臓は後腹膜臓器であり，体の背側に位置するため体外から触知することはできない．主膵管は膵頭部で総胆管と合流し，十二指腸のファーター乳頭に開口している（**図 4-5**）．

膵臓は膵液を消化管内に分泌する外分泌部と，ホルモン（グルカゴン，インスリン）を血液中に分泌する内分泌部がある（**表 4-2**）．膵液は最も重要な消化液であり，食物中の糖質を分解するアミラーゼ，蛋白質を分解するトリプシン，脂質を分解するリパーゼなどを含んでいる．食物が十二指腸に達すると，セクレチンが分泌され，膵液の分泌を促進する．**急性膵炎**とは，膵液中の消化酵素が病的に活性化されて膵臓組織を自己消化する病態である．

膵島（ランゲルハンス島）のα細胞から分泌されるグルカゴンは肝臓でのグリコーゲンの分解や糖新生を促進して，血液中のグルコース濃度（血糖値）を上昇させる．β細胞から分泌されるインスリンはグルコースの利用やグリコーゲンの合成を促進し，血液中のグルコース濃度（血糖値）を低下させる．β細胞の障害によりインスリンが分泌されない病態が**1 型糖尿病**である．

表 4-2 膵臓の機能

外分泌部（膵液を十二指腸に分泌）
膵液は最も重要な消化液で，3大栄養素の消化酵素を含む
- アミラーゼ → 糖質を分解
- トリプシン → 蛋白質を分解
- リパーゼ → 脂質を分解

糖質の分解	アミラーゼ（膵液，唾液）
蛋白質の分解	トリプシン（膵液），ペプシン（胃液）
脂質の分解	リパーゼ（膵液）

内分泌部（ホルモンを血液中に分泌）
- 膵島α細胞：グルカゴン → 血糖値を上げる
- 膵島β細胞：インスリン → 血糖値を下げる

② 症候・検査・治療のまとめ

1 症候

❶黄疸

血液中のビリルビンが増加して皮膚や粘膜などが黄染する病態を黄疸と呼ぶ．一般に，ビリルビン値が 2〜3mg/dL 以上となると肉眼的に黄疸を認める．眼球結膜（白目の部分）は毛細血管が透見されるので黄疸を認めやすい．また，ミカンなどの大量摂取による高カロテン血症（柑皮症）でも皮膚は黄染するが，黄疸とは異なり眼球結膜は黄染しない．黄疸があると（とくに直接ビリルビンが増加する場合に）皮膚の瘙痒感を訴える．

解剖生理のまとめの項で解説したように，崩壊した赤血球のヘモグロビンから間接ビリルビンが産生され，肝細胞でグルクロン酸抱合を受けて直接ビリルビンとなり，胆汁中に溶解して流出し，最終的にウロビリノーゲンやウロビリンとなって便や尿から排泄される．「間接ビリルビンと直接ビリルビンのどちらが優位に増加しているか？」という点が黄疸の原因を鑑別するうえでポイントとなる（**図 4-6**）．

溶血性貧血では赤血球の病的な破壊により間接ビリルビンが過剰産生されるため，間接ビリルビン優位の黄疸をきたす．新生児は肝細胞のグルクロン酸抱合の能力が弱いため，間接ビリルビンが（直接ビリルビンに変換されずに）増加して，間接ビリルビン優位の**新生児黄疸**をきたす．代表的な体質性黄疸であるジルベール症候群でも間接ビリルビンの増加が優位である．

ウイルス性肝炎などで肝細胞障害があると，肝細胞から直接ビリルビンの胆汁への移動・排泄が障害されるため，直接ビリルビン優位の黄疸をきたす．その後，グルクロン酸抱合の障害により間

間接ビリルビン優位
- 溶血性貧血
  - 間接ビリルビンの過剰産生
- 新生児黄疸
  - グルクロン酸抱合の能力が弱い
- 体質性黄疸（ジルベール症候群）

直接ビリルビン優位
- 肝細胞障害
  - 直接ビリルビンの胆汁への移動・排泄が障害
- 閉塞性黄疸
  - 胆汁の流出障害
- 肝内胆汁うっ滞
- 体質性黄疸（デュビン・ジョンソン症候群）

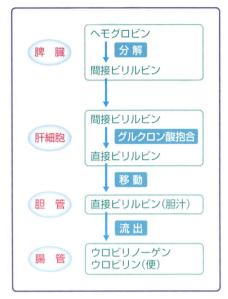

図4-6 黄疸をきたす疾患

接ビリルビンも上昇するようになる．

　胆石や悪性腫瘍で胆管が閉塞した場合は，胆汁中の直接ビリルビンが腸管へ排泄できずに増加するため，直接ビリルビン優位の黄疸をきたす．この病態を閉塞性黄疸と呼び，閉塞部より上流の胆管は拡張する．一方，腸管内は胆汁酸が欠如するため，脂肪吸収が障害されて脂肪便となり，ウロビリンが産生されないため白色便となる．

　原発性胆汁性胆管炎などの肝内胆汁うっ滞を呈する疾患や，体質性黄疸の一部（デュビン・ジョンソン症候群）でも，直接ビリルビン優位の黄疸を呈する．

❷肝性脳症

　肝臓で解毒（代謝）されるはずの物質（アンモニア，芳香族アミノ酸など）が，高度の肝機能障害のために解毒されずに脳に作用して精神神経障害を呈した状態を肝性脳症と呼ぶ．さまざまな程度の意識障害，羽ばたき振戦（両手を前に伸ばすと手関節を羽ばたかせる不随意運動），肝性口臭（アンモニア臭）などを認める．検査所見では血中アンモニアの増加や脳波異常（三相波）が特徴的である．

　アンモニアは主に食物中の蛋白質が腸内細菌により分解されることで発生する．したがって，肝性脳症では低蛋白食，便秘予防，カナマイシン投与（腸内細菌の増殖を抑制），ラクツロース投与（腸管内のアンモニア発生や吸収を抑制）などを行う．体内の蛋白質が分解されてもアンモニアが発生するため，低栄養や筋肉運動を避けることも大切である．また，芳香族アミノ酸のトリプトファンから合成されるセロトニンなども肝性脳症の原因となるため，芳香族アミノ酸が少ない分岐鎖アミノ酸製剤を投与する．

❸腹水

　腹腔内には健常人でも100mL程度の体液は存在するが，それ以上に増加した場合を腹水と呼ぶ．腹水は漏出性腹水と滲出性腹水に大別される．

　漏出性腹水は毛細血管圧の上昇や膠質浸透圧の低下により，血液中の水分が腹腔内に漏れ出たものである．肝硬変では門脈圧亢進と低アルブミン血症により漏出性腹水が貯留する．右心不全や飢餓状態でも漏出性腹水を認める．腹水の性状は淡黄色透明で，蛋白質量は2.5g/dL未満であり含有する細胞数は少ない．

　一方，滲出性腹水は腹膜や腹腔内臓器の炎症や腫瘍により産生された水分が腹腔内に染み出たも

のである．肝臓癌や腹膜炎などで滲出性腹水を認める．腹水の性状は混濁や血清を呈することが多く，蛋白質量は 4.0g/dL 以上であり含有する細胞数は多い傾向にある．

❹ 門脈圧亢進症

肝硬変では肝臓内の門脈の流れが障害されて，門脈圧亢進症（門脈圧 200mmH2O 以上）をきたす．門脈圧の亢進は腹水や脾腫を起こすだけでなく，門脈系と上大静脈系に側副血行路を形成する．大量の門脈が側副血行路に流れ込むため，腹壁静脈の怒張（メズサの頭）や食道静脈瘤を引き起こす．

食道静脈瘤の破裂による大量出血は時に致死的であるため，肝硬変患者では定期的に内視鏡検査を行い，破裂の危険性がある赤色所見（レッドカラーサイン）を有する静脈瘤があれば，内視鏡的硬化療法や内視鏡的静脈瘤結紮術を行う．

なお，肝硬変以外では，特発性門脈圧亢進症やバッド・キアリ症候群（下大静脈の血栓性閉塞）にて門脈圧亢進症を呈する．

2 検査と治療

❶ 肝機能検査

肝細胞が障害されると，肝細胞からさまざまな酵素が血液中に流出して血中濃度が上昇する．AST（GOT）と ALT（GPT）が代表的な酵素である．急性肝炎では数千 U/L レベルまで著増し，慢性肝炎では数十～数百 U/L レベルで推移する．慢性肝炎では ALT の上昇が，肝硬変では AST の上昇が優位である傾向にある．γ-GT（γ-GTP）の増加はアルコール性肝障害の指標となる．ALP は胆道系の異常により上昇する．

肝臓での蛋白質の合成能が低下すると，血中アルブミン値は低下し，凝固因子の減少に伴いプロトロンビン時間（PT）が延長（PT 活性は低下）する．また，ビリルビンの代謝や排泄の障害があれば血中のビリルビン濃度は増加し，アンモニアの代謝障害があればアンモニア濃度が増加する．

肝臓の予備能力を測定する方法に ICG 試験がある．肝臓の機能が正常であれば，緑色素である ICG を取り込んで胆汁中に排泄する能力がある．ICG 試験では，体重から算出した量の ICG を静脈内に投与し，15 分後に反対側の腕から採血して血液中に残留した ICG の量を測定する（停滞率 10% 以下が正常）．肝血流量，肝細胞の ICG を取り込む能力，ICG を胆汁中に排泄する能力など肝臓の機能を総合的に評価することができる．

❷ 胆道ドレナージ

閉塞性黄疸に対する減黄処置として，経皮経肝胆道ドレナージ（PTCD）や内視鏡的経鼻胆道ドレナージ（ENBD）を行う場合がある．PTCD は体外から肝臓を穿刺して閉塞部位より上流の胆管にドレーンを挿入し，胆汁を持続的に体外に排泄する．ENBD は内視鏡を使用してドレーンをファーター乳頭から総胆管に挿入し，閉塞部より上流に留置して，胆汁を鼻腔から持続的に排泄する．

原則的に胆道ドレナージ中も歩行可能であるが，逆流を防ぐために排液バッグはできるだけ低い位置に保つようにする．排液の流出が不良な場合はドレーンのミルキングを行う．

Chapter 4 肝臓／胆嚢／膵臓

③ 押さえておきたい疾病の概要

肝臓疾患

1 急性肝炎

どんな疾患？

肝炎ウイルスの感染により肝細胞に急性炎症を引き起こした病態である．

原因と分類

肝炎ウイルスのA型，B型，C型によるものが大部分であるが（表4-3），D型，E型あるいは肝炎ウイルス以外（サイトメガロウイルスなど）によるものもある．A型肝炎は経口感染（飲料水や生カキなどを介する）であり，B型肝炎は成人では性行為や針刺しなどで感染する．A型とB型の急性肝炎は大部分の症例が患者自身の免疫力で自然治癒するため慢性化しない．ただし，乳幼児期にB型肝炎を母子感染した場合は免疫力が働かずに，体内にウイルスが存在したまま肝炎は起こしていない無症候性キャリアの状態となる．無症候性キャリアのうち約10％が将来的に慢性肝炎に移行する．一方，C型肝炎は針刺しなどで感染し，60〜70％の症例で慢性化する（慢性肝炎→肝硬変→肝臓癌）．

症状

全身倦怠感，発熱，黄疸などを認める．自覚症状が乏しい症例もある．重症の場合は肝性脳症により意識障害をきたす．

検査

肝細胞の破壊に伴い，肝酵素（AST，ALT）の血中濃度は1,000U/L以上と著増することが多い．血中ビリルビン濃度も上昇する．プロトロンビン時間（PT）やアンモニア濃度は重症度の目安となる．肝炎ウイルスマーカーによりウイルスの種類と感染時期を診断することができる．IgM-HAV抗体が陽性であればA型急性肝炎，HBs抗原が陽性であればB型急性肝炎と診断できる．C型急性肝炎でHCV抗体が陽性化するのは発症して数週間後であるため，HCV-RNAの有無で診断する．

治療

A型肝炎とB型肝炎は，流行地への旅行者などに対してワクチンによる感染予防が可能である．B型肝炎は配偶者がキャリアの場合や針刺し事故に備えて医療従事者などもワクチン接種の対象となる．B型肝炎キャリアの母親から生まれた新生児に対しては，母子感染を予防するために抗B型肝炎免疫グロブリンを投与し，その後にB型肝炎ワクチンを接種する．

急性肝炎の治療の主体は安静である．A型肝炎とB型肝炎は大多数の症例で特別な治療法を必要とせずに治癒する．C型肝炎は慢性化することが多いが，急性肝炎の段階で直接作用型抗ウイルス薬（DAA）による治療を行うとウイルスを陰性化して治癒できる可能性がある．

補足

劇症肝炎：急性肝炎の発症8週間以内にⅡ度以上の肝性脳症（異常行動，傾眠状態など）をきたし，

表4-3 急性ウイルス性肝炎

	A型肝炎	B型肝炎	C型肝炎
感染経路	経口（飲料水，生カキ）	母子感染，性行為，針刺し	針刺し，刺青
ワクチン	あり	あり	なし
診 断	IgM-HAV抗体	HBs抗原	HCV-RNA
経 過	安静にてほとんどの症例が自然治癒する	ほとんどの症例が治癒する．乳幼児期の感染では無症候性キャリアとなり，10％が将来的に慢性肝炎となる	60〜70％の症例で慢性化する（慢性肝炎→肝硬変→肝臓癌）

約1％の症例が劇症化する．B型肝炎の頻度が最も高い．

PT 活性が 40% 以下になるものを劇症肝炎と定義する．いずれの急性肝炎でも約 1% の症例が劇症化するが，B 型肝炎が最も頻度が高い．劇症肝炎を発症すると播種性血管内凝固症候群や多臓器不全を引き起こし致死的となる．劇症肝炎では血漿交換，血液透析，抗ウイルス薬の投与など，全身管理を含めた集中治療が必要となる．内科的治療が無効な場合は生体肝移植を考慮する．

2 慢性肝炎

どんな疾患？

肝臓の慢性炎症が持続した病態であり，臨床的には 6 ヵ月以上持続する肝機能異常があり，肝硬変や脂肪肝が除外できれば慢性肝炎と診断される．急性肝炎に続発する場合と，急性期に症状が乏しく健康診断などで慢性肝炎として発見される場合がある．

疫 学

わが国では慢性肝炎の約 20% の症例が B 型肝炎ウイルスによるものであり，約 70% の症例が C 型肝炎ウイルスによる．それ以外として，アルコール性肝炎や自己免疫性肝炎も広義では慢性肝炎に含まれる．

症 状

全身倦怠感などを訴える場合もあるが，自覚症状がほとんどない症例も多い．

検 査

肝酵素（AST，ALT）の上昇が持続する．肝炎ウイルスマーカーによりウイルスの種類や免疫反応の状態を判断することができる．B 型肝炎の場合，HBs 抗原陽性であれば血液中に B 型肝炎ウイルスが存在する（無症候性キャリアあるいは慢性肝炎を発症している）ことを意味する．HBe 抗原は B 型肝炎ウイルスの増殖に伴って分泌されるため，陽性であればウイルスの活動性が強い（感染力が強い）ことを意味する．HBs 抗体は中和抗体（ウイルスを消滅させる抗体）であり，陽性であれば急性 B 型肝炎の治癒後あるいはワクチン接種後である（**表 4-4**）．

一方，C 型肝炎の HCV 抗体は中和抗体ではな

表 4-4　B 型肝炎ウイルスマーカー

HBs 抗原（＋）：B 型肝炎ウイルスが血液中に存在する
HBs 抗体（＋）：中和抗体ができて，ウイルスを血中から排除した
HBe 抗原（＋）：ウイルスの活動性が強い

HBs 抗原（−），HBs 抗体（−）
➡ B 型肝炎ウイルスに感染なし

HBs 抗原（＋），HBs 抗体（−）
➡ B 型肝炎ウイルスに感染している
（無症候性キャリアあるいは肝炎を発症）
＊HBe 抗原（＋）なら感染力が強い

HBs 抗原（−），HBs 抗体（＋）
➡ B 型肝炎が治癒した（あるいはワクチン接種後）

いので，陽性の場合は血液中に C 型肝炎ウイルスが存在する（慢性化している）可能性が高いため，HCV-RNA を測定してウイルスの存在を確認し，ウイルスの量とタイプを同定する必要がある．

治 療

近年の抗ウイルス療法の進歩により治療ガイドラインは改訂を繰り返している．慢性 B 型肝炎で 35 歳未満の症例にはインターフェロン治療，35 歳以上では抗ウイルス薬（エンテカビル，テノホビル）で治療をする．Hbe 抗原の陰性化と HBe 抗体の出現（セロコンバージョン）を目指す．C 型慢性肝炎ではすべての症例において，直接作用型抗ウイルス薬（DAA）であるレジパスビル／ソホスブビル配合剤の経口投与にてウイルスの排除を目指す．経口剤であり副作用も非常に少なく奏効率は 100% 近い．

補 足

脂肪肝：慢性的な肝機能障害を呈する疾患で，肝細胞のなかに中性脂肪が蓄積した状態である．過剰飲酒によるアルコール性脂肪肝と，飲酒とは無関係の非アルコール性脂肪肝に大別される．AST，ALT の上昇は軽度（アルコール性脂肪肝では γ-GT が上昇）であるが，超音波検査で典型的な所見（エコー輝度上昇，深部減衰，肝腎コントラスト上昇，血管不明瞭化）を認める（**図 4-7**）．

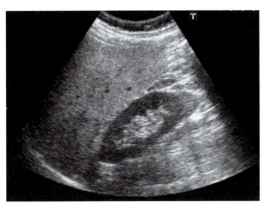

図4-7 脂肪肝の超音波所見

特定の治療法はなく，食事療法，運動療法，体重コントロール，禁酒を指導する．非アルコール性脂肪肝は肝硬変や肝臓癌の発生母地として注目されている．

3 肝硬変

どんな疾患?

慢性的に進行する肝臓疾患の終末像であり，肝細胞が破壊されて線維化が進んだ病態である．肝臓は硬くなり，全体に偽小葉結節が形成される．

疫学と分類

わが国では，肝硬変の患者の約75%がC型肝炎ウイルスによるものである．それ以外の，約10%はB型肝炎ウイルス，約15%はアルコール性肝障害などが原因である．

肝硬変の経過中で，症状に乏しく日常生活に支障がない時期を代償期，はっきりした症状（黄疸，腹水，肝性脳症）がある時期を非代償期と呼ぶ．最終的に，肝細胞癌，肝不全，消化管出血（食道静脈瘤破裂）などが死因となる．

症状

非代償期では肝機能の低下と門脈圧亢進症による症状が混在して出現する（**図4-8**）．肝臓でのアルブミンの合成障害に伴う低アルブミン血症と，門脈圧亢進の両方の影響で浮腫や腹水をきたす．凝固因子の合成障害に伴う凝固システムの破綻と，脾腫に伴う血小板減少は出血傾向を引き起こす．

肝臓におけるアンモニアの代謝異常で高アンモニア血症をきたせば肝性脳症（羽ばたき振戦）の原因となる．女性ホルモンの不活性化が障害されれば，男性の女性化乳房やエストロゲンの末梢血管拡張作用による手掌紅斑とクモ状血管腫を認める．ビリルビンの代謝排泄障害は高ビリルビン血症の原因となり，黄疸をきたす．門脈圧亢進症により門脈系と体循環系に側副血行路が形成され，食道静脈瘤や腹壁静脈の怒張（メズサの頭）を引き起こす．

肝機能の低下

蛋白質代謝の障害
- アルブミンの合成障害 → 低アルブミン血症 → 浮腫，腹水
- 凝固因子の合成障害 → 凝固因子の不足 → 出血傾向
- アンモニアの処理障害 → 高アンモニア血症 → 肝性脳症

ホルモン代謝の障害
- 女性ホルモンの不活性化障害 → 女性化乳房
  手掌紅斑，クモ状血管腫（女性ホルモンの末梢血管拡張作用）

胆汁産生の障害
- ビリルビンの代謝排泄の障害 → 高ビリルビン血症 → 黄疸

門脈圧亢進症

- 門脈圧の亢進 → 腹水，浮腫，脾腫（血小板減少）
  → 側副血行路の形成 → 食道静脈瘤，腹壁静脈の怒張（メズサの頭）

図4-8 肝硬変の主な症状

検査

肝酵素（AST，ALT）は上昇するが，その値は肝硬変の重症度と相関せず，慢性肝炎より低値になる傾向にある．血清ビリルビン濃度の上昇，アルブミン濃度の低下，PT活性の低下は，肝性脳症と腹水の程度とあわせて肝硬変の重症度の指標（チャイルド・ピュー分類）となる（**表4-5**）．Ⅳ型コラーゲンの値は肝臓の線維化のマーカーとして注目されている．

食道静脈瘤の状態を観察するための上部消化管内視鏡や，肝臓癌を早期発見するための腹部超音波検査や造影CT検査を定期的に行うことも肝要である．

治療

安静，食事療法（病状に応じて適切な蛋白質とカロリーを摂取），肝庇護療法などが治療の基本である．非代償期には症状や合併症に対する治療が必要となる．浮腫や腹水に対しては塩分制限や利尿薬の投与を行う．肝性脳症に対しては低蛋白食にしてラクツロースや分岐鎖アミノ酸製剤の投与を行い，食道静脈瘤は内視鏡的硬化療法や内視鏡的静脈瘤結紮術などで対応する．

肝硬変は原則的に不可逆的な変化であるが，慢性肝炎に準じた抗ウイルス療法を行うことで，線維化の抑制や肝臓癌の予防を期待できる．アルコール性の肝硬変では断酒をするよう厳しく指導する．近年では肝臓移植も肝硬変の治療法の選択肢の一つとなっている．

4 肝細胞癌

どんな疾患？

肝細胞から発生した上皮性悪性腫瘍である．

疫学と分類

原発性の肝臓癌は肝細胞癌，胆管細胞癌，混合型に分類されるが，大部分が肝細胞癌である．肝細胞癌の患者の約75%がC型肝炎ウイルスに，約15%がB型肝炎ウイルスによる．C型肝炎の肝硬変患者では1年間に5〜7%の頻度で肝臓癌を発症する．

症状

基礎にある肝硬変の症状が主体であり，肝細胞癌に特有の症状は少ない．進行例では血性腹水，転移に伴う症状，全身衰弱などを認める．

検査

αフェトプロテイン（AFP）やPIVKA-Ⅱなどの腫瘍マーカー（**表4-6**）が肝細胞癌の早期発見や治療効果の判定に使用される．画像診断としては，腹部超音波検査や造影CT検査が肝細胞癌の早期発見や病変の広がりの検索に有用である（**図4-9**）．

治療

腫瘍の性状（大きさ，部位，個数）や患者の全身状態（肝硬変の重症度）などから治療法を選択する．経皮的エタノール注入療法（PEIT），ラジオ波焼灼療法，肝動脈塞栓術（TAE），外科的切除術，抗癌薬治療（分子標的療法），肝移植などさまざまな治療法がある．

経皮的エタノール注入療法は，体外より腫瘍に

表4-5 肝硬変の重症度分類（チャイルド・ピュー分類）

	1点	2点	3点
肝性脳症	なし	軽度	昏睡（Ⅲ度以上）
腹水	なし	少量	中等量以上
血清ビリルビン濃度（mg/dL）	2.0未満	2.0〜3.0	3.0以上
血清アルブミン濃度（g/dL）	3.5以上	2.8〜3.5	2.8未満
PT活性値（%）	70以上	40〜70	40未満

gradeA（軽度）：5〜6点／gradeB（中等度）：7〜9点／gradeC（高度）：10〜15点

表4-6 主な腫瘍マーカー

腫瘍マーカー	異常値を示す代表疾患
αフェトプロテイン（AFP）	肝細胞癌
PIVKA-Ⅱ	肝細胞癌
糖鎖抗原19-9（CA19-9）	膵臓癌，胆道癌
癌胎児性抗原（CEA）	腺癌（大腸癌，膵臓癌，肺癌など）
SCC	扁平上皮癌（肺癌など）
NSE	肺小細胞癌
CYFRA	肺非小細胞癌
前立腺特異抗原（PSA）	前立腺癌
糖鎖抗原125（CA125）	卵巣癌
糖鎖抗原15-3（CA15-3）	乳癌
ヒト絨毛性ゴナドトロピン（hCG）	絨毛癌，胞状奇胎，（妊娠）

Chapter 4 肝臓／胆嚢／膵臓

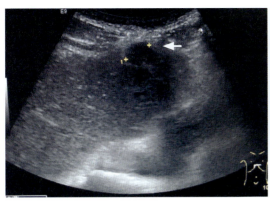
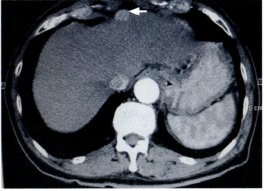

図4-9 肝細胞癌の画像診断

(加藤眞三：看護のための臨床病態学，南山堂より改変)

穿刺した針からエタノールを注入し，腫瘍を壊死させる治療法である．ラジオ波焼灼療法は，穿刺した針からラジオ波を流して腫瘍を熱で焼灼する．いずれも腫瘍が小さくて数が少ない場合に適応となる．

肝動脈塞栓術は，大腿動脈から穿刺したカテーテルを肝動脈まで進め，腫瘍へ栄養を送っている動脈に塞栓物質（＋抗癌薬）を注入して腫瘍を壊死させる治療法である．検査後に約6時間は大腿動脈の穿刺部を圧迫止血する．頻回に足背動脈の拍動を触診して，血流障害がないことを確認することも重要である．圧迫止血が解除できれば，食事も可能である．腫瘍の壊死に伴い発熱を生じることが多い．

胆嚢疾患

5 胆石症

どんな疾患？

胆汁成分から形成された結石が胆道系（胆嚢，胆管）に停滞した病態である．

疫学と分類

肥満した中年女性に多い．胆石の部位によって，胆嚢結石，総胆管結石，肝内結石，胆嚢管結石に分類される（図4-10）．また，胆石の成分によって，コレステロール結石，ビリルビン結石などに分類される．約70％の症例はコレステロール結石である．

症状

脂肪食などを契機に，上腹部〜右季肋部の疝痛

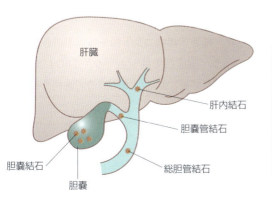
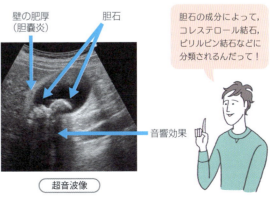

図4-10 胆石症の分類

109

（差し込むような痛み）が出現する．悪心・嘔吐を伴うこともある．胆嚢炎を併発すれば，発熱や黄疸を認める．検診などで無症状の胆石が発見されることも多い．

検査

腹部超音波検査が胆石の発見に有用である．胆嚢内に移動する高エコーの胆石が描出され，胆石の後方は低エコーの音響効果を認める（**図4-10**）．食事で胆嚢が収縮するため，検査前は絶食が必要である．胆石が充満している場合は胆嚢癌を否定するために腹部CT検査を行う．胆嚢炎を併発すれば，血液検査で炎症反応（白血球増加，CRP上昇）や胆汁うっ滞所見（ビリルビン上昇，ALP上昇など）を認める．

治療

無症状の場合は経過観察する．疼痛発作時には鎮痛薬を投与するが，モルヒネはオッディ括約筋を収縮させて胆汁の流れを阻害するため単独投与は禁忌である．胆嚢炎の併発があれば，抗菌薬を投与する．

脂肪食の制限や胆石溶解薬の投与でも疼痛発作を繰り返す場合は，腹腔鏡下胆嚢摘出術の適応となる．腹腔鏡下胆嚢摘出術は全身麻酔下に腹壁に数箇所の小切開を加え，腹腔鏡を用いて手術を行う．手術中は腹腔内に炭酸ガスを注入して膨らませる（視野を確保して操作を行いやすくするため）．腹腔鏡下手術は開腹手術に比べて患者への侵襲が少なく，術後の回復が速やかである．術式が簡単なわけではない．

総胆管結石は胆管炎を起こして重症化しやすいので，内視鏡的乳頭切開術や結石除去術などを早急に行う必要がある．

補足

胆道感染症：胆嚢炎と胆管炎を総称した疾患である．胆石や胆道癌などに併発することが多く，起炎菌は腸内細菌の大腸菌などである．上腹部痛，発熱，黄疸（シャルコー3徴）が典型的な症状である．採血では炎症反応と胆道系酵素や直接ビリルビンの上昇があり，腹部超音波検査では胆管の拡張や壁肥厚を認める．敗血症を起こすこと

もあり，速やかに抗菌薬の投与が必要である．重症例では胆道ドレナージを行う．

膵臓疾患

6 急性膵炎

どんな疾患？

膵臓から分泌される消化酵素が病的に活性化されて，膵臓組織を自己消化する病態である．軽症の場合は一過性で治癒するが，重症例では多臓器不全をきたし致死的である．

原因

アルコール過飲（男性に多い），胆石症（女性に多い），薬剤などが原因となる．内視鏡的逆行性膵胆管造影法（ERCP）の合併症として発症することもある．

症状

飲酒や脂肪食を契機に，上腹部の疼痛が出現し，背部に放散する．嘔吐，発熱を伴うこともある．前屈で痛みが軽減することが特徴である．

重症例では，イレウス，黄疸，呼吸困難，出血傾向，ショックなどを認める．重症膵炎で認められる側腹部の皮下出血をグレーターナー徴候，臍周囲の皮下出血をカレン徴候と呼ぶ．

検査

血液検査にて膵酵素（膵アミラーゼ，リパーゼ，エステラーゼ）の上昇を認める．腹部造影CTにて膵臓の炎症や壊死の範囲を診断する．重症例では低カルシウム血症，播種性血管内凝固症候群（DIC），多臓器不全などをきたす．

治療

絶食，輸液，疼痛コントロールなどの保存的治療を行う．重症例ではショックやDICに対する集中治療が必要となる．壊死部の切除術を行うこともある．

補足

慢性膵炎：アルコール，胆石症，自己免疫などにより，膵臓に慢性的な炎症を起こした疾患である．飲酒や脂肪食を誘因とする上腹部痛を認める．血液検査での膵酵素の上昇は病状の進行とと

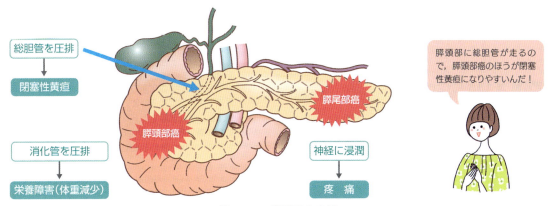

図 4-11　膵臓癌の症状

（加藤眞三：看護のための臨床病態学，南山堂より改変）

もに少なくなる．慢性的な膵外分泌の機能低下（消化酵素の分泌低下）により消化吸収不良（下痢，脂肪便），膵内分泌の機能低下（インスリンの分泌低下）により糖尿病をきたす．慢性期には禁酒，低脂肪食，消化酵素の補充などを行う．急性増悪時の治療法は急性膵炎に準じる．

7 膵臓癌

どんな疾患？

膵管上皮から発生する上皮性悪性腫瘍である．

疫学と分類

50〜80代に好発し，男性にやや多い．近年は食事の欧米化に伴い，増加傾向にある．発生部位により膵頭部癌と膵尾部癌に分類され，膵頭部癌のほうが黄疸などの症状が早く出現する．

症　状

早期は無症状のことが多い．進行すると，胆道の圧排による閉塞性黄疸，神経浸潤による疼痛，消化管の圧排による栄養障害（体重減少）などが出現する（図4-11）．

検　査

腹部CT検査，超音波検査が腫瘍や膵管の拡張を発見する初期検査として重要である．磁気共鳴胆道膵管撮影（MRCP）は非侵襲的に胆管の壁不整や狭窄を描出することができる．内視鏡的逆行性膵胆管造影法（ERCP）は侵襲的で術後膵炎などの合併症があるが，膵液の細胞診や狭窄部のステント挿入に応用できる．進行癌では，血液検査で膵酵素（膵アミラーゼなど）や腫瘍マーカー（CA19-9，CEA）の上昇を認める．

治　療

切除可能例では手術（膵頭十二指腸切除術など）を行い，放射線療法や化学療法を組み合わせる．症状が発現したときには進行癌のことが多く，予後不良である．

膵臓癌や胆管癌などで閉塞性黄疸をきたした場合には，減黄処置として経皮経肝胆道ドレナージ（PTCD）を行うことがある．

ここで解説した主な疾病については，巻末の要点MEMO（p.265）で，もう一度整理をしておきましょう！

過去問題 & オリジナル問題 厳選31問！

肝臓／胆嚢／膵臓編

Q1 第111回（2022年）

有害物質を無毒化し排泄する臓器はどれか．
1. 胃
2. 肝臓
3. 膵臓
4. 大腸

解説 肝臓の主な機能は栄養素（糖質，蛋白質，脂質）やホルモンの代謝，胆汁の生成と排泄，有害物質の解毒・分解などである．たとえば，蛋白質代謝の過程で産生されるアンモニアを毒性の弱い尿素に変換して尿中に排泄している．

正解 2

Q2 第113回（2024年）

体内で代謝された結果，胆汁酸として胆汁中に分泌されるのはどれか．
1. DNA
2. RNA
3. グリコーゲン
4. ヘモグロビン
5. コレステロール

解説 肝臓は1日に600〜800mLもの胆汁を産生している．胆汁の主成分である胆汁酸はコレステロールより合成される．消化管内に流出された胆汁酸は脂肪を乳化して，小腸での脂肪の吸収を助けている．

正解 5

Q3 第113回（2024年）

膵管と合流して大十二指腸乳頭（ファーター乳頭）に開口するのはどれか．
1. 肝管
2. 総肝管
3. 総胆管
4. 胆囊管

解説 肝細胞で産生された胆汁は左右の肝管から総肝管に流れ込み，総肝管は胆囊管と合流して総胆管となる．総胆管は主膵管と合流してファーター乳頭に開口する．

正解 3

Q4 第106回（2017年）

膵液について正しいのはどれか．
1. 弱アルカリ性である
2. 糖質分解酵素を含まない
3. セクレチンによって分泌量が減少する
4. ランゲルハンス島のβ細胞から分泌される

解説 1：膵液と胆汁はアルカリ性であり，胃から流れ込む強酸の胃液を中和している．2：膵液には糖質を分解するアミラーゼ，蛋白質を分解するトリプシン，脂質を分解するリパーゼなどの消化酵素が含まれている．3：食物が十二指腸に達すると十二指腸粘膜のS細胞からセクレチンが分泌される．セクレチンは胃酸の分泌を抑制し，膵液の分泌を促進する．4：ランゲルハンス島のβ細胞から血液中に分泌されるのはインスリンである．膵液は外分泌腺から消化管内に分泌される．

正解 1

Q5 第100回（2011年）

膵リパーゼが分解するのはどれか．
1. 脂肪
2. 蛋白質
3. 炭水化物
4. ビタミン

解説 脂肪は膵臓から分泌されるリパーゼによって小腸内で分解されて吸収される．蛋白質は胃液に含まれるペプシンや膵臓から分泌されるトリプシンによって分解され，炭水化物は唾液や膵液に含まれるアミラーゼによって分解される．

正解 1

Q6 第103回（2014年）

黄疸で黄染を確認しやすい部位はどれか．
1. 歯
2. 毛髪
3. 爪床
4. 眼球結膜

解説 眼球結膜（白目の部分）は毛細血管が透見されるので黄疸を認めやすい．

正解 4

Q7 第111回（2022年）

黄疸のある成人患者にみられる随伴症状はどれか．
1. 動悸
2. 難聴
3. 関節痛
4. 搔痒感

解説 黄疸があると（とくに直接ビリルビンの上昇が優位な場合に）皮膚の搔痒感を訴える．

正解 4

Chapter 4 肝臓／胆嚢／膵臓

Q8 オリジナル問題

間接ビリルビンよりも直接ビリルビンの上昇が優位である黄疸をきたすのはどれか.

1. 溶血性貧血
2. 新生児黄疸
3. 閉塞性黄疸
4. ジルベール症候群（体質性黄疸）

解説 閉塞性黄疸は胆管の閉塞により胆汁中の直接ビリルビンが排泄されずに増加することで黄疸をきたす. 溶血性貧血，新生児黄疸，ジルベール症候群は間接ビリルビンの上昇が特徴的である. **正解 3**

Q9 第113回（2024年）

肝硬変による肝性脳症で生じるのはどれか. 2つ選べ.

1. 浮　腫
2. 異常行動
3. クモ状血管腫
4. 羽ばたき振戦
5. メデューサの頭

解説 肝性脳症では意識障害，異常行動，羽ばたき振戦，肝性口臭（アンモニア臭）などを認める. 肝硬変でみられる浮腫は低アルブミン血症，クモ状血管腫は女性ホルモンの代謝障害，メデューサ（メズサ）の頭は門脈圧亢進が原因であり，肝性脳症とは関係ない. **正解 2，4**

Q10 第107回（2018年）

肝障害の指標となる血液生化学検査の項目はどれか.

1. CRP
2. 尿素窒素
3. アミラーゼ
4. ALT（GPT）

解説 肝細胞の障害により肝細胞に存在する酵素が血液中に流出して血中濃度が上昇する. 代表的な酵素として AST（GOT），ALT（GPT）がある. AST は筋肉細胞や赤血球などにも含有されているため，心筋梗塞や溶血などでも上昇する. ALT は主として肝細胞に存在するため，ALT の上昇は肝障害に特異性が高い. **正解 4**

Q11 第97回（2008年）

ICG 検査の方法で正しいのはどれか.

1. 投与量は体表面積によって算出される
2. ICG 静脈内注射前と 2 時間後の 2 回採血する
3. 採血と採血の間に 500mL 飲水する
4. ICG を静脈内注射した反対側の静脈から採血する

解説 ICG 検査は肝臓の総合的な予備能力を測定する検査である. 1：体重から算出した量の ICG 色素を静脈内に投与する. 2：15 分後に反対側の腕から採血して血液中に残留した ICG 色素の量を測定する. 3：検査中に飲水はしない. **正解 4**

Q12 第93回（2004年）

経皮経肝胆道ドレナージ（PTCD）の管理で適切なのはどれか.

1. 排液は 1,000mL/ 日以上を維持する
2. チューブ挿入中は安静臥床にする
3. 排液バッグは肝臓と同じ高さに保つ
4. 流出不良時はミルキングを試みる

解説 胆道系の悪性腫瘍などで閉塞性黄疸を呈した場合に，閉塞部より上流の胆管にドレーンを留置して胆汁を体外に排泄する方法が PTCD である. 1：1 日の排液量が 1L を超えることは少ない. 2：ドレーンを留置したまま歩行なども可能である. 3：逆流を予防するために排液バッグは肝臓より低い位置に保つ. 4：排液の流出が不良なときはチューブが閉塞している可能性があるのでミルキングを行う. **正解 4**

Q13 第113回（2024年）

経口感染するウイルス性肝炎はどれか.

1. A 型肝炎
2. B 型肝炎
3. C 型肝炎
4. D 型肝炎

解説 1：A 型肝炎は飲料水や生カキを介した経口感染である. 2：B 型肝炎は性行為や血液感染（針刺し）で感染する（乳児期の母子感染もある）. 3，4：C 型肝炎と D 型肝炎は血液感染（針刺し）で感染する. **正解 1**

Q14 第106回（2017年）

A さん（42 歳，女性）は，3 日前から微熱と強い全身倦怠感を自覚したため病院を受診したところ，肝機能障害が認められ，急性肝炎の診断で入院した. 1 ヵ月前に生の牡蠣（カキ）を摂取している. A さんはこれまで肝臓に異常を指摘されたことはなく，家族で肝臓疾患を罹患した者はいない.
A さんが罹患した肝炎について正しいのはどれか.

1. 細菌感染である
2. 劇症化する危険性がある
3. 慢性肝炎に移行しやすい
4. インターフェロン療法を行う

解説 カキを摂取した 1 ヵ月後に発症していることなどより A 型急性肝炎の可能性が高い. A 型肝炎はウイルス感染によるものであり，ほとんどの症例が慢性化せずに治癒する. 安静や肝庇護療法で対応し，インターフェロンなど抗ウイルス療法は行わない. ただし，劇症肝炎になる危険性は否定できない. **正解 2**

113

Q15 第103回（2014年）

B型肝炎と比べたC型肝炎の特徴について正しいのはどれか.
1. 劇症化しやすい
2. 性行為による感染が多い
3. 無症状のまま慢性化しやすい
4. ワクチン接種による感染予防対策がある

解説 1：急性ウイルス性肝炎のなかでB型肝炎が最も高頻度に劇症化する. 2：性行為で感染することの多いウイルス性肝炎はB型肝炎である. 3：C型急性肝炎の約2/3の症例が慢性化する. 4：ワクチンが実用化されているのはA型肝炎とB型肝炎のみである. **正解 3**

Q16 オリジナル問題

劇症肝炎の所見で正しいのはどれか. 2つ選べ.
1. 意識障害
2. 女性化乳房
3. 食道静脈瘤
4. プロトロンビン時間（PT）活性の低下
5. αフェトプロテインの上昇

解説 急性肝炎の発症8週間以内にⅡ度以上の肝性脳症（異常行動, 傾眠状態など）をきたし, PT活性が40%以下になるものを劇症肝炎と定義する. 女性化乳房や食道静脈瘤は肝硬変など慢性的な肝障害によって生じる. αフェトプロテインは肝細胞癌の腫瘍マーカーである. **正解 1, 4**

Q17 オリジナル問題

C型慢性肝炎の治療で正しいのはどれか.
1. 直接作用型抗ウイルス薬（DAA）
2. ステロイド薬
3. 血漿交換
4. 生体肝移植
5. ラジオ波焼灼療法

解説 1：C型慢性肝炎の治療はウイルスの増殖を直接的に阻害する直接作用型抗ウイルス薬（DAA）のレジパスビル／ソホスブビル配合剤を経口投与する. 2：自己免疫性肝炎でステロイド薬が第一選択となる. 3：血漿交換は劇症肝炎の治療法の一つである. 4：劇症肝炎や肝硬変で生体肝移植を考慮する. 5：ラジオ波焼灼療法は肝細胞癌の治療法である. **正解 1**

Q18 オリジナル問題

B型肝炎ウイルスの活動性が強いことを意味するウイルスマーカーはどれか.
1. HBs抗原
2. HBe抗原
3. HBs抗体
4. IgM-HBc抗体

解説 1：HBs抗原は血液中にB型肝炎ウイルスが存在する（無症候性キャリアか慢性肝炎を発症している）ことを意味する. 2：HBe抗原はB型肝炎ウイルスの活動性が強い（感染力が強い）ことを意味する. 3：HBs抗体は中和抗体であり, B型肝炎の治癒後（血液中のウイルスが消失した）あるいはワクチン接種後を意味する. 4：HBe抗原が消失してHBe抗体が出現することをセロコンバージョンと呼び, ウイルス量が急激に減少していることを意味する. **正解 2**

Q19 第94回（2005年）

男性の肝硬変患者で門脈圧亢進による症状はどれか.
1. 皮膚の黄染
2. 女性化乳房
3. 腹壁静脈怒張
4. 黄褐色の尿

解説 門脈圧亢進症では, 門脈系と上大静脈系に側副血行路が形成されて, 大量の門脈が側副血行路に流れ込むため, 腹壁静脈の怒張（メズサの頭）や食道静脈瘤を引き起こす. ほかの選択肢も肝硬変の症状であるが, 皮膚の黄染と黄褐色尿は黄疸に伴う症状であり, 女性化乳房は女性ホルモンの不活性化が原因である. **正解 3**

Q20 第112回（2023年）

重度の肝硬変で基準値よりも低い値を示す血液検査項目はどれか.
1. 血清アルブミン（Alb）
2. 血清ビリルビン（Bil）
3. 血中アンモニア（NH3）
4. プロトロンビン時間（PT）

解説 1：肝硬変では肝臓でのアルブミンの合成障害に伴い血液中のアルブミン値は低下する. 2：肝細胞から胆汁へビリルビンの移動・排泄が障害されるためビリルビン値は上昇する. 3：アンモニアを尿素に変換する解毒作用が障害されるためアンモニア値は上昇する. 4：凝固因子の産生が障害されるためプロトロンビン時間は延長する. **正解 1**

Q21 第110回（2021年）

肝硬変におけるチャイルド・ピュー分類の判定項目はどれか. 2つ選べ.
1. プロトロンビン時間
2. 血清アルブミン値
3. 血中アンモニア値
4. 血小板数
5. 尿酸値

解説 チャイルド・ピュー分類は肝硬変の重症度の指標であり, 肝性脳症の程度, 腹水の程度, 血清ビリルビン値, 血清アルブミン値, プロトロンビン時間（PT）活性の5項目で点数化して判定する. **正解 1, 2**

Chapter **4** 肝臓／胆嚢／膵臓

Q22 第110回（2021年）

Aさん（50歳，男性）は肝硬変と診断され，腹水貯留と黄疸がみられる.
Aさんに指導する食事内容で適切なのはどれか.
1. 塩分の少ない食事
2. 脂肪分の多い食事
3. 蛋白質の多い食事
4. 食物繊維の少ない食事

解説 1：塩分摂取による血漿浸透圧の上昇は（飲水や抗利尿ホルモンにより）循環血漿量を増加させ，腹水や浮腫を増悪させる. 肝硬変の非代償期の患者に塩分を制限することは基本である. 2：高脂肪食や過度の食後安静は脂肪肝を引き起こすため不適切である. 3：腸管内で蛋白質が分解されることでアンモニアが発生するため，高蛋白食は肝性脳症を引き起こす原因となる. 4：便秘により腸管内でのアンモニア発生が促進されるため，肝性脳症の予防には高繊維食が適切である.
正解 1

Q23 第96回（2007年）

肝細胞癌で正しいのはどれか.
1. 早期から黄疸が出現する
2. 肝硬変を併発していることが多い
3. 特異性の高い腫瘍マーカーはCEAである
4. わが国ではB型肝炎ウイルスに起因するものが最も多い

解説 1：肝細胞癌を発症しても早期には黄疸をきたさない症例も多い. 3：αフェトプロテインやPIVKA-Ⅱなどの腫瘍マーカーが肝細胞癌の発見や治療効果の判定に有用である. 4：わが国では肝細胞癌患者の約75％がC型肝炎ウイルスによる肝硬変を基礎に発症する.
正解 2

Q24 第109回（2020年）

肝動脈塞栓術（TAE）の適応となる疾患はどれか.
1. 脂肪肝
2. 急性A型肝炎
3. 肝細胞癌
4. アメーバ性肝膿瘍

解説 肝動脈塞栓術（TAE）は，大腿動脈から穿刺したカテーテルを肝動脈まで進め，肝細胞癌を栄養している動脈に塞栓物質（＋抗癌薬）を注入して腫瘍を壊死させる治療法である.
正解 3

Q25 オリジナル問題

胆石症で正しいのはどれか. 2つ選べ.
1. 女性より男性に多い
2. コレステロール結石が多い
3. 胆嚢炎を併発することがある
4. 疼痛発作ではモルヒネを単独投与する
5. 無症状の結石でも積極的に摘出術を行う

解説 1：肥満した中年女性に多い. 4：モルヒネはオッディ括約筋を収縮させるので，単独投与は禁忌である. 5：無症状結石は定期的観察でよい.
正解 2，3

Q26 第94回（2005年）

開腹手術に比べて腹腔鏡下手術の特徴はどれか.
1. 術前検査が簡単である
2. 全身麻酔が不要である
3. 手術創部は1ヵ所ですむ
4. 術後の腸蠕動の回復が早い

解説 胆嚢摘出は腹腔鏡下手術で行うことがほとんどである. 腹腔鏡下手術は全身麻酔下に腹壁に数箇所の小切開を加え，腹腔内に炭酸ガスを注入して膨らませて，腹腔鏡を用いて手術を行う. 開腹術に比べて侵襲が少なく，術後の回復が速やかである.
正解 4

Q27 第111回（2022年）

急性胆管炎の代表的な3症状を示すシャルコー3徴に含まれるのはどれか. 2つ選べ.
1. 黄 疸
2. 嘔 吐
3. 下 痢
4. 発 熱
5. 意識障害

解説 胆道感染症の典型的な症状であるシャルコー3徴は，上腹部痛，発熱，黄疸である.
正解 1，4

Q28 第109回（2020年）

急性膵炎で正しいのはどれか. 2つ選べ.
1. 成因はアルコール性より胆石性が多い
2. 重症度判定には造影CTが重要である
3. 血中アミラーゼ値が低下する
4. 鎮痛薬の投与は禁忌である
5. 初発症状は上腹部痛である

解説 1：男性はアルコール性，女性は胆石性が多いが，全体的にはアルコール性が成因として多い. 2：正しい. 3：血液中の膵酵素（アミラーゼ，リパーゼなど）の値が上昇する. 4：鎮痛薬による疼痛コントロールは必要である. 5：正しい. 前屈で痛みが軽減する.
正解 2，5

115

Q29 第110回（2021年）

Aさん（48歳，男性，会社員）は，大量の飲酒の後，急激な上腹部痛と背部痛を訴え，救急外来を受診し，急性膵炎と診断された．
Aさんの救急外来受診時の血液検査結果で予測されるのはどれか．

1. 血小板数の増加
2. 血清LDH値の低下
3. 血清γ-GT値の低下
4. 血清アミラーゼ値の上昇
5. 血清カルシウム値の上昇

解説 急性膵炎では血液中のアミラーゼ値が上昇する．血小板数の低下，LDH値の上昇，カルシウム値の低下は重症度判定の基準となる．大酒家であるのでγ-GT値は上昇していると思われる． 　　　　　　　　　　　　　　　　正解　4

Q30 第111回（2022年）

慢性膵炎患者の食事療法で制限が必要なのはどれか．

1. 蛋白質
2. カリウム
3. 食物繊維
4. アルコール

解説 慢性膵炎では食事療法（禁酒，低脂肪食）と消化酵素の補充療法が主体となる． 　　　　　　　　　正解　4

Q31 オリジナル問題

膵臓癌で正しいのはどれか．

1. 若年女性に多い
2. 膵頭部癌のほうが膵尾部癌より黄疸が出現しやすい
3. 腫瘍マーカーとしてαフェトプロテインがある
4. 経皮的エタノール注入療法（PEIT）が有効である．

解説 1：50〜80代に好発し，男性にやや多い．3：膵臓癌の腫瘍マーカーにはCA19-9，CEAなどがある．αフェトプロテインは肝細胞癌の腫瘍マーカーである．4：PEITは肝臓癌の治療法である． 　　　　　　正解　2

Chapter 5

代謝／栄養

1 解剖生理のまとめ

1 糖代謝（図 5-1）

グルコース（ブドウ糖）は生体において最も大切なエネルギー源である．食物中の糖質（炭水化物）は消化管内で消化酵素の働きでグルコースに分解され，小腸から血液中へ吸収される．血糖値（血液中のグルコース濃度）の上昇に反応して，膵臓の膵島（ランゲルハンス島）のβ細胞からインスリンが分泌される．

インスリンの作用でグルコースは全身組織の細胞に取り込まれ，エネルギー源として利用される．余ったグルコースは肝臓や脂肪組織に取り込まれ，インスリンの作用で肝臓ではグリコーゲンに，脂肪組織ではトリグリセリド（中性脂肪）に合成されて貯蔵される．インスリンの作用不足によって引き起こされる糖代謝異常が糖尿病である．

空腹が持続して血糖値が低下すると，インスリン拮抗ホルモン（グルカゴン，アドレナリン，コルチゾールなど）が分泌され，肝臓ではグリコーゲンが分解されてグルコースとなりエネルギー源として使用される．脂肪組織ではトリグリセリドが分解されてグリセロールと脂肪酸が産生される．グリセロールは肝臓で糖新生によりグルコー

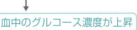

食後 → 小腸からグルコースを吸収
↓
血中のグルコース濃度が上昇
膵臓：β細胞からインスリンが追加分泌
↓
インスリン（追加分泌）の作用でグルコースは全身組織へ取り込まれる
組織：取り込んだグルコースをエネルギー源として使用
肝臓：グルコースをグリコーゲンに合成して貯蔵（インスリン）
脂肪：グルコースを中性脂肪に合成して貯蔵（インスリン）
｝同化作用

空腹 → 血中のグルコース濃度が低下
肝臓：グリコーゲンをグルコースに分解（グルカゴン，アドレナリン）
脂肪：中性脂肪をグリセロールと脂肪酸に分解（コルチゾール）
　→ 肝臓でグルコース，ケトン体が産生
｝異化作用

インスリン（基礎分泌）の作用でグルコースは全身組織へ取り込まれる
組織：グルコースや脂肪酸をエネルギー源として使用

図 5-1　糖代謝

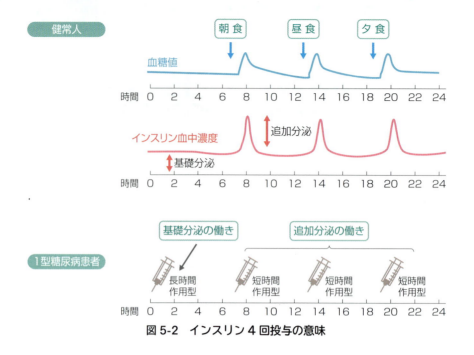

図 5-2　インスリン 4 回投与の意味

スに変換されてエネルギー源となる．脂肪酸は直接にエネルギー源として使用されるが，代謝される際にケトン体が産生される．

　糖質や脂質からのエネルギー供給が不足すると，蛋白質のアミノ酸が糖新生によりグルコースに変換されてエネルギー源となる．

　インスリンは食後に限らず一定量が常に分泌されている．インスリンとインスリン拮抗ホルモンのバランスにより，グルコースの組織への取り込み（利用，貯蔵）と組織からの放出が調整されて血糖値は一定域に保たれている．この常に少量分泌されているインスリンを基礎分泌と呼び，食後の血糖値の上昇に反応して大量分泌されているインスリンを追加分泌と呼ぶ．インスリン療法で，各食前 3 回の短時間作用型インスリン製剤に加えて長時間作用型インスリン製剤も使用するのは，インスリン基礎分泌を補充する目的である（図 5-2）．

　なお，食後にグルコースからグリコーゲンを合成するような，低分子成分から生体に必要な高分子成分を合成する過程を同化と呼び，空腹時にグリコーゲンからグルコースに分解されてエネルギー源となるような，高分子成分を分解する過程を異化と呼ぶ．代謝とは同化と異化をあわせた生体反応である．

2 脂質代謝

　血液中に存在する脂質には，トリグリセリド，コレステロール，リン脂質，遊離脂肪酸がある．トリグリセリド，コレステロール，リン脂質はアポ蛋白と結合してリポ蛋白のかたちで運搬される．リポ蛋白は比重により 5 種類（カイロミクロン，VLDL，IDL，LDL，HDL）に大別されるが，それぞれで脂質（トリグリセリド，コレステロール，リン脂質）とアポ蛋白の含有割合が異なる．カイロミクロンは脂質としてトリグリセリドを多く含み，LDL や HDL はコレステロールの含有率が高い（図 5-3）．

　LDL に含まれるコレステロール（LDL コレステロール：悪玉コレステロール）は増加すると動脈壁に沈着して，動脈硬化の原因となる．HDL に含まれるコレステロール（HDL コレステロール：善玉コレステロール）は動脈壁に沈着したコレステロールを回収する作用がある．LDL コレステロールの増加，HDL コレステロールの減少，トリグリセリドの増加を**脂質異常症**と呼び，動脈硬化による心筋梗塞や脳梗塞の危険因子である．

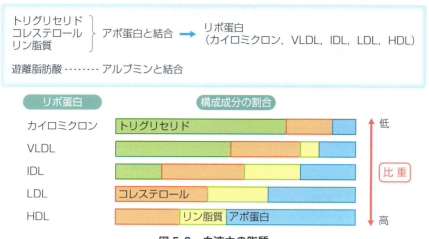

図 5-3　血液中の脂質

　トリグリセリドは食事に含まれる脂質の大部分を占める．消化酵素によって分解されて小腸から吸収され，トリグリセリドに再合成されてアポ蛋白と結合してカイロミクロンになる．カイロミクロンはリンパ管から胸管を経由して静脈に入り，全身に運ばれて脂肪組織や肝臓に貯蔵される．前述のように，余ったグルコースから合成されたトリグリセリドも存在する．エネルギーが必要な際にトリグリセリドはグリセロール（肝臓で糖新生によりグルコースに変換）と脂肪酸に分解されてエネルギー源となる．

　コレステロールは主に肝臓で合成され，ステロイドホルモンの前駆物質や細胞膜の構成成分として利用される．余ったコレステロールは肝臓で代謝されて胆汁酸として腸管内に排泄され，腸管内で脂質を乳化（ミセル化）して吸収を助けている．胆汁酸のほとんどは回腸末端で再吸収されて肝臓に戻って再利用される．

3 プリン体の代謝

　プリン体とはプリン環を有する物質の総称であり，生体では核酸（DNA，RNA）やATPの材料となる．プリン体は食物から摂取されるものと，肝臓で生合成されるものがある．核酸やエネルギーの合成に関与した後，代謝産物は尿酸となって主に尿中へ排泄される．

　尿酸の生成と排泄のバランスが崩れて高尿酸血症をきたし，尿酸塩が組織で析出してさまざまな症状を呈するのが痛風である．

❷ 症候・検査・治療のまとめ

❶肥満

　脂肪組織が過剰に蓄積した状態を肥満と呼ぶ．原因によって単純性肥満と二次性肥満（クッシング症候群の中心性肥満など）に分類され，脂肪蓄積部位によって皮下脂肪型肥満（下半身肥満／洋ナシ型肥満）と内臓脂肪型肥満（上半身肥満／リンゴ型肥満）に分類される．とくに内臓脂肪型肥満は脂質異常症，高血圧，高血糖の合併が多く，動脈硬化性疾患の危険因子となる（→メタボリックシンドローム）．

　肥満の判定には体格指数（Body Mass Index：BMI）が一般に使用される．BMIは下記の式で患者の体重と身長から算出される．22が標準で，25以上は肥満である．35以上は高度肥満であ

表5-1 体格指数

$$BMI（体格指数）＝\frac{体重(kg)}{身長(m)×身長(m)}$$

BMIは22が標準，25以上が肥満，35以上が高度肥満18.5未満は低体重

例：身長160cm, 体重70kg

$$BMI＝\frac{70}{1.60×1.60}＝27.3 \quad \Bigr\} この人は肥満！$$

表5-2 適正なエネルギー摂取量

適正な1日のエネルギー摂取量＝標準体重 × 身体活動量

標準体重(kg)＝22× 身長(m)× 身長(m)

身体活動量

軽い労作（机仕事）	25～30 kcal/kg
普通の労作（立ち仕事）	30～35 kcal/kg
重い労作（力仕事）	35kcal/kg 以上

例：身長160cm，学校の先生
　　標準体重＝22×1.6×1.6＝56.32kg
　　身体活動量＝30 ～ 35kcal/kg
　　適正なエネルギー摂取量　＝56.32×（30 ～ 35）
　　　　　　　　　　　　　　＝1,690 ～ 1,971kcal
　　体育教師なら1,900kcalなど，仕事内容で個別に設定する．

表5-3 適正な栄養バランス

適正なエネルギー量を下記のバランスで摂取する

60% 糖　質	（糖　質1g＝4kcal）
15% 蛋白質	（蛋白質1g＝4kcal）
25% 脂　肪	（脂　肪1g＝9kcal）

例：1日の適正なエネルギー摂取量が2,000kcalの場合
　　糖　質：2,000kcal×0.6＝1,200kcal　　1,200kcal÷4＝300g
　　蛋白質：2,000kcal×0.15＝300kcal　　300kcal÷4＝ 75g
　　脂　肪：2,000kcal×0.25＝500kcal　　500kcal÷9＝ 56g
　　つまり，糖質300g，蛋白質75g，脂肪56gが目安となる1日の摂取量である

る．逆にBMIが18.5未満は低体重（痩せ過ぎ）である（**表5-1**）．

$$BMI ＝体重（kg）÷〔身長（m）×身長（m）〕$$

逆の見方をすると，患者の身長に対してBMIが22となる体重が標準であるので，標準体重も下記の式で算出できる．

$$標準体重（kg）＝22×〔身長（m）×身長（m）〕$$

単純性肥満の治療は食事療法（摂取カロリー制限）と運動療法が基本である．難治性の重症例は薬物療法や手術療法を考慮することもある．

❷栄養指導

代謝・栄養疾患の治療は食事療法が基本となる．適正なエネルギー量の食事を，栄養素のバランスをとって，1日3回規則正しく摂取することが大切である．糖尿病などで食事療法を行うときは，治療開始時の適正なエネルギー摂取量を**表5-2**のように患者の標準体重と身体活動量から算出する．身体活動量は軽い労作（机仕事など）で25 ～ 30kcal/kg, 普通の労作（立ち仕事など）

で30〜35kcal/kg，重い労作（力仕事など）で35kcal/kg以上が目安となる．食事療法の開始後は，患者の体重変化や病状をみて適正なエネルギー摂取量を調整して栄養指導を行う．

適正なエネルギー摂取量のうち50〜60％を炭水化物で，15〜25％を蛋白質で，20〜30％を脂肪で摂取する．栄養学の教科書では，蛋白質を体重1kgあたり1〜1.2g摂取するように記載されている場合もあるが，看護師国家試験では「約60％炭水化物，約15％蛋白質，約25％脂肪」と簡略化して暗記することで十分であろう．炭水化物と蛋白質は1gから4kcalのエネルギーを，脂肪は1gから9kcalのエネルギーを生み出すと考えれば，それぞれの摂取すべきグラム数を算出することができる（表5-3）．

3 押さえておきたい疾病の概要

糖代謝異常

1 糖尿病

どんな疾患？

糖尿病はインスリンの作用不足により高血糖が持続する代謝疾患である．慢性的な高血糖により微小血管症（神経障害，網膜症，腎症）や大血管症（心筋梗塞，脳梗塞，末梢動脈疾患など）の合併症を引き起こす．

原因と分類

2023年の国民健康・栄養調査で「糖尿病が強く疑われる者」の割合は成人男性の16.8％，成人女性の8.9％である．

糖尿病は成因により4つのタイプに分類される．1型は膵臓β細胞の破壊に伴うインスリンの絶対的欠乏により発症する．2型はインスリンの分泌低下や抵抗性（感受性の低下）により発症する．3型は遺伝子異常が同定されたものや二次性の糖尿病であり，4型は妊娠糖尿病である．1型と2型の病態の違いを表5-4に示した．1型糖尿病は自己免疫などが原因であるため，生活習慣や肥満とは無関係であり，若年者に急激に発症することが多い．2型は遺伝的素因（体質）や環境素因（過食，運動不足などの生活習慣）が発症に深く関係するため，糖尿病の家族歴がある肥満した中高年に緩徐に発症することが多い．わが国における糖尿病患者の95％以上は2型糖尿病である．

診断基準

糖尿病であると診断するためには，下記の日本糖尿病学会の診断基準が日常診療で使用される（図5-4）．下記の①〜③の1つ以上に該当すれば血糖値が糖尿病型，④に該当すればHbA1cが糖尿病型と診断する．

① 早朝空腹時血糖値：126mg/dL以上
② 随時血糖値：200mg/dL以上
③ 75g経口ブドウ糖負荷試験（75gOGTT）の2時間値：200mg/dL以上
④ HbA1cが6.5％以上

表5-4 1型糖尿病と2型糖尿病

	1型糖尿病	2型糖尿病
病態	β細胞の破壊によるインスリンの絶対的欠乏	インスリンの分泌低下や抵抗性（感受性の低下）
原因	自己免疫（抗GAD抗体），特発性（ウイルス？）	遺伝的素因，内臓肥満症，過食，運動不足，加齢
背景	若年者に多い，家族歴と無関係，肥満と無関係	中高年に多い，家系内発症が多い，肥満と関係がある
臨床像	急激に発症，糖尿病性ケトアシドーシス	緩徐に発症，高血糖高浸透圧症候群
治療	インスリン療法	食事，運動，経口血糖降下薬，インスリン療法
頻度	糖尿病患者の5％以下	糖尿病患者の95％以上

A 下記のうち1つ該当すれば血糖値が「糖尿病型」
① 早朝空腹時血糖値 126mg/dL 以上
② 随時血糖値 200mg/dL 以上
③ 75g経口ブドウ糖負荷試験（75g OGTT）の2時間値 200mg/dL 以上

B 下記が該当すればHbA1cが「糖尿病型」
① HbA1c 6.5% 以上

C ① 口渇，多飲，多尿，体重減少などがある
② 糖尿病網膜症がある

A + B = 糖尿病　　A + C = 糖尿病
A のみ → 後日の検査で A or B = 糖尿病
B のみ → 後日の検査で A = 糖尿病

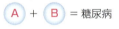

図 5-4　糖尿病の診断基準

　同日に行った検査で血糖値とHbA1cの両方が糖尿病型であれば糖尿病と診断する．血糖値のみが糖尿病型であっても，糖尿病の典型症状（口渇，多飲，多尿，体重減少）や確実な糖尿病網膜症が存在すれば糖尿病と診断できる．

　血糖値のみが糖尿病型である場合は，後日に行った検査で血糖値あるいはHbA1cが糖尿病型であれば糖尿病と診断する．HbA1cのみが糖尿病型である場合は，後日に血糖値が糖尿病型であれば糖尿病と診断する．

　なお，上記の①〜④は糖尿病型の基準であって，この値より低値であれば耐糖能が正常というわけではない．血糖値の正常型は下記の⑤と⑥を2つとも満たす場合である．

⑤ 空腹時血糖：110mg/dL 未満
⑥ 75g経口ブドウ糖負荷試験（75gOGTT）の2時間値：140mg/dL 未満

　糖尿病型と正常型のどちらにもあてはまらない場合は境界型と呼ぶ．

症状

　血糖値の上昇が軽度の場合には自覚症状はない．ある程度の高血糖が持続すると，（血液や尿の浸透圧の上昇による）口渇感，多飲，多尿などを認め，病状が進行すれば（異化亢進による）体重減少などをきたす．好中球機能が低下するため，易感染性や創傷治癒遅延を認める．

　糖尿病で最も問題となるのは合併症による症状であり，生活の質や生命予後にかかわってくる．急速な血糖上昇を伴う急性合併症では高度な場合は昏睡に陥る．慢性的な血管障害による慢性合併症では特有な症状を呈する（図 5-5）．

急性合併症（糖尿病性昏睡）

① **糖尿病性ケトアシドーシス**：1型糖尿病でインスリン療法を自己中止したときなどに起きる．インスリンの絶対不足により著明な高血糖を呈し，脂肪の分解により大量のケトン体が産生される．それにより代謝性アシドーシスをきたし，代償機構として過呼吸（クスマウル呼吸）を起こす．「肩で息をしている」と表現されることが多い．

② **高浸透圧高血糖状態**：2型糖尿病の経過中に感染，ストレス，高カロリー輸液，ステロイド薬投与などを契機として起こる．著明な高血糖と血漿浸透圧の上昇が特徴であり，脱水による循環不全（頻脈，血圧低下）をきたす．

　①②ともに高度の場合は昏睡に陥り致死的である．治療は共通しており，生理食塩水などの輸液による脱水の補正，速効型インスリン製剤の持続静脈内投与による血糖のコントロールを行う．

慢性合併症

① **微小血管症（糖尿病3大合併症）**

　神経障害：3大合併症のなかで最初に認める合併症であり，糖尿病の発症3〜5年後から出現する．四肢末梢のしびれ感，感覚障害（温痛覚や振動覚の低下），足底の異常感覚などが典型的である．自律神経障害による起立性低血圧や勃起障害なども認める．

Chapter 5 代謝／栄養

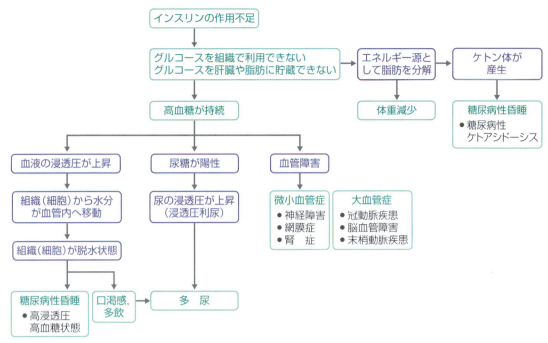

図 5-5 糖尿病の症状

網膜症：高血糖により網膜の微小血管が障害されて虚血状態となる（単純網膜症）．この時点では視力障害は認めない．しだいに虚血を補うための新生血管が生じるようになる（増殖網膜症）．新生血管は破れやすいために出血や網膜剥離を引き起こし，視力障害をきたすようになる．わが国における失明の原因として，糖尿病網膜症は緑内障について第2位である．なお，光凝固術は虚血部位をレーザーで焼灼し新生血管の発生を予防するものであり，視力の回復は望めない（**図 5-6**）．

腎症：糖尿病の発症10年後頃に発症する．微小血管障害により腎臓の糸球体が障害され，続発性糸球体腎炎を引き起こす．初期には尿中微量アルブミンが出現し，進行するとネフローゼ症候群を呈する症例が多い．糖尿病による他臓器の障害を伴うことが多いので，腎不全例では比較的早期から透析療法が必要となる．わが国の透析導入の原因として第1位である．

② **大血管症**

糖尿病は脂質異常症，高血圧，喫煙と同様に動脈硬化の危険因子である．脳血管障害（脳梗塞が多い），虚血性心疾患（狭心症，心筋梗塞），末梢動脈疾患（閉塞性動脈硬化症）を引き起こす．糖尿病患者では神経障害により心筋梗塞でも痛みが弱いことがあるので要注意である．

③ **糖尿病性足病変**

神経障害による感覚鈍麻，血流障害，好中球機能低下による易感染性などにより，足先の小さな傷でも潰瘍や壊疽となり下肢の切断が必要となることもある．

④ **その他の慢性合併症**

糖尿病は認知症，骨粗鬆症，歯周囲炎の発症や進展に関与する．

検 査

糖尿病の診断には上記のように血糖値，HbA1c，75g経口ブドウ糖負荷試験（75gOGTT）を使用する．糖尿病の治療を行っていくうえでのコントロール指標としては，グリコヘモグロビン（HbA1c）が有用である．HbA1cは採血時に食事の影響は受けず，過去1〜2ヵ月の血糖の平均値を反映する．年齢や合併症の有無など病状によって異なるが，一般にHbA1c 7.0％未満を維持することを目標とする．なお，HbA1cは赤血球のヘモグロビンがブドウ糖と結合している割合をみている

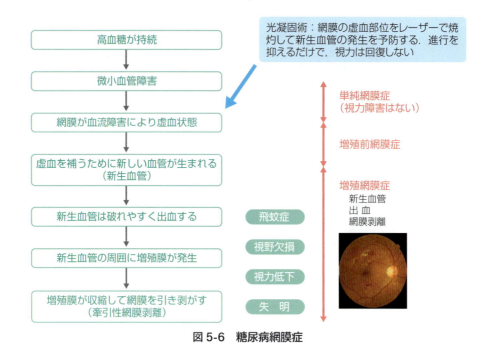

図 5-6 糖尿病網膜症

表 5-5 糖尿病の治療

	1 型糖尿病：インスリン療法が不可欠．食事療法，運動療法も行う． 2 型糖尿病：食事療法，運動療法が基本．コントロール不良のときに経口血糖降下薬やインスリン療法を考慮する
食事療法	エネルギー摂取量＝標準体重×身体活動量 　　標準体重(kg)＝22×身長(m)×身長(m) 　　身体活動量(普通の労作) 30〜35kcal/kg 糖質：蛋白質：脂肪＝約60％：約15％：約25％ 80kcalを1単位(ごはん1/2杯)として食品交換表を用いて栄養指導
運動療法	30分の散歩，20分の早歩き，10分のジョギング：1単位を消費
薬物療法	経口血糖降下薬 インスリン製剤　100単位/mL，毎回場所を変えて皮下注射 ＊低血糖に注意：空腹感，眠気，冷汗，頻脈，手足のふるえ，意識障害 　→ ペットシュガーを摂取 ＊シックデイ：インスリンは勝手に中止しない，主治医に連絡して投与量を調節，頻回に血糖値をチェック，水分摂取

ので，貧血や輸血の影響を受けるため注意が必要である．

　血糖自己測定器を使用すれば，患者自身が自宅で血糖値を簡便迅速に測定することができる．低血糖症の判定などに有用である．網膜症を早期発見するための眼底検査，腎症を早期発見するための尿中微量アルブミンなどを定期的に調べることも大切である．

治療

　合併症の発症や進展の予防には血糖コントロールが最も重要であり，一般に HbA1c 7.0％ 未満を目標として治療を行う．しかし，高齢者や認知症状がある場合は低血糖の危険性を考慮して目標値を緩やかにする．

　1 型糖尿病ではインスリン療法が不可欠であるが，食事療法と運動療法も大切である．2 型糖尿病では食事療法と運動療法が基本であり，効果が不十分な場合に経口血糖降下薬やインスリン療法を行う（表 5-5）．

食事療法：食事療法はすべての糖尿病患者に必

Chapter 5 代謝／栄養

表 5-6 経口血糖降下薬

インスリンの分泌を促進しないタイプ（低血糖が起こりにくい）	
αグルコシダーゼ阻害薬	消化管からのブドウ糖の吸収を遅延する
SGLT2阻害薬	尿中への糖の排泄を促進する
チアゾリジン薬	インスリン抵抗性を改善する
ビグアナイド薬	肝臓での糖新生を抑制する
インスリンの分泌を促進するタイプ（低血糖を起こす可能性あり）	
スルホニル尿素薬（SU薬）	インスリン分泌促進（最強）
速効型インスリン分泌促進薬	インスリン分泌促進（速効，短時間）
DPP-4阻害薬	インスリン分泌促進＋グルカゴンの分泌抑制

要であり，適正なエネルギー量を栄養素のバランスよく，1日3回規則正しく摂取することがポイントである（栄養指導の項 p.120 を参照）．患者にわかりやすいように「糖尿病食事療法のための食品交換表」を用いて説明することが多い．主に含まれる栄養素によって食品を6つのグループに分け，80kcal を1単位として換算して，食品別の単位数を表にしたものである．たとえば，1日の適正なエネルギー摂取量が 1,600kcal の患者は合計 20 単位の食品を栄養素のバランスよく（炭水化物：蛋白質：脂肪＝60％：15％：25％＝12単位：3単位：5単位）摂取すればよいことになる．なお，ごはんは茶碗半分が1単位（80kcal）であり，食パンなら 1/2 枚が1単位（80kcal）である．

運動療法：運動療法は血糖値を下げるだけでなく，インスリン抵抗性の改善，高血圧や高脂血症の改善などさまざまな効果が期待できる．1単位（80kcal）を消費するには，非常に軽い運動（散歩，家事）なら 30 分間，軽い運動（歩行 70m/分，平地の自転車，ラジオ体操）なら 20 分間，中程度の運動（ジョギング，階段昇り）なら 10 分間，強い運動（マラソン，水泳，縄跳び）なら5分間が必要である．薬物療法中の患者では低血糖発作を予防するために，運動療法は食後に行うのが原則である．また，合併症の状態（進行した網膜症など）によっては運動療法を控えたほうがよい症例もある．

薬物療法：十分な食事療法と運動療法を3〜4ヵ月続けても効果がない場合は，経口血糖降下薬やインスリン療法の薬物療法を考慮する．

経口血糖降下薬は患者の病状（糖尿病の進行度，臓器障害や認知症状の有無など）によって種類を選択し，1剤を少量から開始するのが原則である（**表 5-6**）．消化管からの糖の吸収を遅延するαグルコシダーゼ阻害薬，尿中へ糖の排泄を促進する SGLT2 阻害薬，インスリン分泌を促進するスルホニル尿素薬（SU剤），肝臓からの糖放出を阻害するビグアナイド薬，インスリン抵抗性を改善するチアゾリジン薬などさまざまな薬が使用される．

インスリン療法の絶対的適応は1型糖尿病（インスリン依存状態），糖尿病性昏睡であり，相対的適応は経口血糖降下薬でコントロールできない2型糖尿病である．インスリン製剤は効果発現および持続時間により，超速効型，速効型，中間型，持効型，混合型の5種類に分類される．これらのインスリン製剤を患者の病状にあわせて使い分けるが，持効型インスリン製剤の1回投与（インスリン基礎分泌に相当）と超速効型インスリン製剤の食直前3回投与（インスリン追加分泌に相当）の1日4回投与が基本である（**図 5-2** 参照）．

インスリン製剤の薬効は単位で表され，すべての製剤で 100 単位/mL である．

患者が自宅でインスリン製剤を正しく自己注射できるように，医療従事者はしっかりと指導する責任がある．

①インスリン製剤は冷暗所に保存し，使用前には静かに混和する．

②注射部位は毎回変えて皮下注射を行い，注射部位は揉まない．

③低血糖の症状を理解し，疑ったときに対応

125

するためペットシュガーを常時携帯する.

④食前にインスリンを注射したら，必ず食事を摂る.

⑤体調不良時（シックデイ）でもインスリンは中止しない.

補足

低血糖：インスリン製剤や経口血糖降下薬の効果が過剰となった場合の低血糖は時に致死的であるため要注意である. 一般に血糖値が 70mg/dL 未満となると，空腹感，眠気，冷汗，頻脈，手指振戦，意識障害などの症状が出現する. 症状から低血糖を疑ったときは，ブドウ糖 10g を経口摂取させる. 意識障害時はブドウ糖液を静脈注射する. 糖尿病性神経障害があると，交感神経障害により頻脈や発汗が出現しにくいこともあるので注意を要する.

シックデイ：体調不良（発熱，嘔吐など）で食事や水分が摂れなくなった状態（シックデイ）でも，患者の自己判断でインスリン治療を中止してはならない. 主治医に連絡してインスリン投与量を調節し，頻回に血糖値をチェックする. 脱水予防のために十分な水分摂取を行う. なお，低血糖予防のため経口血糖降下薬は中止する.

フットケア：糖尿病の足病変の予防には注意深いフットケアが重要である. 足を清潔に保つ，サイズのあった靴にする，靴下を履く，深爪をせずにストレートカット，足を毎日観察する，傷ができたらすぐに受診するなどを患者に指導する.

脂質代謝異常

2 脂質異常症（高脂血症）

どんな疾患？

脂質異常症とは血中の LDL コレステロール，トリグリセリド，HDL コレステロールの値に異常をきたした病態である. 心筋梗塞や脳梗塞などの原因となる動脈硬化の最大の危険因子である.

分類

生活習慣（過食，脂質の過剰摂取，運動不足），内臓肥満，体質などさまざまな要因で発症する.

甲状腺機能低下症による続発性や，遺伝性の脂質異常症もある.

症状

脂質異常症は一般に無症状で進行し，動脈硬化による合併症にて症状が出現する. ただし，家族性高コレステロール血症などでは皮膚結節性黄色腫（瞼板黄色腫）やアキレス腱肥厚を認めることがある.

検査

空腹時採血において，LDL コレステロール 140mg/dL 以上，HDL コレステロール 40mg/dL 未満，トリグリセリド 150mg/dL 以上のいずれかを認める場合に脂質異常症と診断する. LDL コレステロール（悪玉コレステロール）の値が高く，HDL コレステロール（善玉コレステロール）の値が低いほど動脈硬化の危険が高まる.

治療

食事療法，運動療法，体重管理が基本である. 食事療法としては，脂肪は総カロリーの 20 〜 25% として，コレステロールの摂取量を 300mg 未満とする. 不飽和脂肪酸の摂り過ぎに注意し，食物繊維をしっかり摂るようにする. アルコールは控えるなどが大切である.

食事療法や運動療法で効果が不十分な場合に薬物療法を考慮する. 高コレステロール血症には HMG-CoA 還元酵素阻害薬（スタチン系）が，高トリグリセリド血症にはフィブラート系薬剤が使用されることが多い. HMG-CoA 還元酵素阻害薬は横紋筋融解症の副作用があるので注意が必要である.

尿酸代謝異常

3 痛風（高尿酸血症）

どんな疾患？

プリン体の代謝産物である尿酸の血中濃度が上昇した状態が高尿酸血症であり，高尿酸血症により関節炎発作などをきたした病態が痛風である.

疫学と原因

成人男性に多い（女性ホルモンに尿酸を低下さ

せる作用があるので女性には少ない）．尿酸の産生亢進（肥満，肉類や内臓などの高プリン体の摂食，アルコール過剰摂取）や排泄障害（腎機能障害）が原因となる．

症状

高尿酸血症だけでは無症状であるが，体内組織に尿酸塩結晶が沈着すると痛風発作（急性関節炎発作：足の親指の付け根（第一中足趾節関節）が発赤腫脹して激痛が出現），痛風結節（耳介や肘関節の皮下にできる無痛性結節），尿路結石，腎障害（痛風腎）などが出現する．

検査

血中尿酸値が7mg/dLを超えるものは高尿酸血症であり，9mg/dL以上は重症と考えてよい．痛風発作時には炎症反応が陽性となる．

治療

プリン体を多く含む飲食物（レバー，肉類，甲殻類，ビールなど）の過剰摂取を避ける．アルコール摂取が痛風発作を誘発することがあるので要注意である．肥満者は減量させることが大切であるが，過度な運動は生体内の尿酸産生を亢進するので避ける．尿路結石の予防のために水分は十分に摂取させる．尿酸合成阻害薬（アロプリノール）や尿酸排泄促進薬（プロベネシド）を病状にあわせて投与する．尿酸値6.0mg/dL以下にコントロールすることを目標とする．痛風発作の前兆時にはコルヒチンを投与し，発作時には非ステロイド系消炎鎮痛薬で疼痛コントロールを行う．

特殊な病態として，急性白血病などの化学療法時に腫瘍細胞が一気に破壊されて大量の尿酸が放出されることで高度の高尿酸血症を呈することがある（腫瘍崩壊症候群）．

そのほかの代謝／栄養疾患

4 メタボリックシンドローム

どんな疾患？

内臓脂肪の蓄積を基盤として，脂質異常症，高血圧，高血糖などの危険因子が生じ，動脈硬化による心血管疾患を発症しやすくなった病態である．

疫学

2019年の国民健康・栄養調査によれば，わが国においてメタボリックシンドロームが強く疑われる者は成人の17.8％，予備軍と考えられる者は14.1％であり，あわせて31.9％となる．男性では52.0％，女性では17.5％であるため，成人男性の2人に1人，成人女性の5人に1人が該当する．

症状

内臓脂肪蓄積を伴う上半身肥満（リンゴ型肥満）が典型的であり，合併した疾患の症状を認める．

検査

わが国の診断基準では，内臓脂肪蓄積の指標としてウエスト周囲径（腹囲）が男性は85cm以上，女性は90cm以上あることが必要条件である．ウエスト周囲径は，立位，軽呼気時，臍レベルで測定する．

ウエスト周囲径の条件に加えて，脂質異常症（中性脂肪が150mg/dL以上かつ／またはHDLコレステロールが40mg/dL未満），高値血圧（収縮期血圧130mmHg以上かつ／または拡張期血圧85mmHg以上），高血糖（空腹時血糖110mg/dL以上）のうち2項目以上を満たせばメタボリックシンドロームと診断する（**図5-7**）．

治療

食事療法，運動療法による減量が基本である．一般に内臓脂肪のほうが皮下脂肪より治療に反応して減少しやすい．

補足

皮下脂肪が厚くなる下半身肥満（洋ナシ型肥満）は女性に多く，メタボリックシンドロームとは異なる．

5 酸塩基平衡異常

生体における酸塩基平衡の調節機構は複雑であり，看護学生が最も理解しにくい分野の一つである．ここでは，かなり強引に簡略化してポイントを箇条書きにする．上から順番に理解していけば，看護師国家試験の対策や臨床現場で必要とする知識は習得することができるはずである．

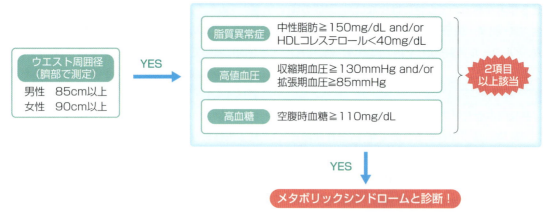

図5-7 メタボリックシンドロームの診断基準

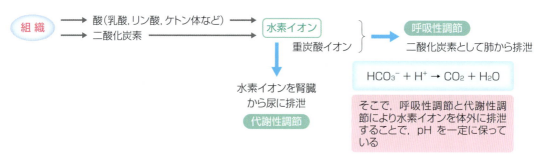

図5-8 酸塩基平衡の調節

❶ 酸塩基平衡の調節 "その1"

① 溶液中の水素イオン濃度の指標が水素イオン指数(pH)である.

② 溶液中の水素イオン濃度が高いほど，pHは低くなる(pH＜7.0が酸性)．逆に，水素イオン濃度が低いほど，pHは高くなる(pH＞7.0がアルカリ性)．

③ 人間の体液(血液，組織液など)はpH 7.4に維持されている．

④ 体液中の水素イオンが増えて，pH 7.4より低い(酸性)方向に進むのがアシドーシスである．逆に，体液中の水素イオンが減って，pH 7.4より高い(アルカリ性)方向に進むのがアルカローシスである．

❷ 酸塩基平衡の調節 "その2" (図5-8)

① 生体では全身組織でのエネルギー代謝により，各種の酸(乳酸，リン酸，ケトン体など)や二酸化炭素が大量に産生される．これらは，水に溶けて水素イオンを生じるため，放っておくと体液中の水素イオンが増えてアシドーシスになる．

② そこで，生体は水素イオンを重炭酸イオンと結合させて二酸化炭素として肺から排泄する($HCO_3^- + H^+ \rightarrow CO_2 + H_2O$)．一方，腎臓からも尿中に水素イオンを排泄する．

③ 正常では，①で生じた水素イオンの量と，②で体外に排泄される水素イオンの量のバランスがとれているので，体液のpHが一定値(pH 7.4)に保たれている．

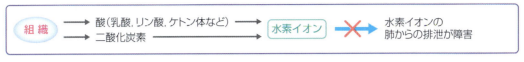

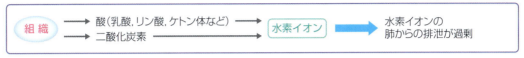

図 5-9 呼吸性アシドーシスとアルカローシス

❸ 呼吸性アシドーシスとアルカローシス（図 5-9）

① 呼吸性アシドーシス

Ⅱ型呼吸不全（COPD の急性増悪，CO_2 ナルコーシスなど）で換気障害があると，肺から二酸化炭素として水素イオンの排泄が障害されるため，体液中の水素イオンが増えてアシドーシスになる．

② 呼吸性アルカローシス

過換気症候群で換気が過剰になると，肺から二酸化炭素として水素イオンの排泄が促進されるため，体液中の水素イオンが減ってアルカローシスになる．

❹ 代謝性アシドーシスとアルカローシス（図 5-10）

① 代謝性アシドーシス

腎不全があると，腎臓からの水素イオンの排泄が障害されるため，体液中の水素イオンが増えてアシドーシスになる．

1型糖尿病のインスリン中止などでインスリンが絶対欠乏すると，グルコースが利用できずに脂肪の分解が進み，ケトン体が産生されて大量の水素イオンが生じる．このため体液中の水素イオンが増えてアシドーシス（糖尿病性ケトアシドーシス）になる．飢餓状態でも同様の機序でアシドーシスになる．ショック状態，敗血症，糖尿病などで嫌気性解糖が進んでも，大量の水素イオンが生じてアシドーシス（乳酸アシドーシス）となる．

大量の下痢では腸液中の重炭酸イオン（HCO_3^-）が体外に喪失し，尿細管性アシドーシスでは腎臓での重炭酸イオンの再吸収が阻害され，体内の重炭酸イオンが減って，水素イオンの中和反応（$HCO_3^- + H^+ \rightarrow CO_2 + H_2O$）ができなくなる．そのため，体液中の水素イオンが増えてアシドーシスになる．

高カリウム血症では細胞外液のカリウムイオンが細胞内に移行し，電気的中性を保つために細胞内の水素イオンが細胞外液に移行するため，体液中の水素イオンが増えてアシドーシスになる．

代謝性アシドーシスが高度となると，増加した水素イオンをできるだけ早急に肺から排泄しようと代償機構が働くため，過呼吸となる（クスマウル呼吸）．

② 代謝性アルカローシス

大量の嘔吐では胃中の水素イオンが体外に喪失し，体液中の水素イオンが減ってアルカローシスになる．

低カリウム血症では細胞内のカリウムイオンが細胞外液に移行し，電気的中性を保つために細胞外液の水素イオンが細胞内に移行するため，体液中の水素イオンが減ってアルカローシスになる．

代謝性アシドーシス

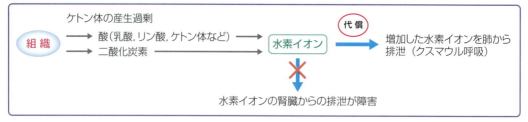

例）腎不全 → 水素イオンの尿中排泄が障害 → 体液中の水素イオンが増加 → アシドーシス

例）糖尿病悪化 → 脂肪分解 → ケトン体産生 → 体液中の水素イオンが増加
→ アシドーシス（糖尿病性ケトアシドーシス）

例）敗血症・ショック状態 → 嫌気性解糖の進行 → 体液中の水素イオンが増加
→ アシドーシス（乳酸アシドーシス）

例）下痢 → 重炭酸イオンの喪失 → 中和反応の阻害 → 体液中の水素イオンが増加 → アシドーシス

例）高カリウム血症 → カリウムイオンが細胞内へ → 水素イオンが細胞外へ → 体液中の水素イオンが増加
→ アシドーシス

＊代償機構として，呼吸を促進して水素イオンを肺から排泄しようとする（クスマウル呼吸）．
重炭酸イオンは減少する．

代謝性アルカローシス

例）嘔吐 → 水素イオンの喪失 → 体液中の水素イオンが減少 → アルカローシス

例）低カリウム血症 → カリウムイオンが細胞外へ → 水素イオンが細胞内へ → 体液中の水素イオンが減少
→ アルカローシス

図 5-10　代謝性アシドーシスとアルカローシス

表 5-7　ビタミンの作用と欠乏症

	生理作用	代表的な欠乏症
水溶性ビタミン		
ビタミンB₁	糖質代謝	脚気，ウェルニッケ脳症
ビタミンB₂	エネルギー代謝，成長，皮膚保持	成長障害，口角炎
ビタミンB₆	アミノ酸代謝，神経伝達	末梢神経炎，皮膚炎
ビタミンB₁₂	核酸合成，神経機能	巨赤芽球性貧血，神経障害
葉酸	核酸合成	巨赤芽球性貧血
ナイアシン	酸化還元反応，皮膚保持	ペラグラ（皮膚炎，下痢，認知症）
ビタミンC	抗酸化作用，膠原線維生成	壊血病
脂溶性ビタミン		
ビタミンA	視紅（ロドプシン）合成	夜盲症
ビタミンD	カルシウム代謝	くる病，骨軟化症，テタニー
ビタミンK	凝固因子合成	出血傾向

6 骨粗鬆症

どんな疾患？
全身骨の骨密度の低下により骨折の危険性が増した病態である．

疫学と分類
加齢と女性ホルモンの減少が発症リスクであるため，更年期以降の女性に多い．

症状
易骨折性があり，転倒により脊椎圧迫骨折や大腿骨頸部骨折を起こす可能性が高まる．

検査
超音波やX線により骨密度の測定を行う．

治療
骨吸収抑制薬，骨形成促進薬，活性型ビタミン

Chapter 5 代謝／栄養

D製剤，カルシウム製剤を投与する．

7 ビタミン欠乏症・過剰症

　ビタミンとは代謝調節の補酵素として働くなど，生命維持に不可欠な低分子の有機化合物である．微量で作用するが，生体内ではほとんど合成されないため，食物から必要量を摂取しなければさまざまな疾病（ビタミン欠乏症）を引き起こす．代表的なビタミン欠乏症を**表5-7**に示す．

　ビタミンは水溶性（ビタミンB，ビタミンC，葉酸など）と脂溶性（ビタミンA，ビタミンDなど）に大別される．大量摂取した場合に水溶性ビタミンは尿中排泄されるが，脂溶性ビタミンは蓄積されて過剰症を起こしやすい．

　ここで解説した主な疾病については，巻末の要点MEMO（p.268）で，もう一度整理をしておきましょう！

過去問題 & オリジナル問題 厳選33問！ 代謝／栄養編

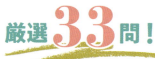

Q1 第109回（2020年）

健常な成人において，血液中のグルコース濃度が低下したときに，グルカゴンの働きでグリコーゲンを分解してグルコースを生成し，血液中に放出するのはどれか．
1. 肝　臓
2. 骨格筋
3. 脂肪組織
4. 心　臓
5. 膵　臓

解説 血糖値（血液中のグルコース濃度）が上昇すると，膵臓ランゲルハンス島β細胞からインスリンが分泌され，その作用でグルコースは骨格筋などの全身組織に取り込まれてエネルギー源として利用される．余ったグルコースはインスリンの作用で肝臓においてグリコーゲンに合成されて貯蔵される．血糖値が低下したときには，インスリン拮抗ホルモン（グルカゴン）が分泌されて，肝臓内のグリコーゲンがグルコースに分解されて血液中に放出される．
正解　1

Q2 第107回（2018年）

小腸で消化吸収される栄養素のうち，胸管を通って輸送されるのはどれか．
1. 糖　質
2. 蛋白質
3. 電解質
4. 中性脂肪
5. 水溶性ビタミン

解説 トリグリセリド（中性脂肪）は消化酵素によって分解されて小腸から吸収され，トリグリセリドに再合成されてアポ蛋白と結合してカイロミクロンになる．カイロミクロンはリンパ管から胸管を経由して静脈に入り，全身に運ばれて脂肪組織や肝臓に貯蔵される．
正解　4

Q3 第109回（2020年）

最終代謝産物に尿酸が含まれるのはどれか．
1. 核　酸
2. リン脂質
3. 中性脂肪
4. グルコース
5. コレステロール

解説 核酸（DNA，RNA）を構成するヌクレオチドのうちアデニンとグアニンはプリン塩基を有するプリン体である．プリン体が生体内で代謝された最終産物が尿酸である．
正解　1

Q4 第94回（2005年）

肥満症で適切なのはどれか．
1. 内臓脂肪型は高脂血症の発症の危険性が高い
2. BMIが20以上は肥満である
3. 診断初期から薬物療法と食事療法とを組み合わせる
4. インスリン抵抗性が高まると血糖値が低下する

解説 1：内臓脂肪型の肥満は脂質異常症，高血圧，高血糖の合併症が多く，動脈硬化性疾患の危険因子となる（＝メタボリックシンドローム）．2：BMI（体格指数）は22が標準で，25以上を肥満と判断する．3：肥満の治療は食事療法と運動療法が基本であり，難治性の重症例に薬物療法や手術療法を考慮することもある．4：肥満に伴いインスリン抵抗性が高まる（組織のインスリンに対する感受性が低下する）と，グルコースの利用や貯蔵が障害されて血糖値は増加する（＝2型糖尿病）．
正解　1

Q5 第108回（2019年）

身長170cm，体重70kgの成人の体格指数（BMI）を求めよ．
ただし，小数点以下の数値が得られた場合には，小数点以下第1位を四捨五入すること．

解説 BMI＝体重(kg)÷[身長(m)×身長(m)]であるから，70÷(1.7×1.7)＝24.22なので四捨五入して24である．
正解　24

Q6 第99回（2010年）／第95回（2006年）改変

1日のエネルギー所要量が2,300kcalの標準体型の40歳の男性．
1日の脂肪摂取量で適切なのはどれか．
1. 30g
2. 60g
3. 90g
4. 120g

解説 1日のエネルギー量の約25%を脂肪で摂取する．2,300×0.25＝575なので，脂肪として約575kcalを摂取すべきである．脂肪は1gから9kcalのエネルギーを生み出す．575÷9＝64なので，脂肪量としては約64gを摂取すべきである．したがって，選択肢のなかでは2が正解である．
正解　2

Chapter 5 代謝／栄養

Q7 第98回（2009年）

1型糖尿病で正しいのはどれか．
1. 経口血糖降下薬で治療する
2. やせ型よりも肥満型に多い
3. 2型糖尿病よりも有病率が高い
4. 高度のインスリン分泌障害がある

解説 1：1型糖尿病に経口血糖降下薬は無効であり，インスリン療法が不可欠である．2：自己免疫などが原因であり，生活習慣や肥満とは無関係である．3：わが国の糖尿病患者で1型糖尿病は5％未満である．4：膵臓ランゲルハンス島β細胞の破壊に伴うインスリンの分泌不全が原因である．
正解 4

Q8 オリジナル問題

60歳の男性，1ヵ月前の職場健診でHbA1c 6.8％を指摘されたため来院した．来院時に糖尿病と診断できる所見はどれか．
1. 検尿検査で尿糖（＋）
2. 空腹時血糖 130mg/dL
3. HbA1c 7.0％
4. BMI（体格指数）25
5. ウエスト周囲径 90cm

解説 HbA1cが糖尿病型（HbA1c ≧ 6.5％）のみで血糖値が不明な場合は，後日の検査で血糖値が糖尿病型（空腹時血糖 ≧ 126mg/dL あるいは随時血糖 ≧ 200mg/dL）であれば糖尿病と診断できる．HbA1cの糖尿病型が2回続くだけでは糖尿病と診断できない．
正解 2

Q9 第112回（2023年）

糖尿病の急性合併症はどれか．
1. 足壊疽
2. 脳血管疾患
3. 糖尿病網膜症
4. ケトアシドーシス昏睡

解説 糖尿病の急性合併症には糖尿病性ケトアシドーシスと高浸透圧高血糖状態がある．糖尿病性ケトアシドーシスはインスリンの絶対不足（1型糖尿病でインスリン療法を自己中止など）により著明な高血糖を呈し，脂肪の分解により大量のケトン体が産生される病態である．高度な場合は昏睡に陥る．
正解 4

Q10 第93回（2004年）

糖尿病の合併症でないのはどれか．
1. 腎症
2. 肝硬変
3. 神経障害
4. 網膜症

解説 糖尿病の慢性合併症のうち，微小血管症（3大合併症）は神経障害，網膜症，腎症である．糖尿病のコントロールが不良であると，発症3〜5年で神経障害が，5年前後で網膜症が，10年前後で腎症が出現する．
正解 2

Q11 第104回（2015年）

糖尿病性神経障害で正しいのはどれか．
1. 運動神経は温存される
2. 感覚障害は中枢側から起こる
3. 三大合併症のなかでは晩期に発症する
4. 自律神経障害は無自覚性低血糖に関与する

解説 1：糖尿病性神経障害は感覚神経の障害が主であるが，自律神経や運動神経も障害される．2：感覚障害は四肢末端のしびれ感など末梢側から症状が始まる．3：神経障害，網膜症，腎症の順番に発症する．4：自律神経障害のため，低血糖の自覚症状が弱まる可能性がある．たとえば，交感神経障害により動悸や発汗を認めないなどである．
正解 4

Q12 第111回（2020年）

HbA1cについて正しいのはどれか．2つ選べ．
1. 測定値の上限は10％である
2. 赤血球の寿命によって測定値は変動する
3. 過去1，2週間の血糖値管理の指標である
4. グリコアルブミンより短期間の血糖値管理の指標である
5. ヘモグロビンにブドウ糖が結合した糖化蛋白質のことである

解説 1：未治療の糖尿病患者などでHbA1cが10％を超えていることはまれではない．2：貧血や輸血によるヘモグロビン濃度の変動によってHbA1cの測定値は影響を受ける．3：過去1〜2ヵ月の血糖値を反映する．4：グリコアルブミン（ブドウ糖と結合したアルブミン）の値は過去2週間程度の血糖値を反映するので，HbA1c（グリコヘモグロビン）のほうが長期間の血糖値管理の指標である．5：正しい．
正解 2，5

Q13 オリジナル問題

糖尿病の治療で正しいのはどれか．2つ選べ．
1. 1型糖尿病で食事療法・運動療法は不要である
2. 2型糖尿病は診断直後より経口血糖降下薬を開始する
3. 食事療法は100kcalを1単位として栄養指導を行う
4. ご飯1/2杯は1単位である
5. 20分の歩行（70m/分）は1単位のカロリーを消費する

解説 1：1型糖尿病ではインスリン療法が不可欠であるが，食事療法・運動療法も同時に行うことが大切である．2：2型糖尿病は食事療法・運動療法が基本であり，その効果が不十分なときに経口血糖降下薬を開始する．3：80kcalを1単位として指導する．4，5：正しい．
正解 4，5

Q14 オリジナル問題

内因性のインスリン分泌を促進する作用がある経口血糖降下薬はどれか.
1. αグルコシダーゼ阻害薬
2. SGLT2阻害薬
3. スルホニル尿素薬（SU剤）
4. ビグアナイド薬
5. チアゾリジン薬

解説 1：αグルコシダーゼ阻害薬は消化管から糖の吸収を遅延する. 2：SGLT2阻害薬は尿中への糖の排泄を促進する. 3：スルホニル尿素薬（SU剤）はインスリン分泌を促進する. 4：ビグアナイド薬は肝臓からの糖放出の阻害や消化管から糖の吸収を抑制する. 5：チアゾリジン薬はインスリン抵抗性を改善する. **正解 3**

Q15 第106回（2017年）

1型糖尿病と診断された人への説明で適切なのはどれか.
1. 自己血糖測定の試験紙の費用は医療保険の対象外である
2. 食事が摂取できないときはインスリン注射を中止する
3. 低血糖症状には振戦などの自律神経症状がある
4. 運動は朝食前が効果的である

解説 1：自己血糖測定に必要な測定器，試験紙，穿刺針などの費用は医療保険の適用範囲である. 2：シックデイの場合でもインスリンを中止してはいけない. 主治医に連絡してインスリン量を調節し，水分を補給し，血糖値を頻回にチェックする. 3：正しい. 4：運動による低血糖が起こらないように，運動療法は食後に行う. **正解 3**

Q16 第113回（2024年）

成人の糖尿病患者に対するペン型インスリン自己注射の指導で正しいのはどれか. 2つ選べ.
1. 「ブドウ糖を携帯してください」
2. 「注射部位は毎回変えてください」
3. 「注射をした後は注射部位をよく揉んでください」
4. 「針は皮膚に対して30度の角度で刺してください」
5. 「未使用のインスリンは冷凍庫で保管してください」

解説 1：低血糖を疑ったときに対応するため，ブドウ糖（ペットシュガー）を携帯する. 2：同一部位に皮下注射をすると硬結が生じてインスリンの吸収が不良となるため，注射部位は毎回変える. 3：注射部位を揉むとインスリンが急に吸収されて低血糖を招く可能性がある. 4：ペン型インスリン製剤では皮膚に垂直に針を刺す. 5：インスリン製剤は冷暗所（冷蔵庫）で保管する. **正解 1, 2**

Q17 第107回（2018年）

インスリン製剤について正しいのはどれか.
1. 経口投与が可能である
2. 冷凍庫で長期保存できる
3. 皮下注射は同じ部位に行う
4. 飛行機に搭乗する際は手荷物として持ち込む

解説 1：皮下注射する. 2：冷暗所（冷蔵庫）で保管する. 3：注射部位は毎回変える. 4：インスリン製剤や注射器を機内に手荷物として持ち込むことができる. **正解 4**

Q18 第112回（2023年）

インスリンを過剰に投与したときに現れる症候で正しいのはどれか.
1. 発熱
2. 浮腫
3. 口渇感
4. 顔面紅潮
5. 手足のふるえ

解説 低血糖になると自律神経症状（交感神経刺激症状）として冷汗，頻脈，手指振戦などが出現し，高度になると意識障害を呈する. **正解 5**

Q19 第108回（2019年）

糖尿病末梢神経障害による感覚障害のある患者へのフットケア指導で適切なのはどれか. 2つ選べ.
1. 両足部を観察する
2. 熱めの湯をかけて洗う
3. 靴ずれしない靴を選ぶ
4. なるべく素足で過ごす
5. 爪は足趾の先端よりも短く切る

解説 1：神経障害により受傷しても気がつかないことも多く，毎日，患者自身が両足を観察することが大切である. 2：神経障害で熱さを感じないこともあり，熱傷を予防するためにぬるま湯を使用する. 3, 4：足を清潔に保って，靴下を履き，サイズのあった靴を選ぶ. 5：深爪をせずにストレートカットにする. **正解 1, 3**

Q20 第102回（2013年）

低値によって脂質異常症と診断される検査項目はどれか.
1. トリグリセリド
2. 総コレステロール
3. 低比重リポ蛋白コレステロール（LDL-C）
4. 高比重リポ蛋白コレステロール（HDL-C）

解説 空腹時採血で，トリグリセリド150mg/dL以上，LDLコレステロール140mg/dL以上，HDLコレステロール40mg/dL未満のいずれかを認める場合に脂質異常症と診断する. **正解 4**

Chapter 5 代謝／栄養

Q21 第110回（2021年）

脂質異常症の成人患者に対する食事指導の内容で正しいのはどれか．
1. 不飽和脂肪酸の摂り過ぎに注意する
2. コレステロール摂取量は1日600mg未満とする
3. 高トリグリセリド血症では，アルコールを制限する
4. 高LDLコレステロール血症では，トランス脂肪酸の摂取を促す

解説 1：魚の油や植物に含まれる不飽和脂肪酸はLDLコレステロールを減少する作用があるので，摂取を制限する必要はない．2：コレステロール摂取は1日300g未満が望ましい．3：アルコールはトリグリセリドの合成を促進する作用があるので，摂取は制限する．4：トランス脂肪酸の過剰摂取は動脈硬化を促進する． **正解 3**

Q22 第107回（2018年）

薬剤とその副作用（有害事象）の組み合わせで正しいのはどれか．
1. 副腎皮質ステロイド────────低血糖
2. ニューキノロン系抗菌薬────────髄膜炎
3. アミノグリコシド系抗菌薬────視神経障害
4. スタチン（HMG-CoA還元酵素阻害薬）
　　　　　　　　　　　　　　　　─横紋筋融解症

解説 脂質異常症で使用するスタチン系薬剤は横紋筋融解症の副作用があるため，筋肉痛の有無やCK（筋肉酵素）の値などに注意する必要がある． **正解 4**

Q23 第112回（2023年）

プリン体の代謝産物である尿酸で正しいのはどれか．
1. 下肢末端は温度が下がるので結晶化しやすい
2. 男性ホルモンによって腎排泄が増加する
3. 激しい運動で産生が減少する
4. 利尿薬によって排泄される
5. 肝臓で分解される

解説 1：正しい．そのため尿酸結晶の沈着による関節炎は足の親指に，痛風結節は耳介や肘の皮下に出現する．2：女性ホルモンが尿酸の排泄を促進する作用があるため，痛風は女性に少ない．3：運動による体重管理は大切であるが，激しい運動はATP産生や筋肉の消耗を促して尿酸値が上昇するので避けるべきである．4：利尿薬が尿酸の排泄を促進することはない．ループ利尿薬は尿酸の排泄を阻害して尿酸値を上昇させる可能性がある．5：尿酸は腎臓で処理（濾過・再吸収）されて不要なものは尿中に排泄される． **正解 1**

Q24 第111回（2022年）

高尿酸血症で正しいのはどれか．
1. 痛風結節は疼痛を伴う
2. 痛風発作は飲酒で誘発される
3. 痛風による関節炎の急性期に尿酸降下薬を投与する
4. 血清尿酸値9.0mg/dL以下を目標にコントロールする

解説 1：耳介や肘関節の皮下にできる痛風結節は無痛性である．2：足の親指の付け根が発赤腫脹して激しい疼痛を伴う痛風発作は飲酒で誘発される．3：痛風発作（関節炎）の急性期には非ステロイド系消炎鎮痛薬で疼痛コントロールを行う．疼痛が落ち着いてから尿酸降下薬を開始する．発作前から尿酸降下薬を服用している場合は，発作中も継続する．4：尿酸値6.0mg/dLを治療の目標値とする． **正解 2**

Q25 第113回（2024年）

痛風の患者が摂取量を減らすことが望ましい食品はどれか．
1. 鶏　卵
2. チーズ
3. 鶏レバー
4. じゃがいも

解説 プリン体を多く含む飲食物（肉類，レバー，甲殻類，ビールなど）の過剰摂取を避けるべきである． **正解 3**

Q26 第112回（2023年）

メタボリックシンドロームの診断基準において男性の腹囲（ウエスト周囲径）で正しいのはどれか．
1. 80cm以上
2. 85cm以上
3. 90cm以上
4. 95cm以上

解説 メタボリックシンドロームの診断基準では内臓脂肪蓄積の指標として腹囲（ウエスト周囲径）を使用する．男性は85cm以上，女性は90cm以上あることが診断の必要条件である．これに加えて，脂質異常症，高血圧，高血糖のうち2項目以上が基準を満たせばメタボリックシンドロームと診断する． **正解 2**

Q27 第106回（2017年）

腹部CTを示す．
矢印で示す部位について正しいのはどれか．
1. 肥満細胞で構成される
2. 厚さはBMIの算出に用いられる
3. 厚い場合は洋ナシ型の体型の肥満が特徴的である
4. 厚い場合はメタボリックシンドロームと診断される

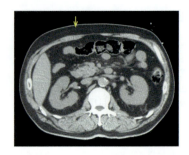

解説　1：矢印で示された部位は皮下脂肪であるので，脂肪細胞で構成されている．肥満細胞はⅠ型アレルギーに関与する血液細胞である．2：BMIは体重と身長から算出される．3：皮下脂肪が厚い場合は洋ナシ型肥満（下半身肥満）である．一方，内臓脂肪が蓄積している場合はリンゴ型肥満（上半身肥満）である．4：メタボリックシンドロームは内臓脂肪の蓄積によって診断される．　　　　　　　　　　正解　3

Q28　第110回（2021年）

血液のpH調節に関わっているのはどれか．2つ選べ．
1. 胃
2. 肺
3. 心臓
4. 腎臓
5. 膵臓

解説　生体は体内で産生された水素イオンを重炭酸イオンと結合して二酸化炭素として肺から排泄（呼吸性調節）し，腎臓からも尿中に水素イオンを排泄（代謝性調節）することで，体液をpH7.4に維持している．　　　　　正解　2，4

Q29　第102回（2013年）

酸塩基平衡の異常と原因の組合せで正しいのはどれか．
1. 代謝性アルカローシス——下　痢
2. 代謝性アシドーシス——嘔　吐
3. 代謝性アシドーシス——慢性腎不全
4. 呼吸性アシドーシス——過換気症候群

解説　1：下痢は代謝性アシドーシスの原因となる．2：嘔吐は代謝性アルカローシスの原因となる．4：過換気症候群は呼吸性アルカローシスの原因となる．　　　正解　3

Q30　第101回（2012年）

呼吸性アシドーシスをきたすのはどれか．
1. 飢餓
2. 過換気
3. 敗血症
4. CO_2ナルコーシス
5. 乳酸アシドーシス

解説　肺から二酸化炭素として水素イオンを排泄できずに体液中の水素イオンが増加した状態が呼吸性アシドーシスである．Ⅱ型呼吸不全を呈するCO_2ナルコーシスは呼吸性アシドーシスをきたす代表的な病態である．飢餓，敗血症，乳酸アシドーシスは代謝性アシドーシスを，過換気は呼吸性アルカローシスを引き起こす．　　　　　　正解　4

Q31　第113回（2024年）

代謝性アシドーシスによって起こる呼吸はどれか．
1. 奇異呼吸
2. 口すぼめ呼吸
3. ビオー呼吸
4. クスマウル呼吸
5. チェーン・ストークス呼吸

解説　代謝性アシドーシスでは，増加した水素イオンをできるだけ早急に肺から排泄しようと代償機構が働くため，非常に深い過呼吸となる（クスマウル呼吸）．肩で息をしていると表現されることも多い．　　　　　　　　正解　4

Q32　第105回（2016年）

ビタミンの欠乏とその病態との組み合わせで正しいのはどれか．
1. ビタミンA——壊血病
2. ビタミンB_1——代謝性アシドーシス
3. ビタミンC——脚気
4. ビタミンD——悪性貧血
5. ビタミンE——出血傾向

解説　ビタミンA欠乏症は夜盲症，ビタミンC欠乏症は壊血病，ビタミンD欠乏症はくる病・骨軟化症，ビタミンE欠乏症は溶血性貧血などがある．ビタミンB_1欠乏症は脚気やウェルニッケ脳症が有名であるが，糖代謝異常により代謝性アシドーシスをきたすことがある．なお，悪性貧血はビタミンB_{12}欠乏症，出血傾向はビタミンK欠乏症で認められる．　　　　　　　　　　　　　　　　　正解　2

Q33　第113回（2024年）

膝蓋腱反射の低下で疑われる病態はどれか．
1. 脚気
2. 壊血病
3. くる病
4. 夜盲症

解説　ビタミンB_1欠乏により発症する脚気では，神経障害（しびれ感，感覚麻痺，膝蓋腱反射の低下）や心不全（浮腫）が出現する．　　　　　　　　　　　　　　　　　正解　1

Chapter 6

内分泌

① 解剖生理のまとめ

1 内分泌器官とホルモンの分泌調節

　生体がさまざまな物質を分泌する様式には，外分泌と内分泌がある．外分泌とは体の外と接する体表や消化管内に導管を通して汗，皮脂，消化管液などを分泌することである．一方，内分泌とは体の中である血液中にホルモンという情報伝達物質を分泌することである．ホルモンは血流に乗って移動し，特定の標的器官や組織で作用する．内分泌は生体が外部環境の変化に対応して恒常性（ホメオスタシス）を維持するのに重要な役割を果たしている．

　代表的な内分泌器官には，視床下部，下垂体，甲状腺，副甲状腺，副腎，膵臓，性腺がある（図6-1）．これ以外にも，消化管や心臓など多くの器官がホルモンを分泌している．

　ホルモンは構造や性質から，ペプチドホルモン，ステロイドホルモン，アミン類などに大別される．ペプチドホルモン（視床下部，下垂体，膵臓から分泌されるホルモンなど）と副腎皮質ホルモン（アミンホルモン）は親水性のため標的細胞の細胞膜を通過できないので，細胞膜上の特異的な受容体に結合して作用する．ステロイドホルモン（副腎皮質や性腺から分泌されるホルモンなど）と甲状腺ホルモン（アミンホルモン）は脂溶性（疎水性）

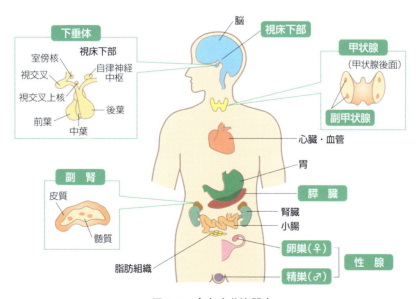

図6-1　主な内分泌器官

（加治秀介：看護のための臨床病態学，南山堂より改変）

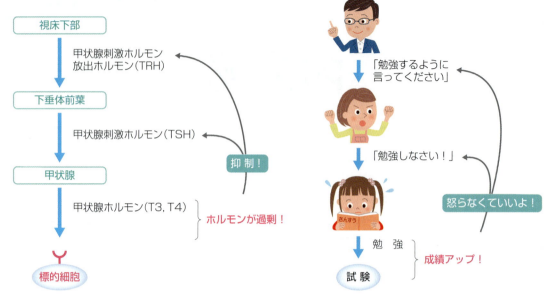

図6-2 ネガティブ・フィードバック

であるため標的細胞の細胞膜を自由に通過して，細胞質や核内にある受容体に結合して作用する．

内分泌器官が分泌するホルモンの量は，主にネガティブ・フィードバック機構にて絶妙に調節されている．ホルモンが過剰となった場合は，内分泌器官のホルモン分泌を刺激している調節中枢を抑制する．たとえば，甲状腺ホルモンの血中濃度が高くなると，調節中枢である下垂体前葉に作用して甲状腺刺激ホルモン（TSH）の分泌を抑制する．また，さらに上位の調節中枢である視床下部にも作用して，甲状腺刺激ホルモン放出ホルモン（TRH）の分泌も抑制する．この調節機構によって甲状腺ホルモンの血中濃度は一定に保たれている（図6-2）．

一方，ポジティブ・フィードバック機構とはホルモンの作用を増幅することであり，分娩時の子宮収縮の促進などがあてはまる．分娩時は下垂体後葉から分泌されたオキシトシンによって子宮収縮が起こるが，それによって児頭が子宮頸部に当たると，その刺激を感知してオキシトシンの分泌がさらに亢進する．このようにポジティブ・フィードバック機構によって子宮収縮を畳み掛けることで分娩が完遂される．

2 甲状腺の構造と機能

甲状腺は前頸部に蝶が羽を広げたような形で存在する．甲状腺組織は血管に富み，濾胞細胞に囲まれた多数の濾胞が集まっている．濾胞細胞から産生されたサイログロブリンと食物から摂取されたヨードが，濾胞内で甲状腺ペルオキシダーゼ（TPO）によって結合して，甲状腺ホルモンであるサイロキシン（T3）やトリヨードサイロニン（T4）に変換される．血液中に放出されたT3やT4の大部分は蛋白質と結合し，わずかに存在する遊離型のT3やT4が作用を発揮する．したがって，遊離型T3やT4の血中濃度の測定が甲状腺機能検査として臨床的な意義が高い．

甲状腺ホルモンの分泌は，下垂体前葉から分泌されるTSHにて刺激され，TSHの分泌は視床下部から分泌されるTRHによって刺激される．前述のように，甲状腺ホルモンはTSHやTRHの分泌を抑制するネガティブ・フィードバック機構により，ホルモン濃度が一定に保たれている．

甲状腺ホルモンは全身の組織において，代謝の亢進，エネルギーの産生（異化作用），交感神経（β作用）刺激，精神活動の活発化など広範な作用を有している．簡単に言うと，どんどん石炭を

燃やして機関車を走らせるような作用である. バセドウ病や亜急性甲状腺炎などで甲状腺の機能が亢進すると, 微熱, 体重減少, 頻脈, 高血圧, 発汗過多, 下痢, 食欲亢進, 手指振戦, 情緒不安定（気分高揚）などの症状がみられる. 甲状腺ホルモンはコレステロールを組織へ供給するため, 機能亢進があると血中コレステロールは減少する（表6-1）.

一方, 慢性甲状腺炎（橋本病）などで甲状腺の機能が低下すると, 低体温, 寒がり, 徐脈, 低血圧, 皮膚乾燥, 便秘, 浮腫（粘液水腫：指で押しても圧痕を残さない）, 無気力などの症状がみられる. 甲状腺機能亢進の逆の症状と考えればよい. うつ病や老人性の認知症と間違われることもある. 血中コレステロールは増加する. CPK, AST, ALT の血液濃度が上昇する症例もある.

なお, 甲状腺の傍濾胞細胞からは血液中のカルシウム濃度を低下させる作用のあるカルシトニンが分泌されるが, 生理的な意義は乏しい. ただし, 製剤化されたカルシトニンは高カルシウム血症の治療に用いられる.

3 副甲状腺の構造と機能

副甲状腺は上皮小体とも呼ばれ, 甲状腺の後面の四隅に計4個ある米粒大の小さな内分泌器官である. 副甲状腺の主細胞から分泌される副甲状腺ホルモン（PTH：上皮小体ホルモン, パラソルモンとも呼ばれる）は全身の骨からカルシウムを遊離（骨吸収）させ, 腎臓ではカルシウムの再吸収を促進し, ビタミンDを活性化して腸管でもカルシウム吸収を促進する. つまり, 血液中のカルシウム濃度を上昇させる. 一方, 腎臓におけるリンの再吸収は抑制するため, 血液中のリン濃度を低下させる.

副甲状腺の腺腫や過形成などで副甲状腺の機能が亢進（原発性副甲状腺機能亢進症）すると, 高カルシウム血症, 尿中カルシウム増加（尿細管でカルシウムの再吸収が促進されても, それ以上に原尿中のカルシウム濃度が高いため, 尿中のカルシウム濃度は上昇する）, 低リン血症を認める. 高カルシウム血症による消化器症状（悪心・嘔吐）, 泌尿器症状（多尿, 多飲, 尿路結石）, 神経症状（意識障害）などが出現する. さらに, 骨吸収による骨量減少のため病的骨折などが起きる（表6-2）.

一方, 甲状腺手術時の副甲状腺障害などで副甲状腺の機能が低下（二次性副甲状腺機能低下症）すると, 低カルシウム血症と高リン血症を認め,

表6-1 甲状腺の機能異常

甲状腺ホルモンの作用：代謝の亢進, エネルギーの産生（異化作用）, 交感神経（β作用）刺激, 精神活動の活発化		
	機能亢進	**機能低下**
主な疾患	バセドウ病, 亜急性甲状腺炎	慢性甲状腺炎（橋本病）
症状	微熱, 体重減少, 頻脈, 高血圧, 発汗過多, 下痢, 食欲亢進, 手指振戦, 情緒不安定（気分高揚）	低体温, 寒がり, 徐脈, 低血圧, 皮膚乾燥, 便秘, 浮腫（粘液水腫）, 無気力
検査	甲状腺ホルモン（T3,T4）上昇, TSH低下, 血中コレステロール低下	甲状腺ホルモン低下, TSH上昇, CPK上昇, 血中コレステロール上昇

表6-2 副甲状腺の機能異常

副甲状腺ホルモンの作用：血液（尿）中のカルシウム濃度を上昇, 血液中のリン濃度を低下		
	機能亢進	**機能低下**
主な疾患	原発性副甲状腺機能亢進症（腺腫, 過形成）	二次性副甲状腺機能低下症（甲状腺手術により障害）
症状	悪心・嘔吐, 多尿, 多飲, 尿路結石, 意識障害	テタニー（筋収縮）, 助産師手位
検査	副甲状腺ホルモン上昇, 高カルシウム血症, 尿中カルシウム増加, 低リン血症	副甲状腺ホルモン低下, 低カルシウム血症, 高リン血症

低カルシウム血症によるテタニー（間欠性の筋収縮）や助産師手位（手根筋と小手群の痙攣性硬直）が出現する.

4 副腎の構造と機能

　副腎は両側の腎臓の上部にある三角錐の形をした3〜5gの内分泌器官である. 外側の皮質と内側の髄質に分けられる. 副腎皮質は外側から球状層，束状層，網状層からなり，コレステロールから合成されるステロイドホルモンを分泌する.

　アルドステロン（ミネラルコルチコイド）は球状層で産生されるステロイドホルモンであり，腎臓の遠位尿細管でナトリウムの再吸収とカリウムの排泄を促進する. レニン・アンジオテンシン系のアンジオテンシンⅡ（p.38を参照）や下垂体前葉から分泌される副腎皮質刺激ホルモン（ACTH）にて分泌が刺激される. 副腎皮質の腺腫などによりアルドステロンの分泌が亢進（原発性アルドステロン症）すると，ナトリウムの再吸収に伴う水分貯留による高血圧と低カリウム血症が出現する（表6-3）.

　コルチゾール（グルココルチコイド）は束状層で産生されるステロイドホルモンであり，生体がストレスに対応して生命維持をするのに不可欠なホルモンである. 肝臓での糖新生の促進（血糖上昇），血圧維持，抗炎症（免疫抑制），脂肪増加，骨量減少などさまざまな作用を有する. コルチ

ゾールの分泌は，下垂体前葉から分泌されるACTHにて刺激され，ACTHの分泌は視床下部から分泌される副腎皮質刺激ホルモン放出ホルモン（CRH）によって刺激される. 甲状腺ホルモンと同様に，コルチゾールがACTHやCRHの分泌を抑制するネガティブ・フィードバック機構により，コルチゾール濃度は調節されている. 下垂体腺腫によるACTHの過剰分泌や副腎皮質の腺腫によりコルチゾールの分泌が亢進（クッシング症候群）すると，高血糖，高血圧，易感染性，中心性肥満，満月様顔貌，骨粗鬆症などの症状をきたす.

　副腎アンドロゲンは網状層で産生される活性の低い男性ホルモンである. 男性では精巣で産生される活性の高いテストステロンが主な男性ホルモンとして作用する. 女性では副腎アンドロゲンが主な男性ホルモンとなる.

　自己免疫機序などで副腎皮質の機能が低下（アジソン病）すると，アルドステロン，コルチゾール，副腎アンドロゲンの脱落症状として，低血圧，高カリウム血症，低血糖，性毛脱落（女性）などさまざまな症状を呈する.

　一方，副腎髄質は交感神経に由来し，ストレスに反応してカテコールアミン（アドレナリン，ノルアドレナリン）を分泌する. カテコールアミンは末梢血管収縮（血圧上昇），心機能亢進（脈拍増加，心筋収縮力増加），気管支拡張，糖新生（血

表6-3　副腎の機能異常

副腎皮質ホルモンの作用
アルドステロン：ナトリウム再吸収とカリウムの排泄を促進
コルチゾール：血糖上昇，血圧上昇，抗炎症（免疫抑制），脂肪増加，骨量減少
副腎アンドロゲン：男性ホルモン

機能亢進 （アルドステロン）	原発性アルドステロン症 （副腎の腺腫）	アルドステロン上昇，高血圧，低カリウム血症，脱力発作
機能亢進 （コルチゾール）	クッシング症候群 （視床下部／副腎の腺腫）	コルチゾール上昇，高血糖，高血圧，易感染性，中心性肥満，満月様顔貌，骨粗鬆症
機能低下	アジソン病（自己免疫，結核）	副腎皮質ホルモン低下，ACTH上昇，低血圧，高カリウム血症，低血糖，性毛脱落

副腎髄質ホルモン（アドレナリン，ノルアドレナリン）の作用：血圧上昇，脈拍増加，心筋収縮力増加，血糖上昇

機能亢進	褐色細胞腫	副腎髄質ホルモン上昇，高血圧，頻脈，高血糖

糖上昇)などを引き起こす．褐色細胞腫でカテコールアミンが過剰に分泌されると，高血圧，頻脈，高血糖などを呈する．

5 視床下部・下垂体の構造と機能

視床下部は間脳の一部で，生体のストレスや内部環境の変化などに関する情報を統合し，内分泌系と自律神経系に指示を出す中枢である．下垂体前葉ホルモンの分泌を調節する視床下部ホルモン（TRH，CRH，成長ホルモン放出ホルモン（GHRH）など）と，下垂体後葉から分泌されるホルモン（バソプレシン，オキシトシン）を産生する（図6-3）．

下垂体は頭蓋底のトルコ鞍内にあり，腺性下垂体である前葉と神経性下垂体である後葉に分けられる．視床下部と下垂体前葉は下垂体門脈という血管系で連絡しており，下垂体後葉とは神経線維で直接つながっている．

下垂体前葉は視床下部ホルモンの調節を受けて，TSH，ACTH，成長ホルモン（GH），プロラクチン，卵胞刺激ホルモン（FSH），黄体形成ホルモン（LH）を分泌する．TSHは甲状腺ホルモンの分泌を，ACTHは副腎皮質ホルモン（コルチゾール）の分泌を刺激している．成長ホルモンは骨の成長を刺激するだけでなく，筋肉の増加，血液量の増加，血糖値の上昇など身体の成長を総合的に支えている．プロラクチンは乳汁産生を刺激し，FSHとLHは卵胞の成長や排卵，黄体形成などに関与している．

下垂体前葉の腺腫によりACTHの分泌が過剰になると副腎の項で説明したクッシング症候群

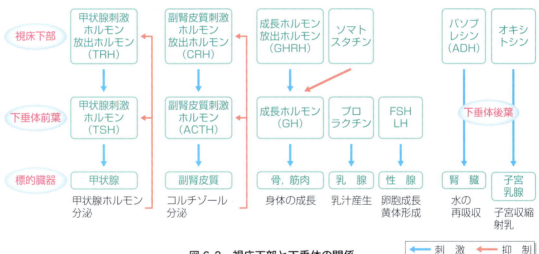

図6-3 視床下部と下垂体の関係

表6-4 下垂体の機能異常

下垂体前葉ホルモンの作用		
甲状腺刺激ホルモン，副腎皮質刺激ホルモン，成長ホルモン：身体の成長を促進，プロラクチン：乳汁産生，卵胞刺激ホルモン，黄体形成ホルモン：卵胞の成長を刺激		
機能亢進（ACTH）	クッシング病（下垂体の腺腫）	ACTH上昇，コルチゾール上昇，クッシング症候群の症状
機能亢進（成長ホルモン）	巨人症・先端巨大症（下垂体の腺腫）	GH上昇，高身長，顔貌変化，高血糖
機能亢進（プロラクチン）	プロラクチノーマ（下垂体の腺腫）	プロラクチン上昇，乳汁分泌，無月経
下垂体後葉ホルモンの作用		
オキシトシン：子宮収縮・射乳，バソプレシン：水の再吸収を促進		
機能亢進（バソプレシン）	ADH不適切分泌症候群	低ナトリウム血症
機能低下（バソプレシン）	尿崩症	多尿

表 6-5 消化管ホルモン

消化管ホルモン	産生部位	作用
ガストリン	胃の幽門腺 G 細胞	胃の壁細胞に作用して胃酸の分泌を促進
セクレチン	十二指腸 S 細胞	膵液の分泌を促進 ガストリンの分泌を抑制
コレシストキニン	十二指腸 I 細胞	膵液の分泌を促進 胆嚢の収縮を促進
ソマトスタチン	膵臓ランゲルハンス島の δ 細胞 胃の幽門腺 δ 細胞	消化管ホルモンの分泌を抑制 胃酸分泌の抑制
インクレチン(GIP)	十二指腸の K 細胞	インスリンの分泌を促進

上記以外に VIP，モチリンなどがある．
ソマトスタチンは視床下部でも産生され，成長ホルモンの分泌を抑制する．

（クッシング病）を発症する．GH の過剰分泌は巨人症・先端巨大症を，プロラクチンの過剰分泌（プロラクチノーマ）は乳汁分泌や無月経などを引き起こす（表 6-4）．

一方，GH の分泌不全は低身長症を引き起こす．分娩時の大出血により下垂体前葉に虚血性梗塞が生じると，汎下垂体機能不全となり無月経，易疲労感，低血圧など多様な症状を呈する（シーハン症候群）．

下垂体後葉からは視床下部で産生されたオキシトシンとバソプレシン（ADH）が分泌される．オキシトシンは産褥時の子宮収縮や射乳を刺激している．バソプレシンは血漿浸透圧の上昇（血液が濃くなった）に反応して分泌され，腎臓の集合管で原尿からの水の再吸収を促進する（これによって血液は薄まり血漿浸透圧が正常に戻る）．水の再吸収が促進されれば尿の排泄量は減少するため，バソプレシンは抗利尿ホルモンとも呼ばれる．バソプレシンの過剰分泌は低ナトリウム血症（ADH 不適切分泌症候群（SIADH））の原因となり，分泌不全は尿量の異常増加（尿崩症）を引き起こす．

6 そのほかの内分泌器官とホルモン

卵巣は，下垂体前葉から分泌される FSH と LH の作用で，卵胞が発育して排卵を起こすとともに，女性ホルモンであるエストロゲン（卵胞ホルモン）とプロゲステロン（黄体ホルモン）を産生する．これらの女性ホルモンは子宮内膜に作用して月経周期をつくり出すとともに，女性の二次性徴に関与する．

精巣は，男性ホルモンであるアンドロゲンを産生し，精子形成を促進するとともに，男性の二次性徴に関与する．蛋白質の合成を促進して筋肉を発達させる．

腎臓は赤血球造血を刺激するエリスロポエチン，血圧上昇に関与するレニン（p.38 を参照）を産生する．消化器からは食事と連動して，ガストリン，セクレチン，コレシストキニンなどの消化管ホルモンが分泌される（表 6-5）．

ー② 症候・検査・治療のまとめ

1 症候

❶ 内分泌疾患による体格と顔貌の異常

低身長は成長ホルモン分泌不全や先天性甲状腺機能低下症などで，高身長は巨人症（骨端線閉鎖前の成長ホルモン過剰分泌）で認められる．体重減少を生じる代表的な内分泌疾患はバセドウ病であり，体重増加はクッシング症候群などである．クッシング症候群では四肢はむしろ痩せているた

め中心性肥満と呼ばれる．

内分泌疾患による特徴的な顔貌変化としては，バセドウ病による眼球突出，クッシング症候群による満月様顔貌，先端巨大症による下顎突出や前額隆起などがある．

❷内分泌疾患による血圧と血糖の異常

内分泌疾患による二次性高血圧は，原発性アルドステロン症，クッシング症候群，褐色細胞腫，バセドウ病，先端巨大症などで認められる．褐色細胞腫とバセドウ病では頻脈も特徴的である．腎血管性高血圧ではレニン・アンジオテンシン系が亢進している（p.160を参照）．低血圧はアジソン病などでみられる（**表 6-6**）．

高血糖は，クッシング症候群，褐色細胞腫，バセドウ病，先端巨大症などで，低血糖はインスリノーマやアジソン病などで認められる．

2 検査
❶ホルモン測定

内分泌疾患の診断や重症度の評価にはホルモンの血中濃度測定が不可欠である．一般にホルモン濃度は ng/mL（ng は mg の 100 万分の 1）あるいは pg/mL（pg は mg の 10 億分の 1）レベルと非常に微量であるため，測定には酵素抗体法など特殊な方法を使用する．

ホルモンによっては血中濃度が 1 日のなかで生理的に変動するため注意を要する．たとえば，

表 6-6　血圧と血糖に影響を及ぼすホルモン

血圧を上昇させるホルモン（過剰分泌で高血圧を呈する疾患）
- アルドステロン（原発性アルドステロン症）
- コルチゾール（クッシング症候群）
- カテコールアミン（褐色細胞腫）
- 甲状腺ホルモン（バセドウ病）
- レニン（腎血管性高血圧）

血糖を上昇させるホルモン（過剰分泌で高血糖を呈する疾患）
- コルチゾール（クッシング症候群）
- カテコールアミン（褐色細胞腫）
- 成長ホルモン（先端巨大症）
- グルカゴン（グルカゴン産生腫瘍）

血糖を低下させるホルモン（過剰分泌で低血糖を呈する疾患）
- インスリン（インスリン産生腫瘍）

コルチゾールの濃度は日内変動（正常では早朝に高く夕方に低い）があるため，1 日に複数回の採血検査が必要である．逆に，甲状腺ホルモンなどは濃度の日内変動が少ないため，ワンポイントの採血で甲状腺機能を評価することができる．

また，定常状態のホルモン濃度（基礎値）だけでは，内分泌器官のホルモン分泌能を判断することが難しいこともある．そこでホルモン分泌を刺激（あるいは抑制）する薬剤を投与し，その後に経時的にホルモン濃度を測定する負荷試験が行われる．負荷試験はホルモンの過剰分泌による病状変化を引き起こす可能性があるので，インフォームド・コンセントと十分な注意が必要である．

❸ 押さえておきたい疾病の概要

甲状腺疾患

1 バセドウ病

どんな疾患？

甲状腺の TSH 受容体に自己抗体が産生された自己免疫疾患である．自己抗体の存在により TSH の存在と無関係に受容体のスイッチが常にオンとなるため，甲状腺ホルモンが過剰に産生されて甲状腺機能亢進症となる（**図 6-4**）．

疫　学

若年〜中年の女性に多く発症する．

症　状

びまん性の甲状腺腫，眼球突出（**図 6-5**），甲状腺機能亢進の症状（体重減少，頻脈，微熱，高

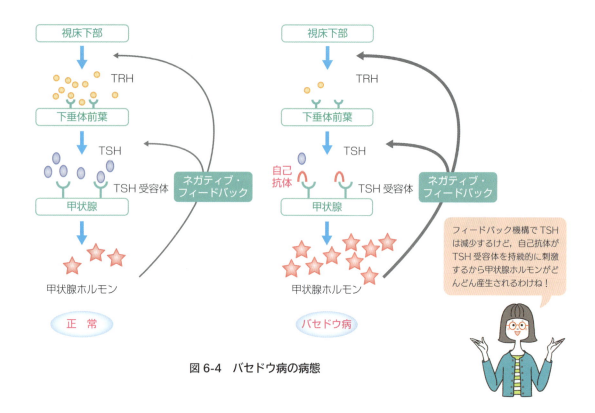

図6-4　バセドウ病の病態

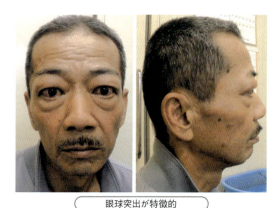

図6-5　バセドウ病の眼症状
（加治秀介：看護のための臨床病態学，南山堂より改変）

血圧，発汗過多，下痢，食欲亢進，手指振戦，情緒不安定など）を認める．甲状腺腫，眼球突出，頻脈をメルゼブルク3主徴と呼ぶ．

検査

血液中の甲状腺ホルモン（T3，T4）濃度が上昇しており，ネガティブ・フィードバック機構にてTSH濃度は低下している．抗TSH受容体抗体が検出される．

超音波検査などの画像診断で甲状腺のびまん性腫大を認める．甲状腺シンチグラフィでは形態観察だけでなく，放射性ヨード摂取率で甲状腺の機能亢進を証明できる．なお，放射性ヨードを使用する甲状腺シンチグラフィでは食物中のヨードの影響を受けないように，検査1週間前からはヨード（海藻など）の摂食を避ける．

治療

抗甲状腺薬の投与，頻脈の治療（β遮断薬など）を行う．抗甲状腺薬のチアマゾールには顆粒球減少や肝機能障害の副作用があるので注意を要する．無顆粒球症による重症肺炎や敗血症で致命的になる可能性もあり，頻回の血液検査や発熱時の迅速な対応が必要である．抗甲状腺薬が使用できない場合などは，甲状腺の亜全摘術も考慮する．甲状腺機能が亢進したままで手術を行うと甲状腺クリーゼを引き起こす可能性があるので注意を要する．中年以降であれば，放射性ヨード治療を行うこともある．放射性ヨードを内服させて甲状腺に取り込ませ，内部照射により甲状腺機能を低下させる．放射性ヨードを効率よく取り込ませるた

めに，治療1週間前からヨード制限食とする．

補足

甲状腺クリーゼ：甲状腺機能亢進症での抗甲状腺薬の中止，感染，ストレス，甲状腺切除術などを誘因に甲状腺機能が著明に亢進した状態である．高熱，発汗，頻脈，昏睡から死に至ることもある．

亜急性甲状腺炎：上気道感染（ウイルス感染）に続いて，甲状腺の圧痛と発熱を呈する．CRP上昇などの炎症反応とともに，一過性の甲状腺機能亢進を認める．ステロイド薬の投与などで治癒する．

2 慢性甲状腺炎（橋本病）

どんな疾患？

甲状腺に存在するサイログロブリンやTPOに対して自己抗体が産生される自己免疫疾患である．自己抗体による慢性炎症のため甲状腺機能低下症となる．

疫学

中年女性に多く発症する．非常に頻度が高く，潜在的な慢性甲状腺炎を加えれば成人女性の5％以上の割合で存在するとされている．

症状

びまん性の甲状腺腫を認める．甲状腺機能がしだいに低下し，甲状腺機能低下の症状（低体温，寒がり，徐脈，低血圧，皮膚乾燥，便秘，眼瞼浮腫，無気力など）が出現する．

検査

甲状腺ホルモン（T3，T4）濃度は低下し，それに反応してTSH濃度は上昇している．抗サイログロブリン抗体，抗ミクロソーム（またはTPO）抗体が検出される．

治療

甲状腺機能低下例では，甲状腺ホルモン製剤を補充する．

3 甲状腺癌

どんな疾患？

甲状腺に発生する上皮性の悪性腫瘍である．

疫学と分類

甲状腺腫瘍の約80％は腺腫などの良性腫瘍であり，約20％が悪性腫瘍（甲状腺癌，悪性リンパ腫）である．甲状腺癌は組織型によって，分化癌（乳頭癌，濾胞癌），未分化癌，髄様癌に分類される．95％が分化癌である（図6-6）．

いずれも女性に多く，中年以降（分化型は比較的若年）に好発する．放射線の被曝は甲状腺癌（乳頭癌）の発症リスクである．髄様癌に副腎髄質の褐色細胞腫を伴うと多発性内分泌腫瘍（MEN）2型と呼ばれ，*RET*遺伝子の突然変異が発症に関与している．

症状

甲状腺に結節（硬い，孤立性）を触知する．浸潤により反回神経麻痺をきたせば，嗄声を生じる．

検査

超音波検査，CT検査，シンチグラフィなどの画像診断で甲状腺の腫瘍を検出する．確定診断には穿刺吸引細胞診などによる組織診断が必要である．分化癌では血液中のサイログロブリン濃度の上昇，髄様癌ではCEAやカルシトニン濃度の上昇を認める．甲状腺機能は正常なことが多い．

治療

甲状腺の亜全摘あるいは全摘術を行う．未分化

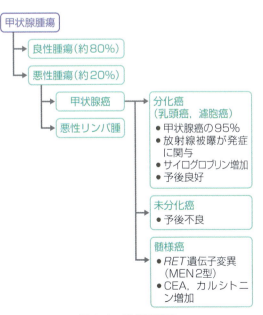

図6-6　甲状腺腫瘍

癌は化学療法や放射線療法を組み合わせることが多い．一般に予後は良好であるが，未分化癌はきわめて不良である．

甲状腺手術の合併症として，出血や喉頭浮腫による気道閉塞（呼吸困難），反回神経麻痺による嗄声，副甲状腺の障害による低カルシウム血症，甲状腺クリーゼなどがある．

副甲状腺疾患

4 原発性副甲状腺機能亢進症

どんな疾患？

副甲状腺ホルモンの過剰分泌により高カルシウム血症と低リン血症を呈した病態である．

疫学と分類

副甲状腺機能亢進症の原因には，副甲状腺の腺腫（80％以上），過形成，癌などがある．中年以降の女性に多い．

なお，白血病細胞などが副甲状腺ホルモンに類似した物質を分泌して，原発性副甲状腺機能亢進症と同様の症状を呈することがある．

症　状

血液と尿中のカルシウム増加により，消化器症状（悪心・嘔吐），泌尿器症状（多尿，多飲，尿路結石），神経症状（意識障害）などを認める．骨からのカルシウム融解の亢進のため骨量減少による病的骨折や骨痛（線維性骨炎）を生じることもある．

検　査

血液中の副甲状腺ホルモン濃度の上昇と高カルシウム血症を認める．尿中カルシウムも増加している．低リン血症も特徴的である．超音波検査，CT検査，MR検査，シンチグラフィなどの画像診断で副甲状腺の腫瘍を検索する．

治　療

病巣の副甲状腺の切除術が第一選択である．高カルシウム血症が急速に進行するときは骨吸収抑制薬などで早急に対応する．

補　足

続発性副甲状腺機能亢進症：慢性腎不全によるビタミンD活性化障害による低カルシウム血症

とリン排泄障害による高リン血症に反応して，続発性に副甲状腺機能が亢進した病態である（腎性骨異栄養症）．骨吸収に伴い，線維性骨炎，骨軟化症などの症状を呈する．活性型ビタミンD製剤の投与や低リン食などで対応する．

5 副甲状腺機能低下症

どんな疾患？

副甲状腺ホルモンの分泌低下により低カルシウム血症と高リン血症を呈した病態である．指定難病である．

原因と分類

副甲状腺機能低下症は原因によって，特発性（副甲状腺に対する自己免疫など）と二次性（甲状腺手術時に副甲状腺の障害など）に分類される．

なお，標的細胞で副甲状腺ホルモンに対する反応性が低下して，副甲状腺機能低下症と同様の症状を呈する（偽性副甲状腺機能低下症）ことがある．

症　状

低カルシウム血症によるテタニー（筋肉の持続的な硬直・痙攣）や助産師手位（手をすぼめた形に硬直）などを認める．

検　査

副甲状腺ホルモン濃度の低下と，低カルシウム血症および高リン血症を認める．

治　療

カルシウム製剤や活性型ビタミンD製剤（カルシウムの吸収を高める）を投与する．

副腎疾患

6 原発性アルドステロン症

どんな疾患？

アルドステロンの過剰分泌により高血圧と低カリウム血症を呈した病態である．二次性高血圧の代表的な原因疾患である．

原因

アルドステロン過剰分泌の原因には，副腎皮質の腺腫，過形成，癌などがある．

症状

ナトリウムと水の貯留による高血圧や頭痛，低カリウム血症による脱力や周期性四肢麻痺を認める．

検査

血液中のアルドステロン濃度の上昇（アルドステロン／レニン比の上昇）を認める．低カリウム血症があれば典型的である．MRIなどの画像診断により副腎皮質の腫瘍を検索する．

治療

片側の副腎腫瘍の場合は摘出手術を行う．両側の過形成などではアルドステロン阻害薬などの薬物投与を行う．

7 クッシング症候群

どんな疾患？

コルチゾールの過剰分泌により中心性肥満など種々の症状を呈した病態である．

原因

コルチゾール過剰分泌の原因には，下垂体前葉の腺腫により過剰分泌された副腎皮質刺激ホルモン（ACTH）に副腎皮質が反応したもの（クッシング病），副腎皮質の腺腫や癌によるものがある．肺癌細胞などが異所性にACTHを分泌する症例もまれに存在する．ステロイド薬（コルチゾールを製剤化した薬剤）の長期投与によっても同様な症状を呈する．

症状

過剰なコルチゾールにより，高血糖，高血圧，易感染性，中心性肥満，皮膚線条，満月様顔貌，水牛様肩，多毛，骨粗鬆症など種々の症状をきたす．アンドロゲンの分泌も刺激されて多毛，月経異常，にきびなども呈する（図6-7）．

検査

血液中のコルチゾール濃度の上昇（日内変動の消失）を認める．ACTH濃度は副腎原発性では低値，下垂体腫瘍では高値となる．画像診断にて腫瘍の検索を行う．

治療

下垂体前葉や副腎皮質の腫瘍摘出術を行う．

8 アジソン病

どんな疾患？

副腎皮質ホルモンの分泌低下と副腎皮質刺激ホルモン（ACTH）の上昇を呈した病態である．指定難病である．

原因

副腎皮質の機能低下の原因には，特発性（自己

コルチゾールの作用	クッシング症候群の症状
インスリン拮抗	高血糖（糖尿病）
脂肪蓄積，蛋白合成の抑制	満月様顔貌，水牛様肩，中心性肥満，皮膚線条
骨合成の抑制	骨粗鬆症
免疫の抑制	易感染性
血圧維持	高血圧
アンドロゲンの作用	多毛，にきび，月経異常

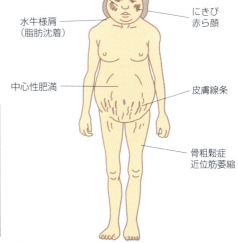

図6-7　クッシング症候群の特徴

（加治秀介：看護のための臨床病態学，南山堂より改変）

免疫性副腎皮質炎）と結核などがある．

▎症状

コルチゾール減少による全身倦怠感や体重減少および低血糖，アルドステロン減少による低血圧や高カリウム血症，ACTH 上昇による色素沈着などを認める．

▎検査

血液中のコルチゾール濃度やアルドステロン濃度の低下を認める．

▎治療

副腎皮質ホルモン（ステロイド）の補充を行う．

9 褐色細胞腫

▎どんな疾患？

カテコールアミン（ノルアドレナリン，アドレナリン）が過剰分泌され，高血圧や代謝亢進などを呈した病態である．

▎原因と分類

片側の副腎髄質の良性腫瘍によるカテコールアミン過剰分泌がほとんどであるが，両側性，悪性腫瘍，副腎外，家族性がそれぞれ全体の約 10％を占める．20〜40 代に多い．甲状腺の髄様癌を伴うと多発性内分泌腫瘍（MEN）2 型と呼ばれる．

▎症状

高血圧，高血糖，代謝亢進，頭痛，発汗過多，頻脈，振戦など，高カテコールアミン血症による多彩な症状を呈する．

▎検査

血液中のカテコールアミン濃度の上昇や，尿中のカテコールアミンあるいは代謝産物の増加を認める．画像診断にて腫瘍の検索を行う．

▎治療

腫瘍摘出術を行う．手術前や手術不能例にはα β遮断薬で血圧のコントロールを行う（β遮断薬の単独投与はα作用が優位となって血圧が上昇するため禁忌である）．

良性褐色細胞腫の手術後の予後は良好である．

下垂体疾患

10 下垂体腫瘍

▎どんな疾患？

下垂体の腫瘍により，周囲の組織への圧迫症状やホルモン過剰分泌による症状を呈した病態である．

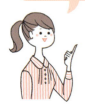
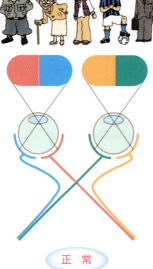
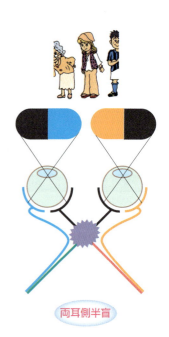
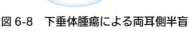

図 6-8　下垂体腫瘍による両耳側半盲

Chapter 6 内分泌

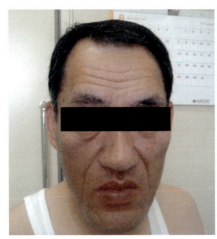
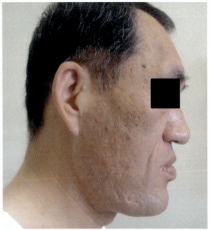

図 6-9 先端巨大症の顔貌
下顎突出,前額隆起,鼻・唇の肥大などが特徴的である.
(加治秀介:看護のための臨床病態学,南山堂より)

原因と分類

大部分が良性の腺腫であり,下垂体ホルモンを産生する機能性腫瘍が約 60％,産生しない非機能性が約 40％である.機能性のなかではプロラクチンと成長ホルモン(GH)の産生腫瘍が多い.

症状

腫瘍が増大すると視神経を圧迫して両耳側半盲をきたす(図 6-8).

プロラクチン産生腫瘍では,プロラクチンの過剰分泌により乳汁の異常分泌を起こし,性ホルモン系を抑制するため無月経の原因となる.GH 産生腫瘍では,小児期(骨端線の閉鎖前)に発症すれば巨人症となり,成人期(骨端線の閉鎖後)に発症すれば先端巨大症となる.先端巨大症では,下顎突出,前額隆起,鼻・唇の肥大,巨大舌などの特徴的な顔貌を呈し(図 6-9),手足の容積増大,高血糖,高血圧などを認める.副腎皮質刺激ホルモン(ACTH)産生腫瘍では,クッシング病となりクッシング症候群の症状や色素沈着を認める.

検査

頭部 X 線写真にてトルコ鞍の拡大(二重鞍底,風船状拡大)がみられる.ホルモン産生腫瘍では,ホルモン濃度が高値である.

治療

経蝶形骨洞下垂体腺腫摘出術(ハーディ手術)

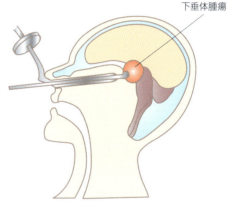

図 6-10 ハーディ手術
鼻腔から蝶形骨洞(副鼻腔)を経由して下垂体にアプローチする手術法.開頭術より侵襲が少ない.
(加治秀介:看護のための臨床病態学,南山堂より改変)

や薬物療法を行う(図 6-10).ただし,プロラクチン産生腫瘍ではドパミン作動薬の投与が第一選択である.

補足

下垂体前葉機能低下症:下垂体前葉ホルモンが欠乏する指定難病である.原因として視床下部・下垂体の腫瘍,炎症,出血,梗塞などがある.分娩時の大量出血により下垂体が虚血性梗塞に陥って汎下垂体機能不全となった病態をシーハン症候群と呼ぶ.治療は下垂体ホルモンの補充を行う.

表 6-7　内分泌疾患の血圧・血糖・電解質・顔貌

	血 圧	血 糖	電解質，顔貌の異常
バセドウ病	↑		眼球突出
慢性甲状腺炎	↓		眼瞼浮腫
原発性副甲状腺機能亢進症			高カルシウム血症，低リン血症
副甲状腺機能低下症			低カルシウム血症，高リン血症
原発性アルドステロン症	↑		低カリウム血症
クッシング症候群	↑	↑	満月様顔貌
アジソン病	↓	↓	高カリウム血症
褐色細胞腫	↑	↑	
成長ホルモン産生腫瘍	↑	↑	下顎突出，前額隆起
バソプレシン分泌過剰症			低ナトリウム血症

11 中枢性尿崩症

どんな疾患？

下垂体後葉からのバソプレシンの分泌低下により，腎集合管で水の再吸収が障害されて多尿をきたす病態である．指定難病である．

原　因

バソプレシンの分泌低下の原因は，特発性や腫瘍あるいは外傷による視床下部・下垂体の障害である．

なお，腎臓でバソプレシンに対する反応性が低下して，中枢性尿崩症と同様の症状を呈する（腎性尿崩症）ことがある．

症　状

突然に発症する高度の口渇感，多飲，多尿が特徴的である．

検　査

尿量は 1 日に 3L 以上になり，低張尿（尿浸透圧≦300mOsm/kg）である．血中バソプレシン濃度はナトリウム濃度に対して相対的に低値であ

り，高張食塩水を負荷してもバソプレシン濃度は上昇しない（腎性尿崩症では正常あるいは過剰反応）．また，バソプレシンを投与すれば尿量が減少する（腎性尿崩症では減少しない）．

治　療

デスモプレシン（バソプレシンの構造を変えて製剤化したもの）点鼻薬を投与する．

補　足

バソプレシン分泌過剰症（ADH 不適切分泌症候群：SIADH）：肺癌細胞などから異所性にバソプレシンが過剰に分泌される病態である．腎臓での水分の再吸収が亢進して，血液が希釈されるために著明な低ナトリウム血症となる．水分の摂取制限とバソプレシン受容体拮抗薬で治療する．

ここで解説した内分泌疾患の血圧，血糖，電解質・顔貌に及ぼす影響を**表 6-7** にまとめた．巻末の要点 MEMO（p.270）でも，もう一度整理をしておきましょう！

過去問題 & オリジナル問題 厳選31問！ 内分泌編

Q1 第111回（2022年）

内分泌器官はどれか．
1. 乳腺
2. 涙腺
3. 甲状腺
4. 唾液腺

解説 内分泌器官とは血液中にホルモンを分泌する器官のことであり，甲状腺ホルモンを産生する甲状腺が内分泌器官である．乳腺，涙腺，唾液腺は，体表や消化管内に導管を通して乳汁，涙，唾液を分泌するので外分泌器官である．

正解　3

Q2 第108回（2019年）

標的細胞の細胞膜に受容体があるのはどれか．
1. 男性ホルモン
2. 甲状腺ホルモン
3. 糖質コルチコイド
4. 甲状腺刺激ホルモン

解説 ステロイドホルモン（副腎皮質や性腺から分泌されるホルモンなど）と甲状腺ホルモンは脂溶性であるため標的細胞の細胞膜を自由に通過して，細胞質や核内にある受容体に結合して作用する．一方，ペプチドホルモン（視床下部，下垂体，膵臓から分泌されるホルモンなど）と副腎髄質ホルモンは親水性のため標的細胞の細胞膜を通過できないので，細胞膜上の特異的な受容体に結合して作用する．

正解　4

Q3 第101回（2012年）

AはBの分泌を刺激するホルモンであると仮定する．ネガティブ・フィードバック機構を表すのはどれか．
1. Bの増加によってAの分泌が増加する
2. Bの増加によってAの分泌が減少する
3. Bの減少によってAの分泌が減少する
4. Bの変化はAの分泌に影響を及ぼさない

解説 ネガティブ・フィードバック機構にてホルモンの分泌量が調節されていることが多い．ホルモンBが過剰となった場合は，上位の調節中枢に作用して（ホルモンB分泌を刺激する）ホルモンAの分泌を抑制することでホルモンBの血中濃度を一定に保つ．たとえば，甲状腺ホルモンの血中濃度が高くなると，調節中枢である下垂体前葉に作用して甲状腺刺激ホルモン（TSH）の分泌を抑制することで，甲状腺ホルモンの血中濃度をもとに戻そうとする．

正解　2

Q4 第106回（2017年）

ホルモンと分泌部位の組み合わせで正しいのはどれか．
1. サイロキシン ―― 副甲状腺
2. テストステロン ― 前立腺
3. バソプレシン ―― 副腎皮質
4. プロラクチン ―― 下垂体前葉

解説 1：サイロキシン（T3）は甲状腺から分泌される甲状腺ホルモンである．2：男性ホルモンであるテストステロンは精巣から分泌される．3：抗利尿ホルモンであるバソプレシンは下垂体後葉から分泌される．4：正しい．下垂体前葉からはプロラクチン以外に，甲状腺刺激ホルモン（TSH），副腎皮質刺激ホルモン（ACTH），成長ホルモン（GH），卵胞刺激ホルモン（FSH），黄体形成ホルモン（LH）が分泌される．

正解　4

Q5 第104回（2015年）

ホルモンとその作用の組み合わせで正しいのはどれか．
1. バソプレシン ――――利尿の促進
2. オキシトシン ――――乳汁産生の促進
3. テストステロン ――― 蛋白合成の促進
4. アルドステロン ――― ナトリウムイオン排泄の促進

解説 1：バソプレシンは利尿を抑制する．2：オキシトシンは射乳や子宮収縮を促進する．乳汁産生を促進するのはプロラクチンである．3：テストステロンは男性ホルモンとして精子形成などを刺激するとともに，蛋白質の合成を促進して筋肉を発達させる（蛋白同化作用）．4：アルドステロンはカリウムの排泄とナトリウムの再吸収を促進する．

正解　3

Q6 第108回（2019年）

血液中のカルシウムイオン濃度が低下した際に，ホルモン分泌量が増加するのはどれか．
1. 膵島
2. 甲状腺
3. 下垂体
4. 副腎皮質
5. 副甲状腺

解説 ホルモンは生体の恒常性を維持するために分泌されることを考えればよい．血液カルシウム濃度が低下すると，カルシウム濃度を戻そうと副甲状腺ホルモン（骨吸収などによりカルシウム濃度を上昇させる作用がある）の分泌が促進される．慢性腎不全で低カルシウム血症になると続発性の副甲状腺機能亢進症となる（腎性骨異栄養症）のはこのためである．

正解　5

151

Q7 第106回(2017年)

アルドステロンで正しいのはどれか.
1. 近位尿細管に作用する
2. 副腎髄質から分泌される
3. ナトリウムの再吸収を促進する
4. アンジオテンシン I によって分泌が促進される

解説 1:アルドステロンは遠位尿細管および集合管に作用して,ナトリウムの再吸収とカリウムの排泄を促進する.2:副腎皮質から分泌される.3:正しい.4:腎臓から分泌されるレニンによってアンジオテンシノーゲンが分解されてアンジオテンシン I となり,アンジオテンシン I がアンジオテンシン変換酵素によってアンジオテンシン II に変換される.このアンジオテンシン II が副腎皮質からアルドステロンの分泌を促進する. **正解 3**

Q8 第113回(2024年)

尿量の調節に深くかかわるホルモンはどれか.
1. ガストリン
2. カルシトニン
3. グルカゴン
4. ソマトスタチン
5. バソプレシン

解説 バソプレシンは血漿浸透圧の上昇に反応して下垂体後葉から分泌され,腎臓の集合管で原尿からの水分の再吸収を促進する(これによって血漿浸透圧が正常に戻る).尿量は減少するため抗利尿ホルモンとも呼ばれる.ガストリンは胃の噴門腺から分泌されて胃酸分泌を促進する.カルシトニンは甲状腺から分泌されてカルシウム濃度を低下させる作用を持つ.グルカゴンは膵臓ランゲルハンス島 α 細胞より分泌されて血糖値を上昇させる.ソマトスタチンは胃の幽門腺などから分泌されて消化管ホルモン分泌を抑制する. **正解 5**

Q9 第103回(2014年)

血圧を上げる作用を持つのはどれか. 2つ選べ.
1. レニン
2. インスリン
3. カルシトニン
4. ソマトスタチン
5. ノルアドレナリン

解説 1:レニンはレニン・アンジオテンシン系(p.38,図2-4)を介して血圧を上昇させる.5:ノルアドレナリンは交感神経や副腎髄質で産生され,血圧を上昇させる.なお,副腎髄質ではノルアドレナリンから合成されたアドレナリンが最終産物となる.ノルアドレナリンやアドレナリンはカテコールアミンとも呼ばれる.2,3,4のホルモンに血圧上昇作用はない. **正解 1,5**

Q10 第106回(2017年)

ヨード制限食が提供されるのはどれか.
1. 甲状腺シンチグラフィ
2. 慢性腎不全の治療
3. 肝臓の庇護
4. 貧血の治療

解説 甲状腺シンチグラフィは,放射性ヨードを投与して,甲状腺の摂取率や形態を観察する検査である.食物中の過剰なヨードは,甲状腺の放射性ヨードの取り込みを阻害するため,検査前はヨード制限食とする. **正解 1**

Q11 第106回(2017年)

ホルモン負荷試験について正しいのはどれか.
1. ホルモン分泌異常を生じている部位の推定に用いる
2. 分泌異常が疑われるホルモンを投与する
3. 前日の夕食から禁食にする
4. 入院が必要である

解説 1:定常状態のホルモン濃度(基礎値)だけでは,内分泌器官のホルモンの分泌能を判断することは難しいことがあるため,負荷試験を行うことで異常のある内分泌器官を推定する.2:目的とするホルモンの分泌を刺激あるいは抑制する物質を投与して,ホルモン濃度の変化を測定する.3:通常,当日の検査前は絶食とするが,前日から絶食にする必要はない.4:外来で実施できる負荷試験もある. **正解 1**

Q12 第107回(2018年)

甲状腺ホルモンの分泌が亢進した状態の身体所見について正しいのはどれか. 2つ選べ.
1. 徐 脈
2. 便 秘
3. 眼球突出
4. 皮膚乾燥
5. 手指振戦

解説 甲状腺機能亢進症では,微熱,体重減少,頻脈,高血圧,発汗過多(皮膚湿潤),下痢,食欲亢進,手指振戦,情緒不安定(気分高揚)などの症状がみられる.眼球突出は甲状腺機能亢進症を呈する代表疾患であるバセドウ病に特徴的な症状である. **正解 3,5**

Q13 オリジナル問題

バセドウ病で正しいのはどれか. 2つ選べ.
1. 男性に多い
2. 眼球突出を認める
3. 結節性の甲状腺腫を触知する
4. 抗サイログロブリン抗体が検出される
5. 甲状腺刺激ホルモン(TSH)濃度は低下している

解説 1：自己免疫疾患であり，女性に多い．2：眼球突出，甲状腺腫，頻脈をメルゼブルク3主徴と呼ぶ．3：甲状腺腫はびまん性である（結節性の甲状腺腫は甲状腺癌を示唆する）．4：抗TSH受容体抗体を検出する（抗サイログロブリン抗体は橋本病でみられる自己抗体である）．5：甲状腺ホルモンの増加によるネガティブ・フィードバックにより，TSH分泌は抑制される． 　　　　正解 2, 5

Q14 第108回（2019年）

抗甲状腺薬の副作用（有害事象）で正しいのはどれか．
1. 頻脈
2. 肝障害
3. 低血糖
4. 不整脈
5. 眼球突出

解説 抗甲状腺薬のチアマゾールには肝機能障害や無顆粒球症の副作用がある．無顆粒球症による重症感染症は致命的になる可能性もあり，頻回の血液検査や発熱時の迅速な対応が必要である． 　　　　正解 2

Q15 第111回（2022年）

Aさん（54歳，女性）は甲状腺機能亢進症と診断され，放射性ヨード内用療法を受けることとなった．
看護師の説明で正しいのはどれか．
1. 「治療前1週間は海藻類を摂取しないでください」
2. 「治療中は体を固定します」
3. 「治療後の副作用に脱毛があります」
4. 「治療後1週間は生野菜を摂取しないでください」

解説 放射性ヨード内用療法は放射性ヨードのカプセルを内服させて，甲状腺が取り込んだ放射性ヨードにより内部照射で甲状腺機能を低下させる治療である．1：効率よく放射性ヨードを取り込ませるために検査前はヨード制限食とする．2：内服するだけであり，体の固定は必要ない．3：甲状腺に対する内部照射であり，毛根細胞への影響はない．4：生野菜の制限はない． 　　　　正解 1

Q16 第113回（2024年）

甲状腺クリーゼについて正しいのはどれか．
1. 低体温となる
2. 致死率は2％以下である
3. 誘因として感染症が多い
4. 初期症状として徐脈を認める
5. 甲状腺ホルモンの欠乏症である

解説 甲状腺クリーゼは甲状腺機能が著明に亢進した状態であり，高熱，発汗，頻脈，昏睡から死に至ることもある（致死率10％）．抗甲状腺薬の中止，感染，ストレス，甲状腺切除術などが誘因となる． 　　　　正解 3

Q17 第98回（2009年）

甲状腺機能低下症の身体所見はどれか．
1. 眼瞼浮腫
2. 眼球突出
3. 心悸亢進
4. 発汗過多

解説 甲状腺機能低下症では，低体温，寒がり，徐脈，低血圧，皮膚乾燥，便秘，眼瞼浮腫，無気力などの症状がみられる．2の眼球突出，3の心悸亢進，4の発汗過多は甲状腺機能亢進を呈するバセドウ病で認められる． 　　　　正解 1

Q18 第96回（2007年）

慢性甲状腺炎（橋本病）で正しいのはどれか．
1. 壮年期男性に多い
2. 甲状腺は萎縮する
3. 自己免疫疾患である
4. 甲状腺機能が慢性的に亢進する

解説 慢性甲状腺炎は甲状腺の特異蛋白（サイログロブリンなど）に対して自己抗体が産生される自己免疫疾患であり，中年以降の女性に多く発症する．慢性炎症に伴い甲状腺はびまん性に腫大し，甲状腺機能はしだいに低下する． 　　　　正解 3

Q19 オリジナル問題

甲状腺癌で正しいのはどれか．2つ選べ．
1. 男性に多い
2. 分化癌（乳頭癌，濾胞癌）の頻度が高い
3. 分化癌に褐色細胞腫を伴うと多発性内分泌腫瘍2型である
4. 未分化癌は予後良好である
5. 甲状腺全摘術後の合併症にテタニーがある

解説 1：女性に多い．2：甲状腺癌の95％は分化癌である．3：髄様癌と褐色細胞腫の合併が多発性内分泌腫瘍2型である．4：未分化癌の予後はきわめて不良である．5：甲状腺手術で副甲状腺も切除すると副甲状腺機能低下症となる．低カルシウム血症によりテタニーなどの症状が現れる． 　　　　正解 2, 5

Q20 第97回（2008年）

原発性上皮小体（副甲状腺）機能亢進症で正しいのはどれか．
1. 骨量は増加する
2. 血中リン値は上昇する
3. 血中カルシウム値は低下する
4. 尿中カルシウム排泄量は増加する

解説　1：副甲状腺ホルモンは骨からのカルシウム融解を促進するため骨量は減少する．2：副甲状腺ホルモンは血液リン濃度を低下させる．3：副甲状腺ホルモンは血液カルシウム濃度を上昇させる．4：高カルシウム血症に伴い尿中のカルシウム排泄量は増加する（尿細管でのカルシウムの再吸収は促進されるが，それ以上に原尿中のカルシウム濃度が高いため）．
正解　4

Q21 第92回（2003年）

血清カリウム値が2.5mEq/Lとなる可能性が高いのはどれか．
1. 原発性アルドステロン症
2. 慢性腎不全
3. 尿崩症
4. 原発性上皮小体機能亢進症

解説　血清カリウム値の基準値は3.5～5.0mEq/Lであり，2.5mEq/Lは低カリウム血症である．選択肢のなかで低カリウム血症をきたすのは1の原発性アルドステロン症である．アルドステロンの過剰分泌により，腎臓でのナトリウムの再吸収促進による高血圧と，カリウムの排泄促進による低カリウム血症が特徴的である．2：慢性腎不全は高カリウム血症をきたす．3：尿崩症はバソプレシン不足により集合管での水の再吸収が障害されて多尿となるが，カリウムが排泄されるわけではないので低カリウム血症にはならない．4：原発性上皮小体機能亢進症（原発性副甲状腺機能亢進症）では高カルシウム血症を認める．
正解　1

Q22 第109回（2020年）

二次性高血圧症の原因となるホルモンはどれか．
1. アルドステロン
2. ソマトスタチン
3. グルカゴン
4. メラトニン

解説　アルドステロンの分泌過剰となる原発性アルドステロン症は二次性高血圧の代表的な原因疾患である．低カリウム血症が特徴的である．
正解　1

Q23 第110回（2021年）

クッシング症候群の成人女性患者にみられるのはどれか．
1. 貧血
2. 月経異常
3. 体重減少
4. 肝機能低下

解説　コルチゾールの過剰分泌により，高血糖，高血圧，易感染性，中心性肥満，皮膚線条，満月様顔貌，水牛様肩，骨粗鬆症など種々の症状をきたす．アンドロゲンの分泌も刺激されて，月経異常，多毛，にきびなども呈する．
正解　2

Q24 第108回（2019年）

糖質コルチコイドの分泌が長期に過剰となった状態の身体所見で正しいのはどれか．
1. 眼球突出
2. 甲状腺腫大
3. 頻脈
4. 満月様顔貌

解説　クッシング症候群の身体所見であるから満月様顔貌が正解である．眼球突出，甲状腺腫大，頻脈はバセドウ病の症状である．
正解　4

Q25 第110回（2021年）

褐色細胞腫でみられるのはどれか．
1. 高血糖
2. 中心性肥満
3. 満月様顔貌
4. 血清カリウム濃度の低下
5. 副腎皮質ホルモンの産生の亢進

解説　副腎髄質からカテコールアミン（ノルアドレナリン，アドレナリン）が過剰分泌される褐色細胞腫では，高血圧，高血糖，代謝亢進，頭痛，発汗過多，頻脈，振戦など多彩な症状を呈する．中心性肥満と満月様顔貌はクッシング症候群，低カリウム血症は原発性アルドステロン症の所見である．
正解　1

Q26 第107回（2018年）

下垂体腺腫について正しいのはどれか．
1. 褐色細胞腫が最も多い
2. トルコ鞍の狭小化を認める
3. 典型的な視野障害として同名半盲がある
4. 代表的な外科治療として経鼻的な経蝶形骨洞法による下垂体切除術がある

解説　1：褐色細胞腫は副腎髄質に発生する腫瘍であり，下垂体腺腫ではない．2：頭部X線写真でトルコ鞍の拡大を認める．3：視神経の圧迫により両耳側半盲を呈する．4：経鼻腔アプローチによる経蝶形骨洞下垂体腺腫摘出術（ハーディ手術）を行う．
正解　4

Q27 第108回（2019年）

Aさん（45歳，男性）は，10年ぶりに会った友人から顔貌の変化を指摘された．顔貌変化を図に示す．

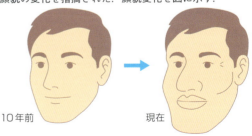

10年前　　　　　　現在

Aさんの顔貌変化を引き起こしたホルモンはどれか.
1. 成長ホルモン
2. 副甲状腺ホルモン
3. 副腎皮質ホルモン
4. 甲状腺刺激ホルモン

解説 下顎突出,鼻・唇の肥大がみられ,成長ホルモンの過剰分泌による先端巨大症に特徴的な顔貌である. **正解 1**

Q28 オリジナル問題

プロラクチン産生腫瘍の症状で正しいのはどれか. 2つ選べ.
1. 両鼻側半盲
2. 満月様顔貌
3. 乳汁分泌
4. 無月経
5. 巨大舌

解説 1:下垂体腫瘍が増大して視神経を圧迫すると両耳側半盲が出現する. 2:満月様顔貌はACTH産生腫瘍(クッシング病)でみられる顔貌変化である. 5:成長ホルモン産生腫瘍による先端肥大症でみられる. **正解 3, 4**

Q29 第104回(2015年)

下垂体ホルモンの分泌低下により生じるのはどれか. 2つ選べ.
1. 性早熟症
2. 低身長症
3. 先端巨大症
4. シーハン症候群
5. クッシング症候群

解説 1:卵胞刺激ホルモン(FSH)と黄体形成ホルモン(LH)の分泌低下により,無月経,不妊,二次性徴の欠如などを認める. 2:成長ホルモンの分泌不全により低身長症となる. 3:先端巨大症は成長ホルモンの分泌過剰が原因である. 4:分娩時の大出血により下垂体前葉に虚血性梗塞が生じて汎下垂体機能不全となった病態をシーハン症候群と呼ぶ. 5:クッシング症候群(クッシング病)は副腎皮質刺激ホルモンの分泌過剰が原因である. **正解 2, 4**

Q30 第104回(2015年)

Aさん(39歳,男性,会社員)は,最近口渇が強く,飲水量が増えた. 毎日5L以上の水のような薄い排尿があり,夜間に何回も排尿に起きるようになったため病院を受診しホルモン分泌異常を指摘された. 原因と考えられるホルモンが分泌される部位はどれか.
1. 視床下部
2. 下垂体後葉
3. 甲状腺
4. 副腎皮質

解説 5L以上という大量の低張尿があることより尿崩症が最も疑わしい. 尿崩症の原因は下垂体後葉からのバソプレシン(抗利尿ホルモン)の分泌低下である. **正解 2**

Q31 オリジナル問題

低ナトリウム血症が特徴的な内分泌疾患はどれか.
1. バセドウ病
2. 原発性副甲状腺機能亢進症
3. 原発性アルドステロン症
4. 中枢性尿崩症
5. バソプレシン分泌過剰症

解説 バソプレシン分泌過剰症では腎臓における水の再吸収が亢進し,血液が希釈されるために低ナトリウム血症が顕著となる. 原発性副甲状腺機能亢進症では高カルシウム血症・低リン血症が,原発性アルドステロン症では低カリウム血症が特徴的である. **正解 5**

Chapter 7

腎臓／泌尿器

① 解剖生理のまとめ

1 腎臓と尿路の構造

腎臓は左右に一対の計2個あり，後腹膜腔内（背中側）に存在する．肝臓があるために右の腎臓は左より約2cm低い位置にある．**腎盂腎炎**や**尿路結石**のときは患側の腰背部に叩打痛がある．

腎臓には腹部大動脈より左右に分岐した腎動脈から大量の血液（1分間に約1L）が流れ込む．腎動脈は枝分かれして最終的に腎皮質で無数の毛細血管（細動脈）の小さな集塊となる．この毛細血管の集塊は顕微鏡でみると糸玉に似ているため糸球体と呼ばれる（**図7-1**，**2**）．一つひとつの糸球体はボウマン嚢という小さな袋のなかに存在し，

糸球体とボウマン嚢をあわせたものが腎小体である．糸球体の毛細血管からボウマン嚢中に染み出した血液成分（原尿）は近位尿細管，ヘンレ係蹄，遠位尿細管と流れていき，その過程でさまざまな成分の再吸収や分泌が行われる．つまり，腎小体（糸球体，ボウマン嚢）と尿細管が尿を生成する1セットであり，これをネフロンと呼ぶ．1個の腎臓には約100万個のネフロンが存在する．各ネフロンで生成された尿は集合管に集まり，腎杯・腎盂を経て尿管へと流れていく（**図7-1**，**2**）．**糸球体腎炎**はネフロン（主に糸球体）に病変があり，腎機能障害を起こしたものである．

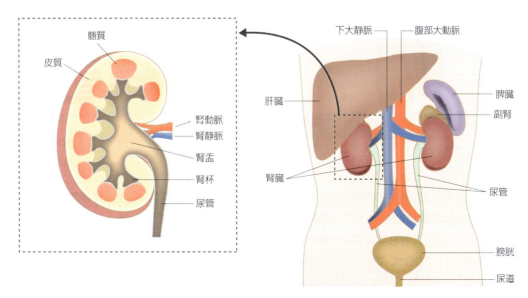

図7-1　腎臓の解剖

（吉山直樹：看護のための臨床病態学，南山堂より改変）

シウムの血中濃度を増加させようと反応して）二次性副甲状腺機能亢進を引き起こし，それによって骨のカルシウムが溶解して骨軟化症となる．

腎臓は血圧調節にも関係している．血圧が低下して腎血流量が減少すると，腎臓は強力な昇圧物質であるレニンを産生して（血圧を上昇させることで）腎血流量を回復させる．ところが，腎動脈の動脈硬化などで腎血流が低下しても腎臓はレニンを産生するため血圧が病的に上昇する（腎血管性高血圧）．

❷ 症候・検査・治療のまとめ

1 症候

❶無尿，乏尿，多尿，頻尿，尿失禁（表7-1）

尿量は水分摂取量や発汗量によって変化するが，通常は1日に1〜2Lである．腎機能の低下により尿量が1日に400mL以下になった場合を乏尿と呼ぶ．さらに，尿量が1日に100mL以下となった場合は無尿と呼ぶ．一方，1日尿量が3L以上となる場合を多尿と呼ぶ．糖尿病や尿崩症では多飲多尿を呈する．また，腎臓で尿は生成されて膀胱に溜まるも，排尿できない状態が尿閉である．

排尿の回数が多い（1日に8回以上，夜間に1回以上）ものを頻尿と呼ぶ．膀胱炎や前立腺肥大症などで認められる．排尿時痛も膀胱炎や尿道炎の症状である．自分の意思と無関係に尿が漏れることを尿失禁と呼び，腹圧性尿失禁，切迫性尿失禁，溢流性尿失禁，反射性尿失禁，機能性尿失禁などに分類される（表7-2）．

腹圧性尿失禁とは，老化や出産により骨盤底筋が緩むことで，尿道括約筋の機能が低下して，くしゃみや重い物を持ち上げるなど腹圧上昇時に失禁することである．骨盤底筋を鍛える訓練が有効である．切迫性尿失禁とは，尿意が強くて我慢できずに失禁することである．尿意切迫感と頻尿を特徴とする過活動膀胱が代表的な原因疾患である．溢流性尿失禁は前立腺肥大症などで認める．反射性尿失禁は脊髄損傷などで尿意を感じずに無意識に排尿することで，間欠的な自己導尿で対応する．機能性尿失禁は認知症などでみられる．

表7-1 尿量や排泄の異常

多　尿	1日尿量が3,000mL以上
乏　尿	1日尿量が400mL以下
無　尿	1日尿量が100mL以下
尿　閉	膀胱内に尿が充満しているが排尿できない
頻　尿	排尿回数が多い（1日に8回以上，夜間に1回以上）
尿失禁	自分の意思と無関係に尿が漏れる

＊健常人では1日の昼間に5〜7回の排尿があり，1回あたりの尿量は200〜400mLで，1日尿量は1,000〜2,000mLである．

表7-2 尿失禁の種類

	病態	原因疾患・治療
腹圧性尿失禁（緊張性尿失禁）	尿道括約筋の機能不全のために，腹圧上昇時（咳嗽，くしゃみ，跳躍）に失禁する	骨盤底筋の緩み（老化，出産，肥満） 治療：骨盤底筋訓練
切迫性尿失禁	膀胱が過敏で尿意が強いために，トイレに行く前に我慢できずに失禁する	過活動膀胱，慢性膀胱炎
溢流性尿失禁	排尿障害のため残尿が多く，一定量以上の尿貯留で膀胱内圧が上昇して尿があふれ出る	前立腺肥大症
反射性尿失禁	膀胱に尿が溜まっても尿意を感じないため，無意識に排尿する	脊髄損傷，中枢神経疾患 対処：間欠的な自己導尿
機能性尿失禁	トイレの場所がわからない，トイレに行くのに時間がかかるなどで失禁する	認知症，運動麻痺

神経因性膀胱では神経障害の部位によって失禁のタイプが異なる．
混合性尿失禁は，腹圧性と切迫性の病態が混合した失禁である．

Chapter 7 腎臓／泌尿器

❷浮　腫

　循環器の章で説明（p.39）したように，浮腫とは皮下組織に組織間液が病的に溜まった状態である．腎不全による尿量減少は毛細血管のうっ血を引き起こし，血管内圧が上昇して血漿成分を血管外に押し出す．また，ネフローゼ症候群では低アルブミン血症によって血漿の膠質浸透圧が低下し，組織間液を血管内に引き込む力が弱まる．これらの機序により浮腫を生じる．

2 検査と治療

❶検　尿

　検尿は患者の苦痛を伴わず，どのような医療機関でも簡単に行うことが可能であり，多くの病気の発見や経過観察に役立つため，日常診療の基本的な検査として行われている．蛋白，潜血，糖などの存在を試験紙でチェックするだけでなく，尿沈渣（尿を遠心機にかけて沈殿した成分を顕微鏡で観察する）にて赤血球，白血球，円柱，細胞，細菌などの有無を調べることができる．

　前述のように，蛋白尿や血尿は種々の腎臓・泌尿器疾患の発見のきっかけや病状の評価指標となる．また，尿糖は糖尿病，白血球尿は尿路感染の存在を示唆する．

❷蛋白尿

　前述のように，血液中の蛋白質は糸球体のフィルターによって濾過がブロックされるため，原尿中に蛋白質はほとんど含まれない．わずかに濾過された低分子の蛋白質も尿細管で再吸収される．したがって，検尿で蛋白質が検出されるときは，腎疾患の存在を疑う必要がある．

　蛋白尿を認める代表的な腎疾患は糸球体腎炎である．糸球体の濾過フィルターが破壊されるため，尿中に蛋白質が出現する．高度の蛋白尿により低蛋白血症をきたすようになった病態がネフローゼ症候群である．尿細管の障害により低分子蛋白質の再吸収が低下して蛋白尿を認める場合もまれにあるが，そのときの蛋白尿は一般に軽度である．

　無症候性に（病的ではなく）蛋白尿を認めるも

のとして，起立性蛋白尿や過度の運動による一過性の蛋白尿などがある．

❸血　尿

　血液が混じった尿が血尿である．「尿が赤い」と眼で見て，わかるものを肉眼的血尿，検尿で初めてわかるものを顕微鏡的血尿と呼ぶ．

　前述のように糸球体腎炎では糸球体の濾過フィルターが破壊されて血球が尿中に出現する．沈渣では赤血球円柱を認める．また，下部尿路の疾患（結石，腫瘍，感染）も血尿の原因となる．とくに突然の疼痛を伴う肉眼的血尿は尿路結石を強く疑う所見である．

❹腎機能検査

　腎臓の機能が低下すると，生体内の老廃物を尿中へ排泄することができなくなり，血清中の尿素窒素（BUN）やクレアチニン（Cr）の濃度が上昇する（表7-3）．BUNは蛋白質の摂取量増加や消化管出血でも上昇する可能性があるため，Cr濃度のほうが腎機能検査としては適している．腎機能低下でカリウム濃度も上昇するが，著明な高カリウム血症は心停止の原因となるため要注意である．

　正確な腎臓（糸球体）の機能は糸球体濾過量（GFR）で評価する．GFRとは腎臓で濾過される血漿量のことであり，正常では1分間に100mL前後である．臨床現場では血清クレアチニン濃度から計算した推算GFR（eGFRcreat）を用いる．標準的な体型の体表面積$1.73m^2$に補正したGFR（mL/分/$1.73m^2$）で示すことが多い．

　24時間内因性クレアチニンクリアランス（Ccr）からも腎機能を評価することができる．血漿中のクレアチニンは全量が糸球体で濾過され，尿細管で再吸収や分泌が少ないためである．クレアチニンクリアランスを計算して0.715倍することでGFRを推定することができる．GFRは糸球体機能が低下し始める早期から異常値を呈し，腎不全の進行に併行して悪化するため，機能低下の早期発見や透析療法導入の指標として有用である．

　これ以外の検査としては，腎血漿流量を反映す

表 7-3　腎機能の検査

① 腎機能が低下 ➡ 下記の物質の尿中排泄が障害 ➡ 血液濃度が上昇

尿素窒素(BUN)	(基準値：8〜20mg/dL)
クレアチニン(Cr)	〔基準値：0.5〜1.0mg/dL(男性)，0.4〜0.8mg/dL(女性)〕
カリウム(K)	(基準値：3.5〜4.5mEq/L)

② 腎機能が低下 ➡ 糸球体濾過量(GFR)が低下

推算GFR(eGFR)（基準値：90mL/分/1.73m^{2}以上）

＊GFRとは1分間に腎臓(糸球体)で濾過される血漿の量
＊腎機能低下の早期発見や透析療法導入の指標として有用
＊クレアチニンクリアランス(Ccr)から推定することもできる．下記の計算式で求める

血漿中のCrは全量が糸球体で濾過され，再吸収や分泌されずに尿中へ排泄されるので…

1分間に糸球体で濾過されるCrの量 ＝1分間に尿中に排泄されるCrの量
1分間に濾過される血漿量 × 血漿Cr濃度 ＝1分間の尿量 × 尿中Cr濃度
1分間に濾過される血漿量 ＝（1分間の尿量* × 尿中Cr濃度）÷ 血漿Cr濃度
＊1分間の尿量 ＝1日尿量 ÷（24×60）

るパラアミノ馬尿酸クリアランス，近位尿細管の機能をみる PSP 試験，遠位尿細管の機能をみるフィッシュバーグ濃縮試験などがあるが，日常的に行われる検査ではない．

❺ 腎生検

　糸球体腎炎の確定診断や活動性の評価には腎生検による組織検査が必要である．腎生検の前は禁食とし，排尿をさせる．検査中は患者を腹臥位とし，背部から局所麻酔のうえで超音波ガイド下に生検針を腎臓の皮質に穿刺して組織を採取する．穿刺時に患者にはいったん呼吸を止めさせる．検査後は穿刺部を圧迫止血して，仰臥位でベッド上安静とする．血尿，疼痛，発熱，腎被膜下血腫などの合併症の出現に注意する．通常，1週間程度の入院が必要となる．

❻ 膀胱尿道鏡検査

　外尿道口から内視鏡を挿入し，尿道と膀胱の病変（膀胱腫瘍など）の観察を行う．軟らかくて屈曲する軟性膀胱尿道鏡と真っ直ぐな硬性膀胱尿道鏡がある．

　膀胱尿道鏡検査は患者の苦痛を伴うために，検査時に十分な注意が必要である．排尿後に砕石位（仰臥位で股と膝関節を屈曲して開脚した体位）をとらせ，外尿道口から尿道にかけて局所麻酔を行う．検査中は腹筋を緊張させない（腹圧をかけない）ように注意する．尿路感染を予防するため無菌操作が必要である．膀胱鏡の挿入や生検などの手技による損傷の可能性があるので，検査後は出血や疼痛の有無をチェックする．十分に飲水させて排尿を促すことも大切である．

❼ 透析療法

概念と分類

　腎臓の機能が著しく低下して生命の危険が迫った場合に，人工的な機材を使用して腎臓の働きの代行をさせるのが透析療法である．「透析」と呼ばれる理由は，この治療が人工膜や腹膜の物理的な透析現象を利用して生体内の水分や老廃物を排泄するからである．

　透析療法には血液透析と腹膜透析の2種類がある．血液透析は患者の血液を体外の透析装置（ダイアライザー）に流し，血液中の老廃物や余分な水分を透析膜を通して透析液へ浸透させて体外に排泄する療法である（図7-5）．1回の透析療法に4〜5時間を要し，週3回のペースで病院に通う必要がある．

162

Chapter 7 腎臓／泌尿器

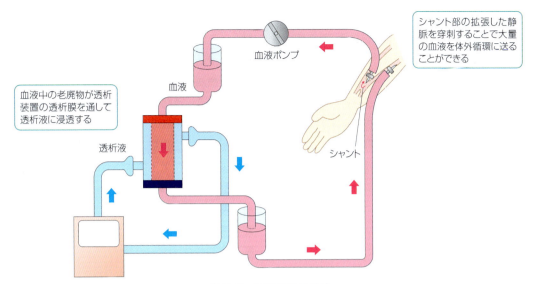

図 7-5 血液透析の概略

(吉山直樹：看護のための臨床病態学，南山堂より改変)

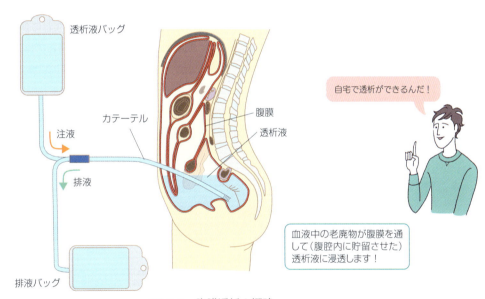

図 7-6 腹膜透析の概略

(吉山直樹：看護のための臨床病態学，南山堂より改変)

腹膜透析は患者の腹腔内に透析液を注入し，血液中の老廃物が腹膜を通して透析液へ浸透した後に，透析液を廃棄する療法である（図7-6）．自宅にて1日に4〜5回の透析を毎日行う．患者は自分で透析液の交換をする必要がある．最近では就寝中に機械が自動的に透析液を交換する方法（自動腹膜透析）もあり，日中の拘束がないため社会復帰しやすくなっている．

わが国では約35万人の腎不全患者が透析療法を受けているが，血液透析を受けている患者のほうが圧倒的に多い．

適応と準備

腎不全が進行し，食事療法や薬物療法だけでは体液の恒常性が維持できなくなった場合に透析療法の適応となる．一般的には，血清 Cr 8mg/dL 以上，BUN 100mg/dL 以上，糸球体濾過量（GFR）

15mL/分/1.73m^2 未満などが目安となり，高カリウム血症や心不全症状の有無，QOL障害度などを含めて総合的に透析療法の導入を判断する．糖尿病患者や高齢者は腎臓以外の臓器にも機能低下があるため，早期の透析療法が必要となることが多い．現在，わが国で透析療法を導入する患者の原疾患として最も多いのは糖尿病性腎症である．

透析療法の前準備として，血液透析では前腕に動脈と静脈を吻合した短絡路（シャント）を作成する．シャントを通して圧の高い動脈から大量の血液が静脈に流れ込むようになり，シャント部の拡張した静脈を穿刺することで，血液透析に必要な量の血液を体外に循環させることができる．シャント部を傷つけないように，シャント側では透析以外の採血や点滴は控え，血圧測定も行わないようにする．一方，腹膜透析では透析液を腹腔内に注入するためのカテーテルを留置する手術が事前に必要である．腹膜の劣化のために，5～6年で血液透析へ移行することが多い．

合併症

透析療法により血液が急速に浄化された場合，血液以外の体液と組成の不均衡が生じて種々の症状を引き起こすことがある．たとえば，血液と脳脊髄液の浸透圧差により脳浮腫をきたし頭痛や痙攣などを起こす．これを不均衡症候群と呼ぶ．とくに血液透析の導入期に注意が必要である．

透析療法を長期に続けるとさまざまな合併症が生じるので，予防と対策が重要となる．心不全と感染症は透析患者の死因の上位を占める．透析療法に特異的な合併症としては，腎性貧血（エリスロポエチン産生低下による貧血）や腎性骨異栄養症（活性型ビタミンDの低下，二次性副甲状腺機能亢進，アミロイドの骨への沈着などによる骨代謝異常）が代表的である．

食事療法

透析療法を行っても生体内の水分や電解質を完全に調節することはできないので，透析療法中も食事療法が大切である．水分や塩分の摂り過ぎには注意が必要で，カリウム（生野菜や果物に多く含まれる）やリン（乳製品などに多く含まれる）の制限も大切である．腹膜透析では毎日持続的に透析が行われるので，週3回の数時間のみ透析を行う血液透析に比べれば，食事制限は緩やかでよい．

血液透析と腹膜透析の比較は国家試験でも頻回に出題されるので，知識を整理してほしい（**表7-4**）．

表7-4 血液透析と腹膜透析の比較

	血液透析	腹膜透析
準　備	シャント造設	腹腔カテーテル留置
透析の場所	病院	自宅
透析の回数	週に3回	1日に4～5回（就寝中に行う方法もある）
透析時間	体外循環 4～5時間	腹腔内注入30分
循環動態への影響	高い（血圧変動など）	低い
蛋白質の喪失	少ない	多い
特徴的な合併症	不均衡症候群	腹膜炎
食事制限	厳しい	緩やか
透析患者の比率	95%以上	5%未満

-③ 押さえておきたい疾病の概要

原発性糸球体腎炎（原発性腎疾患）

1 急性糸球体腎炎

どんな疾患？

糸球体腎炎とは腎臓の糸球体に病変（免疫学的機序による炎症など）を有する病態で，腎臓自体の異常から発症したものを原発性糸球体腎炎（原発性腎疾患）と呼ぶ．一方，糖尿病や膠原病などの基礎疾患から糸球体に病変をきたしたものを，続発性糸球体腎炎（続発性腎疾患）と呼ぶ．

急性糸球体腎炎は原発性糸球体腎炎の代表的な疾患であり，A群β溶血性連鎖球菌などの感染（扁桃腺炎など）に伴い形成された免疫複合体（細菌の抗原＋抗体）が腎臓の糸球体基底膜に沈着して障害を及ぼすことで発症する．Ⅲ型アレルギーに属する．

疫学

小児（園児，小学生）に多い．

症状

A群β溶連菌に感染して1〜2週間後に発症する．糸球体の濾過フィルターが破壊されるため，血尿と蛋白尿が出現する．体液貯留による浮腫（眼瞼浮腫）や高血圧も早期からみられる．血尿，浮腫，高血圧が3主徴である．

検査

検尿異常（血尿，蛋白尿）以外に，血液検査で溶連菌感染を示唆する所見（ASO/ASK高値）や補体低値を認める．腎生検では蛍光顕微鏡や電子顕微鏡で免疫複合体の沈着を証明する．

治療

発症後の数日間（乏尿期）は，塩分と水分の摂取量を厳しく制限する（塩分：5g以下/日，水分：前日尿量＋500mL/日）．半年間は安静が必要である．

一般に予後良好であり，大多数の症例で発症1〜3ヵ月後に血尿や蛋白尿は消失し，3〜6ヵ月で治癒する．

補足

急速進行性糸球体腎炎：免疫学的機序が発症に関与し，尿量減少，血尿，浮腫などを伴って急性型では数日で腎不全に陥る．中年男性に多く，指定難病である．ステロイド療法や血漿交換療法などを行う．

2 慢性糸球体腎炎

どんな疾患？

急性糸球体腎炎以外の原発性糸球体腎炎〔メサンギウム増殖性糸球体腎炎（IgA腎症），巣状分節性糸球体硬化症，膜性腎症，膜性増殖性糸球体腎炎，微小変化型ネフローゼ症候群〕は慢性化することが多く，腎炎症状（血尿，蛋白尿，高血圧など）が1年以上持続した場合に慢性糸球体腎炎と診断する．つまり単一の疾患名ではなく「症候群」と捉えたほうが理解しやすい（**図7-7**）．蛋白尿の程度が強い腎炎ほど，経過中に後述のネフローゼ症候群を呈しやすい（**図7-8**）．

疫学

さまざまな年齢層で発症する．IgA腎症の頻度が最も多い（指定難病である）．

症状

血尿，蛋白尿，高血圧などが持続し，徐々に進行する．

検査

原因となった原発性糸球体腎炎の確定診断や活動性の確認には腎生検が必要である．IgA腎症では血清IgAが増加する．予後不良例ではしだいに腎機能が低下して慢性腎不全となる．

治療

患者の病状や腎生検結果をもとに，食事療法（塩分制限），薬物療法（抗血小板薬，副腎皮質ステロイド薬，アンジオテンシンⅡ受容体拮抗薬など）を行う．慢性腎不全となり，保存的治療で体液の恒常性が維持できなくなった場合は透析療法を考慮する．

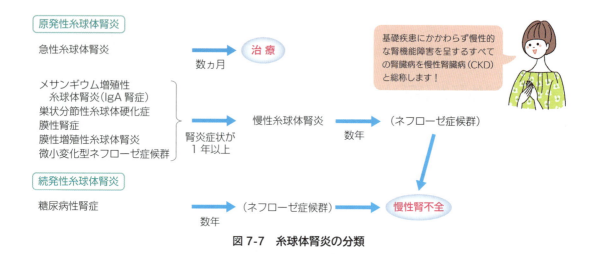

図 7-7　糸球体腎炎の分類

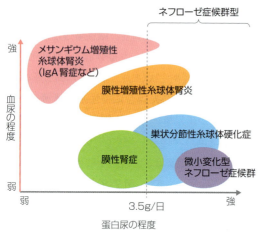

図 7-8　慢性糸球体腎炎
（吉山直樹：看護のための臨床病態学，南山堂より改変）

3 ネフローゼ症候群

どんな疾患？

原発性糸球体腎炎（巣状分節性糸球体硬化症，膜性腎症，膜性増殖性糸球体腎炎，微小変化型ネフローゼ症候群）や続発性糸球体腎炎（糖尿病性腎症など）の経過中に糸球体基底膜の透過性が亢進し，高度の蛋白尿をきたした病態をネフローゼ症候群と呼ぶ．病態を総称した症候群であり，単一の疾患ではない（図 7-7）．

原因

ネフローゼ症候群をきたす原因疾患は，成人では約 1/4 が微小変化型ネフローゼ症候群，約 1/4 が膜性腎症，約 1/4 が膜性増殖性糸球体腎炎と巣状分節型糸球体硬化症，約 1/4 が続発性糸球体腎炎（糖尿病性腎症など）である．小児では 80％ 以上が微小変化型ネフローゼ症候群である．

症状と検査

高度の蛋白尿により，血清中の蛋白（アルブミン）濃度が低下する．1 日の蛋白尿 3.5g 以上と血清のアルブミン 3.0g/dL 以下（総蛋白 6.0g/dL 以下）であることが診断に必須である（表 7-5）．低アルブミン血症は血漿浸透圧を低下させて浮腫を引き起こす．また，肝臓での蛋白質の合成を刺激し，それに伴いコレステロール濃度も上昇する．

原因疾患の確定診断や病期の決定には腎生検が必要である．

治療

食事療法（塩分制限，蛋白制限，適度なカロリー），薬物療法（副腎皮質ステロイド薬，免疫抑制薬）を行う．必要に応じてアンジオテンシンⅡ受容体拮抗薬や利尿薬などによる補助療法や支持療法を行う．微小変化型ネフローゼ症候群は副腎皮質ステロイド薬が著効する．

表 7-5　ネフローゼ症候群の診断基準

① 蛋白尿：1 日に 3.5g 以上が持続
② 低アルブミン血症：血清アルブミン値 3.0g/dL 以下（総蛋白 6.0g/dL 以下も参考）
③ 脂質異常症（高 LDL コレステロール血症）
④ 浮腫

①，②：診断に必須

Chapter **7**　腎臓／泌尿器

続発性糸球体腎炎（続発性腎疾患）

4 糖尿病性腎症

どんな疾患？

糖尿病に伴う微小血管病変により腎臓の糸球体が障害を受け，腎機能が低下した病態である．ネフローゼ症候群を呈する症例も多く，糖尿病のコントロールが不良であれば，最終的に慢性腎不全となり透析療法が必要となる．

疫学

わが国で透析療法を開始する慢性腎不全患者の40％以上が糖尿病性腎症である．

症状と検査

尿中微量アルブミンが早期診断に有用である．通常の検尿テープでは蛋白を認めない病初期でも，感度の高い特殊な方法で微量アルブミンを検出することが可能である．

病期の進行に伴い蛋白尿が増加し，腎機能が低下する．高血圧の合併やネフローゼ症候群を呈することも多い．

治療

糖尿病のコントロールが第一である．慢性腎不全に対する食事療法（塩分制限，適切な蛋白制限）などを行い，進行例では（糖尿病による他臓器の障害があるので）比較的早期から透析療法を考慮する必要がある．高血圧に対してはアンジオテンシンⅡ受容体拮抗薬などで治療を行う．ネフローゼ症候群を呈しても副腎皮質ステロイド薬は糖尿病を悪化させるので原則的に投与禁忌である．

補足

糖尿病性腎症以外の続発性糸球体腎炎には，痛風に伴う痛風腎，全身性エリテマトーデスに伴うループス腎炎，高血圧に伴う腎硬化症などがある．

腫瘍性疾患

5 腎細胞癌

どんな疾患？

腎実質に発生（ほとんどが近位尿細管上皮細胞に由来）する上皮性悪性腫瘍である．

疫学と分類

50歳以降の男性に好発する．喫煙と肥満が危険因子となる．組織型は腺癌である．腎腫瘍の約90％が腎細胞癌であり，それ以外には腎盂癌やウイルムス腫瘍（小児に発症）などがある．

症状

早期は無症状のことが多い．進行すると，血尿（痛みを伴わない無症候性血尿），側腹部痛，腹部腫瘤などを認める．腫瘍細胞がエリスロポエチンを産生する症例では多血症を呈する．肺や肝臓への血行性転移が多い．

検査

腹部CT検査，超音波検査などで腫瘍の進展を確認する．

治療

腎臓摘出術（早期の癌では腎臓の部分切除術）と所属リンパ節郭清を行う．最近ではロボット支援による腹腔鏡下手術が多い．手術不能例では分子標的療法が主体となる．

補足

腎盂・尿管癌：腎盂・尿管の上皮から発生し，組織型が移行上皮癌であり，喫煙や化学薬品の使用が発症リスクとなる．血尿を認め，血塊や腫瘍により尿路閉塞をきたすことがある．残存した尿管に再発が多く，片側の腎尿管全摘出術を行うことが多い．

尿路疾患

6 腎盂腎炎，膀胱炎

どんな疾患？

尿道口から侵入した細菌（多くは大腸菌）が尿道を逆上り，膀胱に炎症を起こしたのが膀胱炎である．細菌がさらに尿管を逆流して腎盂や腎杯まで炎症が波及したのが腎盂腎炎である．

疫学

女性のほうが男性より尿道が短いため，膀胱炎や腎盂腎炎を起こしやすい．

症状

頻尿，残尿感，排尿時痛，尿混濁がある．腎盂

167

腎炎では高熱が起こり，腰背部（肋骨脊柱角）に自発痛や叩打痛を認める．

検査

検尿の沈渣で白血球や細菌の増加が特徴的である．尿培養で原因菌を同定し，抗菌薬の感受性を確認する．尿道口周囲の皮膚常在菌が混入しないように，中間尿を採取して検査することが大切である．

治療

原因菌に感受性のある抗菌薬の投与を行う．十分量の水分摂取も大切である．

7 尿路結石

どんな疾患？

尿の成分が結石となって尿路（腎臓〜尿道）の途中にとどまった状態であり，差し込むような痛み（疝痛）を起こす．

原因

結石成分はカルシウム（シュウ酸カルシウム，リン酸カルシウム），尿酸などがある．これら尿中成分の増加（痛風→尿酸結石，副甲状腺機能亢進症→カルシウム結石）や尿の停滞（前立腺肥大，長期臥床）が尿路結石の促進因子となる．

症状

側腹部〜下腹部の突然の疝痛と血尿が特徴的な症状である．腰背部（肋骨脊柱角）の叩打痛を認める．

検査

検尿で血尿を認め，腹部超音波検査や点滴静注腎盂造影にて水腎症を証明すれば診断できる．水腎症とは，尿の通過障害により上流の尿路（尿管，腎盂腎杯）が拡張した状態であり，尿路結石以外では前立腺癌や神経因性膀胱などでみられる（図7-9）．

治療

疝痛に対して鎮痛薬を投与する．十分量の水分摂取や点滴を行い，尿量を増やすことで結石の自然排出を促す．保存的治療が無効な場合は，体外衝撃波結石破砕術や内視鏡的砕石術を考慮する．再発の予防にはシュウ酸やプリン体の摂取を制限し，適度な運動と飲水も大切である．

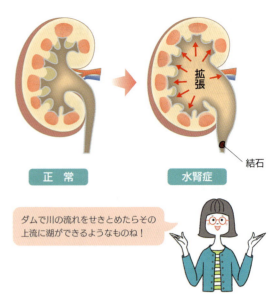

ダムで川の流れをせきとめたらその上流に湖ができるようなものね！

図7-9 水腎症

（吉山直樹：看護のための臨床病態学，南山堂より改変）

8 膀胱癌

どんな疾患？

膀胱に発生する上皮性悪性腫瘍である．

疫学

60歳以降の男性に好発する．喫煙や化学薬品（ベンジジンなど）の使用が危険因子となる．組織型は移行上皮癌である．

症状

最も多い症状は肉眼的血尿であり，結石と違って痛みを伴わない（無症候性血尿）．進行すると，排尿時痛，排尿困難，尿閉などを認める．

検査

膀胱鏡検査による生検で確定診断を行う．腹部CT検査，超音波検査などで腫瘍の進展を確認する．

治療

癌浸潤が粘膜下層までの表在癌では内視鏡による経尿道的腫瘍切除を行う．進行癌では膀胱全摘出術を行い，化学療法や放射線療法を加える．

9 過活動膀胱

どんな疾患？

膀胱の機能異常により尿意切迫感と頻尿を訴える病態である．

疫学と分類
中年以降の男女で高齢になるほど頻度が高い．脳血管障害など神経回路の異常による神経因性と，それ以外の非神経因性がある．

症状
尿意切迫感，頻尿，切迫性尿失禁などを認める．

検査
検尿や超音波検査などで他疾患の鑑別を行う．

治療
膀胱訓練（尿意を感じても我慢する）を行う．必要に応じて薬物療法（抗コリン薬）を加える．

前立腺疾患

10 前立腺肥大症

どんな疾患？
加齢とともに前立腺の内腺が非腫瘍性に増殖（過形成）した状態．排尿障害を引き起こす．

疫学
50歳以降の男性に発症する．食事の欧米化に伴い増加傾向にある．

症状
夜間頻尿，残尿感，排尿障害（排尿開始の遅延，排尿時間の延長）を認める．残尿量が増加すれば，溢流性尿失禁の原因となる（**図7-10**）．

検査
直腸指診にて腫大した前立腺を触知する．超音波検査で前立腺のサイズを計測することができる．

治療
症状が強い場合は治療の適応となる．薬物療法（α遮断薬，抗アンドロゲン薬）で効果がないときは，経尿道的前立腺切除術（TUR P）を考慮する．TUR-Pの術後は膀胱カテーテルを留置する．出血やカテーテル抜去後の尿道狭窄に注意が必要であり，尿量確保のために水分は十分に摂取させる．

11 前立腺癌

どんな疾患？
前立腺の外腺に発生する上皮性悪性腫瘍である．病状の進行は比較的緩やかである．骨転移が多い．

疫学
50歳以降の男性に発生し，近年，わが国でも増加傾向にある．前立腺肥大症の有無は前立腺癌の危険因子とならない．組織型は腺癌である．

症状
早期は無症状のことが多い．進行すると，血尿や前立腺肥大症と同様の排尿障害を認める．骨転移をきたせば骨症状を呈する．

検査
早期発見には前立腺特異抗原（PSA）の上昇が有用である．直腸指診（硬い前立腺を触知）や超音波検査・MRI検査を行ったうえで，前立腺の針生検にて確定診断を行う．骨シンチなどで骨転移の有無を評価することも大切である．前立腺癌の骨転移では骨硬化像を呈する（ほかの癌では骨

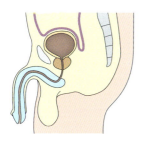
前立腺肥大による慢性的な尿閉

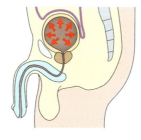
残尿量の増大により膀胱内圧が上昇

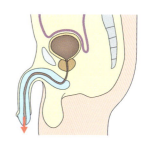
一定以上の尿量がとどまると一気に尿があふれ出る

図7-10　溢流性尿失禁

融解像を呈する）.

治療

全身状態や病状によって，外科的手術（ロボット支援による前立腺摘出術），放射線療法，ホルモン療法（抗アンドロゲン薬）を選択あるいは併用する．

腎不全

12 急性腎障害（急性腎不全）

どんな疾患？

種々の原因により腎機能が数日のうちに急激に低下し，体液の恒常性が維持できなくなった病態である．以前は急性腎不全という病態名が一般的であったが，腎不全に陥る前の段階で早期診断・治療を目指すために，軽症を含めて急性腎障害として取り扱うようになった．急性期を乗り切れば一般に可逆的な（腎機能が回復する）ことが多い．

原因と分類

腎不全の原因によって，腎前性，腎性，腎後性に分類される．腎前性急性腎障害とは腎血流の急激な低下により糸球体濾過量が減少して尿が生成できない状態である．脱水，大量出血，心不全，ショック（血圧低下）などが原因となる．腎性急性腎障害（狭義の急性腎障害）とは腎実質が障害された状態であり，腎毒性のある薬剤や造影剤の使用，横紋筋融解などによる腎障害（病理診断名：急性尿細管壊死）が原因疾患として最も多い．腎後性急性腎障害とは尿路の閉塞により尿が排泄できない状態であり，尿路結石や前立腺肥大などが原因となる（図7-11）.

症状

急速な尿量減少（乏尿，無尿）があり，体液貯留による浮腫，心不全，肺水腫などを認める．老廃物の排泄障害は嘔吐，頭痛，意識障害などをもたらす．

検査

血清Cr濃度の急激な上昇と尿量減少によって診断する（表7-6）．同時に高カリウム血症や高リン血症などを認める．腎前性腎障害では尿が濃縮されて尿比重が高くなる（1.020前後）のが特徴的である．

表7-6 急性腎障害の診断基準

①血清クレアチニン値が48時間以内に0.3mg/dL以上の上昇
②血清クレアチニン値が7日以内に基準値から1.5倍以上の上昇
③時間尿量0.5mL/kg以下が6時間以上持続

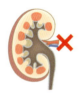

腎前性急性腎障害
腎臓に血液が流れないので尿ができない！
原因：脱水，大量出血，心不全，ショック（血圧低下）など
尿比重が高い（1.020前後）
治療：輸液，輸血

腎性急性腎障害
腎臓自体が悪くて尿ができない！
原因：急性尿細管壊死（薬剤や造影剤の副作用）
治療：保存療法，高カリウム血症の治療，一時的な透析療法

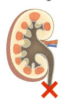

腎後性急性腎障害
尿は生成されているのに排泄できない！
原因：尿路結石，前立腺肥大など
治療：カテーテル留置

図7-11 急性腎障害の分類

画像検査では慢性腎不全のような腎臓の萎縮は認めない．水腎症があれば腎後性腎障害を疑う所見である．

治療

まずは急性腎障害の原因を除去する．腎前性腎不全では原因疾患の治療とともに輸液や輸血にて腎血流量の回復を図る．腎後性腎不全ではカテーテル留置などで尿路閉塞を改善する．

腎性急性腎障害は保存療法だけで治癒することも多い．安静を保ち，水分補給は喪失を補う程度（前日の尿量＋500mL程度）とする．カロリーは十分に摂取させるが，蛋白質の量を制限（ブドウ糖に特定のアミノ酸を加えて調整）し，塩分とカリウムの摂取は厳しく制限する．高カリウム血症は心停止の原因となるため早急な治療（カリウム吸着薬の投与など）が必要である．

保存療法だけでは急性腎障害のコントロールができない（乏尿が3日以上持続する）場合は，一時的に血液透析療法を行う．数回の透析療法で腎機能が回復することが多い．

13 慢性腎臓病（CKD）

どんな疾患？

腎機能障害が慢性的に持続するすべての腎臓病を包括した疾患概念である．将来的に慢性腎不全に移行する疾患を，病初期の段階から診断して治療を行うために提唱された．

原因

原発性糸球体腎炎（IgA腎症など），続発性糸球体腎炎（糖尿病性腎症，高血圧性腎硬化症など），多発性囊胞腎などの慢性的に腎機能障害を呈するすべての疾患が原因疾患となる．

症状と検査

腎臓の障害を示唆する所見（蛋白尿など）あるいは糸球体濾過量の低下が3ヵ月以上持続する場合にCKDと診断される（表7-7）．CKDの進行に伴い，慢性腎不全の症状や検査異常を呈するようになる．心血管疾患（心筋梗塞など）の発症リスクが高まることも要注意である．

治療

早期から治療することが大切である．CKDの重症度（病期）を原疾患，GFR低下の程度，蛋白尿の程度によって評価し，病期に即した治療を行う．基本は食事療法であり初期より塩分制限を行い，病期の進行にあわせて蛋白制限，カリウム制限，リン制限を行う．血圧管理，体重管理なども重要である．進行すれば慢性腎不全の治療を行う．

14 慢性腎不全

どんな疾患？

慢性腎臓病の終末像として腎機能が数ヵ月〜数十年で徐々に低下し，体液の恒常性が慢性的に維持できなくなった病態である．腎機能の低下は不可逆的である．

原因と分類

慢性腎不全の進行度は病期分類（セルディン分類）に沿って判断する（表7-8）．簡単にいうと，第Ⅰ期は腎臓の余力が低下しているだけで異常を認めない時期（予備力低下期），第Ⅱ期は腎臓の能力が低下するも頑張って症状や検査異常を軽度に止めている時期（代償期），第Ⅲ期は腎臓の能力がいよいよ低下して症状や検査異常が一気に出現する時期（非代償期），第Ⅳ期は腎臓が完全に力尽きた時期（尿毒期）である．第Ⅲ期以降は透析療法を考慮する必要がある．

表 7-7　慢性腎臓病の診断基準

① 尿所見，画像診断，血液所見，病理所見で腎障害の存在が明らかである．
　とくに蛋白尿の存在が重要である．
② 糸球体濾過量（GFR）＜60 mL/分/1.73 m²

①，②のいずれか，または両方が3ヵ月以上持続する場合に慢性腎臓病と診断する

表 7-8　慢性腎不全の病期分類（セルディン分類）

	第Ⅰ期（予備力低下期）	第Ⅱ期（代償期）	第Ⅲ期（非代償期）	第Ⅳ期（尿毒症期）
尿　量	正常	多尿	減少	乏尿
腎機能GFR（mL/分）	50以上	30〜50	10〜30	10以下
BUN，Cr（mg/dL）	正常	軽度上昇	中等度上昇	高度上昇
症状/検査	正常	ほぼ正常	電解質異常 （K↑，P↑，Ca↓） アシドーシス 貧血，高血圧	全身症状 （尿毒症）
治　療	食事療法が主体		透析療法を考慮	

表 7-9　慢性腎不全の病態

糸球体のフィルター障害 → 血尿，蛋白尿（低アルブミン血症 → 浮腫）
老廃物の排泄障害 → Cr上昇，BUN上昇，尿毒症（意識障害など）
水の排泄障害 → 乏尿，浮腫，高血圧，心不全，肺水腫
電解質，pHの調節障害 → 高K血症，代謝性アシドーシス
エリスロポエチンの産生障害 → 腎性貧血
ビタミンD活性化の障害 → 低Ca血症 →二次性副甲状腺機能亢進（骨軟化症）

症　状

　第Ⅲ期以降は尿量が減少し，慢性的な体液貯留による浮腫や高血圧を認める．重症例では心不全や肺水腫を併発する．老廃物の排泄障害は尿毒症（神経症状，消化器症状など）を引き起こす．高カリウム血症による不整脈や，代謝性アシドーシスによる症状（クスマウル呼吸）を認めることもある．腎性貧血や骨軟化症も慢性腎不全に特徴的な所見である（**表7-9**）．

検　査

　糸球体濾過量（GFR）は早期より低下し，腎不全の進行に伴って悪化する．第Ⅱ期以降は血清クレアチニンやBUN濃度も上昇を始め，しだいに電解質異常（高カリウム血症，低ナトリウム血症，低カルシウム血症など），代謝性アシドーシス，貧血を認めるようになる．画像診断で腎臓は萎縮している．

治　療

　保存療法は急性腎不全と同様である．水分補給は喪失を補う程度（前日の尿量＋500mL程度）とし，カロリーは十分に摂取させるが，蛋白質の量を制限する．塩分，カリウム，リンの摂取は厳しく制限する．

　腎機能を直接的に回復させる薬物はないが，血圧のコントロールや腎保護の目的で降圧薬（アンジオテンシンⅡ受容体拮抗薬，アンジオテンシン変換酵素阻害薬など）を使用する．利尿薬も必要に応じて投与することがある．高カリウム血症がある場合はカリウム吸着薬などを使用する．腎性貧血に対してはエリスロポエチン製剤を，骨病変の予防には活性型ビタミンD製剤を投与する．

　食事療法や薬物療法だけでは慢性腎不全をコントロールできず，体液の恒常性が維持できなくなった場合には透析療法を考慮する．透析療法が必要となる慢性腎不全の原因疾患として最も多いのは糖尿病性腎症であり，慢性糸球体腎炎が第2位である．

　ここで解説した主な疾病については，巻末の要点MEMO（p.273）で，もう一度整理をしておきましょう！

過去問題 & オリジナル問題 厳選35問！

腎臓／泌尿器編

Q1 第105回（2016年）

腎臓について正しいのはどれか．
1. 腹腔内にある
2. 左右の腎臓は同じ高さにある
3. 腎静脈は下大静脈に合流する
4. 腎動脈は腹腔動脈から分かれる

解説 1：腎臓は腹膜の後方（背側）の後腹膜腔に存在する．2：右の腎臓は上部に肝臓があるため，左の腎臓より約2cm低い位置にある．3：左右の腎静脈は下大静脈に合流する．4：左右の腎動脈は腹部大動脈より分岐する．　　**正解 3**

Q2 第112回（2023年）

正常な糸球体で濾過される物質はどれか．
1. フィブリノゲン
2. ミオグロビン
3. アルブミン
4. 血小板
5. 赤血球

解説 血液中の血球と分子の大きな蛋白質は糸球体のフィルターによってブロックされるため原尿中へ濾過されない．ミオグロビン（横紋筋融解症），ヘモグロビン（溶血性貧血），ベンス・ジョーンズ蛋白（多発性骨髄腫）などの低分子蛋白は濾過されて尿中に出現するため尿蛋白が陽性となる．　　**正解 2**

Q3 第104回（2015年）

膀胱で正しいのはどれか．
1. 漿膜で覆われている
2. 直腸の後方に存在する
3. 粘膜は移行上皮である
4. 筋層は2層構造である

解説 膀胱は直腸の前方に位置し，膀胱壁は粘膜，平滑筋層（3層構造），外膜（上面にのみ漿膜あり）からなり，粘膜は移行上皮である．　　**正解 3**

Q4 第98回（2009年）

成人女性に導尿を行う際のカテーテル挿入の長さはどれか．
1. 1～3cm
2. 4～6cm
3. 7～10cm
4. 11～14cm

解説 女性の尿道は4～5cm（男性は約20cm）であるので，膀胱カテーテルはそれより少しだけ挿入すれば十分である．長く挿入すると膀胱壁を損傷する可能性がある．　　**正解 2**

Q5 第99回（2010年）

成人男性の直腸診で腹側に鶏卵大の臓器を触れた．この臓器はどれか．
1. 副腎
2. 膀胱
3. 精巣
4. 前立腺

解説 男性の直腸に指を挿入して腹側に触知できるのは前立腺である．副腎，膀胱，精巣は解剖学的な位置関係からして直腸指診で触れることはない．　　**正解 4**

Q6 第110回（2021年）

健康な成人における1日の平均尿量はどれか．
1. 100mL
2. 500mL
3. 1,500mL
4. 2,500mL

解説 健常成人の1日の尿量は1,000～2,000mLである．　　**正解 3**

Q7 第109回（2020年）

成人で1日の尿量が100mL以下の状態を示すのはどれか．
1. 希尿
2. 頻尿
3. 乏尿
4. 無尿

解説 腎機能の低下により1日の尿量が400mL以下になった場合を乏尿，100mL以下となった場合は無尿と呼ぶ．　　**正解 4**

Q8 第103回（2014年）

尿の回数が異常に多い状態を表すのはどれか．
1. 頻尿
2. 乏尿
3. 尿閉
4. 尿失禁

解説 排尿の回数が多い（1日に8回以上，夜間に1回以上）ものを頻尿，腎機能低下により1日尿量が400mL以下に減少したものを乏尿，膀胱に尿が溜まるも排尿できないものを尿閉，自分の意思と無関係に尿が漏れることを尿失禁と呼ぶ．　　**正解 1**

173

Q9 第110回（2021年）

尿失禁の種類と対応の組み合わせで正しいのはどれか．
1. 溢流性尿失禁——排尿間隔の記録
2. 機能性尿失禁——骨盤底筋訓練
3. 切迫性尿失禁——下腹部への軽い刺激
4. 反射性尿失禁——間欠的自己導尿

解説 1：溢流性尿失禁では前立腺肥大症など原疾患の治療が優先である．排尿間隔を記録しても意味がない．2：機能性尿失禁ではトイレへの誘導などの介助を行う．骨盤底筋訓練は腹圧性尿失禁に有効である．3：切迫性尿失禁の原因で多い過活動膀胱では膀胱訓練（尿意を感じても我慢する）が有効である．4：反射性尿失禁では間欠的な自己導尿が対処法の一つである． 　　正解　4

Q10 第113回（2024年）改題

Aさん（71歳，女性）は3ヵ月前に脳梗塞を発症し，介護老人保健施設に入所した．ADLに支障なく，認知機能やコミュニケーションに問題はない．我慢できない強い尿意があり尿が漏れてしまうため，下着に尿取りパッドを付けている．トイレには自力で移動でき，下着やズボンの上げ下ろしも自立している．
Aさんの尿失禁の種類で考えられるのはどれか．
1. 溢流性尿失禁
2. 機能性尿失禁
3. 切迫性尿失禁
4. 腹圧性尿失禁

解説 尿意が強くて我慢できずに失禁するのは切迫性尿失禁である．過活動膀胱や慢性膀胱炎が代表的な原因疾患である． 　　正解　3

Q11 第108回（2019年）

腎機能を示す血液検査項目はどれか．
1. 中性脂肪
2. ビリルビン
3. AST（GOT）
4. クレアチニン
5. LDLコレステロール

解説 クレアチニンは筋肉に存在するクレアチンの代謝産物であり，腎臓から尿中に排泄される．腎糸球体で大部分が濾過され，尿細管での再吸収や分泌がほとんどないために，クレアチニンの血中濃度は糸球体の濾過能力を反映する．腎機能（糸球体濾過率）が低下するとクレアチニンの排泄が障害されて，血中濃度が上昇する． 　　正解　4

Q12 第111回（2022年）

糸球体濾過量の推定に用いられる生体内物質はどれか．
1. 尿　素
2. イヌリン
3. ビリルビン
4. クレアチニン
5. パラアミノ馬尿酸

解説 クレアチニンは腎糸球体で大部分が濾過され，尿細管での再吸収や分泌がほとんどないために，クレアチニンクリアランスから糸球体濾過量を推定することができる． 　　正解　4

Q13 第108回（2019年）

経皮的腎生検を受ける患者への説明で適切なのはどれか．
1. 検査中の体位は仰臥位とする
2. 穿刺時に繰り返し深呼吸をする
3. 検査後はベッド上安静とする
4. 検査後2日間は禁食にする

解説 1：腎臓は後腹膜臓器であり，背部からアプローチしやすいために，腎生検は腹臥位で行う．2：呼吸により腎臓が上下に移動するため，穿刺時には呼吸を止めさせる．3：検査後は穿刺部を圧迫止血して，腹臥位でベッド上安静とする．4：患者の状態にもよるが検査後数時間すれば仰臥位での飲食は可能である． 　　正解　3

Q14 第98回（2009年）

膀胱鏡検査で適切なのはどれか．
1. ファウラー位で行う
2. 全身麻酔下で行う
3. 無菌操作で行う
4. 検査後は水分摂取を控える

解説 膀胱尿道鏡検査は患者を排尿後に砕石位とし，局所麻酔で行う．腹筋を緊張させないようにする．尿路感染を予防するため無菌操作が必要である．検査後は十分に飲水させて排尿を促す． 　　正解　3

Q15 第102回（2013年）

慢性腎不全で透析導入を判断するときの指標となる検査はどれか．
1. 尿酸（UA）値
2. 糸球体濾過量（GFR）
3. 点滴静注腎盂造影（DIP）
4. PSP（フェノールスルホンフタレイン）15分値

解説 透析療法は，腎不全が進行し食事療法や薬物療法だけでは体液の恒常性が維持できなくなった場合に適応となる．基礎疾患，合併症，全身状態などを含めた総合的な判断となるが，一般的には血清クレアチニン8mg/dL以上，糸球体濾過量（GFR）15mL/分/1.73m^{2}未満などが目安となる． 　　正解　2

Chapter 7 腎臓／泌尿器

Q16 第112回（2023年）

血液透析について正しいのはどれか．
1. 合併症は腹膜炎が多い
2. 食事はカルシウムを制限する
3. 導入初期には不均衡症候群が起こる
4. 導入の原因疾患は IgA 腎症が最も多い
5. 透析に用いる半透膜は蛋白質が通過する

解説 1：腹膜炎は腹膜透析の合併症である．2：食塩，カリウム，リンの摂取制限をするが，カルシウムの制限は必要ない．3：血液透析の導入初期には，急速に血液の浄化による組織液との組成不均衡（不均衡症候群）が起きやすい．4：わが国における透析導入の原因疾患で最多は糖尿病性腎症である．5：血液中の蛋白質は通過しないので，透析液に混じって廃棄されることはない． **正解 3**

Q17 第93回（2004年）

維持期の持続的携帯型腹膜透析（CAPD）で正しいのはどれか．
1. 透析回数は週に2，3回である
2. 血液透析よりも食事制限は少ない
3. 心血管系への負担が血液透析より大きい
4. 終了後はカテーテルを抜去する

解説 1：腹膜透析は1日4～5回の透析を自宅にて毎日行う．2：毎日持続的に透析を行うので，血液透析に比べて食事制限は緩やかでよい．3：循環動態への負担は体外循環を行う血液透析のほうが大きい．4：繰り返し透析を行うので，腹腔カテーテルは挿入したままである（透析液の注入および排液時以外はクリップする）． **正解 2**

Q18 オリジナル問題

急性糸球体腎炎で正しいのはどれか．2つ選べ．
1. 糸球体基底膜に対する自己抗体が病因である
2. 小児に多い
3. 突発する側腹部痛が特徴的である
4. 運動制限は必要ない
5. 予後は良好である

解説 1：A群β溶連菌などに対する抗原抗体反応によって形成された免疫複合体が糸球体基底膜に障害を及ぼすことが病因である．2：小児（3～12歳）に多い．3：血尿，浮腫，高血圧が3主徴である．側腹部痛は尿路結石などで認める．4：半年間は安静が必要である．5：ほとんどの症例で3～6ヵ月で治癒する． **正解 2，5**

Q19 オリジナル問題

慢性糸球体腎炎で正しいのはどれか．
1. 急性糸球体腎炎から移行することが多い
2. 腎炎症状が3ヵ月以上持続すると診断できる
3. 原因疾患として IgA 腎症が最も多い
4. 透析療法が必要となることはない

解説 1：急性糸球体腎炎はほとんどの症例で慢性化することなく治癒する．2：腎炎症状が1年以上持続した場合に診断する．3：正しい．4：進行例では慢性腎不全となり透析療法の適応となる． **正解 3**

Q20 第99回（2010年）

ネフローゼ症候群で必ずみられるのはどれか．
1. 血 尿
2. 体重減少
3. 低蛋白血症
4. 低コレステロール血症

解説 ネフローゼ症候群の診断基準には，①蛋白尿，②低アルブミン血症（低蛋白血症），③浮腫，④脂質異常症の4項目があり，診断には①と②が必須項目である． **正解 3**

Q21 第108回（2019年）

糖尿病性腎症の食事療法で制限するのはどれか．2つ選べ．
1. 脂 質
2. 塩 分
3. 蛋白質
4. 炭水化物
5. ビタミン

解説 慢性腎疾患に対する一般的な食事療法として塩分制限，蛋白質制限，カリウム制限は必要である．糖尿病のコントロールが不可欠であるから，摂取する総カロリーや栄養バランスも適正を心がける．糖尿病性腎症があるからといって，特別に脂質や炭水化物の摂取を制限する必要はない．カリウムやリンの摂取は制限するが，ビタミンは制限する必要はない． **正解 2，3**

Q22 第109回（2020年）

成人の急性腎盂腎炎で正しいのはどれか．
1. 男性に多い
2. 両腎性が多い
3. 初尿を用いて細菌培養を行う
4. 原因菌はグラム陰性桿菌が多い

解説 1：尿道が短くて膀胱炎を起こしやすい女性に多い．2：両側の腎臓が同時に感染を起こすことはまれであり，通常は片腎性である．3：皮膚の常在菌が混入しないように，中間尿を採取して細菌培養を行う．4：原因菌の大部分はグラム陰性桿菌である大腸菌である． **正解 4**

Q23 第110回（2021年）

尿管結石症の治療で適切なのはどれか．2つ選べ．
1. 尿路変更術
2. 血管拡張薬の投与
3. カルシウム製剤の投与
4. 体外衝撃波結石破砕術（ESWL）
5. 非ステロイド系消炎鎮痛薬の投与

解説 尿路結石症では側腹部〜下腹部の激しい疝痛が特徴的であり，非ステロイド系消炎鎮痛薬などの鎮痛薬を投与する．十分量の水分摂取や点滴を行い，尿量を増やすことで結石の自然排出を促す．保存的治療が無効な場合は，体外衝撃波結石破砕術や内視鏡的砕石術を考慮する．尿路に狭窄病変がなければ尿路変更術の必要はない． 　　正解 **4, 5**

Q24 第113回（2024年）

Aさん（47歳，男性，会社員）は，尿管結石による疝痛発作で入院した．入院翌日，自然に排石され，疼痛は消失したものの，結石が残存している．入院前は，ほぼ毎日，飲酒を伴う外食をしていた．
Aさんへの退院指導で適切なのはどれか．
1. 「シュウ酸を多く含む食品を摂取しましょう」
2. 「1日2L程度の水分を摂取しましょう」
3. 「排石までは安静にしましょう」
4. 「飲酒量に制限はありません」

解説 1：結石成分として最も多いのはシュウ酸カルシウムであるので，シュウ酸を多く含む食品（ほうれん草，海藻など）の摂り過ぎには注意する．2：十分な飲水により尿中の結石成分の濃度を希釈することができる．3：自然排石を促すために適度な運動は推奨される．4：ビールはプリン体を多く含むため過剰摂取は避けるべきである． 　　正解 **2**

Q25 第105回（2016年）

水腎症の原因で正しいのはどれか．2つ選べ．
1. 前立腺癌
2. 陰嚢水腫
3. ループス腎炎
4. 神経因性膀胱
5. 腎アミロイドーシス

解説 尿の通過障害があるときに，障害部より上流の尿路が腫脹して水腎症となる．前立腺癌は尿道を圧迫するため，水腎症の原因となる．神経因性膀胱は神経障害により尿の排出が障害されて高度の場合は尿閉となるため，水腎症の原因となり得る．ほかの選択肢の疾患は腎臓内や尿路と無関係の部位の病変であり尿の通過障害をきたすことはない．
　　正解 **1, 4**

Q26 第110回（2021年）

膀胱癌について正しいのはどれか．
1. 女性に多い
2. 尿路上皮癌より腺癌が多い
3. 経尿道的生検によって治療法を決定する
4. 表在性の癌に対して膀胱全摘手術が行われる

解説 1：60歳以降の男性に多い．2：尿路上皮より発生する移行上皮癌である．3：膀胱鏡検査による生検（経尿道的生検）によって確定診断と病変の深さや広がりを観察して，適切な治療法を決定する．4：癌浸潤が粘膜下層までの表在癌では内視鏡による経尿道的腫瘍切除を行う．進行癌では膀胱全摘出術を行う． 　　正解 **3**

Q27 第105回（2016年）

過活動膀胱の説明で正しいのはどれか．
1. 尿意切迫感がある
2. 失禁することはない
3. 水分を制限して治療する
4. 50代の有病率が最も高い

解説 1：尿意切迫感，頻尿が主な症状である．2：切迫性失禁の原因となる．3：水分制限では根本的な治療にはならない．膀胱訓練と必要に応じて薬物療法を行う．4：中年以降の男女で高齢になるほど有病率が上がる． 　　正解 **1**

Q28 第95回（2006年）

前立腺肥大症で尿失禁のタイプはどれか．
1. 機能性尿失禁
2. 切迫性尿失禁
3. 腹圧性尿失禁
4. 溢流性尿失禁

解説 前立腺肥大症による排尿障害に伴い膀胱内の残尿量が増加すると，膀胱内圧が上昇する．一定の圧を超えた時点で尿があふれ出る．この現象を溢流性尿失禁と呼ぶ．
　　正解 **4**

Q29 第108回（2019年）

前立腺肥大症で正しいのはどれか．2つ選べ．
1. 進行すると水腎症となる
2. 外科治療は経尿道的前立腺切除術を行う
3. 直腸診で石のような硬さの前立腺を触知する
4. 前立腺を縮小させるために男性ホルモン薬を用いる
5. 前立腺特異抗原（prostate specific antigen：PSA）値が100ng/mL以上となる

解説 1：前立腺肥大症による排尿障害により膀胱が充満し，さらに上部尿路の尿管や腎盂が拡大して水腎症となり得る．2：薬物療法で効果がないときは，経尿道的前立腺切除術（TUR-P）を考慮する．3：石のように硬い前立腺を触知するのは前立腺癌である．4：薬物療法としては抗男性ホルモン薬（抗アンドロゲン薬）を使用する．5：前立腺肥大症や前立腺炎でもPSAは上昇するが，20ng/dL以上となることは少ない．高度上昇の場合は前立腺癌を疑うべきである．
　　正解 **1, 2**

Q30 第111回（2022年）

前立腺癌について正しいのはどれか．
1. 肺転移の頻度は低い
2. 血清PSA値が高値となる
3. 患者の多くは60歳未満である
4. テストステロン補充療法が行われる

解説 1：前立腺癌は骨転移が多いが，肺転移の頻度が低いとはいえない．2：早期より PSA 値が上昇する．3：50 歳以降の男性に多く，高齢になるほど罹患率が高くなる．4：男性ホルモンであるテストステロンは前立腺癌の増悪因子である．治療として抗男性ホルモン薬を使用する． **正解 2**

Q31 第98回（2009年）

前立腺癌で前立腺全摘出術後に起こりやすいのはどれか．
1. 跛 行
2. 尿失禁
3. 女性化乳房
4. 排便回数の増加

解説 尿道括約筋の機能が回復するまで腹圧性尿失禁が起こりやすい．ほかの選択肢は前立腺全摘出術と関係がない．
正解 2

Q32 第98回（2009年）

腎前性腎不全が起こるのはどれか．
1. 前立腺肥大症
2. 急性心筋梗塞
3. 急性尿細管壊死
4. 急性糸球体腎炎

解説 腎前性の急性腎障害（急性腎不全）は腎血流の急激な低下により，尿が生成できなくなった状態である．急性心筋梗塞では心原性ショック（血圧低下）により腎前性腎障害の原因となり得る．前立腺肥大症が引き起こすのは腎後性急性腎障害，急性尿細管壊死は腎性急性腎障害の所見である．
正解 2

Q33 第103回（2014年）

慢性腎臓病の説明で正しいのはどれか．
1. 糖尿病性腎症は含まれない
2. 病期分類の5期から蛋白制限が必要である
3. 腎障害を示す所見が1週間持続すれば診断できる
4. 糸球体濾過量（GFR）の低下は診断の必要条件である
5. 病期の進行とともに心血管疾患のリスクも高くなる

解説 1：慢性的に腎機能障害を呈するすべての疾患が原因疾患となる．2：食事療法と血圧管理が治療の基本であり，早期から蛋白制限や塩分制限を行う．3：腎臓の障害を示唆する所見あるいは糸球体濾過量の低下が3ヵ月以上持続する場合に慢性腎臓病と診断する．4：糸球体濾過量の低下は診断の必要条件ではない．腎臓の障害を示唆する所見（蛋白尿など）が3ヵ月以上持続すれば診断できる． **正解 5**

Q34 第113回（2024年）

慢性腎臓病においてリンの代謝障害によって生じる症状はどれか．
1. 骨 痛
2. 貧 血
3. 浮 腫
4. 不整脈

解説 1：慢性的な腎機能障害によりリンの尿中排泄が減少すると血中のリン濃度が上昇する．また，ビタミン D 活性化障害によりカルシウム濃度が減少する．高リン血症と低カルシウム血症は続発性副甲状腺機能亢進症を引き起こし，骨の吸収が亢進するために骨痛の原因となる（線維性骨炎）．2：慢性腎不全でみられる貧血は腎臓でのエリスロポエチンの産生障害による．3：浮腫は尿中への蛋白流出による低アルブミン血症などにより出現する．4：不整脈は高カリウム血症などが原因となる． **正解 1**

Q35 第105回（2016年）

慢性腎不全によって起こるのはどれか．2つ選べ．
1. 低血圧
2. 低リン血症
3. 低カリウム血症
4. 低カルシウム血症
5. 代謝性アシドーシス

解説 1：水分の貯留により高血圧となる．2：リンの尿中排泄が障害されて高リン血症となる．3：カリウムの尿中排泄が障害されて高カリウム血症となる．4：ビタミン D の活性化が障害されて低カルシウム血症となる．5：水素イオンの尿中排泄が障害されて代謝性アシドーシスとなる．
正解 4，5

Chapter 8

神 経

1 解剖生理のまとめ

1 中枢神経の構造と機能

　神経系は中枢神経と末梢神経に大別される．中枢神経は頭蓋内の脳（大脳，間脳，中脳，橋，延髄，小脳）と脊柱管内の脊髄からなる（**図 8-1**）．内部は神経細胞の細胞体が集まる灰白質と，神経線維が多い白質に分けられる．大脳や小脳で表層部にある灰白質を皮質，深部にある灰白質を神経核と呼び，その間を白質が埋めている．脳幹や脊髄では表層部に白質があり深部に灰白質がある．

　中枢神経は外側から硬膜，クモ膜，軟膜の3層の髄膜で覆われている（**図 8-2**）．クモ膜と軟膜の間隙であるクモ膜下腔は，血管に富み脳脊髄液が流れている．脳脊髄液は脳室の脈絡叢から分泌され，静脈系に吸収される．クモ膜下腔の血管が破れて出血するのが**クモ膜下出血**である．軟膜の炎症が**髄膜炎**である．

　大脳は脳の容積の大部分を占める．左右の大脳半球は解剖学的に前頭葉，頭頂葉，側頭葉，後頭

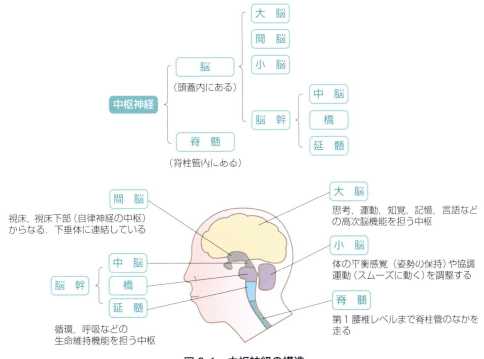

図 8-1　中枢神経の構造

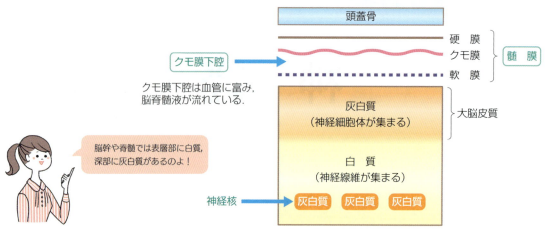

図 8-2　髄膜と大脳の内部

葉に分けられる．大脳皮質は思考，運動，知覚，記憶，言語などの高次脳機能を担う中枢である．それぞれの機能を果たす大脳の部位を「機能＋野」と呼ぶ．一次運動野は前頭葉の中心前回に，一次感覚野は頭頂葉の中心後回にある．視覚野は後頭葉，聴覚野と嗅覚野は側頭葉にある．言語を理解する感覚性言語野（ウェルニッケ野）は優位半球（右利きなら左半球）の側頭葉に，言語を発する運動性言語野（ブローカ野）は優位半球の前頭葉下部にある．思考や理性などの高次脳機能は前頭葉の前頭連合野が，記憶や感情は大脳辺縁系（海馬，扁桃体）が司どっている．大脳が全般的に障害を受けると意識障害や認知症をきたし，局所的に障害を受けると大脳巣症状（失語，失認など）をきたす．アルツハイマー病は大脳の変性により進行性の認知症をきたす疾患である．

間脳の主要部分は視床，視床下部からなる．視床は大脳皮質への情報入力を中継する．視床下部は自律神経の中枢であり，下垂体に連結して内分泌機能も調節している．体温調節，摂食・飲水行動，睡眠，性行動などの中枢でもある．なお，前述の大脳を終脳として，終脳と間脳を合わせて大脳と呼ぶ場合もある．

中脳，橋，延髄を合わせて脳幹と呼ぶ．生命維持に重要な呼吸や循環の中枢が存在する．そのため，脳ヘルニアで脳幹部が障害を受けると致命的となる．脳神経（Ⅲ～Ⅻ）の神経核も脳幹に存在

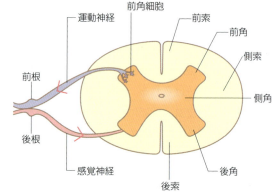

図 8-3　脊髄の断面

する．

小脳は脳幹の背側に位置し，小脳脚で脳幹と連結している．身体の平衡感覚（姿勢の保持）や協調運動（スムーズに動く）を調整している．小脳機能検査には指鼻試験や踵膝試験などがある．

脊髄は延髄につらなって始まり，脊柱管のなかを下って第1腰椎レベルで終わる．表層部の白質（前索，側索，後索）には脳と連結する神経線維が走っている（図 8-3）．脳の運動野から伝わった運動刺激は，脊髄の灰白質の前方（前角）にある運動神経の細胞核に到達する．脊髄の前根から出た運動神経（末梢神経）は骨格筋に至って刺激を伝える．皮膚から始まる感覚神経（末梢神経）は後根から脊髄に入り，灰白質の後方（後角）で情報を中継されて脳へと伝わっていく．

2 末梢神経の構造と機能

末梢神経は機能的に運動神経，感覚神経，自律神経に大別される．運動神経は中枢神経からの運動刺激を骨格筋に伝え，感覚神経は皮膚からの感覚刺激（痛覚，温度覚など）を中枢神経に伝える．自律神経は内臓の機能を調節する神経であり，中枢は間脳にある．

解剖学的に分類すると，脳に出入りする脳神経と脊髄に出入りする脊髄神経に分けられる（図8-4）．脳神経は全部で12対からなり，運動神経，感覚神経，自律神経（副交感神経）が混在しているものもある．それぞれの脳神経の機能を表8-1に示す．

脊髄神経のうち運動神経は脊髄の前根から骨格筋に到達し，中枢神経からの運動刺激を伝達している．感覚神経は後根から脊髄に入り，皮膚からの知覚刺激（痛覚，温度覚など）を中枢神経に伝えている．

なお，自律神経には交感神経と副交感神経があり，内臓に対して相反する作用をする．一般に生体が興奮状態では交感神経が優位となり，休息状態では副交感神経が優位となる（表8-2）．交感神経が優位になるのは，たとえば，原始人が森で熊に出会ったときを想像すればよい．眼は見開き（散瞳），喉はカラカラ（唾液減少），呼吸は荒く（気道拡張），心臓はドキドキ（頻脈，血圧上昇），筋肉にエネルギーを補給するため血糖は上昇する．熊と闘いながら食事をしたり排尿する人はいないので，消化管運動は低下して膀胱は弛緩（尿が出ない）する．

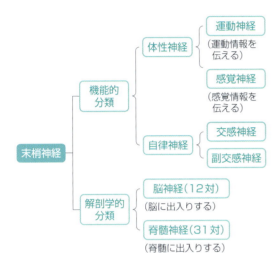

図8-4　末梢神経の分類

表8-1　脳神経の機能

間脳に連結	Ⅰ嗅神経	感覚	嗅覚を中枢に伝達	（特殊感覚）
	Ⅱ視神経	感覚	視覚を中枢に伝達	（特殊感覚）
中脳から分岐	Ⅲ動眼神経	運動	眼球の上・下・内転，開眼する運動指令を伝達	（眼球運動）
		副交感	縮瞳，対光反射	
	Ⅳ滑車神経	運動	眼球を下外側に向ける運動指令を伝達	（眼球運動）
橋から分岐	Ⅴ三叉神経	運動	咀嚼の運動指令を伝達	
		感覚	顔面の知覚を中枢に伝達	
	Ⅵ外転神経	運動	眼球を外側に向ける運動指令を伝達	（眼球運動）
	Ⅶ顔面神経	運動	顔面の表情筋や閉眼する運動指令を伝達	
		感覚	味覚（舌の前2/3）を中枢に伝達	
		副交感	唾液や涙の分泌	
	Ⅷ内耳神経	感覚	聴覚，平衡覚を中枢へ伝達	（特殊感覚）
延髄から分岐	Ⅸ舌咽神経	運動	咽頭（嚥下運動）への運動指令を伝達	
		感覚	味覚（舌の後ろ1/3），咽頭の知覚を中枢へ伝達	
		副交感	唾液の分泌	
	Ⅹ迷走神経	運動	外耳道，咽頭（嚥下運動），喉頭（発声）への運動指令を伝達	
		感覚	咽頭，喉頭の知覚を中枢へ伝達，味覚	
		副交感	内臓機能の調節	
	Ⅺ副神経	運動	胸鎖乳突筋，僧帽筋への運動指令を伝達	
	Ⅻ舌下神経	運動	舌の運動指令を伝達	

表 8-2 自律神経の作用

		交感神経	副交感神経
顔面	瞳孔	散瞳	縮瞳
	唾液	少量（濃い）	大量（薄い）
呼吸器	気道	拡張	収縮
循環器	末梢血管	収縮（骨格筋の血管は拡張）	拡張
	血圧	上昇	低下
	脈拍	増加	減少
消化管	運動，分泌	抑制	亢進
肝臓	血糖	上昇（グリコーゲンの分解）	低下（グリコーゲンの合成）
泌尿器	膀胱	弛緩（尿閉）	収縮（排尿）

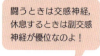

闘うときは交感神経，休息するときは副交感神経が優位なのよ！

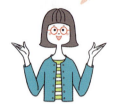

交感神経は種々の脊髄レベルの交感神経節から各臓器に到達する脊髄神経のなかを走る．副交感神経は脳幹から出て臓器に至る脳神経（動眼神経，顔面神経，舌咽神経，迷走神経）と，仙髄から出る脊髄神経（骨盤内臓神経）のなかを走る．

交感神経と臓器接合部の伝達物質はノルアドレナリンであり，α受容体やβ受容体が関与する．副交感神経の伝達物質はアセチルコリンであり，ムスカリン受容体が関与する．臨床現場で頻用するα遮断薬やβ遮断薬は交感神経の作用を，抗コリン薬は副交感神経の作用をブロックする薬剤である．

3 神経細胞

神経細胞（ニューロン）は核が存在する細胞体と神経突起から構成されている．電気信号を次に伝える神経突起（軸索）に髄鞘と呼ばれる絶縁体が存在するものを有髄神経と呼ぶ．電気信号は髄鞘の隙間（ランビエ絞輪）を飛び飛びに伝わるので情報を素早く伝えることができる．

この髄鞘が破壊され，情報伝達が障害された疾患が脱髄性疾患である．多発性硬化症では中枢神経のあちこちで脱髄が起きて多彩な神経精神症状を呈する．ギラン・バレー症候群は末梢神経の脱髄により主に運動神経が障害される．

4 運動刺激の伝達経路

たとえば「目の前のリンゴを右手でつかむ」という運動は，どのようにして脳から右手に命令が伝わるのであろうか．まず「リンゴをつかむ」という命令は大脳皮質の運動野から出力される．この命令は中枢神経内の上位運動ニューロンを伝わり，右手の筋肉を支配する脊髄レベルまで下行する．脊髄の前角細胞でシナプスを形成し，下位運動ニューロンに刺激伝達される．下位運動ニューロンは脊髄前根から出た脊髄神経（運動神経）を通って右手の骨格筋に到達し，右手を動かすことができる．運動神経と筋肉接合部の伝達物質はアセチルコリンである．

上位運動ニューロンが通る中枢神経内の経路を錐体路（皮質脊髄路）と呼ぶ．上位運動ニューロンの 80～85％ は延髄下部の錐体で反対側に交差して脊髄側索を下行する（残りは錐体で交差せずに前索を下行して到着した脊髄レベルの前交連で交差する）．

以上が運動刺激を伝えるメインルート（錐体路系）であるが，これだけでは右手は動かせても，リンゴを上手につかむことはできない．スムーズな運動には大脳基底核（線条体，淡蒼球，黒質など）と小脳の運動調節系の働きが必要である．大脳皮質の運動野から出た刺激は大脳基底核に到達し，運動の量や姿勢を調節して，再び運動野に回帰する．この大脳基底核の働きを錐体外路系の運動調節と呼ぶ．運動野から出た刺激は小脳にも到達し，ここでは協調運動（運動刺激をバランスよく調節してスムーズに動く）や平衡感覚に関与している（図 8-5）．

脳梗塞や脳出血で大脳皮質の運動野が障害され

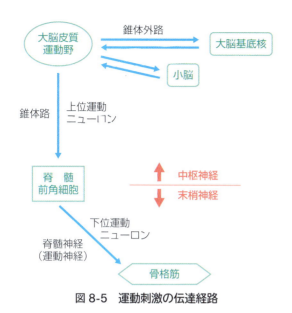

図 8-5　運動刺激の伝達経路

ると，上位運動ニューロンの障害（錐体路障害）により，錐体路が交差しているため障害部位と反対側に運動麻痺をきたす．**筋萎縮性側索硬化症**では上位と下位運動ニューロンの両方が障害される．ギラン・バレー症候群では下位運動ニューロンが障害される．**重症筋無力症**は神経筋接合部のアセチルコリン受容体の障害が原因である．

小脳出血などで小脳が障害されると，スムーズな運動ができない小脳性運動失調を認める．**パーキンソン病**では淡蒼球や黒質の障害による錐体外路症状として寡動や固縮をきたし，**舞踏病**などでは線条体（尾状核，被殻）の障害による錐体外路症状として不随意運動が特徴的である．

② 症候・検査・治療のまとめ

1 症候

❶意識障害

大脳皮質〜間脳（視床）の障害で意識障害をきたす．脳血管障害，脳腫瘍，脳炎などの頭蓋内病変だけでなく，糖尿病性昏睡，肝性脳症，尿毒症，CO_2 ナルコーシスなどさまざまな全身疾患が原因となる．昏睡の程度はジャパン・コーマ・スケール（JCS）やグラスゴー・コーマ・スケール（GCS）で評価する．JCS は 3-3-9 度方式と表現され，刺激しないでも覚醒している状態をⅠ度，刺激をすると覚醒する状態をⅡ度，刺激をしても覚醒しない状態をⅢ度として，さらに各々を 3 段階に区分している（**表 8-3**）．

JCS のⅠ-2 にある見当識障害（失見当識）とは自己と周囲の関係を正しく認識することができない状態（トイレの場所がわからないなど）であり，認知症状の一つでもある．一方，せん妄は軽度の意識障害に幻覚や幻想などを伴った興奮状態のことで，夜間に起こりやすい（夜間せん妄）．認知症患者，アルコール依存症の離脱時期などにみられる．

意識障害が一過性の場合は意識消失発作と呼ばれ，失神とてんかんに大別される．**てんかん**は，脳の神経細胞の異常興奮により発作（意識障害，痙攣，昏倒）を反復する病態である．異常興奮が脳全体に広がる全般起始発作，脳の一部から生じる焦点起始発作などに分類される．発作時には脳波の異常が特徴的である．発作予防には抗てんかん薬を使用する．

表 8-3　ジャパン・コーマ・スケール（JCS）

Ⅰ．刺激しないでも覚醒している状態	
0.	意識清明
1.	意識清明とはいえない
2.	見当識障害がある
3.	自分の名前，生年月日がいえない
Ⅱ．刺激すると覚醒する状態	
10.	普通の呼びかけで容易に開眼する
20.	大きな声または体をゆさぶることにより開眼する
30.	痛み刺激を加えつつ呼びかけを繰り返すと，かろうじて開眼する
Ⅲ．刺激しても覚醒しない状態	
100.	痛み刺激に対し，払いのけるような動作をする
200.	痛み刺激で少し手足を動かしたり，顔をしかめる
300.	痛み刺激に全く反応しない

❷ 頭蓋内圧亢進症

頭蓋内に腫瘍や血腫ができたり，脳浮腫で脳実質が腫れた場合などに，硬い頭蓋骨で覆われているために圧の逃げ場がなく，頭蓋内圧が亢進する．そして，ついに脳の一部が本来の頭蓋腔からはみ出してくる状態が脳ヘルニアである．

頭蓋内圧亢進の3主徴は，早朝の頭痛，嘔吐，うっ血乳頭（眼底の乳頭部に浮腫状の変化）である．さらに，脳圧亢進による脳幹部の虚血に対する代償反応として，クッシング現象（血圧上昇と徐脈）が生じる．脈圧（収縮期血圧と拡張期血圧の差）は大きくなり，呼吸数は低下する．

脳ヘルニアのうちテント切痕ヘルニアと大孔ヘルニアは，脳幹部に障害を及ぼすため重篤である．中脳から出ている動眼神経が麻痺して散瞳と対光反射消失をきたす．運動麻痺や呼吸障害（チェーンストークス呼吸，浅呼吸，呼吸停止）を起こし，致死的となる．

脳ヘルニアを起こした際の特徴的な異常姿勢として，除皮質硬直（肘関節と手関節は屈曲，股関節は内転・内旋，膝関節と足関節は伸展）と除脳硬直（肘関節が伸展，前腕が内転・内旋，ほかは除皮質硬直と類似）がある．除皮質硬直は大脳皮質や間脳の障害によるものである．除脳硬直は脳幹部の中脳や橋の障害によるものである．除皮質硬直より除脳硬直のほうがより重篤であるといえる．

頭蓋内圧亢進は早急な対応が必要であり，原疾患の治療と高浸透圧性脳圧降下薬（マンニトールなど）を使用する．

❸ 運動麻痺

大脳皮質の運動野から骨格筋に至る運動刺激の伝達経路や筋線維に障害をきたして，随意的な筋肉収縮ができなくなった状態を運動麻痺と呼ぶ．麻痺の部位により，片麻痺，対麻痺，四肢麻痺，単麻痺に分類される（図8-6）．

片麻痺とは右上下肢または左上下肢が麻痺する半身麻痺のことである．脳血管障害（脳梗塞，脳出血）による大脳皮質の運動野の障害によることが多い．錐体路は交差するため，病変部と反対側が麻痺する．

対麻痺とは両下肢の麻痺であり，胸髄レベル以下の脊髄損傷によることが多い．単麻痺とは上下肢のうち一肢のみの麻痺であり，末梢神経の局所病変によることが多い．四肢麻痺とは左右上下肢の麻痺であり，頸髄レベルの脊髄損傷や末梢神経や筋肉の全身疾患によることが多い．

運動刺激の伝達経路における障害の部位によって運動麻痺や随伴症状が異なる（表8-4）．運動系メインルートの上位運動ニューロン障害（錐体路障害）では，弛緩性麻痺（筋緊張が緩む）から痙性麻痺（筋緊張が亢進）に移行する．腱反射亢進や病的反射も出現する．下位運動ニューロン障害では，弛緩性麻痺に筋萎縮などを伴う．

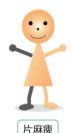
片麻痺
右の上下肢，あるいは左の上下肢の運動麻痺．脳梗塞など脳内病変による運動野〜錐体路の障害による．病変部と反対側が麻痺する．

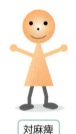
対麻痺
両下肢の運動麻痺．脊髄病変（胸髄レベル以下）による．

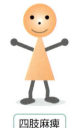
四肢麻痺
両上下肢の運動麻痺．脊髄病変（頸髄レベル）や末梢神経・筋肉の全身的な疾患による．

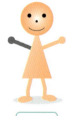
単麻痺
一肢のみの運動麻痺．末梢神経などの局所的な病変による．

図8-6　運動麻痺の分類

表8-4 運動刺激経路の障害と症状

運動刺激のメインルートの障害		
	上位運動ニューロン障害（錐体路障害）	下位運動ニューロン障害
麻痺	痙性	弛緩性
筋力低下	あり	あり
筋萎縮	なし	あり
腱反射	亢進	低下
病的反射	あり	なし

運動調節系の障害
大脳基底核の障害……運動量や姿勢調節の異常
（錐体外路障害）　　（寡動・無動，筋固縮，不随意運動，歩行姿勢障害）
小脳の障害……協調運動の異常
（錐体外路障害）　（スムーズな運動ができない，指鼻試験陽性）

運動調節系の大脳基底核系調節の障害では，運動量や姿勢調節の異常（寡動・無動，筋固縮，不随意運動，歩行姿勢障害）が出現する．小脳の障害では小脳性運動失調（スムーズな動きができない）が出現し，指鼻試験やロンベルグ徴候が陽性となる．

❹大脳巣症状

大脳巣症状とは，大脳皮質の局所的な病変によって発症する障害部位に対応する特異的な症状である．最も頻度が高いのは失語であり，耳は聞こえるが言語として理解できない感覚性失語と，声は出せるが言語として喋れない運動性失語がある．日本語を（全く知らない外国語のように）理解できない話せない状態と考えるとイメージしやすい．

優位半球（右利きの人で左半球）の側頭葉にあるウェルニッケ中枢が障害されると，感覚性失語（ウェルニッケ失語）をきたす．相手の言っている言葉が理解できない．復唱もできない（少しできても不良である）．言葉を流暢に喋ることはできるが，理解を伴わずに意味不明である．誤った用語である錯語が多い（図8-7）．感覚性失語の患者には，伝えたいことを単語で話しかけたり，イラストやジェスチャーを使って伝えるなどの工夫をする．

優位半球の前頭葉にあるブローカ中枢が障害されると，運動性失語（ブローカ失語）をきたす．相手の言っていることは理解できるが，流暢に喋れない（言葉にできない）．復唱もできない．運動性失語の患者には，患者から聞きたいことを「はい」，「いいえ」で答えられる閉じた質問にするなど工夫をする．

いずれの失語も言語の障害であるため筆談によるコミュニケーションも不可能（失書）である．患者と根気よく肯定的な態度で向き合うことが大

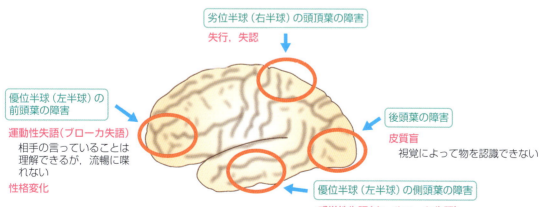

図8-7　大脳巣症状

切である.

　劣位半球の頭頂葉の障害では失行（習慣動作が行えない）や失認（対象物が何か認識できない）を生じる. 着衣失行では, 服であることはわかるが, 服と体の関係が混乱して正しく着ることができない. 半側空間無視では, 病巣と反対側の空間にある物が見えているにもかかわらず意識できずに無視する（半側にある物にぶつかる, 半側にある食事に手をつけないなど）.

❺ 頭　痛

　頭痛は原因によって, 一次性頭痛（機能性頭痛）と二次性頭痛（症候性頭痛）に大別される. 一次性頭痛には片頭痛, 緊張性頭痛, 群発頭痛などがあり, 慢性的に頭痛発作を繰り返す. 二次性頭痛とは脳血管疾患（クモ膜下出血など）, 頭蓋内圧亢進症, 髄膜炎, 緑内障などの器質的疾患によって引き起こされる頭痛であり, 急性発症して急激な経過をたどることが多い.

　片頭痛は比較的女性に多く, 頭部の一側性（時に両側性）に拍動性の頭痛を生じる. 頭痛の前駆症状として閃輝暗点（視野のなかに光る点が生じる）を伴う場合もある. 緊張性頭痛は肩こりに伴って後頭部に持続する頭痛を生じる. 群発頭痛は男性に多く, 決まった時間帯に頭痛が生じる.

❻ 脳神経麻痺

　脳に出入りする末梢神経である脳神経は12対からなり, 主に頭部の運動や感覚の支配をしている. それぞれの脳神経が麻痺すると特有の症状を呈する（**表8-5**）.

　嗅神経, 視神経, 内耳神経の麻痺では, 嗅覚障害, 視覚障害, 聴力障害・平衡障害が出現する. 動眼神経, 滑車神経, 外転神経の麻痺では, 眼球運動が障害され複視（二重に見える）が出現する. 動眼神経麻痺では瞳孔の異常（散瞳, 対光反射消失）も伴う.

　三叉神経麻痺では顔面の感覚異常を呈する. 顔面神経麻痺では表情筋が障害されて特徴的な表情をきたす. 顔面神経核（橋に存在）より末梢の核下性麻痺（ベル麻痺）では, 障害側の前頭筋麻痺（前額のしわ寄せ不能）, 眼輪筋麻痺（兎眼：閉眼不能）, 口輪筋麻痺（口角の下降など）を生じる（**図8-8**）. ベル麻痺は単純ヘルペスウイルスの感染が原因であることが多い. 顔面神経麻痺に耳介の水疱や難聴・耳鳴りなどを伴うものはラムゼイ・ハント症候群と呼ばれる. 水痘・帯状疱疹ウイルスの再活性化によって発症する.

　舌咽神経, 迷走神経, 副神経, 舌下神経の麻痺は球麻痺と呼ばれ, 構音障害や嚥下障害を呈する.

表8-5　脳神経と障害症状

第Ⅰ神経（嗅神経）	嗅覚障害	
第Ⅱ神経（視神経）	視覚障害	
第Ⅲ神経（動眼神経）	眼球の内転障害（複視）, 眼瞼下垂, 散瞳, 対光反射消失	
第Ⅳ神経（滑車神経）	眼球の上転障害（複視）	
第Ⅴ神経（三叉神経）	顔面の感覚障害, 咀嚼筋の筋力低下	
第Ⅵ神経（外転神経）	眼球の外転障害（複視）	
第Ⅶ神経（顔面神経）	顔面表情筋の障害, 味覚障害（舌の前2/3）	
第Ⅷ神経（内耳神経）	聴力障害, 平衡障害（めまい）	
第Ⅸ神経（舌咽神経）	嚥下構音障害, 味覚障害（舌の後1/3）	⎫
第Ⅹ神経（迷走神経）	嚥下構音障害	⎬ 球麻痺
第Ⅺ神経（副神経）	胸鎖乳突筋の運動障害	⎪
第Ⅻ神経（舌下神経）	舌偏位, 構音障害, 舌萎縮	⎭

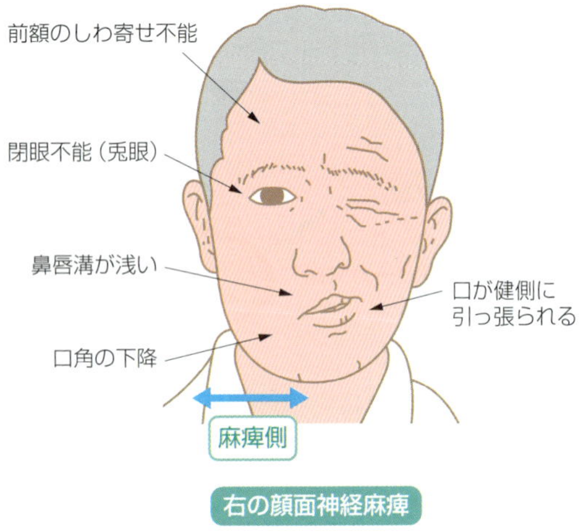

図8-8　顔面神経麻痺

❼脊髄神経の圧迫性神経障害

末梢神経に圧力が加わることで神経障害を引き起こすもので、体外からの圧迫や体内の腫瘍、骨折などが原因となる。障害された神経により特徴的な症状を呈する。

橈骨神経麻痺では、手関節や手指関節の背屈が不能となる下垂手と母指側の感覚障害を認める。正中神経麻痺は手根管症候群などでみられ、母指球が萎縮した猿手と手掌部の感覚障害を認める。尺骨神経麻痺では、骨間筋の萎縮による鷲手と小指側の感覚障害を認める（**図 8-9**）。

下肢の総腓骨神経麻痺では、足関節と足指関節の背屈障害による下垂足が特徴的である。

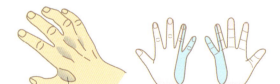

図 8-9 脊髄神経の圧迫性障害
（中野正春：看護のための臨床病態学，南山堂より改変）

2 検　査

❶髄液検査

腰椎穿刺でクモ膜下腔まで針を刺して、脳脊髄液を採取して性状を検査する。髄膜炎では診断に必須の検査であり、ギラン・バレー症候群でも特徴的な所見を呈する。腰椎穿刺を行う際は、患者を側臥位にして両脚を抱える姿勢で背中を丸くさせる。ヤコビー線（両側の腸骨稜上端を結んだ線）を目安にして、第 4 腰椎と第 5 腰椎の間を穿刺する。最初に髄液圧を測定し、髄液を採取して細胞数と種類の観察、蛋白や糖の濃度測定、細菌培養などを行う。検査後は下肢のしびれ感や頭痛、嘔吐の有無に注意し、2 ～ 3 時間は仰臥位で安静を保つ。

髄膜炎では髄液圧の上昇、細胞数の増加（細菌性では好中球、ウイルス性ではリンパ球）、蛋白増加などを認める。ギラン・バレー症候群では蛋白細胞解離（蛋白増加、細胞数正常）が特徴的である。

画像診断が進歩した現在では、クモ膜下出血を血性髄液で診断することはまれであり、穿刺部から造影剤を注入する脊髄造影で脊髄腫瘍を検索することも少ない。頭蓋内圧亢進があるときに腰椎穿刺は（脳ヘルニアを誘発する可能性があるので）禁忌である。

❷頭部 CT 検査，頭部 MRI 検査

頭部 CT 検査や MRI 検査は頭蓋内病変の診断に不可欠である。頭部 CT 検査は撮影時間が短く、急性期の脳出血の診断にきわめて有用である。しかし、発症 1 日以内の脳梗塞は判定が困難である。一方、頭部 MRI 検査では拡散強調画像で急性期の脳梗塞を捉えることができる。また、MR アンギオグラフィ（MRA）を用いれば脳血管の狭窄や動脈瘤を検出することが可能である。

③ 押さえておきたい疾病の概要

脳血管疾患

1 脳梗塞

どんな疾患？

頭蓋内の脳動脈の閉塞により，脳組織の一部が壊死を起こして機能障害をきたした状態である．

分類

動脈硬化などで脳血管内に血栓が形成された脳血栓症（アテローム血栓性脳梗塞）と，心房細動で心房内に形成された血栓などが脳血管まで運ばれてきた脳塞栓症に分けられる（図8-10）．脳血栓症では一過性脳虚血発作（TIA：脳梗塞と同様の症状が一過性で24時間以内に消失する）が前駆することが多い．脳塞栓症では突然に血栓が血管に詰まるので，発症は急激で重症である傾向にある．脳血栓症の危険因子には，高血圧，脂質異常症，糖尿病，喫煙，内臓肥満などがある．脳塞栓症の最大の危険因子は心房細動である．

症状

片麻痺（病巣と反対側），構音障害，意識障害，梗塞部位の巣症状が突然に発症する．

検査

CT検査で発症直後は変化を認めない．数日後に梗塞部位が低吸収域として描出される．MRI検査（拡散強調画像）では発症の早期から病変が確認できる．

治療

急性期は安静，全身管理，呼吸管理，血圧管理（急速に血圧を下げない），脳浮腫対策（頭蓋内圧亢進の治療）を行う．発症3時間以内であれば，rt-PA静脈投与による血栓溶解療法を行う．場合によってカテーテルを用いた経動脈的な血栓回収療法を追加することがある．

早期からリハビリテーションを開始し，再発予防のために抗血小板薬（アスピリン）や抗凝固薬（ワルファリン，DOAC）の投与を行う．危険因子の治療も大切である．

補足

ラクナ梗塞：脳の深部を走る細い動脈の閉塞による小さな脳梗塞である．高齢者に発症する．小梗塞のため発症時には無症状のことも多いが，脳血管性認知症の原因となる．

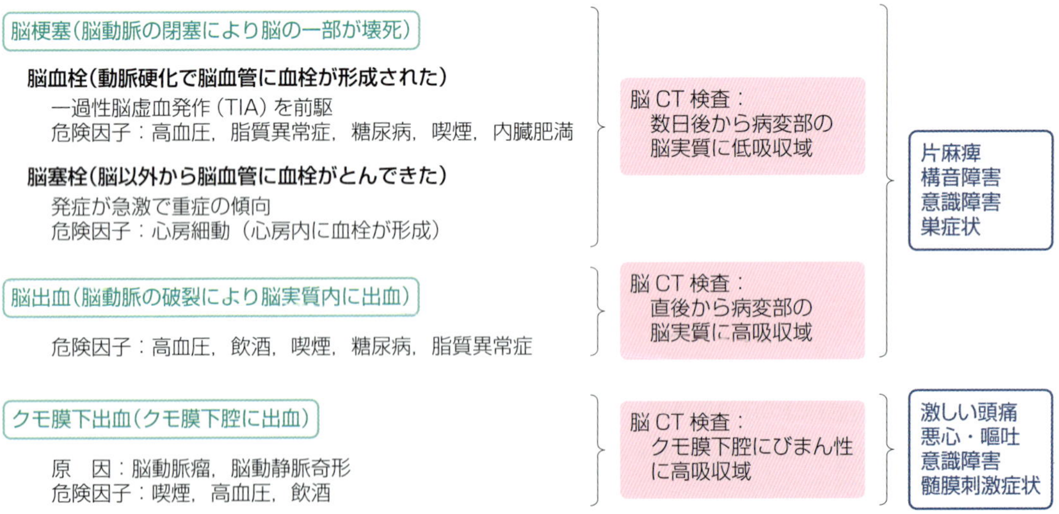

脳梗塞（脳動脈の閉塞により脳の一部が壊死）
- **脳血栓（動脈硬化で脳血管に血栓が形成された）**
  - 一過性脳虚血発作（TIA）を前駆
  - 危険因子：高血圧，脂質異常症，糖尿病，喫煙，内臓肥満
- **脳塞栓（脳以外から脳血管に血栓がとんできた）**
  - 発症が急激で重症の傾向
  - 危険因子：心房細動（心房内に血栓が形成）

脳CT検査：数日後から病変部の脳実質に低吸収域 → 片麻痺，構音障害，意識障害，巣症状

脳出血（脳動脈の破裂により脳実質内に出血）
- 危険因子：高血圧，飲酒，喫煙，糖尿病，脂質異常症

脳CT検査：直後から病変部の脳実質に高吸収域

クモ膜下出血（クモ膜下腔に出血）
- 原因：脳動脈瘤，脳静脈奇形
- 危険因子：喫煙，高血圧，飲酒

脳CT検査：クモ膜下腔にびまん性に高吸収域 → 激しい頭痛，悪心・嘔吐，意識障害，髄膜刺激症状

図8-10 脳血管疾患の分類

2 脳出血

どんな疾患？

高血圧などに起因した血管壊死により脳動脈が破れ，脳実質内に出血して機能障害をきたした状態である．

原 因

高血圧が最大の危険因子であり，飲酒，喫煙，糖尿病，脂質異常症なども関連する．脳動静脈奇形やもやもや病が原因となることもある．高血圧性脳出血の出血部位としては被殻が最も多く，視床，皮質下，小脳，脳幹などの頻度が高い．

症 状

脳梗塞と同様に，片麻痺（病巣と反対側），構音障害，意識障害，出血部位の巣症状が突然に発症する．

共同偏視は脳出血でよく認める症状である．

検 査

診断にはCT検査が最も有用である．発症直後から出血部位が高吸収域として描出される（**図8-11**）．

治 療

急性期は安静，血圧管理，呼吸管理，全身管理，脳浮腫対策（頭蓋内圧亢進の治療）を行う．出血部位が手術可能な場所と大きさで，血腫除去で機能改善が期待できる場合は，全身状態をみて血腫除去術を考慮する．

早期からリハビリテーションを開始し，再発予防のために血圧のコントロールが重要である．

補 足

もやもや病：内頸動脈終末部（ウィリス動脈輪）が徐々に狭窄・閉塞し，頭蓋内に異常血管網（内頸動脈終末部の側副血行路）が出現した指定難病である．原因は不明だが，遺伝要素に後天的要素が加わって発症する．大声を出したときに脳虚血症状（意識障害，麻痺）を起こす．脳出血の原因となり得る．頭部MRAでもやもや血管が描出される．治療は血行再建術である．

右被殻出血
（高吸収域として描出）
前
右
左
後
頭部CTも仰臥位の患者の断面を足側から見上げた画像です！

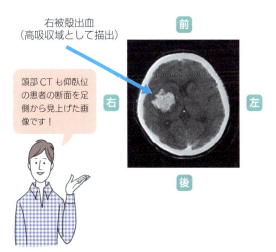

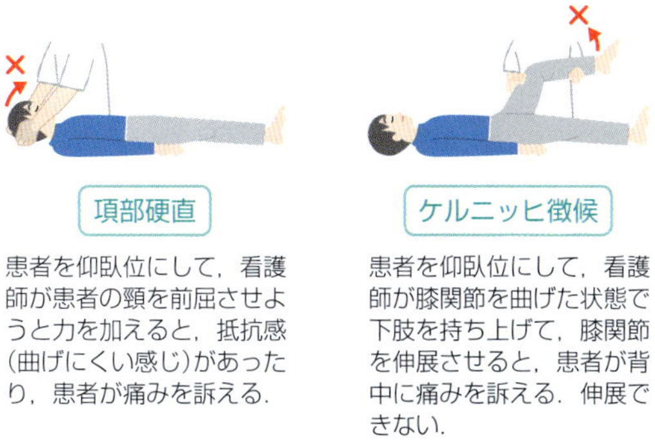

図8-11　脳出血のCT画像

（木下正信：看護のための臨床病態学，南山堂より改変）

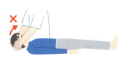

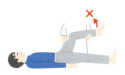

3 クモ膜下出血

どんな疾患？

クモ膜下腔を走行している動脈が破れて，クモ膜下腔に出血した状態である．

疫学と原因

40～60代に多い．原因の約80％は脳動脈瘤の破裂，約10％が脳動静脈奇形などである．喫煙，高血圧，飲酒などが危険因子となる．

症 状

突然の激しい頭痛と悪心・嘔吐が出現し，意識障害をきたすことも多い．髄膜刺激症状として項部硬直やケルニッヒ徴候を認める（**図8-12**）．びまん性に出血するため，片麻痺などの局所症状は乏しい．

再出血は発症24時間以内に多く，予後を著しく悪化させる．脳血管攣縮による脳虚血は発症3～14日に多く，片麻痺などの後遺症を残すこともある．

項部硬直
患者を仰臥位にして，看護師が患者の頸を前屈させようと力を加えると，抵抗感（曲げにくい感じ）があったり，患者が痛みを訴える．
ケルニッヒ徴候
患者を仰臥位にして，看護師が膝関節を曲げた状態で下肢を持ち上げて，膝関節を伸展させると，患者が背中に痛みを訴える．伸展できない．

図8-12　髄膜刺激症状

検査
CT検査でクモ膜下腔にびまん性（脳底槽〜シルビウス裂）に高吸収域が描出される．MRA検査や脳血管造影にて動脈瘤破裂の部位を確認することができる．

治療
再出血を予防するために血圧のコントロールを行い，全身管理や脳浮腫対策（頭蓋内圧亢進の治療）に努める．患者の状態をみて，カテーテルによる動脈瘤のコイル塞栓術やクリッピングなどの脳外科的治療を行う．

4 慢性硬膜下血腫

どんな疾患？
硬膜と脳実質の間にできた血腫が徐々に増大して神経・精神症状をきたした病態である．

疫学と分類
高齢者（飲酒の常習者）や抗血小板薬・抗凝固薬服用者に多い．

症状
軽度の頭部外傷の数週間から2〜3ヵ月後に，頭痛，片麻痺，認知症状，性格変化などが出現する．

検査
CT検査やMRI検査で硬膜下に三日月状の血腫を認める（図8-13）．

治療
穿頭して血腫ドレナージを行う．予後は良好である．

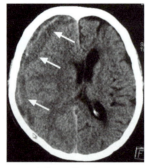

図8-13　慢性硬膜下血腫のCT画像
（木下正信：看護のための臨床病態学，南山堂より改変）

神経変性疾患

5 筋萎縮性側索硬化症（ALS）

どんな疾患？
上位運動ニューロンと下位運動ニューロンが同時に侵される原因不明の神経変性疾患である．病状は緩徐に進行性で予後不良であり，指定難病に指定されている．

疫学
50〜60代に多い．原因は不明である．一部に家族性発症がある．

症状
上位運動ニューロンの障害による錐体路症状（痙性の運動麻痺，腱反射亢進，病的反射），下位運動ニューロンの障害による筋萎縮（拇指球筋の萎縮が目立つ），筋力低下などをきたす．上位運動ニューロンと下位運動ニューロンの障害の強さで症状は変化する．延髄の脳神経核の変性による球麻痺症状（構音障害，嚥下障害）なども認め，呼吸筋の筋力低下による呼吸不全が死因となることが多い（表8-6）．

表8-6　筋萎縮性側索硬化症の症状

上位運動ニューロンの障害
錐体路症状（痙性の運動麻痺，筋力低下，腱反射亢進，病的反射）

下位運動ニューロンの障害
筋萎縮，筋力低下，腱反射低下
＊上位運動ニューロンと下位運動ニューロンの障害の強さで症状が変化

脳神経核の障害
球麻痺症状（構音障害，嚥下障害）

呼吸筋の障害
呼吸不全

＊感覚神経と自律神経は障害されず，眼球運動や膀胱直腸括約筋を支配する神経も末期まで保たれる

陰性徴候（出現しない症状）
感覚障害，眼球運動障害，膀胱直腸障害，褥瘡，小脳症状，錐体外路症状，認知症（知能低下）

宇宙物理学者のホーキング博士もALSで車椅子生活だけど，頭脳は明晰なままだったわ！

感覚神経と自律神経は障害されず，眼球運動や膀胱直腸括約筋を支配する神経も末期まで保たれるため，ALSの4大陰性徴候（出現しない症状）として感覚障害，眼球運動障害，膀胱直腸障害，褥瘡が知られている．小脳症状，錐体外路症状，認知症（知能低下）なども出現しない．

検査
筋電図で脱神経所見などがあるが，確定診断に有用な特異的な検査はない．

治療
根本的な治療法はない．呼吸不全に対して人工呼吸器による呼吸管理を行う．予後はきわめて不良である．

6 パーキンソン病

どんな疾患？
中脳にある黒質のドパミン産生細胞が変性・脱落（レビー小体の出現）して，大脳基底核の線条体へ送られるドパミンが減少するため錐体外路症状などを呈する疾患である．指定難病に指定されている．

疫学
50歳以降に多い．約10％の症例は家族性に発症する．

症状
錐体外路症状として，寡動・無動（仮面様顔貌），筋の固縮（歯車現象，鉛管現象），不随意運動（静止時振戦），姿勢反射障害（前傾前屈姿勢，押すと倒れる，すくみ足，腕を振らずに小刻み歩行，加速歩行）が特徴的である．初発症状は静止時振戦が多く，病初期には症状の左右差がみられる．自律神経の神経節なども変性するため自律神経障害（便秘，排尿障害，起立性低血圧）や精神症状（うつ症状，レビー小体型認知症）もみられる（**図8-14**）．

重症度の評価はホーン・ヤール分類がよく用いられる．

検査
特異的な検査異常はなく，CT検査やMRI検査に異常がないことで他疾患を鑑別する．

治療
薬物療法はドパミンの作用を補うことが基本となる．ドパミンは血液脳関門を通過しないため，ドパミンの前駆物質であるレボドパ（Lドーパ）やドパミン受容体アゴニスト（ドパミンに代わって作用）を投与する．これ以外にも，抗コリン薬やドパミン分解酵素阻害薬（MAO阻害薬）など複数の薬を使い分けることが多い．

補足
脊髄小脳変性症：小脳，脳幹，脊髄が障害される変性疾患である．指定難病であり，非遺伝性のものと遺伝性のものがある．歩行障害（小脳性歩行），眼振，発音障害などが徐々に進行する．

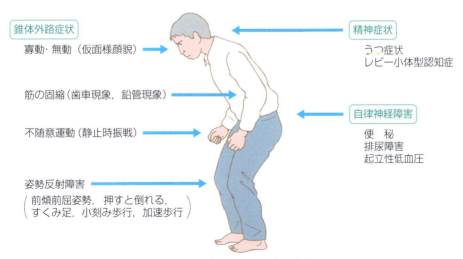

図8-14 パーキンソン病の症状

神経脱髄疾患

7 多発性硬化症

どんな疾患?

原因不明の中枢神経の脱髄性疾患であり，時間的多発性（寛解と再発を繰り返す）と空間的多発性（複数の病巣：多彩な中枢神経症状）が特徴的である．指定難病に指定されている．

疫学

働き盛りの年齢（20〜50代）に多い．欧米の白人に多い．

症状

錐体路症状（痙性の運動麻痺，腱反射亢進，病的反射），感覚障害，眼症状（球後視神経炎：視力低下，視野欠損），眼球運動障害，自律神経障害（膀胱直腸障害），小脳失調，精神症状など多彩な症状を呈する．これらの症状の寛解と再発を繰り返して徐々に進行するのが典型例であるが，再発がないものや急速に進行するものなど臨床経過は多様である．

検査

MRI 検査で中枢神経の各所に脱髄病巣を認める．髄液中の IgG が増加する．

治療

根治的な治療法はない．急性増悪期には症状を抑えるためにステロイドパルス療法を行う．寛解期には進行予防のためにインターフェロン療法を行う．感染予防などの支持療法も大切である．

8 ギラン・バレー症候群

どんな疾患?

急性の運動麻痺をきたす末梢神経の脱髄性疾患である．

原因

大多数の症例で発症 1〜3 週間前に先行感染（上気道炎，腸炎）があり，感染が契機となった末梢神経に対する自己免疫反応が原因と考えられている．

症状

下肢の運動麻痺が急性に発症し，上行性に広がって四肢の弛緩性麻痺を呈する．症状は 2 週間以内にピークとなり，以後は軽快する．運動麻痺に比べて感覚麻痺は軽度である．重症例では呼吸筋麻痺をきたす．

検査

髄液検査で蛋白細胞解離（蛋白上昇，細胞数正常）が特徴的である．血液検査では抗ガングリオシド抗体が約 60% の症例で陽性である．

治療

免疫グロブリン大量療法，血漿交換療法を行う．呼吸筋麻痺の症例では呼吸管理を行う．軽症例は経過観察のみで軽快することもあり，一般に予後良好である．

神経筋接合部疾患

9 重症筋無力症

どんな疾患?

運動神経と骨格筋の接合部で，アセチルコリン受容体に対する自己抗体により刺激伝導が障害され，易疲労感や脱力をきたす自己免疫疾患である．指定難病に指定されている．自己抗体の産生に胸腺が関与していると考えられている．

疫学

20〜30代の女性に多い（男性では50〜60代）．約 70% の症例で胸腺異常（胸腺腫，過形成）を認める．ほかの自己免疫疾患（バセドウ病，SLEなど）や赤芽球癆を合併する症例もある．

症状

眼瞼下垂や外眼筋麻痺による複視で発症することが多く，易疲労感や筋力低下（近位筋）を訴えるようになる．これらの症状は夕方に強い（日内変動がある）ことが特徴である．重症例では嚥下障害や呼吸障害を呈することもある．

検査

血清の抗アセチルコリン受容体抗体が陽性である．抗コリンエステラーゼ薬の投与で症状が改善する．これをテンシロンテストと呼ぶ．筋電図にて反復刺激で振幅が漸減する漸減現象（ワーニング現象）を認める．

筋肉変性疾患

10 進行性筋ジストロフィー（デュシェンヌ型）

どんな疾患？

筋ジストロフィーは遺伝子異常により骨格筋が変性し、進行性の筋力低下をきたす疾患である。進行性筋ジストロフィー（デュシェンヌ型、肢帯型、顔面肩甲上腕型）と筋強直性ジストロフィーがあるが、ここでは頻度の高いデュシェンヌ型進行性筋ジストロフィーについて解説する。指定難病である。

原因

X連鎖潜性遺伝（伴性劣性遺伝）であり保因者の母親から男児に発症するが、なかには新規発症（家族歴がない）の症例もある。

症状

2～5歳に歩行異常で発見されることが多い。左右対称性の近位筋の筋力低下を認め、動揺性歩行、ガワーズ徴候（登はん性起立：膝に手をあてて、よじ登るように起立する、図8-15）、腓腹筋（ふくらはぎ）の仮性肥大（壊れた筋組織が脂肪に置き換わる）などをきたす。進行例では、呼吸筋や心筋の変性により呼吸不全や心不全を起こす。

検査

血清の筋原性酵素であるクレアチニンキナーゼ（CK）が上昇する。筋電図や筋生検で特徴的な所見を呈する。

治療

根本的な治療法はない。呼吸不全や心不全の治療を行う。予後不良であるが、人工呼吸器の進歩などにより近年は30歳を超える生存者も多い。

＊運動障害をきたす疾患は障害部位を整理して覚えることが大切である（図8-16）。

治療

胸腺腫を合併する症例では胸腺摘出術を行う。抗コリンエステラーゼ薬（アセチルコリンを分解するコリンエステラーゼを抑制することでアセチルコリン濃度を高める）や副腎皮質ステロイド薬を投与する。

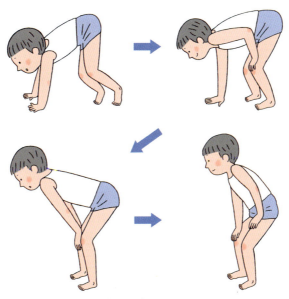

図8-15　ガワーズ徴候（登はん性起立）
（木下正信：看護のための臨床病態学，南山堂より改変）

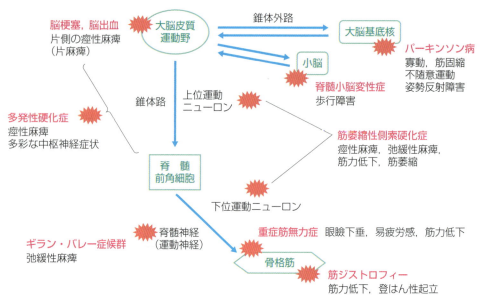

図 8-16　運動障害をきたす疾患のまとめ

認知症疾患

11 アルツハイマー病

どんな疾患？

大脳（海馬，大脳皮質）の変性により進行性の認知症をきたす神経変性疾患である．海馬神経細胞に老人斑（アミロイドβ蛋白）の沈着があり，神経細胞の脱落を認める．

疫学と分類

初老期～老年期に発症する．65歳未満に発症するものを若年性アルツハイマー病と呼び，進行が早い傾向にある．認知症の原因の約50％がアルツハイマー病である．

症状

中核症状（記憶障害，見当識障害，失語，失行，失認）と行動・心理症状（精神症状，性格変化，幻覚，妄想，夜間せん妄，徘徊）があり，早期より人格崩壊も進行する．本人に病識がなく，症状は緩徐に直線的に進行する．

検査

CT検査やMRI検査にて大脳（側頭葉内側（海馬）→全体）の萎縮，脳血流シンチグラフィ（SPECT）にて側頭葉と頭頂葉に血流低下を認める．

治療

アセチルコリンエステラーゼ阻害薬（塩酸ドネペジル）が，軽症～中等症の症例で病状の進行を遅らせる効果がある．行動・心理症状には抗精神病薬なども投与される．

12 脳血管性認知症

どんな疾患？

脳の小梗塞（ラクナ梗塞）の多発など，脳血管病変に伴う認知症である．

疫学と分類

認知症の原因の約30％が脳血管性認知症である．

症状

アルツハイマー病と異なり，認知症状が階段状に進行する．症状に改善と増悪する動揺性があり，認知機能が不均一（まだら認知症）である．人格は比較的保たれる．

検査

CT検査やMRI検査にて多発性のラクナ梗塞などを認める．

治療

有効な治療法はない．進行予防のために生活習慣病のコントロールや抗凝固薬などを投与する．

Chapter 8　神経

表 8-7　認知症疾患の特徴

> **アルツハイマー病（認知症の約50%）**
> - 初老期～老年期に発症．緩徐に直線的に進行する．
> - 中核症状：記憶障害，見当識障害，失語，失行，失認
> - 行動・心理症状：精神症状，性格変化，幻覚，妄想，夜間せん妄，徘徊
> - 人格も早期に崩壊
> - CT検査やMRI検査にて脳萎縮（海馬→全体）．
>
> **脳血管性認知症（認知症の約30%）**
> - 階段状に進行する．症状に動揺性や不均一性（まだら認知症）がある．
> - 人格は比較的保たれる．CT検査やMRI検査で多発性のラクナ梗塞など
>
> **レビー小体型認知症**
> - 幻視，妄想，パーキンソン病と合併
>
> **前頭側頭型認知症（ピック病）**
> - 中年期（40～60歳）に発症
> - 異常行動による社会性の欠如（悪ふざけ，迷惑行動）

［補　足］

　レビー小体型認知症：アルツハイマー病，脳血管性認知症と並んで3大認知症の一つである．大脳皮質に生じたレビー小体が原因となって神経細胞が変性する．パーキンソン病と合併することが多い．認知症状と同時に，幻視や妄想の出現が特徴的である．根本的な治療法はない．

　前頭側頭型認知症（ピック病）：中年期に発症し，前頭葉と側頭葉の萎縮がある．記憶障害などにより社会性の欠如が問題となる．悪ふざけなどの異常行動が特徴的である（**表8-7**）．

感染性疾患

13　髄膜炎

［どんな疾患？］

　病原微生物の感染による中枢神経の軟膜，クモ膜の炎症により，頭痛や髄膜刺激症状を呈する疾患である．

［原　因］

　原因菌は細菌（肺炎球菌，髄膜炎菌，結核菌），ウイルス（ヘルペス，ムンプス），真菌（クリプト

コッカス）などとさまざまであり，年齢により頻度が異なる．

［症　状］

　発熱，頭痛，嘔吐，羞明（眩しく感じる）を認める．髄膜刺激症状（項部硬直，ケルニッヒ徴候）も特徴的である（**図8-12**参照）．

［検　査］

　診断には髄液検査が必須である．髄液の圧上昇，細胞数増加（細菌性では好中球，ウイルス性と結核性ではリンパ球），蛋白増加を認める．細菌性と結核性では糖の低下があり，結核性ではADA活性の上昇が特徴的である．髄液から細菌やウイルスの分離同定ができれば確定診断ができる．

［治　療］

　細菌性髄膜炎では抗菌薬の投与を行う．ウイルス性髄膜炎は経過観察のみで自然治癒することが多いが，病状によって抗ウイルス薬（アシクロビル）の投与を行う．

［補　足］

　単純ヘルペス脳炎：発熱，痙攣，意識障害などをきたす．早急に抗ウイルス薬（アシクロビル）を投与する．未治療では約70%の致死率である．

195

14 クロイツフェルト・ヤコブ病

どんな疾患？

異常プリオン蛋白が脳に蓄積し，大脳皮質が萎縮（海綿状変性）して認知症や異常行動を起こす疾患である．指定難病に指定されている．

原 因

遺伝性発症と孤立性発症があり，孤立性での異常プリオン蛋白の伝播機序は不明である．硬膜や角膜の移植における医原性感染もあり得る．また，ウシの牛海綿状脳症（BSE）のヒトへの感染でもクロイツフェルト・ヤコブ病と同様の病状を呈する（いわゆる狂牛病）．

症状と検査

知能低下，性格変化などで発症し，しだいにミオクローヌス，錐体路症状，錐体外路症状などを呈するようになる．数ヵ月で寝たきりとなり，2年以内に死亡する．

治 療

有効な治療法はない．

ここで解説した主な疾病については，巻末の要点MEMO（p.276）で，もう一度整理をしておきましょう！

過去問題 & オリジナル問題 厳選 46 問！ 神経編

Q1 第95回（2006年）

中枢神経系で正しいのはどれか．
1. 大脳の表面は白質と黒質からなる
2. 小脳の下端に下垂体が位置する
3. 脳幹は延髄と脊髄とからなる
4. 間脳は視床と視床下部とからなる

解説 1：中枢神経の内部は神経細胞の細胞体が集まる灰白質と神経線維が多い白質に分けられる．2：下垂体は間脳の視床下部に連結している．3：脳幹は中脳，橋，延髄からなる．
正解 4

Q2 第93回（2004年）

中枢神経系を保護する組織で正しいのはどれか．
1. 髄膜は外側から硬膜，軟膜，クモ膜である
2. 軟膜下は脳脊髄液で満たされている
3. 脳脊髄液は脳室の脈絡叢から分泌される
4. 脳脊髄液はリンパ管に吸収される

解説 1：髄膜は外側から，硬膜，クモ膜，軟膜の順番である．2：クモ膜下腔に脳脊髄液が流れている．4：脳脊髄液は脳室の脈絡叢から分泌されて静脈系に吸収される．
正解 3

Q3 第113回（2024年）

脳幹に含まれる部位はどれか．
1. 延 髄
2. 小 脳
3. 下垂体
4. 松果体

解説 脳幹は中脳，橋，延髄から構成される．生命維持に必要な呼吸や循環の中枢が存在する．
正解 1

Q4 第97回（2008年）

脊髄で正しいのはどれか．
1. 小脳に連なる
2. 脊柱管内にある
3. 2層の膜で保護されている
4. 第10胸椎の高さで終わる

解説 1：脊髄は延髄に連結している．3：硬膜，クモ膜，軟膜の3層の髄膜で覆われている．4：脊髄は脊柱管のなかを下って第1腰椎レベルで終わる．
正解 2

Q5 第110回（2021年）

後頭葉にあるのはどれか．
1. 嗅覚野
2. 視覚野
3. 聴覚野
4. 体性感覚野

解説 視覚野は後頭葉にあり，ここが障害されると視覚情報によって対象物を認識できない皮質盲になる．嗅覚野と聴覚野は側頭葉になる．感覚野は頭頂葉の中心後回にある．
正解 2

Q6 第111回（2022年）

脳の外側面を左右から見た模式図を示す．右利きの健常成人のブローカの運動性言語中枢は1～5のどれか．

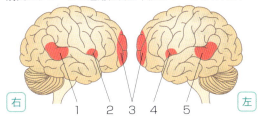

解説 言語中枢は優位半球（右利きなら左半球）に存在する．運動性言語中枢は前頭葉下部に存在するので，正解は4である．5には感覚性言語中枢が存在する．3は前頭葉の前頭連合野で思考，理性，実行遂行など高次脳機能を司どっている．
正解 4

Q7 第108回（2019年）

体温調節中枢があるのはどれか．
1. 橋
2. 延 髄
3. 小 脳
4. 大脳皮質
5. 視床下部

解説 視床下部は自律神経と内分泌機能の中枢であり，体温や本能行動（摂食・飲水行動，睡眠，性行動）も調節している．
正解 5

Q8 第111回（2022年）

呼吸中枢があるのはどれか．
1. 間 脳
2. 小 脳
3. 大 脳
4. 脳 幹

Q25 第96回（2007年）

脳神経とその障害による症状との組み合わせで正しいのはどれか．
1. 視神経────複視
2. 舌下神経────舌の偏位
3. 動眼神経────眼球の外転不能
4. 三叉神経────額のしわ寄せ不能

解説 1：視神経麻痺では視覚障害（視力低下，視野障害）をきたす．2：舌下神経麻痺では舌偏位や構音障害をきたす．3：動眼神経麻痺では内転障害による複視を認める．4：三叉神経麻痺の症状は顔面の感覚障害であり，しわ寄せ不能などの表情筋の障害は顔面神経麻痺である． **正解　2**

Q26 第113回（2024年）

ラムゼイ・ハント症候群は顔面神経麻痺症状を主症状とする．
原因となるウイルスはどれか．
1. アデノウイルス
2. インフルエンザウイルス
3. 水痘・帯状疱疹ウイルス
4. 単純ヘルペスウイルス

解説 核下性の顔面神経麻痺であるベル麻痺は単純ヘルペスウイルスの感染が原因である．顔面神経麻痺に耳介の水疱や難聴・耳鳴りなどを伴うラムゼイ・ハント症候群は水痘・帯状疱疹ウイルスの再活性化によって発症する． **正解　3**

Q27 第100回（2011年）

髄液検査のための腰椎穿刺を受ける患者への対応で適切なのはどれか．
1. 穿刺時の患者の体位は背すじを伸ばした側臥位にする
2. 穿刺時は患者に上肢のしびれがないかを尋ねる
3. 検査後は患者の頭痛や吐き気に注意する
4. 検査後30分が過ぎたら自由に動いてよいと話す

解説 腰椎穿刺では，患者を側臥位にして両脚を抱える姿勢で背中を丸くさせる．検査後は下肢のしびれ感や頭痛，嘔吐の有無に注意し，2～3時間は仰臥位で安静を保つ必要がある． **正解　3**

Q28 オリジナル問題

脳梗塞で正しいのはどれか．2つ選べ．
1. 脳血栓症では一過性脳虚血発作が前駆する
2. 突然の激しい頭痛が特徴的である
3. 心房細動は脳塞栓症の危険因子である
4. CT検査で発症直後より病変部が高吸収域として描出される
5. 血腫除去術の適応である

解説 1：脳梗塞には脳血栓症と脳塞栓症があり，脳血栓症では一過性脳虚血発作が前駆することが多い．2：突然の激しい頭痛はクモ膜下出血に特徴的な症状である．3：心房細動で心房内に形成された血栓が脳塞栓症の原因となる．4：CT検査で発作直後から病変部が高吸収域となるのは脳出血である．5：脳出血は病変の位置や大きさによって血腫除去術の適応となる． **正解　1，3**

Q29 第109回（2020年）

脳梗塞を最も早期に検出できる画像検査はどれか．
1. シンチグラフィ
2. 磁気共鳴画像（MRI）
3. 磁気共鳴血管画像（MRA）
4. コンピュータ断層撮影（CT）

解説 脳梗塞では（脳出血と異なり）発症直後のCT検査では変化を認めない．MRI検査（拡散強調画像）で発症の早期から病変が確認できる．なお，MRAは頭蓋内の動脈を描出する撮影法であり，動脈の狭窄・閉塞は観察できるが脳実質の梗塞の有無を検出する検査ではない． **正解　2**

Q30 第113回（2024年）

高血圧が原因で起こりやすいのはどれか．
1. 脳出血
2. 脳塞栓症
3. 脳動静脈奇形
4. 急性硬膜下血腫

解説 高血圧は脳出血の最大の危険因子である．脳塞栓症の危険因子は心房細動であり，脳動静脈奇形は先天的なもので，急性硬膜下血腫は外傷が契機となる． **正解　1**

Q31 第113回（2024年）

もやもや病について正しいのはどれか．
1. 脳動静脈の奇形である
2. 浅側頭動脈の狭窄が原因である
3. 代償性の側副血行路が形成される
4. ポリオウイルスの感染が関与する
5. ウィリス動脈輪への血栓閉塞で生じる

解説 1，2：内頸動脈終末部が徐々に狭窄・閉塞した疾患である．3：内頸動脈終末部の側副血行路が異常血管網（もやもや血管）を形成する．4：原因不明であり，ウイルス感染とは無関係である．5：内頸動脈終末部の狭窄・閉塞の原因は血栓ではない． **正解　3**

Q32 第112回（2023年）

クモ膜下出血の成因で最も多いのはどれか．
1. 外傷
2. 脳腫瘍
3. 脳動脈瘤
4. 脳動静脈奇形

解説 クモ膜下出血の原因の約80％は脳動脈瘤の破裂，約10％が脳動静脈奇形である。　　　　　　　　　正解 3

Q33 第111回（2022年）

上位運動ニューロン徴候および下位運動ニューロン徴候の有無について表に示す。
筋萎縮性側索硬化症（ALS）において正しいのは1～4のどれか。

		下位運動ニューロン徴候	
		あり	なし
上位運動ニューロン徴候	あり	1	2
	なし	3	4

解説 筋萎縮性側索硬化症は上位運動ニューロンと下位運動ニューロンが同時に侵される原因不明の神経変性疾患である。上位運動ニューロンのみの障害は脳血管疾患などで，下位運動ニューロンのみの障害はギラン・バレー症候群などで認められる。　　　　　　　　　正解 1

Q34 オリジナル問題

筋萎縮性側索硬化症で出現しない症状はどれか。
1. 錐体路症状
2. 知覚障害
3. 嚥下障害
4. 呼吸不全
5. 知能低下

解説 筋萎縮性側索硬化症では錐体路症状（痙性麻痺），筋萎縮，球麻痺症状（構音障害，嚥下障害），呼吸不全などの症状を呈する。眼球運動障害，膀胱直腸障害，知覚障害（感覚障害），褥瘡，小脳症状，知能低下などは認めない。
正解 2，5

Q35 第101回（2012年）

パーキンソン病の症状で正しいのはどれか。
1. 症状は対称性である
2. 羽ばたき振戦がみられる
3. 四肢の筋肉は弛緩する
4. 動作が緩慢である

解説 1：病初期には症状に左右差があることが多い。2：羽ばたき振戦は肝性脳症に特徴的な症状である。3：筋肉は固縮する。4：動作は緩慢で，時に寡動・無動となる。
正解 4

Q36 第104回（2015年）

パーキンソン病の症状について正しいのはどれか。
1. 満月様顔貌になる
2. 腕を振らずに歩く
3. 後ろに反り返って歩く
4. 頭を左右に大きく振る

解説 パーキンソン病では，前傾前屈して，腕を振らずに小刻みで加速歩行することが特徴的である。満月様顔貌はクッシング症候群（ステロイド薬の副作用）に特徴的であり，パーキンソン病では仮面様顔貌を呈する。腰を振る動揺性歩行は筋ジストロフィーなどで認める。　　　　正解 2

Q37 第104回（2015年）

多発性硬化症で正しいのはどれか。2つ選べ。
1. 脱髄病変が多発する
2. 髄液中のIgGは低下する
3. 視力低下は網脈絡膜炎による
4. MRIは病変の検出に有用である
5. 末梢神経が障害されることが多い

解説 多発性硬化症は中枢神経の脱髄疾患であり，時間的多発性（寛解と再発）と空間的多発性（複数の病巣）が特徴的である。運動障害，感覚障害，視力障害（球後視神経炎），自律神経障害など多彩な症状を呈する。診断には脳のMRI検査が有用であり，髄液検査ではIgGの増加を認める。　正解 1，4

Q38 第110回（2021年）

ギラン・バレー症候群で正しいのはどれか。
1. 若年者に多い
2. 遺伝性疾患である
3. 骨格筋に病因がある
4. 症状に日内変動がある
5. 抗ガングリオシド抗体が出現する

解説 1：発症年齢に偏りはない。2：感染を契機とする自己免疫疾患である。3：末梢神経の脱髄性疾患である。4：症状に日内変動があるのは重症筋無力症である。5：約60％の症例で血液中に抗ガングリオシド抗体が出現する。　正解 5

Q39 第103回（2014年）

運動神経の刺激の伝達経路を図に示す。ギラン・バレー症候群で主に障害される部位はどれか。

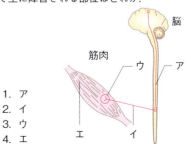

1. ア
2. イ
3. ウ
4. エ

解説 ギラン・バレー症候群は末梢神経（下位運動ニューロン）の脱髄性疾患であるので，障害部位は「イ」である．「ア」と「イ」の上位・下位運動ニューロンが同時に障害されるのは筋萎縮性側索硬化症である．「ウ」の神経・筋接合部に病変があるのは重症筋無力症であり，「エ」の筋肉に障害があるものには筋ジストロフィーなどがある． **正解 2**

Q40 第109回（2020年）

重症筋無力症で正しいのはどれか．
1. 男性に多い
2. 心肥大を生じる
3. 朝に症状が強くなる
4. 自己免疫疾患である
5. 70歳以上に好発する

解説 1，5：重症筋無力症は20〜30代の女性に多い．2：胸腺腫の合併が多いが，心肥大は生じない．3：夕方に症状が強い（日内変動がある）のが特徴である．4：抗アセチルコリン受容体に対する自己抗体が原因である． **正解 4**

Q41 第103回 追加試験（2014年）

デュシェンヌ型筋ジストロフィーで正しいのはどれか．
1. 予後がよい
2. 女性に多い
3. 成人での発症が多い
4. 腓腹部に仮性肥大を認める

解説 1：根本的な治療法はなく，予後不良である．2：X連鎖潜性遺伝であるため，男性に発症する．3：歩行開始する2〜5歳に歩行異常で発見されることが多い．4：腓腹筋（ふくらはぎ）の仮性肥大が特徴的である． **正解 4**

Q42 第111回（2022年）

アルツハイマー病で正しいのはどれか．
1. 基礎疾患として高血圧症が多い
2. アミロイドβ蛋白が蓄積する
3. 初期には記銘力障害はみられない
4. MRI所見では前頭葉の萎縮が特徴的である
5. 脳血流シンチグラフィ所見では頭頂葉の血流増加がある

解説 1：高血圧，脂質異常症などが危険因子となるのは脳血管性認知症である．2：海馬などに老人斑（アミロイドβ蛋白）の沈着があり，神経細胞の脱落を認める．3：初期より記銘力の低下を認める．4：海馬（側頭葉内側）を中心とした萎縮から始まり大脳全体に広がる．5：側頭葉や頭頂葉の血流低下を認める． **正解 2**

Q43 オリジナル問題

脳血管性認知症で正しいのはどれか．
1. 認知症の50%を占める
2. パーキンソン病に合併することが多い
3. 症状が階段状に進行する
4. 悪ふざけなど異常行動が特徴的である
5. MRI検査で大脳の萎縮を認める

解説 1：認知症の約30%である．2：パーキンソン病に合併する認知症はレビー小体型認知症である．3：症状は階段状に進行する．4：異常行動が特徴的な認知症は前頭側頭型認知症（ピック病）である．5：MRI検査では多発性ラクナ梗塞などを認める．大脳の萎縮はアルツハイマー病の所見である． **正解 3**

Q44 第106回（2017年）

レビー小体型認知症の初期にみられる症状はどれか．
1. 幻 視
2. 失 語
3. 脱抑制
4. 人格変化

解説 レビー小体型認知症では病初期より幻視，妄想を認める． **正解 1**

Q45 第109回（2020年）

細菌性髄膜炎の症状はどれか．
1. 羞 明
2. 羽ばたき振戦
3. レイノー現象
4. ブルンベルグ徴候

解説 髄膜炎では発熱，頭痛，嘔吐，羞明（眩しく感じる）をきたす．羽ばたき振戦は肝性脳症で，レイノー現象は全身性エリテマトーデスなどで，ブルンベルグ徴候は腹膜炎で認められる症状である． **正解 1**

Q46 第95回（2006年）

クロイツフェルト・ヤコブ病で正しいのはどれか．
1. 現時点では根治療法がない
2. 性的接触によって感染する
3. 病原体はウイルスである
4. 項部硬直がみられる

解説 1：有効な治療法はなく，数ヵ月で寝たきりとなり，2年以内に死亡する．2：性感染症ではない．硬膜や角膜の移植における医原性感染があり得る．3：異常プリオン蛋白が脳に蓄積することが原因である．4：認知症や異常行動で発症する．項（頸）部硬直は髄膜炎などで認める髄膜刺激症状である． **正解 1**

Chapter 9

血液

1 解剖生理のまとめ

1 血球の形態と機能

成人では約4〜5Lの血液が体内を循環しており、酸素、二酸化炭素、栄養素、ホルモンなどを運搬するだけでなく、感染防御や止血作用など重要な役割を演じている。血液は血球と血漿に大別される。血球は赤血球、白血球、血小板からなり、液状である血漿には蛋白質、糖質、脂質、電解質、凝固因子など多くの重要な成分が溶解している。二酸化炭素の多くも重炭酸イオンとなって血漿中に溶解して運ばれる。なお、血清とは凝固した血液の上清であり、血漿からフィブリノゲンなどが除かれたものと考えればよい。

赤血球は中央部がくぼんだ円盤状の無核の血球であり、鉄を含む血色素であるヘモグロビンを有している（図9-1）。ヘモグロビンは酸素と結合し、肺から全身の組織へ酸素を運搬している。赤血球の寿命は約120日であり、寿命が尽きると脾臓などで処理される。赤血球が減少して組織が酸素不足となった状態が**貧血**である（図9-2）。

白血球は生体防御機構に関与している有核の血球であり、顆粒球（好中球、好酸球、好塩基球）、リンパ球、単球に分類される。白血球の約半数を占める好中球は血管内から組織へ遊走し、細菌を

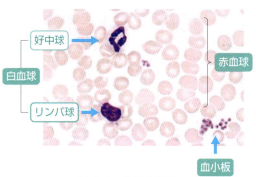

図9-1 末梢血液像

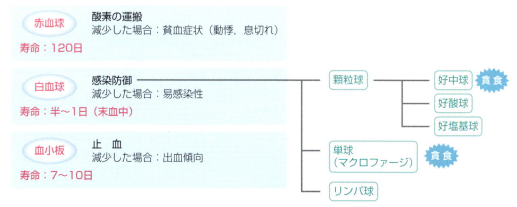

図9-2 血球の機能

203

貪食して殺菌する．好中球が血液中に滞在するのは約半日である．抗癌薬による骨髄抑制などでは，好中球の数が易感染性の指標となる．好酸球と好塩基球はアレルギー反応に関与する．一方，リンパ球はT細胞，B細胞，NK細胞などからなり，免疫機構で中心的な役割を演じている．たとえば，後天性免疫不全症候群（AIDS）ではウイルスによってT細胞が破壊されるために日和見感染や悪性腫瘍などを発症する．単球は組織に遊走してマクロファージとなり，細菌や異物を貪食して抗原の情報をリンパ球に提示する．

血小板は骨髄中に存在する巨核球の細胞質がちぎれたものである．止血機構の最初のステップに重要な役割を演じている．血小板の寿命は7〜10日である．特発性血小板減少性紫斑病では血小板の破壊が亢進して出血傾向を呈する．

2 造血幹細胞と血球の分化・増殖

赤血球，白血球，血小板はいずれも骨髄に存在する造血幹細胞に由来する．造血幹細胞は分化（成熟）の過程で，骨髄系幹細胞とリンパ系幹細胞の2方向に大きく枝分かれする．骨髄系幹細胞からは顆粒球，単球，赤血球，巨核球（血小板）が，リンパ系幹細胞からはB細胞，T細胞が産生される．これらの血球は分化する過程で細胞分裂を繰り返して増殖するため，1つの造血幹細胞から多種類の血球が数多く産生されることになる．したがって，患者の病的な骨髄を放射線照射などで破壊し，健康なヒトの造血幹細胞を移植することができれば造血機構は再構築されるはずである．この理論を利用した治療法が造血幹細胞移植（骨髄移植）である．

造血幹細胞からそれぞれの血球に分化・増殖するには造血因子の存在が必要である．赤血球の分化・増殖を刺激している造血因子はエリスロポエチン（EPO）と呼ばれる．腎臓で産生されているため，慢性腎不全ではEPO不足による腎性貧血を引き起こす．顆粒球の分化・増殖を刺激している造血因子の代表は顆粒球コロニー刺激因子（G-CSF）である．EPOやG-CSFは製剤化されて血球減少の患者に広く臨床応用されている．

なお，胎生期には卵黄嚢で造血が始まり，しだいに肝臓が造血の主舞台となる．出生後は骨髄のみで造血が行われる．

3 止血機構

血管が破れて出血すると，血液の体外への損失や出血による臓器障害を防ぐため，生体は止血機構を働かせる（図9-3）．止血機構の最初のステップは，出血部の血管が収縮して血流量を減少させ，傷ついた血管に血小板が粘着して凝集し，血小板血栓を形成する（一次止血）．続いて血漿中の凝

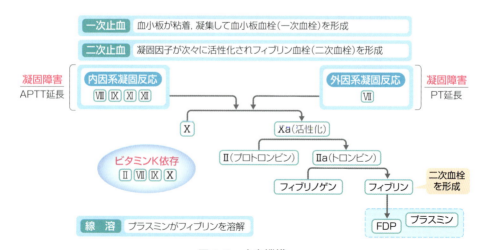

図9-3　止血機構

固因子がつぎつぎに活性化され，最終的に形成されたトロンビンがフィブリノゲンをフィブリンに変換し，フィブリンネットとなって血小板血栓を強固にかためて二次血栓を形成する（二次止血）．

ここで，凝固因子のうちⅡ（プロトロンビン），Ⅶ，Ⅸ，Ⅹの4因子はビタミンKを必要として肝臓で合成されるため，ビタミンK依存性凝固因子と呼ばれる．血栓予防薬のワルファリンはビタミンKと競合してビタミンK依存性凝固因子の合成を抑制することで抗凝固作用を発揮する．肝硬変では凝固因子の生成が障害されるため出血傾向を呈する．

凝固因子の活性化には，外因系と内因系の2つの経路が存在する．外因系凝固は血管外の組織液中に存在する組織因子（第Ⅲ因子）によって反応が始まり，第Ⅶ因子が関与する．内因系凝固は血管内膜の変化によって第Ⅷ，Ⅸ，Ⅺ，Ⅻ因子が下流の凝固因子を活性化する．外因系凝固が障害されるとプロトロンビン時間（PT）が延長し，内因系凝固が障害されると活性化部分トロンボプラスチン時間（APTT）が延長する．たとえば，血友病ではⅧ因子やⅨ因子が欠乏しているため，内因系凝固障害を呈してAPTTが延長する．

止血が完了して不要となったフィブリン血栓は，プラスミンにより分解されてフィブリン分解産物（FDP）となる．この血栓が溶解される反応を線溶と呼ぶ．播種性血管内凝固症候群（DIC）では線溶が亢進しているため，FDPが増加する．

② 症候・検査・治療のまとめ

1 症候

❶ 貧血

貧血とは赤血球が減少した状態であり，臨床的にはヘモグロビン濃度が男性13g/dL以下，女性12g/dL以下の状態を貧血として取り扱うことが多い．貧血の自覚症状としては，倦怠感，動悸，息切れ，めまいなどがあり，他覚症状には顔面蒼白，眼瞼結膜の貧血調などを認める．

赤血球数，ヘモグロビン濃度，ヘマトクリット値から計算した赤血球指数により貧血の原因疾患を推測することができる．平均赤血球容積（MCV）が80未満であれば小球性貧血（赤血球の一つひとつが正常より小さい）であり，代表的な疾患は鉄欠乏性貧血とサラセミアである．MCVが80～100は正球性貧血であり，再生不良性貧血や自己免疫性溶血性貧血などで認められる．MCVが100以上であれば大球性貧血であり，巨赤芽球性貧血を示唆する（図9-4）．

また，網赤血球は骨髄から産生された直後の赤血球であるため，網赤血球数は赤血球造血の造血能を反映する．日本中で1年目の看護師数が多ければ，看護教育機関で看護学生の養成が盛んであるのと同じである．再生不良性貧血では網赤血球は減少し，溶血性貧血では増加する．

原因疾患の治療が基本であるが，貧血が高度で進行性の場合は赤血球輸血を考慮する必要がある．

❷ 易感染性

再生不良性貧血や急性白血病などで白血球が減少すれば，病原菌から生体を守る防御機構に破綻をきたし，感染症を発症しやすくなる．白血球数の基準値は3,500～8,500/μLであり，3,000/μL以下に減少した場合を白血球減少症と定義する．好中球が150/μL以下に著減した無顆粒球症では敗血症などの致死的な重症感染症を引き起こす可能性が非常に高い．

化学療法（抗癌薬治療）後の白血球（好中球）減少時は無菌管理など適切な予防処置を行い，感染症の早期発見を心がける．感染症を併発した場合は広域性の抗菌薬を使用し，必要に応じてG-CSF製剤を投与する．

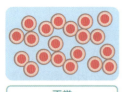
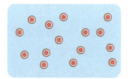
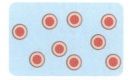
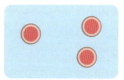

正常
(80≦MCV<100)

小球性貧血
(MCV<80)
鉄欠乏性貧血,
サラセミア

正球性貧血
(80≦MCV<100)
再生不良性貧血,
自己免疫性溶血性貧血

大球性貧血
(100≦MCV)
巨赤芽球性貧血

図9-4　赤血球指数による貧血の分類

❸出血傾向

再生不良性貧血，**急性白血病**，**特発性血小板減少性紫斑病**など多くの血液疾患で血小板減少による出血傾向をきたす．血小板数の基準値は15万〜35万/μLであり，一般に5万/μL以下に減少すると出血傾向を呈し，1万/μL以下では脳出血などの重篤な臓器出血を引き起こす可能性がある．必要に応じて血小板輸血を考慮する．

凝固異常による出血傾向をきたす疾患には，**血友病**や**播種性血管内凝固症候群**（**DIC**）がある．

表9-1　末梢血液検査の基準値

赤血球	
ヘモグロビン濃度	男性：14〜18g/dL 女性：13〜16g/dL
平均赤血球容積（MCV）	80〜100fL
網状赤血球数	0.2〜2%
白血球	
白血球数	3,500〜9,000/μL （好中球割合40〜70%）
血小板	
血小板数	15〜35万/μL

2　検査と治療

❶末梢血検査

末梢血を採血し，赤血球数，ヘモグロビン濃度，ヘマトクリット値，網状赤血球数，白血球数，血小板数を自動血球計数器で算定する．同時に塗抹標本を作製し，白血球分画や異常細胞の有無など血球の形態観察を行う．採血管は抗凝固薬としてEDTAが添加されたものを使用する．細い採血針で時間をかけて採血すると採血管内で溶血することもあり注意を要する．

血球数の増加や減少の程度を判断するためには，末梢血検査の基準値を覚えておく必要がある（表9-1）．

❷骨髄穿刺

ほとんどの血液疾患で確定診断には骨髄検査が必要である．骨髄液を吸引して採取する骨髄穿刺と骨髄を組織片として塊りで採取する骨髄生検がある．患者を腹臥位にして，腸骨の後腸骨稜に局所麻酔をして穿刺することが一般的である．骨膜に局所麻酔をしても，骨髄液の吸引時には痛みがある．血友病などの凝固異常症では深部出血の原因となるため禁忌であるが，血小板のみが減少した症例では検査後に十分な圧迫止血を行えば検査可能である．検査後の入浴は感染予防のため控える．

採取した骨髄液を用いて，細胞数の算定，塗抹標本による形態観察，細胞表面マーカーの検索や染色体・遺伝子検査などを行う．骨髄の線維化や白血病細胞の充満により骨髄穿刺では骨髄液が吸引できない場合などは骨髄生検の適応となる．

❸凝固機能検査

凝固因子による二次止血の検査には，外因系凝固能を評価するプロトロンビン時間（PT）と内因系凝固能を評価する活性化部分トロンボプラスチン時間（APTT）がある．患者血漿に試薬を加えて試験管内で凝固するまでの秒数を計測するが，いずれも凝固能が低下すると時間が延長する．

外因系と内因系凝固能の両方が障害された場合,半減期の短いⅦ因子が関与する外因系の異常が鋭敏に現れるため,診断基準などにはPTを使用することが多い.PT延長の程度を表す方法には数種類あり,ワルファリン投与量の指標とする場合は国際標準化比(INR)を使用する.患者血漿のPT(秒)が標準となる血漿(国際的標準品)のPT(秒)の何倍に延長しているかを示している.劇症肝炎など肝機能障害の程度をみるときはPT活性を使用する.患者の外因系凝固反応の強さが健常人の何%にあたるかをPT(秒)から推定したものである.

❹ 血液型

ABO式の血液型にはA抗原とB抗原があり,赤血球膜上にA抗原のみがある(血清中に抗B抗体が存在する)A型,赤血球膜上にB抗原のみがある(血清中に抗A抗体が存在する)B型,赤血球膜上にA抗原とB抗原がある(血清中に抗A抗体も抗B抗体も存在しない)AB型,赤血球膜上にA抗原もB抗原もない(血清中に抗A抗体と抗B抗体が存在する)O型の4タイプに分類される(**図9-5**).

ABO式の血液型を判定するには,患者の赤血球膜上のA抗原とB抗原の有無を調べる表試験(**図9-6**)と,患者の血清中の抗A抗体と抗B抗体の有無を調べる裏試験がある.たとえば,患者の赤血球に抗A抗体(抗A血清)を添加すると凝集があり(=赤血球膜上にA抗原がある),抗B血清(抗B血清)を添加しても凝集がない(=赤血球膜上にB抗原がない)場合はA型と判定できる.

Rh式の血液型には主に5種類の抗原(D, C, c, E, e)があるが,臨床的には抗原性の強いD抗原の有無によりRh(＋)とRh(−)に分類される.日本人でRh(−)は少なく,人口の約0.5%である.

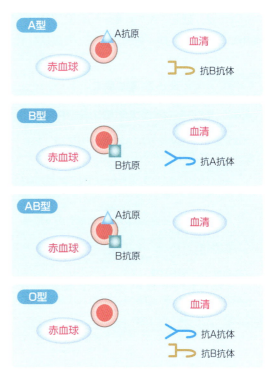

図9-5 ABO式の血液型

	A型	B型	AB型	O型
患者の赤血球 ＋ 抗A抗体(抗A血清)	凝集あり	凝集なし	凝集あり	凝集なし
患者の赤血球 ＋ 抗B抗体(抗B血清)	凝集なし	凝集あり	凝集あり	凝集なし

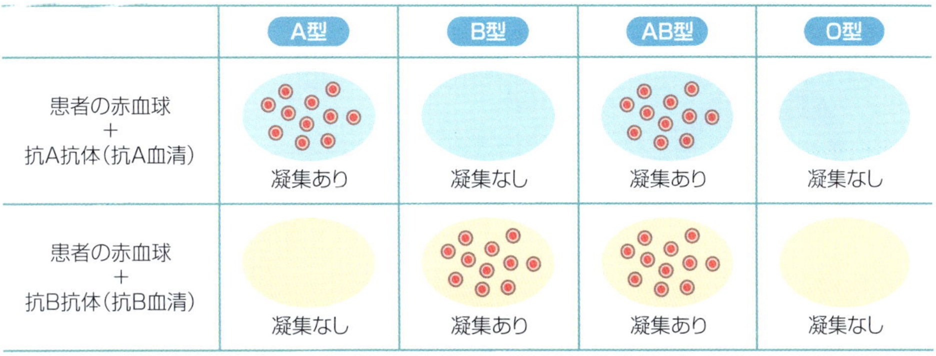

図9-6 表試験

❺輸血療法（表9-2）

輸血を行う際は，適応を慎重に判断し，患者に文書による説明を行い，同意書を取得することが義務づけられている．患者の血液型（ABO型，Rh型）に一致した血液製剤を使用することは当然であるが，不規則抗体による副作用を防止するために輸血前に交差適合試験を行う．患者の血清と血液製剤の血球で凝集反応の有無を試験管内で調べる主試験と，患者の血球と血液製剤の血清で凝集反応を調べる副試験がある（図9-7）．

近年では，献血された血液を各成分に分離して使用する成分輸血が一般的である．赤血球製剤，血小板製剤，血漿製剤などの血液製剤が使用される．赤血球製剤は冷蔵保存，血小板製剤は振盪しながら室温保存，血漿製剤は冷凍保存である．輸血専用の点滴セットを使用して輸血を行う．

輸血の主な副作用を表9-3に示す．血液製剤は感染症の危険性について最大限の検査が行われているため，輸血を介した感染の報告は非常に少ない．しかし，供血者が感染直後で抗原や抗体が検出されない時期（ウインドウ期）に献血された

表9-2 輸血療法

①準備　輸血の適応は慎重に判断（輸血は臓器移植である）
　　　　患者への説明と同意書の取得
②血液製剤　患者の血液型（ABO型，Rh型）と一致した輸血製剤をオーダー
　　　　成分輸血が原則
　　　　赤血球製剤（RBC-LR）：2～6度で21日間保存可能
　　　　血小板製剤（PC-LR）：20～24度で4日間は保存可能（振盪）
　　　　＊赤血球製剤と血小板製剤は放射線照射で輸血後GVHDを予防
　　　　血漿製剤（FFP-LR）：−20度以下で1年間は保存可能
③輸血前　交差適合試験
　　　　複数の医療従事者で伝票や製剤を声出し確認
④輸血中，輸血後　輸血の副作用に留意して注意深い観察

表9-3 輸血の主な副作用

①感染症（C型肝炎，B型肝炎，HIV，梅毒，伝染性紅斑など）
　　＊スクリーニング検査の徹底により感染は非常に少ない
　　＊ウインドウ期に献血された場合は感染の危険性あり
②アレルギー反応（発熱，悪寒，蕁麻疹）
　　＊治療：抗ヒスタミン薬，副腎皮質ステロイド薬
③輸血関連急性肺障害
　　＊治療：輸血中止，呼吸循環管理，副腎皮質ステロイド薬
④輸血関連循環過負荷（血液量増加に伴う心不全）
⑤遅延型の溶血反応（不規則抗体により1～2週間後に溶血をきたす）
⑥輸血後の移植片対宿主病（GVHD）
　　＊血液製剤への放射線照射にて予防可能
⑦不適合輸血（輸血ミス）による即時型の溶血反応
　　＊血管内で赤血球と抗体が結合して凝集し補体が結合して溶血する
　　症状：発熱，悪寒，蕁麻疹，血圧低下，ヘモグロビン尿，ショック，DIC
　　治療：輸血中止，大量輸液，交換輸血

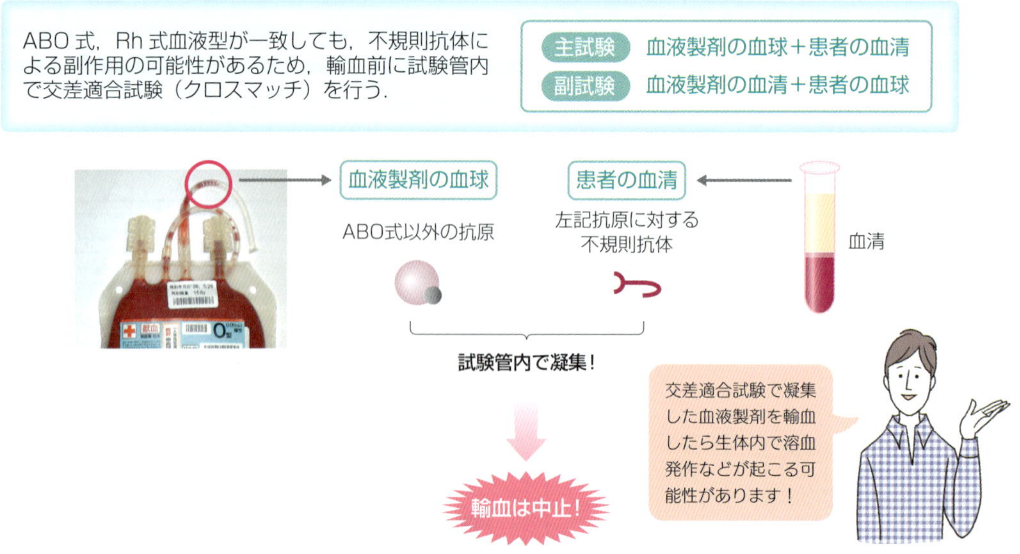

ABO式，Rh式血液型が一致しても，不規則抗体による副作用の可能性があるため，輸血前に試験管内で交差適合試験（クロスマッチ）を行う．

主試験	血液製剤の血球＋患者の血清
副試験	血液製剤の血清＋患者の血球

血液製剤の血球　　　　患者の血清
ABO式以外の抗原　　左記抗原に対する不規則抗体
　　　　　　　　　　　　　　　　　　　　血清

試験管内で凝集！

輸血は中止！

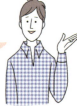
交差適合試験で凝集した血液製剤を輸血したら生体内で溶血発作などが起こる可能性があります！

図9-7　交差適合試験（主試験）

Chapter **9** 血 液

血液では感染の可能性が完全には否定できない．感染症以外の副作用としては，アレルギー反応により，悪寒，発熱，蕁麻疹などが生じる可能性がある．重篤な副作用として，輸血関連急性肺障害がある．輸血開始の数時間以内に急激な肺水腫による呼吸困難を呈する．適切な処置を行わないと致死的である．すぐに輸血を中止し，呼吸管理を行って副腎皮質ステロイド薬や昇圧薬の投与を考慮する．また，高齢者では急速な輸血により心不全（輸血関連循環過負荷）にも要注意である．以前に問題になっていた輸血後の移植片対宿主病（GVHD）は，血液製剤に放射線照射を行って，混入しているリンパ球を不活化することで，輸血後 GVHD を予防することが可能となった．

人為的ミスによる輸血事故は絶対にあってはならない．輸血施行時には必ず複数の医療スタッフで伝票や製剤を声に出してチェックし，輸血開始後はベッドサイドで患者の状態を注意深く観察する必要がある．

❻化学療法（抗癌薬治療）

化学療法を行う際には，患者の年齢や全身状態から適応や投与量を慎重に検討すると同時に，患者や家族に対して十分な説明を行う必要がある（**表 9-4**）．抗癌薬によっては静脈内投与中に血管

表 9-4 化学療法の一般的な注意点

説 明	患者や家族に，副作用などの説明を十分に行う
血管外漏出	抗癌薬の静脈投与中に血管外漏出を起こすと激しい組織障害を引き起こすため，最大の注意が必要である
ショック	抗癌薬によってはアナフィラキシーショックを起こすこともあり，全身状態（血圧，脈拍，呼吸など）に注意する
悪心・嘔吐	制吐薬を使用する．点滴で栄養補給できるなら，抗癌薬治療中は無理に食べなくてよい
急性腎不全	治療前より十分な輸液を行い，尿酸合成阻害薬を投与する．急性腎不全（急性尿細管壊死）の早期発見のために尿量のチェックを頻回に行う
骨髄抑制	抗癌薬を投与して数日後から骨髄抑制による血球減少を認める．白血球（好中球）減少時には感染症に要注意であり，G-CSF 製剤の投与，無菌室の使用や適切な抗菌薬の使用などで対応する
その他	脱毛など

外漏出を起こすと激しい組織障害を引き起こすため，穿刺部に疼痛を訴えた場合はただちに投与を中止する．また，ショックを起こす可能性もあるため，投与中には全身状態の注意深い観察が必要である．腫瘍崩壊に伴う急性腎不全（腫瘍崩壊症候群）を予防するため，十分な輸液と尿酸合成阻害薬の投与を行うとともに，頻回の尿量チェックも重要である．悪心・嘔吐の予防としてはセロトニン受容体拮抗薬を使用する．

多くの抗癌薬では投与して数日後から骨髄抑制による血球減少を認める．白血球減少に対しては，G-CSF 製剤を投与し，無菌室の使用や適切な抗菌薬の使用を行う．血小板減少に対しては血小板輸血で対応する．

❼造血幹細胞移植

骨髄移植とは骨髄中に含まれる造血幹細胞の移植にほかならず，近年では造血幹細胞の供給源として末梢血や臍帯血も使用するため，造血幹細胞移植と総称される．造血幹細胞移植は同種移植と自家移植に大別される．ヒト白血球抗原（HLA）の一致したドナーの造血幹細胞を移植する方法が同種移植であり，血縁者（兄弟姉妹）間移植と骨髄バンクを介した非血縁者間移植がある．自家移植は患者本人の造血幹細胞を利用する移植法であり，末梢血を造血幹細胞の供給源として使用することが多い．

造血幹細胞移植は白血病などの血液悪性腫瘍のみならず造血幹細胞に異常のある重症再生不良性貧血なども対象となる．急性白血病に対する同種移植の手順を**図 9-8** に示す．化学療法（寛解導入療法）により寛解に到達した患者に対して，超大量化学療法や全身放射線照射による前処置にて残存した白血病細胞を死滅させる．正常の白血球も著減し，感染に対して無防備となるため，無菌室に入室させる．ここで，HLA の一致した（血液型は不一致でもよい）ドナーから全身麻酔下に造血幹細胞を含む骨髄液を採取し，患者の静脈内に点滴投与する．移植された造血幹細胞が患者の骨髄に生着して血球が回復するまで約 1 ヵ月を要す

209

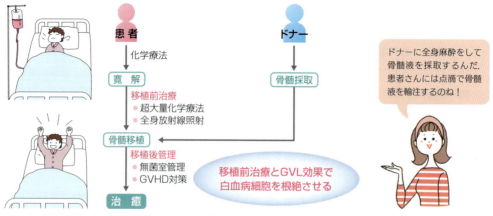

図9-8　急性白血病に対する同種移植

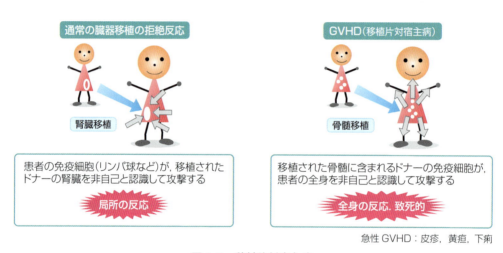

図9-9　移植片対宿主病

る．その間は無菌室で過ごし，赤血球や血小板の輸血や白血球の回復促進のためにG-CSF製剤を投与する．

　同種移植の合併症として最も問題となるのが，移植片対宿主病（GVHD）である．移植された骨髄液に含まれるドナーのリンパ球が患者の全身組織を非自己と認識して攻撃する免疫反応である（図9-9）．移植後100日以内にみられる急性GVHDでは皮膚，肝臓，消化管が標的となり，重症度に応じてさまざまな程度の皮疹，黄疸，下痢を認める．慢性GVHDで全身臓器が障害される全身型は予後不良であり，早期発見と早期治療

が肝要である．GVHDを予防するためには，シクロスポリンなどの免疫抑制薬を投与する．しかし，ドナーのリンパ球は残存した白血病細胞も非自己として攻撃する．この移植片対白血病（GVL）効果が同種移植では大きな治療効果を発揮していることも知られている．

　最近では，HLAが半分一致のドナーからのハプロ移植，移植前治療を軽減してGVL効果に期待するミニ移植，臍帯血に含まれる造血幹細胞を利用する臍帯血移植など，患者の状態にあわせてさまざまな移植法が行われている．

Chapter 9 血液

③ 押さえておきたい疾病の概要

赤血球疾患

1 鉄欠乏性貧血

どんな疾患？
ヘモグロビンの材料である鉄が欠乏し，材料不足により赤血球の産生が障害されて生じた貧血である．

原因
鉄が欠乏する原因として，鉄の供給不足（極端な偏食，胃切除後など）と需要増加（慢性出血，妊娠など）がある．このなかでも消化管出血や月経過多による慢性出血が原因であることが多く，鉄欠乏性貧血では消化管や婦人科領域の基礎疾患を検索する必要がある．

鉄欠乏性貧血は日常診療で最もよく遭遇する血液疾患である．

症状
全身倦怠感，動悸，息切れなど貧血の一般的な症状が主である．これ以外に組織の鉄欠乏による症状として，さじ状爪，プランマー・ヴィンソン症候群（舌表面の萎縮，口内炎，嚥下障害）などがある．異食症（氷ばかり食べるなど）が出現することもある．

検査
末梢血は小球性低色素性貧血を呈する．血清鉄の低下，総鉄結合能の上昇，貯蔵鉄量を反映する血清フェリチンの低下を認める．

治療
鉄剤の経口投与が原則である．貧血が改善しても貯蔵鉄を満たすまでは鉄剤の投与を継続する．鉄剤の静脈内投与は経口投与が困難な場合などに限定するべきである．慢性的な鉄欠乏性貧血に対して輸血は原則的に行うべきではない．

鉄剤の投与とともに，基礎疾患の精査（消化管の癌や潰瘍，子宮筋腫や子宮内膜症などの有無）と治療を行うことが大切である．

補足
二次性貧血：何らかの基礎疾患に伴って生じた貧血である．関節リウマチなどの慢性炎症性疾患では貯蔵鉄の利用障害などより小球性低色素性貧血を呈する．血清フェリチンが増加するところが鉄欠乏性貧血との鑑別点となる．一般に鉄剤の投与は無効であり，基礎疾患のコントロールが重要である．

なお，腎性貧血（p.159）も二次性貧血の一つであり，エリスロポエチン製剤を投与する．

鉄過剰症：頻回の輸血などで体内に鉄が過剰に蓄積された状態である．臓器への鉄の沈着により糖尿病や肝硬変を呈した場合をヘモクロマトーシス，臓器障害がない場合をヘモジデローシスと呼ぶ．鉄キレート剤で治療を行う．

2 巨赤芽球性貧血（悪性貧血）

どんな疾患？
DNA合成に必要なビタミンB_{12}や葉酸が欠乏し，赤血球の産生が障害されて生じた貧血である．核と細胞質の成熟不一致により，骨髄中に大型の赤芽球（巨赤芽球）が出現するため，巨赤芽球性貧血と呼ばれる．

原因
食物中のビタミンB_{12}は胃壁細胞から分泌される内因子と結合し，回腸から吸収される．胃壁細胞や内因子に対する自己抗体が生じてビタミンB_{12}の吸収が障害され，巨赤芽球性貧血をきたした状態を悪性貧血と呼ぶ．また，胃の全摘出後も内因子が欠乏するため，術後5年頃から巨赤芽球性貧血をきたす．

葉酸欠乏の頻度は低いが，アルコール中毒，妊婦などでは注意が必要である．

症状
全身倦怠感など一般的な貧血の症状に加えて，ハンター舌炎，下痢などの消化器症状，神経症状（亜急性連合脊髄変性症）などが認められる．悪性

貧血はＡ型慢性胃炎の像を呈し，萎縮性胃炎となって胃癌を合併することも多いので要注意である．

検査

末梢血は大球性正色素性貧血を呈する．血球のDNA合成が障害されるため，白血球と血小板も減少（汎血球減少）する．異常な赤血球の破壊による溶血所見（間接ビリルビンの上昇など）も認める．骨髄では巨赤芽球の出現が特徴的である．これらの所見に加えて，血清ビタミンＢ12あるいは葉酸の低下があれば診断は容易である．悪性貧血の場合は抗胃壁抗体や抗内因子抗体を検出する．

治療

ビタミンＢ12欠乏性の巨赤芽球性貧血にはビタミンＢ12の筋肉注射を行う．通常，貧血は速やかに改善する．

3 再生不良性貧血

どんな疾患？

造血幹細胞の減少によりすべての血球（赤血球，白血球，血小板）の産生が低下し，汎血球減少症を呈する．指定難病に指定されている．

原因

特発性の再生不良性貧血の多くは，造血幹細胞に対する自己免疫が発症や病状の進展に関与している．二次性のものは，薬剤，放射線，ウイルス（肝炎ウイルス，パルボウイルス）感染などが原因となる．

症状

汎血球減少の程度に応じて，貧血症状，易感染性，出血傾向などの症状を認める．

検査

末梢血は正球性正色素性貧血を呈し，網赤血球は減少する．白血球と血小板も減少して汎血球減少症を呈する．骨髄は細胞成分が減少（骨髄低形成）となる．

治療

重症度に応じて治療方針を決定するが，中等症以上では免疫抑制療法〔シクロスポリン，抗胸腺細胞グロブリン（ATG）〕を第一選択とすることが多い．G-CSF製剤やトロンボポエチン作動薬

なども使用する．免疫抑制療法が無効例の若年者では同種造血幹細胞移植の適応となる．

4 溶血性貧血

どんな疾患？

赤血球が病的に破壊されて減少することで生じる貧血である．

疫学と分類

溶血性貧血は先天性と後天性に大別される．先天性には遺伝性球状赤血球症やサラセミアなどがある．後天性には赤血球膜に対する自己抗体により溶血を起こす自己免疫性溶血性貧血が代表的である．自己免疫性溶血性貧血はⅡ型アレルギーの代表疾患であり，指定難病に指定されている．

症状

貧血症状，黄疸，胆石などを認める．先天性では脾腫が特徴的である．

検査

末梢血は正球性正色素性貧血を呈する（サラセミアは小球性）．赤血球造血が刺激されるため，網赤血球は増加し，骨髄では赤芽球系細胞の過形成がみられる．溶血に伴って，間接ビリルビンの増加，血清乳酸脱水素酵素（LDH）の増加，尿中ウロビリノーゲンの増加，血清ハプトグロビンの減少などが認められる．自己免疫性溶血性貧血では直接クームス試験が陽性となる．

治療

自己免疫性溶血性貧血では副腎皮質ステロイド薬が第一選択となる．遺伝性球状赤血球症では脾臓摘出が奏効する．重症型のサラセミアは輸血，摘脾，造血幹細胞移植などが行われる．

補足

発作性夜間ヘモグロビン尿症：赤血球膜内で補体結合を抑制している蛋白（CD59，CD55）の欠損により，補体による溶血をきたす疾患である．夜間〜早朝にヘモグロビン尿（ワンカラー尿）を認めるのが特徴的である．

＊それぞれの貧血の特徴を整理して覚えることが大切である（**表9-5**）．

表 9-5 貧血のまとめ

鉄欠乏性貧血	慢性出血などによる鉄欠乏が原因 小球性貧血，血清鉄低下，血清フェリチン低下，さじ状爪 治療：鉄剤の経口投与
巨赤芽球性貧血（悪性貧血）	自己抗体や胃全摘によるビタミンB_{12}吸収不良が原因 大球性貧血，汎血球減少（白血球↓血小板↓），巨赤芽球の出現 治療：ビタミンB_{12}製剤の筋肉注射
再生不良性貧血	造血幹細胞の異常が原因 正球性貧血，汎血球減少（白血球↓血小板↓），骨髄低形成 治療：免疫抑制療法，同種造血幹細胞移植
溶血性貧血	赤血球膜の破壊（溶血）が原因 正球性貧血，黄疸，間接ビリルビン上昇 脾腫（先天性），クームス試験陽性（自己免疫性） 治療：脾摘（先天性），副腎皮質ステロイド薬（自己免疫性）

白血球疾患

5 急性白血病

どんな疾患？

骨髄のなかの幼若な造血細胞が腫瘍化して白血病細胞となり，正常の造血機構から逸脱して無制限に増殖する疾患である．正常造血は抑制され，白血病細胞は全身臓器に浸潤する．早急に治療を開始しないと致死的である．

分類

急性骨髄性白血病（AML）と急性リンパ性白血病（ALL）に大別される．白血病細胞の 3％ 以上がミエロペルオキシダーゼ反応陽性であれば AML，3％ 未満であれば ALL とし，細胞形態により再分類する FAB 分類が一般的である．最近では染色体異常などを加味した WHO 分類を使用することも多い．

症状

正常造血の抑制により血球減少をきたし，貧血症状，易感染性，発熱，出血傾向を呈する．急速に進行してさまざまな臓器障害をきたす．急性前骨髄性白血病（FAB 分類：M3）などで播種性血管内凝固症候群（DIC）を併発した場合は出血傾向が顕著である．急性単球性白血病（FAB 分類：M5）では歯肉腫脹を認めることがある．

検査

末梢血や骨髄に白血病細胞が出現し，正常血球は減少する．幼若な白血病細胞と残存した成熟好中球のみが存在する（中間の成熟段階の細胞を認めない）状態を白血病裂孔と呼ぶ．骨髄検査を行い，白血病細胞の形態観察，表面抗原の解析，染色体や遺伝子の解析などにより病型診断を行う．

治療

化学療法によって完全寛解（白血病細胞がほぼ消失して正常造血が回復した状態）となることを目指す（図 9-10）．通常は作用機序の異なる複数の抗癌薬を組み合わせた多剤併用療法を行う．化学療法中は腫瘍崩壊症候群の予防，易感染性や出血傾向に対する対応など，最大限の注意を払った

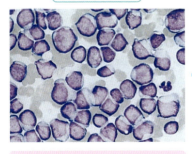

急性骨髄性白血病初発時の骨髄像

白血病細胞が充満し，わずかに成熟好中球が残存している（白血病裂孔）

寛解導入療法 →

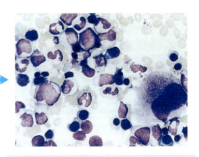

完全寛解時の骨髄像

顕微鏡でみる範囲で，白血病細胞は消失し，正常造血が回復している（実際には，少量の白血病細胞が残存している）

図 9-10 白血病の寛解導入

支持療法が必要である．完全寛解導入に成功した場合は，白血病細胞の根絶を目指して寛解後療法（地固め療法，寛解維持療法）を行う．

予後不良の染色体異常を有する若年患者では，ドナーが存在すれば第一寛解期に造血幹細胞移植の適応となる．寛解導入不成功例や化学療法に感受性のある再発例などでも，造血幹細胞移植を考慮する．

補足

成人T細胞性白血病（ATL）：レトロウイルスHTLV-1の母乳を介した母子感染が原因となる．九州・沖縄など西日本地区に圧倒的に多かったが，最近では人口移動により関東地区でも増加している．ウイルス感染者の2～6％が発症する．核が花弁状のATL細胞の出現が特徴的である．急性型やリンパ腫型では臓器障害や高カルシウム血症をきたして予後不良である．

6 骨髄異形成症候群（MDS）

どんな疾患？

造血幹細胞が腫瘍化して，複数系統の血球に形態異常や血球減少をきたす疾患である．一部の異常細胞は幼若な段階で分化を停止して増殖する．約30％の症例で経過中に急性白血病へ進展する（前白血病状態）．

疫学と分類

中高年に多い．FAB分類では骨髄中の異常細胞（白血病細胞）が30％以上を急性白血病，30％未満をMDSと定義し，MDSを5型（RA，RARS，RAEB，RAEB-t，CMMoL）に分類していたが，最近使用されることの多いWHO分類では白血病細胞が20％未満をMDSとして，RAEB-tとCMMoLは除外して，5q-症候群や分類不能型を新設している．

症状

慢性に経過するため健康診断などで無症状のうちに発見される症例も多い．血球減少が進行すると，貧血症状，易感染性，発熱，出血傾向を呈する．

検査

末梢血で赤血球減少，白血球減少，血小板減少

があり，さまざまな形態異常（奇形赤血球，過分葉の好中球，巨大血小板など）を認める．骨髄は正～過形成のことが多いが，低形成の症例では再生不良性貧血との鑑別が困難な場合もある．約半数の症例で特徴的な染色体異常（5q-など）が存在する．

治療

唯一の根本的な治療法は造血幹細胞移植であり，ドナーがいる若年者ではすべての症例で考慮する必要がある．低リスクの症例に対しては免疫抑制療法や少量抗癌薬などが試みられるが，5q-の染色体異常がある症例ではサリドマイド誘導体が有用である．また，中間リスクの症例では脱メチル化酵素製剤による生存期間の延長が認められ，積極的に治療が行われている．

7 慢性白血病

どんな疾患？

慢性白血病は慢性骨髄性白血病（CML）と慢性リンパ性白血病（CLL）に大別される．慢性リンパ性白血病はわが国では比較的まれ（欧米の約10％）であるため，ここでは慢性骨髄性白血病について解説する．

慢性骨髄性白血病は造血幹細胞が腫瘍化して異常増殖をきたす骨髄増殖性疾患の一つである．種々の成熟段階の顆粒球系細胞が著増する．病状は慢性的に推移するが，経過中に急性白血病に酷似した病像へ進展（急性転化）する．

原因と分類

フィラデルフィア（Ph[1]）染色体と呼ばれる特徴的な染色体異常（9番と22番染色体の相互転座）があり，この転座によって形成された融合遺伝子から産生されるBCR-ABL融合蛋白質が腫瘍化に関与している（図9-11）．進展の段階で慢性期，移行期，急性転化期に分けられる．

症状

慢性期は自覚症状に乏しく，健診などで白血球増加を指摘されて発見される症例が多い．進行すると脾腫を認める．

検査

末梢血で著しい白血球増加を認める．幼若な骨

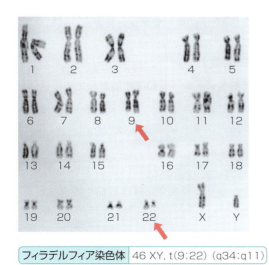
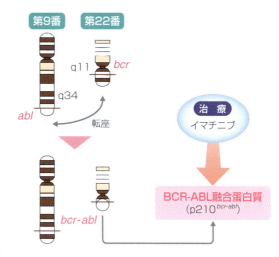

図 9-11　Ph¹ 染色体とイマチニブ

髄芽球から成熟好中球まで種々の成熟段階の細胞が存在する（白血病裂孔は認めない）．好塩基球と好酸球の増加も特徴的である．慢性期では好中球アルカリホスファターゼ（NAP）活性の低下を認める．骨髄も各成熟段階の顆粒球系細胞が増加している．これらの所見に Ph¹ 染色体を証明すれば，診断は容易である．経過中に芽球の増加，NAP 活性の増加，血小板減少などが出現した場合は急性期への移行を疑う必要がある．

治療

BCR-ABL 融合蛋白質のチロシンキナーゼ活性を阻害するイマチニブが，慢性骨髄性白血病の治療薬として 2001 年に承認された．投与 5 年間後に急性転化のない生存率が 90％ 以上と画期的な治療成績が報告され，慢性期における治療の第一選択となった．その後，第二世代以降のチロシンキナーゼ阻害薬も次々と承認されて使用されている．同種造血幹細胞移植も根本的な治療法であるが，チロシンキナーゼ阻害薬の有効性が判明した現在では，チロシンキナーゼ阻害薬に抵抗性の症例などに適応が限定されている．

8　悪性リンパ腫

どんな疾患？

リンパ球が腫瘍性増殖をきたした悪性疾患である．基本的に病変の主舞台はリンパ節であるためリンパ節腫脹を認める症例が多いが，リンパ節外のさまざまな臓器にも発症する．

原因と分類

悪性リンパ腫はホジキンリンパ腫と非ホジキンリンパ腫に大別される．ホジキンリンパ腫は病理組織学的にリード・シュテルンベルク細胞やホジキン細胞を認める．わが国では発症頻度が少なく，悪性リンパ腫の 5～10％ である．

一方，ホジキンリンパ腫以外の悪性リンパ腫を非ホジキンリンパ腫と呼ぶ．病理組織像に染色体異常を加味した WHO 分類に基づいて診断する．臨床的に重要なのは悪性度による分類であり，治療方針の決定に必要である．濾胞性リンパ腫を代表とする低悪性度群，びまん性大細胞型 B 細胞リンパ腫を代表とする中等度悪性群，バーキットリンパ腫を代表とする高悪性度群に分類される．

ほとんどのリンパ腫は原因不明であるが，胃 MALT リンパ腫はヘリコバクター・ピロリ菌の感染が，バーキットリンパ腫は EB ウイルスの感染が発症や進展に関与している．

症状

無痛性のリンパ節腫脹を認めることが多い．発熱，体重減少，寝汗を B 症状と呼び，病変の広がりとあわせて病期判定の指標となる．ホジキン

リンパ腫では発熱と解熱を繰り返すペル・エブスタイン熱が有名である.

検査

リンパ節生検による病理組織検査が確定診断に必須である. 染色体検査も同時に行う. 病変の広がりを観察するために, 全身CT検査, Gaシンチグラフィ, PET, 骨髄検査なども必要である.

治療

ホジキンリンパ腫は化学療法が効果的であり, 抗癌薬の多剤併用療法によって治癒が見込める. ABVD療法が標準的な治療法であるが, 再発難治例にはBV併用AVD療法も行われる.

非ホジキンリンパ腫は悪性度の分類によって治療法を選択する. 低悪性度群に対する治療法は確立されていない. 病変が限局している場合は放射線照射などで経過観察することもある. 胃MALTリンパ腫ではヘリコバクター・ピロリ菌の除菌を行う. びまん性大細胞型B細胞リンパ腫などの中等度悪性群に対してはR-CHOP療法が標準的な化学療法である. 高悪性度群に対しては, 急性リンパ性白血病に準じた抗癌薬治療を行い, 条件が整えば造血幹細胞移植も考慮する.

9 多発性骨髄腫

どんな疾患？

形質細胞が腫瘍化して骨髄腫細胞となり, 増殖する疾患である. 骨髄腫細胞が抗体を過剰産生するため, 単クローン性高γグロブリン血症(M蛋白血症)を認める. 骨病変, 腎障害, 過粘稠度症候群など特徴的な臨床像を呈する.

分類

高齢者に多い. 骨髄腫細胞が産生する抗体(M蛋白)の種類によって, IgG型, IgA型, IgD型, ベンス・ジョーンズ型(L鎖のみが分泌)に分類される.

症状

貧血症状, 骨病変に伴う骨痛や腰痛などを認める.

検査

末梢血では貧血と赤血球の連銭形成(赤血球が連続して並んだ状態)を認める. 骨髄では異型性のある形質細胞(骨髄腫細胞)が増加している. 骨髄所見に加えて, 血液や尿の免疫電気泳動によりM蛋白が証明されれば診断できる.

骨病変の有無は骨X線にて病的骨折や打ち抜き像(図9-12)など骨の融解像にて判断する. 腎障害やアミロイドーシスを合併することもあり, 進行例では高カルシウム血症を認める.

治療

プロテアソーム阻害薬や免疫調整薬の新規開発により, ここ数年で治療法が大きく進歩した. これにより生存率の大幅な向上が期待されている.

*それぞれの血液悪性疾患の特徴を整理して覚えることが大切である(表9-6).

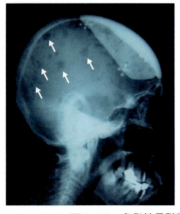
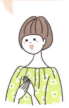

紙に穴を開ける文房具(パンチ)で打ち抜いたように見えるので, パンチドアウト(打ち抜き)像と呼ぶのね！

図9-12 多発性骨髄腫の打ち抜き像

Chapter 9　血　液

表 9-6　血液悪性疾患のまとめ

急性白血病	FAB分類（急性骨髄性白血病，急性リンパ性白血病） 貧血，発熱，出血傾向，白血病細胞（白血病裂孔） 治療：化学療法（寛解導入療法，地固め療法），造血幹細胞移植
慢性骨髄性白血病	各成熟段階の顆粒球増加（白血病裂孔がない） フィラデルフィア（Ph¹）染色体，脾腫 治療：チロシンキナーゼ阻害薬（イマチニブ）
悪性リンパ腫	ホジキンリンパ腫，非ホジキンリンパ腫 リンパ節腫脹，ペル・エブスタイン熱 治療：化学療法（ABVD療法，R-CHOP療法）
多発性骨髄腫	形質細胞の腫瘍化，M蛋白血症 貧血，骨病変（打ち抜き像），腎障害，過粘稠度症候群 治療：プロテアソーム阻害薬，免疫調整薬

出血性疾患

10 特発性血小板減少性紫斑病（ITP）

どんな疾患？

　特発性血小板減少性紫斑病は，自己抗体によって血小板が破壊され，血小板減少により出血傾向をきたす疾患である．Ⅱ型アレルギーの代表疾患であり，指定難病に指定されている．

疫　学

　急性型は小児に多く，ウイルス感染などに続いて発症する．慢性型は 20 ～ 40 代の女性に比較的多く，ヘリコバクター・ピロリ菌の感染が発症や進展に関与している症例がある．

症　状

　皮下出血，鼻出血，月経過多などの出血傾向を認める．点状の皮下出血が特徴的である．一般に血小板数が 5 万/μL 以下になれば臨床的に有意な出血傾向が出現し，1 万/μL 以下になれば致死的な臓器出血をきたす可能性がある．

検　査

　末梢血で血小板減少を認めるが，骨髄中の巨核球数は正常ないし増加している．血小板に結合した抗体（PA IgG）の増加は ITP に特異的ではないが診断の参考になる．

治　療

　小児の急性 ITP は自然に治癒することが多い．成人の慢性 ITP では，ヘリコバクター・ピロリ菌感染者は除菌療法を行う．非感染者や除菌療法が無効の場合は，副腎皮質ステロイド薬の投与を行う．難治例では摘脾やトロンボポエチン受容体作動薬を考慮する．

11 血栓性血小板減少性紫斑病（TTP）

どんな疾患？

　血小板の機能に関与しているフォン・ヴィルブランド因子（vWF 因子）を切断する酵素に対して自己抗体が産生され，酵素活性が低下して血小板血栓が多発する疾患である．

原　因

　妊娠，薬剤（経口避妊薬，抗癌薬），膠原病，感染症などが原因となる．

症　状

　血小板減少，溶血性貧血，精神神経症状，腎障害，発熱が 5 主徴である．血小板減少による出血傾向を呈する．血栓による臓器障害により，精神神経症状（頭痛，せん妄，麻痺など）と腎障害が特徴的である．

検　査

　血小板減少，溶血性貧血，腎機能異常を認める．vWF 因子の切断酵素の活性低下も診断に有用である．

治　療

　自己抗体を除去する血漿交換が第一選択である．vWF 因子の切断酵素を補充するために新鮮凍結血漿を輸血する．

補　足

溶血性尿毒症症候群（HUS）：TTP と類似した病態に溶血性尿毒症症候群（HUS）がある．血清

217

型 O157 などによる腸管出血性大腸菌感染症で，病原性大腸菌が産生するベロ毒素により血管内皮が傷害されて血小板血栓が多発する．急性腎不全，血小板減少，溶血性貧血が 3 主徴である．造血幹細胞移植後などは TTP と HUS の鑑別が困難な場合が多く，両者をあわせて血栓性微小血管障害（TMA）と表現することが多い．

12 血友病

どんな疾患？

凝固因子の遺伝的な欠乏により出血傾向をきたす疾患である．凝固因子の第Ⅷ因子を欠乏したものが血友病 A，第Ⅸ因子を欠乏したものが血友病 B である．

原因

X 連鎖潜性遺伝（伴性劣性遺伝）であるため，患者のほとんどは男性である（女性は保因者となる）．血友病 A のほうが血友病 B より約 5 倍の患者数である．非常にまれに，後天的に第Ⅷ因子や第Ⅸ因子に対して自己抗体ができて血友病と同様の病態を呈する後天的血友病もある．

症状

関節や筋肉内などの深部出血が特徴的である．生後 6 ヵ月を過ぎてハイハイを始める頃から出血症状を呈することが多い．関節内出血を繰り返すことで関節の変形をきたすこともある．

検査

第Ⅷ因子と第Ⅸ因子は内因系凝固に関与するため，血友病では活性化部分トロンボプラスチン時間（APTT）が延長する．外因系凝固を反映するプロトロンビン時間（PT）は正常であり，血小板数も正常である．血友病 A で第Ⅷ因子の活性低下，血友病 B で第Ⅸ因子の活性低下が証明されれば診断できる．

治療

血友病 A では第Ⅷ因子製剤を，血友病 B では第Ⅸ因子製剤を投与する．過去に血漿由来製剤の非加熱処理による HIV 感染が大きな問題となったが，現在では加熱処理や遺伝子組換え製剤の使用により感染の危険性はなくなった．

補足

アレルギー性紫斑病（ヘノッホ・シェーンライン紫斑病）：血小板や凝固因子には異常がなく，血管壁の脆弱化により出血傾向をきたす疾患である．小児に多く，発症前に上気道感染などを先行し，下肢を中心にした皮下出血，関節痛，腹痛を発症する．血尿や蛋白尿を併発することもある．IgA が関与する微小血管のアレルギーが本態である．一般に予後は良好で，数週間で自然治癒する．まれに腎障害が難治性となる症例がある．

13 播種性血管内凝固症候群（DIC）

どんな疾患？

播種性血管内凝固症候群は，各種基礎疾患が原因となって凝固系が異常に活性化され，全身の微小血管に血栓が多発し，多臓器障害を起こすとともに，血小板や凝固因子が消費されて出血傾向を呈する症候群である（図 9-13）．早急に適切な治療を行わないと致死的となる非常に重篤な病態である．

原因

DIC を引き起こす基礎疾患として，白血病などの悪性腫瘍，敗血症などの重症感染症，産科疾患，広範な外傷や熱傷などがある．急性前骨髄性白血病では，白血病細胞から放出される組織因子が凝固系を活性化するため，ほぼ全例で DIC を併発する．

症状

著明な出血傾向と臓器障害（意識障害，腎不全，呼吸不全など）を呈し，早急に多臓器不全となる．

検査

微小血栓の多発により血小板と凝固因子が消費されるため，血小板減少，プロトロンビン時間（PT）の延長，フィブリノゲンの減少，赤沈遅延などを認める．血栓を溶解させる線溶系も亢進するため，フィブリン分解産物（FDP）が高値となる．これ以外にも，可溶性フィブリンモノマー陽性，D ダイマーの高値，TAT の高値，PIC の高値などが補助的な検査異常として重要である．

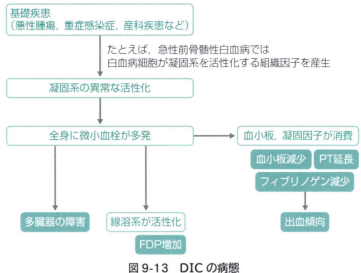

図 9-13　DIC の病態

表 9-7　出血性疾患のまとめ

特発性血小板減少性紫斑病（ITP）	自己抗体による血小板の破壊により血小板減少 発症にヘリコバクター・ピロリ菌感染が関与 治療：ヘリコバクター・ピロリ菌除菌，ステロイド薬，脾摘
血友病	X連鎖潜性遺伝（男性に発症） 血友病A：Ⅷ因子欠乏，血友病B：Ⅸ因子欠乏 深部出血（関節内出血），APTT延長 治療：凝固因子製剤の投与
播種性血管内凝固症候群（DIC）	基礎疾患による凝固系活性化により血栓が多発 出血傾向，臓器障害，多臓器不全 血小板減少，PT延長，フィブリノゲンの減少，FDP高値 基礎疾患の治療，抗凝固療法，輸血

治療

基礎疾患の治療と並行して，抗凝固療法を行う．トロンビンの生成を抑制して凝固系の活性化を阻害するトロンボモジュリン製剤などを使用する．急性前骨髄性白血病などでは血小板や新鮮凍結血漿の大量補充が必要となることも多い．

＊それぞれの出血性疾患の特徴を整理して覚えることが大切である（**表 9-7**）．

ここで解説した主な疾患については，巻末の要点 MEMO（p.279）で，もう一度整理をしておきましょう！

過去問題 & オリジナル問題 厳選 34 問! 血液編

Q1 第112回(2023年)

成人の正常な赤血球の説明で正しいのはどれか.
1. 球状の細胞である
2. 腎臓で破壊される
3. 寿命は約60日である
4. 酸素の輸送を担っている

解説 1:赤血球は中央部がくぼんだ円盤状の無核の血球である. 2, 3:約120日の寿命が尽きると脾臓などで処理される. 4:赤血球に含まれるヘモグロビンが酸素と結合して, 酸素を全身に運搬している. **正解 4**

Q2 第103回(2014年)

白血球について正しいのはどれか.
1. 酸素を運搬する
2. 貪食作用がある
3. 骨髄で破壊される
4. 血液1μL中に10万〜20万個含まれる

解説 1:酸素を運搬するのは赤血球である. 2:好中球や単球には貪食能がある. 3:骨髄で造血幹細胞から分化増殖して産生される. 脾臓で破壊される. 4:基準値は3,500〜9,000/μLである. **正解 2**

Q3 第105回(2016年)

貪食能を有する細胞はどれか.
1. 好酸球
2. Bリンパ球
3. 線維芽細胞
4. 血管内皮細胞
5. マクロファージ

解説 貪食を行う血球は好中球と単球(マクロファージ)である. 好中球は病原菌を非特異的に貪食して殺菌する自然免疫に関与している. 単球は組織に遊走してマクロファージとなり, 病原菌や異物を貪食する. 抗原の情報をリンパ球に伝える抗原提示細胞として大切な働きをしている. 同様の内容の問題が第99回にも出題されている. **正解 5**

Q4 第103回 追加試験(2014年)

造血について正しいのはどれか.
1. 造血幹細胞は脾臓にある
2. 胎生期には肝臓で行われる
3. Bリンパ球は骨髄系幹細胞から分化する
4. 造血能が低下すると末梢血中の網赤血球は増加する

解説 1:造血幹細胞は骨髄中に存在する. 2:胎生期の初期には卵黄嚢で, その後は肝臓で造血が行われる. 3:リンパ球はリンパ系幹細胞から分化する. 4:網赤血球数は骨髄での赤血球造血能を反映する. 再生不良性貧血などで造血能が低下すると, 網赤血球は減少する. **正解 2**

Q5 第103回 追加試験(2014年)

血液の凝固・線溶系について正しいのはどれか.
1. トロンビンは血栓を溶解する
2. フィブリンは一次血栓を形成する
3. プラスミンはフィブリノゲンからつくられる
4. 損傷を受けた血管内皮に血小板が付着する

解説 1:トロンビンはフィブリノゲンをフィブリンに変換して, 二次血栓を形成する. 血栓を溶解するのはプラスミンである. 2:フィブリンが形成するのは二次血栓である. 一次血栓を形成するのは血小板である. 3:プラスミンはプラスミノゲンからつくられる. フィブリノゲンからつくられるのはフィブリンである. 4:血管損傷部へ血小板が粘着して凝集することから凝固反応が始まる. **正解 4**

Q6 第113回(2024年)

止血後の線維素溶解(線溶)に関係するのはどれか.
1. カルシウムイオン
2. フィブリノゲン
3. プラスミノゲン
4. プロトロンビン
5. セロトニン

解説 プラスミノゲンがプラスミノゲンアクチベーターによって活性化されてプラスミンとなる. プラスミンは, 止血が完了して不要となったフィブリン血栓を分解する. このフィブリン血栓が溶解される反応を線溶と呼ぶ. **正解 3**

Q7 第111回(2022年)

貧血の定義で正しいのはどれか.
1. 血圧が低下すること
2. 脈拍が速くなること
3. 立ち上がると失神を起こすこと
4. ヘモグロビン濃度が減少していること

解説 1, 2, 3:貧血があると代償反応として頻脈となり, 立ちくらみなどを訴えることもある. 大量出血による貧血では血圧が低下する. これらは結果であり, 貧血の定義ではない. 4:貧血の定義は末梢血液中の赤血球が減少した状態であり, 臨床的にはヘモグロビン濃度が男性13g/dL以下, 女性12g/dL以下の状態を貧血として取り扱うことが多い. **正解 4**

Chapter 9 血液

Q8 第107回（2020年）

Aさん（56歳，男性）は，化学療法後の血液検査にて好中球数 300/mm^3 であった．
Aさんの状態で正しいのはどれか．
1. 入浴を控える必要がある
2. 日和見感染症のリスクが高い
3. 口腔ケアには歯間ブラシを用いる必要がある
4. 化学療法の開始前と比べリンパ球数は増加している

解説 化学療法後に好中球数 300/mm^3 と著明に低下している．1：感染に注意したうえでの入浴は問題ない．2：免疫力の低下により，弱毒菌による感染症（日和見感染）を起こす可能性がある．3：歯間ブラシによる傷からの細菌感染もあり得るので，歯間ブラシの使用は控えるべきである．4：化学療法による骨髄抑制では，好中球だけでなくリンパ球数も減少する．　　　　　　　　　　　　　　**正解 2**

Q9 第106回（2017年）

出血傾向を把握するために重要なのはどれか．2つ選べ．
1. 血糖値
2. 血清鉄
3. 血小板数
4. アルカリホスファターゼ値
5. 活性化部分トロンボプラスチン時間

解説 出血傾向は血小板の減少（機能異常），凝固因子の減少，血管の脆弱性などで生じる．外因系凝固因子が減少するとプロトロンビン時間（PT）が延長し，内因系凝固因子が減少すると活性化部分トロンボプラスチン時間（APTT）が延長する．　　　　　　　　　　　　　　　　　**正解 3，5**

Q10 第111回（2022年）

成人の後腸骨稜からの骨髄穿刺で正しいのはどれか．
1. 仰臥位で行う
2. 穿刺時は深呼吸を促す
3. 骨髄液吸引時に痛みが生じる
4. 終了後，当日の入浴は可能である

解説 1：腹臥位で行う．2：深呼吸をする必要はない．3：骨膜に局所麻酔をしても，骨髄液の吸引時には痛みがある．4：感染予防のため入浴は控えるべきである．　　**正解 3**

Q11 第105回（2016年）

血液型で正しいのはどれか．
1. 日本人の15%は Rh（−）である
2. A型のヒトの血漿には抗B抗体がある
3. B型のヒトの赤血球膜表面には A抗原がある
4. クームス試験で ABO式の血液型の判定を行う

解説 1：日本人で Rh（−）は人口の約 0.5% である．2：A型のヒトの赤血球膜上には A抗原があり，血漿中には抗B抗体がある．3：B型のヒトの赤血球膜上には B抗原があり，血漿中には抗A抗体がある．4：クームス試験は赤血球膜に対する自己抗体の有無を調べる検査であり，自己免疫性溶血性貧血で陽性となる．　　　　　　　　　　　**正解 2**

Q12 第111回（2022年）

ABO式血液型におけるオモテ検査とウラ検査の結果の表を示す．

オモテ検査		ウラ検査		
（患者血球使用）		（患者血清使用）		血液型
抗A血清	抗B血清	A型血球	B型血球	
+	−	−	+	1
−	+	+	−	2
−	−	+	+	3
+	+	−	−	4

＋は凝集あり，−は凝集なしを示す．
血液型判定の結果が O型となるのは 1〜4のどれか．

解説 表（オモテ）試験の結果に注目する．①は抗A血清（抗A抗体）添加で凝集しているので赤血球膜上に A抗原があり，抗B血清では凝集がないので B抗原はない．つまり，A型である．②は B型．③は抗A血清でも抗B血清でも凝集がないので，赤血球膜上に A抗原も B抗原もない．つまり，O型である．④は AB型である．　　　　　　　　**正解 3**

Q13 第112回（2023年）

輸血用血液製剤と保存温度の組み合わせで正しいのはどれか．
1. 血小板成分製剤——2〜6℃
2. 赤血球成分製剤——2〜6℃
3. 血漿成分製剤———20〜24℃
4. 全血製剤————20〜24℃

解説 1：血小板製剤は 20〜24℃で保存する．2：赤血球製剤は 2〜6℃で保存する．3：血漿製剤は−20℃で保存する．4．全血製剤は 2〜6℃で保存する．　　　　　**正解 2**

Q14 第111回（2022年）

52歳の女性が上腹部痛と吐血を主訴に受診し輸血を行うこととなった．
輸血時の対応で正しいのはどれか．
1. 赤血球製剤を 30〜37℃で融解する
2. 血液型検査とクロスマッチ検査用の採血を同時に行う
3. クロスマッチ検査の結果を医師と看護師で確認する
4. 輸血開始から 15分後にアレルギー反応の初回観察を行う

221

解説 1：赤血球製剤は 2 〜 6℃で保存して，そのまま使用が可能である（場合によっては加温器を使用する）．30 〜 37℃で融解するのは，− 20℃で保存する血漿製剤である．2：採血して血液型検査を行い，患者の血液型にあった血液製剤をオーダーし，血液製剤が来た時点でクロスマッチ用の採血を改めて行うことが一般的である．ただし，血液製剤が院内に保管している場合などに，血液型検査とクロスマッチ検査用の採血を同時に行うことはあり得る．3：複数の医療スタッフで声出し確認することが大切である．4：輸血開始直後より注意深い観察が必要である． 　　　正解 3

Q15 第 103 回（2014 年）

赤血球濃厚液の輸血について正しいのはどれか．
1. 専用の輸血セットを使用する
2. 使用直前まで振盪させて使用する
3. 使用直前に冷蔵庫から取り出して使用する
4. 呼吸困難出現時は滴下数を減らして続行する

解説 1：輸血は輸血専用の点滴セットを使用する．2：赤血球輸血は（血小板輸血のように）振盪する必要はない．3：直前まで冷蔵庫に入れておく必要はない．場合によっては加温器で体温と同じ温度まで温めて使用する．4：輸血関連急性肺障害を疑う所見であり，すぐに輸血を中止して主治医へ連絡する必要がある． 　　　正解 1

Q16 第 104 回（2015 年）

抗癌薬の点滴静脈内注射中の患者が刺入部の腫脹と軽い痛みを訴え，看護師が確認した．ただちに行うのはどれか．
1. 刺入部を温める
2. 注入を中止する
3. 注入速度を遅くする
4. 点滴チューブ内の血液の逆流を確認する

解説 抗癌薬によっては静脈内投与中に血管外漏出を起こすと激しい組織障害を引き起こすため，穿刺部に疼痛を訴えた場合はただちに投与を中止する． 　　　正解 2

Q17 第 110 回（2021 年）改変

A さんは急性骨髄性白血病と診断された．化学療法によって寛解し，造血幹細胞移植を行う方針となった．A さんの造血幹細胞移植で正しいのはどれか．
1. A さんと骨髄提供者の性別の一致が必要である
2. 移植後 2 週間で退院できる
3. 移植前処置が必要である
4. 手術室で行う

解説 1：ドナーはヒト白血球抗原（HLA）が一致していることが原則であるが，性別は不一致でも問題ない．2：経過にもよるが一般的に移植後 1 〜 2 ヵ月の入院が必要である．3：移植前には超大量化学療法や全身放射線照射による前処置を行う．4：ドナーからの骨髄採取は手術室で行うが，患者への移植は病室にて静脈内に点滴投与する． 　　　正解 3

Q18 第 98 回（2009 年）

同種骨髄移植で正しいのはどれか．
1. 提供者との ABO 式血液型の一致が条件である
2. 手術室において全身麻酔下で移植される
3. 免疫抑制薬を用いる
4. 骨髄生着後は感染の危険性がなくなる

解説 1：同種骨髄移植（造血幹細胞移植）の場合，患者とドナーはヒト白血球抗原（HLA）の一致が条件であり，ABO 式血液型の一致は問わない．2：ドナーは全身麻酔下で骨髄を採取されるが，患者は輸血と同じように病室で骨髄液を点滴投与される．3：移植後の移植片対宿主病を予防するために免疫抑制薬が使用される．4：ドナーの骨髄が患者に生着して白血球数が回復すれば感染のリスクは減るが，免疫系が完全に再構築されたわけではないので，ウイルス感染などには注意が必要である． 　　　正解 3

Q19 第 100 回（2011 年）

造血幹細胞移植後に急性移植片対宿主（GVHD）を疑うのはどれか．
1. 耳　鳴
2. 鼻閉感
3. ばち状指
4. 頻繁な水様便

解説 急性 GVHD の標的臓器は皮膚，肝臓，消化管であり，重症度に応じてさまざまな程度の皮疹，黄疸，下痢を認める． 　　　正解 4

Q20 第 102 回（2013 年）

鉄欠乏性貧血の症状または所見として考えられるのはどれか．2 つ選べ．
1. 動　悸
2. さじ状爪
3. ほてり感
4. 運動失調
5. 皮膚の紅潮

解説 貧血の一般的な症状として，自覚的には倦怠感，動悸，息切れなどがあり，他覚的には顔面蒼白，眼瞼結膜の貧血調などがある．また，鉄欠乏性貧血に特徴的な症状としてさじ状爪がある． 　　　正解 1, 2

Q21 第 110 回（2021 年）改変

悪性貧血で正しいのはどれか．2 つ選べ．
1. 異食症が出現する
2. 小球性の貧血である
3. クームス試験が陽性である
4. 胃癌の発生率が高い
5. 自己免疫機序で発症する

Chapter 9 血 液

解説 1：異食症が出現するのは鉄欠乏性貧血である．2：悪性貧血では大球性の貧血となる．3：クームス試験が陽性となるのは自己免疫性溶血性貧血である．4：萎縮性胃炎から胃癌を発生することがある．5：胃壁細胞や内因子に対する自己抗体が生じてビタミン B_{12} の吸収が障害されることで発症する． 　　　　　　　　　　　　　正解　4，5

解説 1，2：骨髄内で白血病細胞が無制限に増殖し，正常造血は抑制されるため，赤血球や血小板は減少する．3：末梢血や骨髄に幼弱な白血病細胞と残存した成熟好中球のみが存在する（中間の成熟段階の細胞を認めない）．この状態を白血病裂孔と呼ぶ．4：白血病細胞の 3% 以上がミエロペルオキシダーゼ反応陽性のときに急性骨髄性白血病と診断する（3% 未満であれば急性リンパ性白血病）．　　　正解　3

Q22 第113回（2024年）

胃癌の胃切除術後 5 年ほどで欠乏し貧血を起こさせるのはどれか．
1. ビタミン A
2. ビタミン B_1
3. ビタミン B_{12}
4. ビタミン C
5. ビタミン K

解説 胃全摘により内因子が欠乏するとビタミン B_{12} の吸収が障害され，術後 5 年頃から巨赤芽球性貧血をきたすようになる． 　　　　　　　　　　　　　　　　正解　3

Q23 第99回（2010年）

貧血で正しいのはどれか．
1. 再生不良性貧血では易感染性がみられる
2. 溶血性貧血では直接ビリルビンが増加する
3. 鉄欠乏性貧血では血清フェリチンが増加する
4. 悪性貧血では通常赤血球以外の血球系は保たれる

解説 1：再生不良性貧血では汎血球減少を呈し，白血球が減少するために易感染性をきたす．2：溶血性貧血では赤血球の破壊に伴って，ヘモグロビンの代謝産物である間接ビリルビンが増加する．3：鉄欠乏性貧血では貯蔵鉄の量を反映するフェリチンの値が低下する．4：悪性貧血では DNA 合成障害により，赤血球だけでなく白血球と血小板の産生も障害される． 　　　　　　　　　　　　　　　　正解　1

Q24 第92回（2003年）改変

貧血の治療で誤っている組み合わせはどれか．
1. 鉄欠乏性貧血―――――鉄剤の投与
2. 悪性貧血―――――ビタミン K の投与
3. 再生不良性貧血―――免疫抑制療法
4. 先天性溶血性貧血―――脾臓摘出

解説 悪性貧血は内因子の分泌低下によるビタミン B_{12} の吸収障害が原因であり，治療はビタミン B_{12} 製剤の筋肉注射である． 　　　　　　　　　　　　　　　　正解　2

Q25 第109回（2020年）

急性骨髄性白血病の検査所見で正しいのはどれか．
1. 赤血球数が増加する
2. 血小板数が増加する
3. 白血球分画に白血病裂孔を認める
4. ミエロペルオキシダーゼ反応陽性が 3% 未満である

Q26 第103回（2014年）

ウイルスが原因で発症するのはどれか．
1. 血友病
2. 鉄欠乏性貧血
3. 再生不良性貧血
4. 成人 T 細胞白血病（ATL）
5. 多発性骨髄腫

解説 成人 T 細胞性白血病（ATL）はレトロウイルス HTLV-1 の母乳を介した母子感染が原因である．なお，再生不良性貧血の一部はパルボウイルス感染などが発症の契機となることはあるが，ここではウイルス感染による代表的な血液疾患として ATL を正解とした． 　　　　　　正解　4

Q27 オリジナル問題

慢性骨髄性白血病で正しいのはどれか．
1. 自己免疫疾患である
2. ペル・エブスタイン型発熱を認める
3. フィラデルフィア染色体が陽性である
4. 骨髄や末梢血で白血病裂孔を認める
5. 慢性期では造血幹細胞移植が治療の第一選択である

解説 1：発症に自己免疫機序は関与していない．2：ペル・エブスタイン型発熱はホジキン病でみられる．3：フィラデルフィア染色体（9 番と 22 番染色体の相互転座）が陽性である．4：種々の成熟段階の顆粒球系細胞が著増しており，白血病裂孔は認めない．5：治療の第一選択はチロシンキナーゼ阻害薬の投与である． 　　　　　　正解　3

Q28 第112回（2023年）

多発性骨髄腫で腫瘍化しているのはどれか．
1. B 細胞
2. T 細胞
3. 形質細胞
4. 造血幹細胞

解説 多発性骨髄腫は形質細胞が腫瘍化して骨髄腫細胞となり，増殖して多彩な症状を呈する疾患である．　正解　3

Q29 オリジナル問題

A さん（76 歳，男性）は，腰痛があり整形外科を受診したところ貧血を指摘された．鉄剤を投与されたが貧血は改善しない．全身骨の X 線像で融解像（打ち抜き像）を認めた．最も考えられる疾患はどれか．

223

1. 鉄欠乏性貧血
2. 急性骨髄性白血病
3. 慢性骨髄性白血病
4. 非ホジキンリンパ腫
5. 多発性骨髄腫

解説 腰痛や病的骨折があり鉄剤不応性の貧血がある高齢者では，多発性骨髄腫を疑うべきである．骨X線像での打ち抜き像が特徴的である．M蛋白血症，過粘稠度症候群，腎障害など多彩な症状を呈し，骨髄では異型性のある形質細胞（骨髄腫細胞）が増加している．　　　　　　**正解 5**

Q30 オリジナル問題

特発性血小板減少性紫斑病で正しいのはどれか．2つ選べ．
1. フォン・ヴィルブランド因子の切断酵素の活性低下が原因である
2. 骨髄の巨核球減少による血小板の産生障害が原因である
3. ヘリコバクター・ピロリ菌感染が発症に関与する
4. プロトロンビン時間が延長している
5. 造血幹細胞移植の適応である

解説 1：フォン・ヴィルブランド因子の切断酵素の活性低下は血栓性血小板減少性紫斑病の原因である．2：特発性血小板減少性紫斑病は血小板に対する自己抗体により血小板が破壊・減少することが病態である．骨髄中の巨核球は正常～増加している．4：凝固系の異常ではない．5：骨髄の異常ではないため造血幹細胞移植の適応ではない．　　**正解 3**

Q31 オリジナル問題

血友病Aで正しいのはどれか．2つ選べ．
1. 常染色体優性遺伝である
2. 深部出血が特徴的である
3. 第IX因子の活性が低下している
4. プロトロンビン時間が延長する
5. 活性化部分トロンボプラスチン時間が延長する

解説 血友病はX連鎖潜性遺伝であり，凝固因子の欠乏により深部出血（関節内出血など）をきたす．血友病Aは第VIII因子，血友病Bは第IX因子の活性が低下している．内因系凝固障害であるため，活性化部分トロンボプラスチン時間は延長するがプロトロンビン時間（PT）は正常である．　**正解 2, 5**

Q32 第107回（2018年）

A君（13歳，男子）．2週間前から下腿の紫斑，腹痛，膝関節の疼痛が出現し，近くのクリニックを受診した．血尿および蛋白尿も認められたため，病院を紹介され受診した．既往歴および家族歴に特記すべきことはない．
身体所見：体温36.7℃，血圧110/66mmHg．意識清明．腹痛，浮腫なし．両膝関節の軽度の疼痛があるが，腫脹および発赤なし．両下腿に紫斑が散在している．

検査所見：血液所見：赤血球470万/μL，白血球5,600/μL，血小板21万/μL．プロトロンビン活性（PT活性）105%（基準値80～120%），活性化部分トロンボプラスチン時間（APTT）32.0秒（基準対照31.2秒）．クレアチニン0.56mg/dL，アルブミン3.7g/dL，CRP0.1mg/dL．補体価（CH50）41IU/mL（基準値30～45IU/mL），抗核抗体陰性．尿所見：蛋白3＋，潜血2＋，赤血球50～99/1視野．
A君の状態から最も考えられる疾患はどれか．
1. 川崎病
2. 血友病A
3. 急性リンパ性白血病
4. 全身性エリテマトーデス（SLE）
5. ヘノッホ・シェーンライン紫斑病（IgA血管炎）

解説 小児に皮下出血，腹痛，関節痛があり，血尿と蛋白尿も指摘されている．アレルギー性紫斑病（ヘノッホ・シェーンライン紫斑病）に典型的な臨床経過である．血小板数，PT活性，APTTに異常がないことも，血管壁の脆弱化により出血傾向をきたす本疾患に合致する検査所見である．　**正解 5**

Q33 オリジナル問題

播種性血管内凝固症候群で正しいのはどれか．
1. ヘリコバクター・ピロリ菌の感染が発症に関与する
2. 凝固因子に対する自己抗体が原因である
3. 臓器障害を合併することはない
4. 抗凝固療法を行う
5. 自然治癒する

解説 1：悪性腫瘍，敗血症などの重症感染症，産科疾患，広範な外傷や熱傷などが基礎疾患となる．2：凝固系の異常な活性化による血栓の多発が原因である．血小板や凝固因子が消費されて出血傾向を呈する．凝固因子に対する自己抗体は後天性血友病の原因となる．3：微小血管に血栓が多発し，臓器障害（意識障害，腎不全，呼吸不全など）をきたす．4：基礎疾患の治療と併行して抗凝固療法（トロンボモジュリン製剤など）を行う．5：早急に適切な治療を行わないと致死的となる非常に重篤な病態である．　**正解 4**

Q34 第101回（2012年）

播種性血管内凝固（DIC）で正しいのはどれか．
1. フィブリノゲン分解産物（FDP）値の減少
2. 血漿フィブリノゲン濃度の低下
3. プロトロンビン時間の短縮
4. 血小板数の増加

解説 DICでは血栓の多発により血小板と凝固因子が消費されて，出血傾向をきたす．血小板数とフィブリノゲンは減少し，プロトロンビン時間（PT）は延長する．血栓を溶解させるため線溶系が亢進し，フィブリン分解産物（FDP）は増加する．　　**正解 2**

Chapter 10 アレルギー・膠原病

1 解剖生理のまとめ

1 免疫機構

免疫とは病原菌などの外敵を認識し，それを攻撃して排除しようとする生体の防御機構である．詳しい免疫機構の解説は免疫学の教科書に譲るとして，ここでは疾病の理解に必要な基本事項のみを記載する．

免疫は自然免疫と獲得免疫に大別される(**図10-1**)．自然免疫とは生体が外敵に対して非特異的に持っている防波堤であり，皮膚や粘膜による防御，好中球による異物の貪食などが代表的である．獲得免疫とは外敵を特異的(選択的)に攻撃する反応であり，特定の相手を対象とするため時間はかかるが効果的である．まずはマクロファージ(単球が組織に移行したもの)が生体内に侵入した異物を貪食して分解処理し，構造の一部を抗原としてヘルパーT細胞に提示する．提示された抗原に対応する受容体を有したヘルパーT細胞のみが活性化されて増殖し，その一部は同じ抗原が再び侵入したときに備えて存続する(記憶T細胞)．

活性化されたヘルパーT細胞はB細胞を刺激して形質細胞に分化させる．形質細胞は特定の抗原のみを特異的に攻撃する抗体(最初はIgM抗

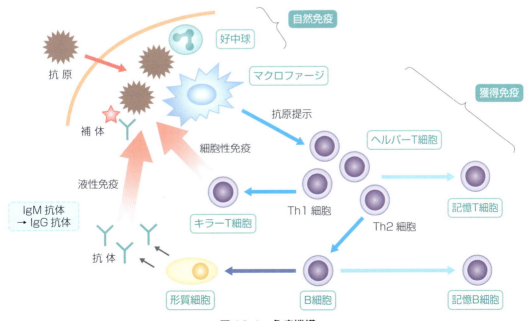

図 10-1 免疫機構

体, 続いて IgG 抗体) を産生する. 抗体はウイルスを中和したり, 補体を活性化して細菌を破滅させたりして, 外敵を排除する. 抗体や補体は貪食細胞が異物を認識して貪食する過程を助けるオプソニン作用も有している. これら抗体を介して異物を攻撃する免疫を液性免疫と呼ぶ. なお, 特定の抗原に反応する B 細胞も抗原の再侵入に備えて存続する (記憶 B 細胞).

細胞内に入り込んだウイルスや結核菌に対しては, 抗体は作用ができない. そこで, ヘルパー T 細胞はキラー T 細胞を活性化し, 外敵が侵入した細胞を細胞ごと破壊させる. これを細胞性免疫と呼ぶ. 癌患者や**後天性免疫不全症候群 (AIDS)** では細胞性免疫が低下し, ウイルス, 結核, 真菌などの感染をしやすくなる.

獲得免疫は生体が異物を非自己と認識して排除しようとするわけであるが, 正常な自分の体の一部を誤って非自己とみなして攻撃してしまうことがある. これを自己免疫と呼び, 自己免疫が原因で発症する疾患が自己免疫疾患である. 単一の臓器や組織で自己免疫が起こる疾患には, **自己免疫性溶血性貧血, 特発性血小板減少性紫斑病, バセドウ病**などがある. 全身の臓器に影響が及ぶものには, **関節リウマチ, 全身性エリテマトーデス (SLE)** などの膠原病がある.

なお, 生体内の異物に対して自分が抗体を産生して排除しようとする免疫を能動免疫と呼び, 他人が異物に対して産生した抗体をもらい受けることを受動免疫と呼ぶ. 感染やワクチン接種で抗体ができる過程は能動免疫であり, 母乳 (母親の持つ抗体を母乳としてもらう) や蛇毒に対する抗血清 (毒素に対して動物がつくった抗体を製剤化) などが受動免疫である.

2 炎 症

外因性や内因性の有害物質や損傷を, 免疫機構などで排除したり修復しようとする生体の反応が炎症である. 外因性の有害因子としては, 病原菌の感染, 紫外線, 熱, 外傷などがあり, 内因性の有害因子としては免疫複合体, 自己抗体, 代謝産物などがある.

炎症部位では有害因子に反応した炎症細胞 (好中球, マクロファージ, 肥満細胞など) が化学伝達物質を放出し, それがほかの炎症細胞や血管内皮細胞に作用して連鎖的に炎症反応が増幅していく.

炎症に関与する化学伝達物質としては, 肥満細胞から産生されるヒスタミン, 細胞膜リン脂質から遊離したアラキドン酸に由来するプロスタグランジンやトロンボキサン, マクロファージやリンパ球から産生されるサイトカイン (インターロイキン IL-1, IL-2, 腫瘍壊死因子 TNF-α) などがある.

炎症は生体の防御反応であるが, 発熱や疼痛などの症状を伴う. 発赤, 発熱, 腫脹, 疼痛, 機能障害が代表的な徴候 (炎症の 5 徴候) である. 近年では炎症に関与する化学伝達物質を抑制する薬剤がさまざまに開発され, 副腎皮質ステロイド薬とあわせて抗炎症薬として臨床応用されている.

②症候・検査・治療のまとめ

1 症 候
❶アレルギー

獲得免疫は生体が異物から体を守る防御反応であるが, 反応が過剰になったり, 攻撃すべきでない相手に反応すると, 生体に障害を及ぼす. この病的な反応をアレルギーと呼ぶ. アレルギーは抗体が関与する液性免疫による I～III 型と, T 細胞が関与する細胞性免疫による IV 型に分類される. II 型と同じ機序で細胞障害を起こさないものを V 型とすることもある (**表 10-1**).

①I 型アレルギー (即時型アレルギー)
肥満細胞や好塩基球の細胞表面にある IgE 抗

Chapter 10 アレルギー・膠原病

表10-1　アレルギーの分類

液性免疫			細胞性免疫	液性免疫
Ⅰ型アレルギー（即時型）	Ⅱ型アレルギー（細胞溶解型）	Ⅲ型アレルギー（免疫複合体型）	Ⅳ型アレルギー（遅延型）	Ⅴ型アレルギー（抗受容体抗体型）
IgE抗体が肥満細胞や好塩基球に結合し，ヒスタミンを放出する．ヒスタミンが組織を障害する	自己抗体（IgG）が細胞膜に結合し，補体が作用して細胞を破壊する	抗原と抗体（IgG）が結合した免疫複合体と補体が，組織や臓器に沈着して障害する	感作リンパ球を抗原が刺激し，リンホカインが放出される．抗体は関与しない	細胞膜上のホルモン受容体などに自己抗体が結合してシグナル伝達に異常をきたす
気管支喘息蕁麻疹アレルギー性鼻炎食物アレルギーアナフィラキシー	自己免疫性溶血性貧血（AIHA）特発性血小板減少性紫斑病（ITP）不適合輸血による溶血	急性糸球体腎炎膠原病（関節リウマチ，全身性エリテマトーデスなど）	ツベルクリン反応移植後の拒絶反応接触性皮膚炎	バセドウ病重症筋無力症
いわゆるアレルギー疾患	自己抗体で血球が壊れる	急性腎炎と膠原病	ツ反と移植と接触性皮膚炎	シグナル伝達の異常

体にアレルギーの原因となる抗原（アレルゲン）が結合すると，肥満細胞や好塩基球からヒスタミンやロイコトリエンなどの化学伝達物質が放出され，平滑筋収縮や血管透過性の亢進をきたす．抗原の曝露から数時間以内で発症するため，即時型アレルギーと呼ばれる．抗原を同定して，曝露を避けることが一番の予防策である．気管支喘息，蕁麻疹，アレルギー性鼻炎，食物アレルギー，アナフィラキシーなど，一般にアレルギー疾患と呼ばれるものはⅠ型アレルギーに属する．

②Ⅱ型アレルギー（細胞溶解型アレルギー）

自分の体の細胞に対する自己抗体（主にIgG）によって，細胞が破壊される．自己免疫性溶血性貧血，特発性血小板減少性紫斑病などがⅡ型アレルギーに属する．

③Ⅲ型アレルギー（免疫複合体型アレルギー）

抗原と抗体（IgG）が結合した免疫複合体が組織や臓器に沈着して障害を及ぼす．急性糸球体腎炎，全身性エリテマトーデスなどがⅢ型アレルギーに属する．

④Ⅳ型アレルギー（遅延型アレルギー）

抗原に感作されたT細胞が組織や臓器障害を起こすアレルギーであり，抗体は関与しない．抗原の曝露から数日で発症するため，遅延型アレルギーと呼ばれる．ツベルクリン反応，接触性皮膚炎，移植後の拒絶反応などがⅣ型アレルギーに属する．

⑤Ⅴ型アレルギー（抗受容体抗体型アレルギー）

Ⅱ型アレルギーと同様に自己抗体が関与するが，直接的な細胞破壊を起こすものではない．細胞膜上のホルモン受容体などに自己抗体が結合して，シグナル伝達を促進あるいは抑制する．バセドウ病，重症筋無力症などがⅤ型アレルギーに属する．

2 検査と治療

❶アレルギー検査

Ⅰ型アレルギー（即時型アレルギー）では血清中のIgE濃度が上昇する．しかし，総IgE濃度の高さとアレルギーの重症度は相関しない．それぞれのアレルゲンに対する特異的なIgEを測定する方法としてRASTがある．臨床現場では多種類のアレルゲンに対する特異的IgEを同時に測定するMAST法が多用される．

皮膚テストもアレルゲンを同定する方法である．多種類のアレルゲン液を皮膚に垂らして針でついたり（プリックテスト，スクラッチテスト），皮内注射を行い，発赤や膨疹を観察する．特異的IgEの検査に比べて感度は高いが特異度が低い．アナフィラキシーショックを引き起こす可能性もあり，最近ではあまり施行されない．

Ⅳ型アレルギー（遅延型アレルギー）の検査としてパッチテストがある．アレルゲンが疑われる物質を皮膚に貼付し，48時間後に紅斑や丘疹の有無を観察する．

❷ 膠原病の自己抗体

リウマトイド因子（RF）はIgGのFc部分と反応する自己抗体であり，RF陽性は関節リウマチの診断基準の一つである．関節リウマチの約80%の症例で陽性となるが，ほかの膠原病でも陽性になることがあり特異度は低い．

抗核抗体は核成分に対する自己抗体の総称であり，多くの膠原病で陽性となる．核のどの成分に対する抗体であるかを調べることにより，診断に役立てることができる（表10-2）．

❸ 副腎皮質ステロイド薬

副腎皮質ホルモンであるグルココルチコイド（コルチゾール）を製剤化したものが副腎皮質ステロイド薬である．強力な抗炎症作用，抗アレルギー作用，免疫抑制作用を有するため，膠原病などの自己免疫疾患や気管支喘息など臨床現場で幅広く使用されている．副腎皮質ステロイド薬を長期服用するとフィードバック機構が働いて副腎皮質からのコルチゾール産生は抑制される．そのため，突然に副腎皮質ステロイド薬を中止すると（薬としても入ってこないし，副腎からも産生されないので）コルチゾールが欠乏し，場合によっては致死的な状態となる（ステロイド離脱症候群）．副腎皮質ステロイド薬を中止するときは少しずつ投与量を減らすことが大切である．なお，

表10-2 疾患特異性の高い自己抗体

自己抗体	代表的な関連疾患
リウマトイド因子	慢性関節リウマチ
抗CCP抗体	慢性関節リウマチ
抗dsDNA抗体	全身性エリテマトーデス
抗Sm抗体	全身性エリテマトーデス
抗Jo-1抗体	多発性筋炎／皮膚筋炎
抗Scl-70抗体	全身性強皮症
抗セントロメア抗体	全身性強皮症
抗RNP抗体	混合性結合組織病
抗SS-A抗体	シェーグレン症候群
抗SS-B抗体	シェーグレン症候群

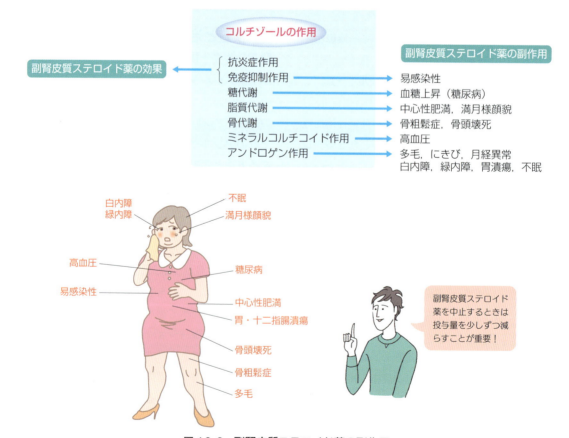

図10-2　副腎皮質ステロイド薬の副作用

副腎皮質ステロイド薬はコルチゾール分泌の日内変動にあわせて原則的に朝に服用させる．

コルチゾールにはさまざまな生理的作用があるので，それを製剤化した副腎皮質ステロイド薬にも多種多様の副作用がある（図10-2）．免疫抑制作用により易感染性が生じる．血糖値を上昇させるので糖尿病を悪化させる．四肢末梢の脂肪を分解し，体幹部では脂肪合成を促進する作用があるので，中心性肥満や満月様顔貌をきたす．骨形成を抑制するので骨粗鬆症となる．また，ミネラルコルチコイドの作用も有するため高血圧をきたす．これら以外にも，中枢神経症状（多幸感，うつ病，不眠），眼症状（白内障，緑内障），消化器症状（胃潰瘍）などの副作用がある．

③ 押さえておきたい疾病の概要

膠原病・類縁疾患

1 関節リウマチ

どんな疾患？

全身の複数の関節が左右対称性に侵される多発性関節炎を呈する自己免疫疾患である．関節の滑膜の炎症から始まり，しだいに骨や軟骨が破壊され，関節変形による機能障害をきたす．

疫学

30〜50代の女性に多い．膠原病のなかで最も有病率が高い．

症状

関節症状は両手の近位指関節から始まることが多い．朝のこわばり（手指の屈曲伸展障害）が代表的な初期症状である．しだいに左右対称性の多発関節炎となり，関節の疼痛，腫脹，熱感，可動制限を訴える．進行すると関節変形（ボタン穴変形，スワンネック変形，尺側偏位など）をきたす（図10-3）．

関節外症状としては皮下結節，間質性肺炎，血管炎による内臓障害などがある．関節外症状が顕著で，難治性もしくは重症な症例を悪性関節リウマチと呼び，指定難病に指定されている．

検査

血清中のリウマトイド因子（IgGに対する自己抗体）が約80％の症例で陽性であるが，ほかの膠原病でも陽性となるため特異度は低い．抗CCP抗体は疾患特異度が高い．活動性に応じて，炎症反応（CRP上昇，赤沈亢進），貧血を認める．関節のX線検査では，関節裂隙の狭小化，骨破壊，変形などが観察できる．

治療

薬物療法としては，抗炎症薬と抗リウマチ薬を使用する．抗炎症薬には非ステロイド系消炎鎮痛薬と副腎皮質ステロイド薬がある．抗リウマチ薬には免疫調整薬（金製剤），免疫抑制薬（メトトレキサート），生物学的製剤（TNF-α阻害薬），分子標的薬（JAK阻害薬）がある．メトトレキサート

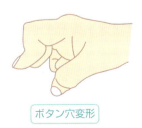
ボタン穴変形

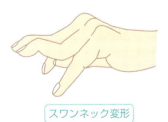
スワンネック変形

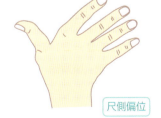
尺側偏位

図10-3　関節リウマチの関節変形

（白井　輝：看護のための臨床病態学，南山堂より改変）

4 全身性強皮症（SSc）

どんな疾患？

多臓器に慢性炎症による膠原線維の増生（線維化）をきたす全身性自己免疫疾患であり，指定難病に指定されている.

疫学

中年女性に多い.

症状

皮膚症状（びまん性の皮膚硬化，ソーセージ様手指，指尖の潰瘍，レイノー現象，仮面様顔貌，小口症，舌小帯短縮），消化器症状（嚥下困難），呼吸器病変（肺線維症），腎症状（強皮症腎）などを呈する.

検査

70〜80％の症例で抗核抗体が陽性である. 抗 Scl-70 抗体と抗セントロメア抗体は疾患特異性が高い. 皮膚生検で線維化を認める.

治療

皮膚や臓器の線維化は不可逆的で治療法はない. 対症療法や合併症の治療が中心となる.

補足

混合性結合組織病（MCTD）：全身性エリテマトーデス，多発性筋炎・皮膚筋炎，全身性強皮症の 2 つ以上の症状や検査所見が混在した病態である. レイノー現象やソーセージ様手指が特徴的である. 抗核抗体，抗 RNP 抗体が陽性である. 肺高血圧症を合併すると予後不良となる. 指定難病に指定されている.

5 血管炎症候群

どんな疾患？

動脈血管壁を中心とした炎症で，血流障害により多彩な臓器障害を呈する.

疫学と分類

大血管の炎症（高安動脈炎，巨細胞性動脈炎），中血管の炎症（結節性多発動脈炎），小血管の炎症（顕微鏡的多発血管炎）などがある.

症状

発熱，皮膚症状，関節症状，神経症状，腎障害，循環障害，呼吸障害などを呈する. 高安動脈炎は若い女性に多く，血圧の左右差や脈の触知不能が特徴的である. 巨細胞性動脈炎では拍動性頭痛を認める.

検査

小血管の炎症に関連した自己抗体に，抗好中球細胞質抗体（ANCA）がある.

治療

副腎皮質ステロイド療法が基本である.

6 シェーグレン症候群

どんな疾患？

唾液腺と涙腺の自己免疫を伴った慢性炎症により乾燥症状を呈する症候群である. 指定難病に指定されている.

疫学

中年女性に多い. 一次性と二次性（ほかの膠原病に合併）に分類され，一次性のものは，病変が涙腺や唾液腺に限局する腺型と，病変が全身に及ぶ腺外型に分けられる.

症状

唾液の分泌低下による口渇感や嚥下困難を訴え，虫歯になりやすい. 涙の分泌低下による乾燥性角結膜炎や異物感を認める. 腺外症状として慢性甲状腺炎などを合併したり，悪性リンパ腫に移行することがある.

検査

唾液量の検査（ガム試験）と涙量の検査（シルマー試験）で分泌量の低下を認める（**図 10-6**）. 自己抗体では抗核抗体が陽性のことが多く，抗 SS-A 抗体と抗 SS-B 抗体が診断に有用である. 唾液腺の生検で特徴的な所見が得られる.

治療

対症療法（人工唾液，人工涙液）が中心である.

7 ベーチェット病

どんな疾患？

粘膜，皮膚，眼を中心に急性炎症を繰り返す難治性の疾患であり，指定難病に指定されている. 自己抗体の関与はなく，好中球の機能異常が原因と考えられている.

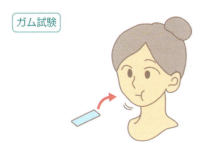
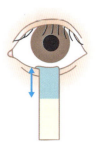

ガムを噛んで分泌された唾液の量で判断する（10分間で10mL以下は分泌異常）

濾紙の涙に濡れた部分の長さで判断する（5分間で5mm以下は分泌異常）

図10-6　唾液量と涙量の検査

（白井 輝：看護のための臨床病態学，南山堂より改変）

疫学と分類

20〜40代に多く，ヒト白血球抗原（HLA）のなかのHLA-B51というタイプの保有率が高い．粘膜，皮膚，眼の特徴的な症状が揃った完全型と，一部の症状のみの不完全型がある．また，内臓病変を伴う特殊型がある．

症状

口腔粘膜の再発性アフタ性潰瘍，有痛性の外陰部潰瘍，皮膚症状（下腿の結節性紅斑など），眼症状（虹彩毛様体炎，網膜ぶどう膜炎）の4つが主症状である．眼症状からの失明率が高い．特殊型には腸管ベーチェット，血管ベーチェット，神経ベーチェットがある．

検査

針反応（針を穿刺した皮膚に発赤や膿疱）が陽性である．好中球の機能異常を反映している．

治療

好中球機能抑制のためにコルヒチンを投与する．病状に応じて非ステロイド系消炎鎮痛薬，副腎皮質ステロイド薬，免疫抑制薬を使用する．

アレルギー疾患

8　アナフィラキシー

どんな疾患？

特定の外来抗原に対して引き起こされるⅠ型アレルギー反応であり，ヒスタミンなどの化学伝達物質により血管透過性亢進と末梢血管拡張が生じて，心臓への静脈還流量の減少により血圧が低下する（アナフィラキシーショック）．気道粘膜の浮腫により呼吸困難もきたす．早急に適切な処置を行わないと致死的となる重篤な病態である．

疫学と分類

大多数が原因物質に対するIgE抗体を介したⅠ型アレルギー反応であるが，造影剤などはIgEを介さずにヒスタミン遊離を刺激してショックを引き起こすことがある．

症状

初期症状は口唇のしびれ感，胸部不快感，蕁麻疹などであり，急速に顔面蒼白，血圧低下，呼吸困難，意識障害などが出現する．

治療

アドレナリンの筋肉注射や副腎皮質ステロイド薬の点滴を行い，呼吸管理，循環管理などの全身管理を行う．

補足

花粉症：スギやヒノキの花粉を抗原とするⅠ型アレルギー反応である．アレルギー性鼻炎やアレルギー性結膜炎を引き起こす．マスクなどで抗原への曝露を避け，抗アレルギー薬（抗ヒスタミン薬，抗ロイコトリエン薬）の内服・点鼻・点眼を使用する．

ここで解説した主な疾病については，巻末の要点MEMO（p.282）で，もう一度整理をしておきましょう！

過去問題 & オリジナル問題 厳選23問！

アレルギー・膠原病編

Q1 第100回（2011年）

免疫担当細胞とその機能の組み合わせで正しいのはどれか．
1. 好中球 ──────── 抗原の提示
2. 肥満細胞 ─────── 補体の活性化
3. 形質細胞 ─────── 抗体の産生
4. ヘルパーT細胞 ──── 貪食

解説 1：好中球は貪食作用により自然免疫の働きをしている．異物の構造をヘルパーT細胞に提示して獲得免疫を始めるのはマクロファージである．2：肥満細胞は組織内で化学伝達物質（ヒスタミンなど）を放出する炎症細胞である．I型アレルギーに関与する．3：形質細胞はヘルパーT細胞の刺激でB細胞が分化した細胞であり，特定の抗原に対応する抗体を産生する．4：ヘルパーT細胞はマクロファージから提示された抗原に反応して選択的に活性化され，B細胞を刺激して液性免疫を起こし，キラーT細胞を刺激して細胞性免疫を起こす．　　　　　　　　　　　　　　**正解 3**

Q2 第103回 追加試験（2014年）

免疫応答について正しいのはどれか．
1. 顆粒球は抗体を産生する
2. B細胞は胸腺で分化する
3. 補体にはオプソニン作用がある
4. ワクチンによる抗体の誘導は受動免疫である

解説 1：抗体を産生するのはB細胞から分化した形質細胞である．2：胸腺で分化成熟するのはT細胞である．3：補体や抗体には貪食細胞（好中球，マクロファージ）が異物を認識して貪食する活動を助ける作用があり，これをオプソニン作用と呼ぶ．4：ワクチンは異物（弱毒化した病原菌）に対して自身が抗体をつくる免疫であり，能動免疫である．　　　　　　　　　　　　　　　　　　　　**正解 3**

Q3 第112回（2023年）

細菌が体内に初めて侵入したときに最初に産生される免疫グロブリンはどれか．
1. IgA
2. IgD
3. IgE
4. IgG
5. IgM

解説 免疫グロブリン（Ig）は抗体活性を持つ蛋白質であり，IgG，IgA，IgM，IgD，IgEの5種類がある．形質細胞が特定の抗原に対して最初に生成する抗体はIgM抗体である．したがって，感染直後の診断にはIgM抗体が有用である．たとえば，A型急性肝炎の発病時はA型急性肝炎に対するIgM抗体（IgM抗HA抗体）の陽性を確認して診断する．IgG抗HA抗体は数週間後から出現する．　　　　　　　　　　**正解 5**

Q4 第110回（2021年）

炎症の4徴候に含まれるのはどれか．2つ選べ．
1. 壊疽
2. 腫脹
3. 膿瘍
4. 発赤
5. 浮腫

解説 発赤，発熱，腫脹，疼痛が炎症の4徴候であり，機能障害を加えて5徴候と呼ぶこともある．　**正解 2, 4**

Q5 第109回（2020年）

ラテックス製手袋を着用した直後に口唇・手足のしびれと喉頭の違和感を自覚した．原因となる病態はどれか．
1. Ⅰ型アレルギー
2. Ⅱ型アレルギー
3. Ⅲ型アレルギー
4. Ⅳ型アレルギー

解説 異物（ラテックス蛋白質）に接触した直後から口唇のしびれや喉頭の違和感が出現しており，アナフィラキシーの初期症状である可能性が高い．アナフィラキシーはⅠ型アレルギーの代表的な疾患である．　　　　**正解 1**

Q6 第103回（2014年）

Ⅳ型（遅延型）アレルギー反応について正しいのはどれか．2つ選べ．
1. IgE抗体が関与する
2. 肥満細胞が関与する
3. Tリンパ球が関与する
4. ヒスタミンが放出される
5. ツベルクリン反応でみられる

解説 Ⅳ型アレルギーは抗原に感作されたTリンパ球（T細胞）が組織や臓器障害を起こすアレルギーである．ツベルクリン反応，移植後の拒絶反応，接触性皮膚炎などがⅣ型アレルギーに属する．1，2，4はⅠ型アレルギーの説明である．　　　　　　　　　　　　**正解 3, 5**

Q7 第108回（2019年）

副腎皮質ステロイドの作用はどれか．
1. 体重の減少
2. 血糖の低下
3. 血圧の低下
4. 免疫の促進
5. 炎症の抑制

234

Chapter 10　アレルギー・膠原病

解説 副腎皮質ステロイド薬は免疫反応を抑制し，炎症を鎮める作用がある．そのため，強力な抗炎症薬として多用され，膠原病などでは自己免疫を抑制する目的で使用される．食欲増進や脂質代謝異常などで体重は増加しやすく，糖新生により血糖値は上昇する．ミネラルコルチコイド作用もあるため血圧は上昇する．　　　　　　　　　　　　　正解　5

Q8 第99回（2010年）

長期服用中，急に中止することによってショックをきたす可能性があるのはどれか．
　　1. 消炎鎮痛薬
　　2. 抗アレルギー薬
　　3. 副腎皮質ステロイド薬
　　4. ペニシリン系抗菌薬
　　5. マクロライド系抗菌薬

解説 副腎皮質ステロイド薬を長期服用すると，副腎からのコルチゾール産生は抑制される．そこで，副腎皮質ステロイド薬を突然に中止するとコルチゾール欠乏により重篤な状態（ステロイド離脱症候群）となる．副腎皮質ステロイド薬を中止するときは少しずつ投与量を減らすことが大切である．
　　　　　　　　　　　　　　　　　　　　　正解　3

Q9 第105回（2016年）

副腎皮質ステロイド薬の副作用（有害事象）はどれか．
　　1. 便　秘
　　2. 口内炎
　　3. 低血圧
　　4. 骨粗鬆症

解説 副腎皮質ステロイド薬には，易感染性，糖代謝異常（血糖上昇），脂質代謝異常（中心性肥満，満月様顔貌），骨代謝異常（骨粗鬆症），高血圧，中枢神経症状，眼症状（白内障，緑内障）などのさまざまな副作用がある．　　正解　4

Q10 第99回（2010年）

関節リウマチで正しいのはどれか．
　　1. 膠原病の中で最も頻度の高い疾患である
　　2. 夕方の関節の痛みとこわばりが特徴的である
　　3. 関節炎が3ヵ所以上に多発することはまれである
　　4. 関節リウマチに癌を合併したものが悪性関節リウマチである

解説 1：膠原病のなかで最も有病率が高い．2：朝のこわばり（手指関節の屈曲伸展障害）が代表的な初期症状である．3：全身の小関節を中心とした左右対称性の多発関節炎が特徴的である．4：関節外症状が顕著で，難治性もしくは重症な症例を悪性関節リウマチと呼ぶ．　　　正解　1

Q11 第110回（2021年）

関節リウマチで起こる主な炎症はどれか．
　　1. 滑膜炎
　　2. 血管炎
　　3. 骨髄炎
　　4. 骨軟骨炎
　　5. 関節周囲炎

解説 関節リウマチは，全身の複数の関節が左右対称性に侵される多発性関節炎を呈する自己免疫疾患である．関節の滑膜の炎症から始まり，しだいに骨や軟骨が破壊され，関節変形による機能障害をきたす．　　　　　　正解　1

Q12 第109回（2020年）

関節リウマチで長期にわたりメトトレキサートを服用している患者の副作用（有害事象）で適切なのはどれか．
　　1. 便　秘
　　2. 不整脈
　　3. 聴力障害
　　4. 間質性肺炎

解説 関節リウマチに対して早期から免疫抑制薬であるメトトレキサートを少量投与することが推奨されている．メトトレキサートには口内炎，肝機能障害，骨髄抑制などの副作用があり，とくに注意すべき重篤な副作用として間質性肺炎がある．　　　　　　　　　　　　　　正解　4

Q13 第109回（2020年）

全身性エリテマトーデス（SLE）で正しいのはどれか．
2つ選べ．
　　1. 遺伝素因の関与が大きい
　　2. 発症には男性ホルモンが関与する
　　3. 中枢神経症状は生命予後に影響する
　　4. Ⅰ型アレルギーによる免疫異常である
　　5. 適切に治療しても5年生存率は50%である

解説 1：一卵性双生児のSLE患者の約30%で片方もSLEを発症するなど，発症に遺伝的素因が関与している．2：妊娠分娩が増悪因子になるなど，女性ホルモンの関与が示唆される．3：中枢神経症状（CNSループス）や腎障害（ループス腎炎）の有無は生命予後を左右する．4：免疫複合体が関与するⅢ型アレルギーである．5：治療法の進歩により5年生存率は95%を超えている．　　　　　　　正解　1，3

Q14 オリジナル問題

全身性エリテマトーデス（SLE）でみられるのはどれか．
2つ選べ．
　　1. ばら疹
　　2. 蝶形紅斑
　　3. 光線過敏症
　　4. 白血球増加
　　5. 高度の変形を伴う関節痛

235

解説 SLE の皮膚粘膜症状として, 蝶形紅斑, 円板状皮疹, 光線過敏症, 口腔内潰瘍などがある. 白血球は減少する. 関節炎もあるが, 関節リウマチのように高度の変形を伴うことはない.

正解 2, 3

Q15 第101回（2012年）

全身性エリテマトーデス（SLE）で生命予後を悪くするのはどれか.
1. 筋 痛
2. 関節炎
3. 蝶形紅斑
4. ループス腎炎
5. レイノー現象

解説 全身性エリテマトーデスの腎障害はループス腎炎と呼ばれ, 予後を左右する最も重要な臓器障害である.

正解 4

Q16 第104回（2015年）

レイノー現象のある患者への指導で正しいのはどれか.
1. 頻繁に含嗽をする
2. 日傘で紫外線を防止する
3. 洗顔のときは温水を使用する
4. 筋力を維持するトレーニングを行う

解説 レイノー現象は, 全身性エリテマトーデス, 全身性強皮症, 混合性結合組織病などでみられる現象である. 冷感が増悪因子となるため, 手足の保温が大切である. 正解 3

Q17 第111回（2022年）

皮膚筋炎の皮膚症状はどれか.
1. 環状紅斑
2. 蝶形紅斑
3. ディスコイド疹
4. ヘリオトロープ疹

解説 皮膚筋炎に特徴的な皮膚症状として, ヘリオトロープ疹（上眼瞼の赤紫色の浮腫性紅斑）とゴットロン徴候（手指の落屑性紅斑）がある. 正解 4

Q18 オリジナル問題

全身性強皮症で正しいのはどれか.
1. 男性に多い
2. 肺や食道などの合併症を伴いやすい
3. 血圧の左右差と脈の触知不能を認める
4. 特異性の高い自己抗体は抗 Jo-1 抗体である
5. 皮膚や臓器の線維化は治療により速やかに改善する

解説 1：中年女性に多い. 2：肺線維症や嚥下困難などを合併しやすい. 3：皮膚硬化, ソーセージ様手指, 指尖の潰瘍, レイノー現象, 仮面様顔貌などが出現する. 血圧の左右差と脈の触知不能が特徴的なのは高安動脈炎である. 4：特異性の高い自己抗体は抗 Scl-70 抗体と抗セントロメア抗体である. 抗 Jo-1 抗体は多発性筋炎／皮膚筋炎でみられる自己抗体である. 5：皮膚や臓器の線維化は不可逆的である.

正解 2

Q19 第107回（2018年）

シェーグレン症候群について正しいのはどれか.
1. 網膜炎を合併する
2. 男女比は 1 対 1 である
3. 主症状は乾燥症状である
4. 抗核抗体の陽性率は 30% 程度である

解説 1：シェーグレン症候群は乾燥性角膜炎を引き起こす. 網膜ブドウ膜炎はベーチェット病でみられる. 2：圧倒的に女性に多い. 4：多くの症例で抗核抗体が陽性であり, 疾患特異性の高い自己抗体は抗 SS-A 抗体と抗 SS-B 抗体である. 正解 3

Q20 第113回（2024年）

シェーグレン症候群でリンパ球が浸潤して障害が起こるのはどれか. 2つ選べ.
1. 胸 腺
2. 涙 腺
3. 甲状腺
4. 唾液腺
5. 副甲状腺

解説 シェーグレン症候群では自己免疫を伴った慢性炎症により, 唾液腺と涙腺が障害を受ける. 涙の分泌低下による乾燥性角膜炎, 唾液の分泌低下による口腔乾燥症状などを呈する. 正解 2, 4

Q21 第101回（2012年）

ベーチェット病に特徴的なのはどれか？
1. 真珠腫
2. 粘液水腫
3. 紫紅色紅斑
4. 口腔内アフタ性潰瘍

解説 ベーチェット病では, 口腔粘膜の再発性アフタ性潰瘍, 有痛性の外陰部潰瘍, 皮膚症状（下腿の結節性紅斑）, 眼症状（虹彩毛様体炎, 網膜ぶどう膜炎）が主症状である.

正解 4

Chapter **10** アレルギー・膠原病

Q22 第108回（2019年）

アナフィラキシーショックで正しいのはどれか．2つ選べ．
1. 徐脈になる
2. 重症例では死に至る
3. 気道粘膜の浮腫を生じる
4. Ⅲ型アレルギー反応である
5. 副腎皮質ステロイド薬は禁忌である

解説 アナフィラキシーは，特定の外来抗原に対して引き起こされるⅠ型アレルギー反応であり，ヒスタミンなどの化学伝達物質により血管透過性亢進と末梢血管拡張が生じることで重篤な病態を引き起こす．1：心臓への静脈還流量の減少により，頻脈と血圧低下をきたす．2：早急に適切な処置を行わないと致死的である．3：気道粘膜の浮腫により呼吸困難をきたす．4：Ⅰ型アレルギー反応である．5：アドレナリンの筋肉注射や副腎皮質ステロイド薬の点滴による早急な治療が必要である． 正解 2，3

Q23 第101回（2012年）

花粉症について正しいのはどれか．
1. ブタクサによる症状は春に多い
2. Ⅱ型アレルギー性疾患である
3. ヒスタミンが放出される
4. 好塩基球が増加する

解説 1：ブタクサの開花時期は7～10月であるので，ブタクサによる花粉症は秋に多い．2：即時型アレルギーのⅠ型アレルギーである．3：肥満細胞や好塩基球からヒスタミンやロイコトリエンなどの化学伝達物質が放出され，アレルギー性鼻炎やアレルギー性結膜炎の症状をきたす．4：好塩基球はアレルギーに関与しているが数が増加することはない．血液や鼻汁中の好酸球が増加している． 正解 3

Chapter 11

感染症

1 解剖生理のまとめ

1 感染経路

　病原微生物には小さいものから，ウイルス，細菌，真菌，原虫などがある．これらの微生物が生体に進入して増殖することを感染と呼ぶ．感染によって引き起こされる疾病が感染症である．感染が成立するためには，病原体（病原微生物）が存在すること，病原体がヒトに感染する環境と経路があること，宿主（患者）が感染しやすい状態であることが条件となる．

　病原微生物の感染経路を把握することは，感染予防のためにも大切である．感染経路には病原微生物が病原巣やほかの感染者から直接に運ばれる直接伝播と，空気・水・食物などを介して運ばれる間接伝播に大別される（**図11-1**）．

　直接伝播のうち接触感染による感染症は**性感染症**，**疥癬**などがある．垂直感染とは妊娠，分娩，授乳のときに母親から子どもに感染することであり，**梅毒**，**B型肝炎**，**HIV感染症**などがある．間接伝播の飛沫感染とは患者の咳やくしゃみによって飛び散る飛沫に含まれる病原微生物を吸入することで感染する．一般に会話で飛沫が飛ぶのは1～2m程度であるが，咳やくしゃみでは3～4m

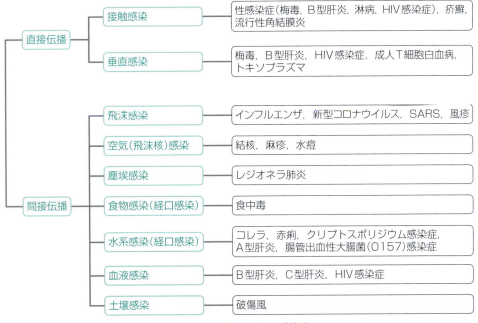

図11-1　感染経路と感染症

飛ぶこともある. **インフルエンザ**などが飛沫感染である. 一方, 飛沫核感染とは空気感染とも呼ばれ, 病原微生物を含んだ飛沫が床に落ちて, 水分が蒸発して病原微生物のみの飛沫核となって空気中に浮遊し, 広い範囲で感染を起こす. **結核, 麻疹, 水痘**などがこれに含まれる.

また, **レジオネラ肺炎**などの粉塵感染は空調機の冷却水や循環式浴槽などで菌が繁殖し, それを吸い込むことで発症する. 公衆浴場などで集団発生することがある. 経口感染のなかで水系感染とは河川や井戸などが病原微生物によって汚染され, 飲み水を介して感染が流行することである. 同じ水を飲んだ多数の人が感染するので, 限定した地域に短期間で不特定多数の患者が発生するのが特徴である. **B型肝炎, C型肝炎, HIV感染症**などは血液を介して感染するため針刺し事故で感染する可能性がある.

2 感染の種類

❶顕性感染と不顕性感染

感染により症状が出る(感染症を発症する)場合を顕性感染と呼び, 感染が起きても症状が出ない場合を不顕性感染と呼ぶ. たとえば, 麻疹ウイルスに感染すれば全員が麻疹を発症するが, ムンプスウイルスに感染しても約1/3のヒトは不顕性感染で終わり, 耳下腺炎(耳下腺腫脹, 発熱などの症状)を発症しない.

なお, 顕性感染において感染してから症状が出るまでの期間を潜伏期と呼ぶ.

❷再感染と二次感染

感染症が治癒した後に, 再び同じ病原微生物に感染することを再感染と呼ぶ. 一方, 最初の感染症で体力が落ちているところに別の病原微生物に感染することが二次感染である. 新型コロナウイルス感染者が細菌性肺炎を併発する場合などが相当する. なお, 最初に感染した患者(一次感染者)から別のヒトが感染することも二次感染と呼ぶ.

❸日和見感染

病気や薬剤の影響で免疫力の低下した人が, 健康な人に対しては病原性を持たないような弱毒菌により感染症を発症することを日和見感染と呼ぶ. メチシリン耐性黄色ブドウ球菌(MRSA), 緑膿菌, ニューモシスチス, カンジダなどが起炎菌となりやすい.

MRSAは一般的に使用するペニシリン系やセファロスポリン系の抗菌薬が無効であり, バンコマイシン, テイコプラニン, アルベカシンなどから感受性のあるものを選択して使用するが治療が困難な例もある. このような耐性菌〔MRSA, バンコマイシン耐性腸球菌(VRE), 多剤耐性緑膿菌など〕による日和見感染は, 院内感染(病院内で患者が原疾患とは異なる感染症に罹患すること)として社会問題にもなり, 医療従事者の手洗いなどによる厳重な感染対策が重要である.

特定の感染症が通常の罹患率以上で流行した場合をアウトブレイクと呼ぶ. 地球上から撲滅された天然痘は1例でも発生すればアウトブレイクとなる.

限定された地域でアウトブレイクが蔓延化した場合がエンデミック, 国際的に広がった場合がパンデミックである. 2020年3月にWHOが**新型コロナウイルス感染症**(COVID-19)のパンデミック宣言をしたことは記憶に新しい.

3 特殊な感染症

❶新興感染症と再興感染症

新興感染症とは, 1970年代以降に新しく認識された公衆衛生上問題となる感染症である. 後天性免疫不全症候群(AIDS), 重症急性呼吸器症候群(SARS), 中東呼吸器症候群(MERS), 新型コロナウイルス感染症(COVID-19), エボラ出血熱, 腸管出血性大腸菌感染症などが含まれる.

一方, 再興感染症とは患者数が減少していた既知の感染症が再び流行したものである. わが国では結核, 梅毒, 麻疹, デング熱などが再興感染症として注目されている.

Chapter **11** 感染症

表 11-1　感染症法の対象となる疾患(2023 年 5 月 8 日施行に基づく)

1 類感染症	危険性がきわめて高い疾患(7 疾患)	エボラ出血熱，クリミア・コンゴ出血熱，南米出血熱，マールブルグ熱，ラッサ熱，ペスト，痘そう	全数把握 医師が全数を届出(診断後ただちに)
2 類感染症	危険性が高い疾患(7 疾患)	結核，重症急性呼吸器症候群(SARS)，鳥インフルエンザ(H5N1)，鳥インフルエンザ(H7N9)，急性灰白髄炎(ポリオ)，ジフテリア，中東呼吸器症候群(MERS)	
3 類感染症	集団発生を起こし得る腸管系感染症(5 疾患)	腸管出血性大腸菌感染症(O157など)，コレラ，細菌性赤痢，腸チフス，パラチフス	
4 類感染症	動物や飲食物を介して感染する感染症(44 疾患)	マラリア，日本脳炎，つつが虫病，デング熱，Q熱，狂犬病，鳥インフルエンザ(H5N1，H7N9 以外)，A型肝炎，E型肝炎，など	
5 類感染症	発生動向調査により予防が期待できる感染症(50 疾患)	全数把握疾患(24 疾患) 　後天性免疫不全症候群(AIDS)，梅毒，ウイルス性肝炎(A，E型以外)，麻疹，風疹，破傷風，クロイツフェルト・ヤコブ病，など	全数把握 医師が全数を届出(7 日以内に)
		定点把握疾患(26 疾患) 　新型コロナウイルス感染症，インフルエンザ(鳥，新型以外)，水痘，流行性耳下腺炎，突発性発疹，流行性角結膜炎，細菌性髄膜炎，急性出血性結膜炎，MRSA感染症，性器クラミジア感染症，淋菌感染症，など	定点把握

＊5 類感染症の全数把握疾患のうち，麻疹，風疹，侵襲性髄膜炎菌感染症はただちに届出.

❷ 性感染症

　性行為によって感染する疾患を性感染症と呼ぶ．梅毒，淋病，性器クラミジア感染症，ヒトパピローマウイルス感染症，B 型肝炎，後天性免疫不全症候群（AIDS），性器カンジダ症などがある．ヒトパピローマウイルス感染症は子宮頸癌の原因となるためワクチン接種が行われている．頻度的には性器クラミジア感染症が最も多い.

❸ 動物由来感染症

　動物の体内にいる病原微生物がヒトに感染する感染症を動物由来感染症（人獣共通感染症）と呼ぶ．動物に噛まれたり，動物の糞便などを介して感染する．狂犬病，猫ひっかき病，エキノコックス症，クリプトコッカス症などがある.

　昆虫やダニを媒介して感染する感染症を節足動物媒介感染症と呼び，日本脳炎，マラリア，デング熱などがある.

4　感染症法

　「感染症の予防及び感染症の患者に対する医療に関する法律（感染症法）」では感染症を 1 ～ 5 類に分類し，感染予防のための基本指針などを規定している（**表 11-1**）.

　1 類感染症は危険性がきわめて高い疾患であるが，過去 20 年間にわが国で発生したことはない．2 類感染症は危険性が高い疾患である．結核が 2 類であることは要注意である．3 類感染症は集団発生を起こし得る腸管系感染症である．4 類感染症の多くは動物由来感染症や節足動物媒介感染症である．以上の，1 ～ 4 類感染症の患者については，全数把握で診断した医師がただちに最寄りの保健所長に届出をする義務がある.

　5 類感染症は性感染症や小児のウイルス感染症など多彩である．約半数の疾患は全数把握で 7 日以内の（3 疾患はただちに）届出が必要であるが，残りの疾患は定点把握の対象となる.

　1 ～ 5 類以外に，新型インフルエンザ等感染症，新感染症，指定感染症の類型が設けられており，診断後はただちに全数を届出する必要がある.

　新型コロナウイルス感染症（COVID-19）は，当初は新型インフルエンザ等感染症に位置づけられ 2 類相当の対応をされてきたが，2023 年 5 月より 5 類感染症に移行した.

241

②症候・検査・治療のまとめ

1 検査と治療

❶感染症の検査

①**培養による病原微生物の同定**　病変部から検体（肺炎なら喀痰など）を採取し，体外の培地で微生物を増殖させて，原因菌を同定する方法である．確実な方法であり，薬剤感受性試験などを行うことが可能である．しかし，結果が判明するまで数日を要し，常在菌が混入する問題もある．

②**抗原検出キット**　検体中の目的とする病原微生物の蛋白を検出する．迅速診断が可能であるが，病初期など病原菌の量が少ないときは敏感度が低い．

③**核酸検出法**　目的とする病原微生物の遺伝子をPCR法などで増幅させて検出する方法である．ごく少量の病原菌でも検出することが可能である．死滅した微生物でも陽性になる欠点がある．

④**抗体検査**　血清中の病原微生物に対する抗体を検出する．病原菌の過去あるいは現在の感染を間接的に証明する方法である．

⑤**感染に伴う生体反応**　炎症の強さに応じて血清中のCRPが増加する．細菌感染では白血球増加（好中球増加）が特徴的で，ウイルス感染ではリンパ球減少や異型リンパ球の出現をみることがある．寄生虫の感染では好酸球が増加する．

❷標準予防策（スタンダードプリコーション）

感染症の有無にかかわらずすべての患者の汗以外の含水性の生体物質（血液，尿，便，唾液，分泌物，粘膜など）を感染源とみなして取り扱う概念を標準予防策と呼び，院内感染対策の基本となっている．手洗い，手袋，マスク，ガウン，医療器具の取り扱いなど，さまざまな感染対策を適切に実施する必要がある．

標準予防策とあわせて対象とする病原体を想定した感染経路別の予防策（空気感染では患者を陰圧室に収容し，医療従事者はN95マスクを着用など）も大切である．

❸抗菌薬療法

細菌感染の治療は抗菌薬が使用される．抗菌薬は微生物の産生物に由来する抗生物質と化学的に合成された合成抗菌薬に大別される．細菌の細胞壁の合成を阻害するβラクタム系（ペニシリン系，セフェム系），蛋白質合成を阻害するマクロライド系やアミノグリコシド系やテトラサイクリン系，核酸合成を阻害するキノロン系など多種多様な薬剤がある．細菌の種類によって抗菌薬の効き目が異なるので，患者の感染巣の検体（喀痰，血液など）で薬剤感受性試験を行い，有効性が期待できる薬剤を選択する．

いずれの抗菌薬でも副作用として薬物アレルギーを起こす可能性がある．とくにβラクタム系ではアナフィラキシーショックを起こすことがあるので要注意である．以前に行われていた皮内反応によるアレルギー検査は中止され，現在では医師や看護師が抗菌薬投与中の患者を注意深く観察することが義務づけられている．

抗菌スペクトラムの広い抗菌薬を長期使用すると，広範囲に耐性を持った菌（多剤耐性菌）の出現を招く．また，生体内の常在菌のバランスが壊れ，新たな病原菌の感染を引き起こす（菌交代現象）こともあるので要注意である．

❹ワクチン療法

病原微生物の抗原を前もって接種して抗体をつくらせ，その後の感染を予防するのがワクチン療法である．予防接種には予防接種法に基づいて対象者全員が接種を勧奨される定期接種（公費負担）と，自己判断で希望者が受ける任意接種（自己負担）がある（**表11-2**）．

定期接種のうち集団予防を目的として（全員が接種対象者となって）行うのがA類疾病である．A類疾患に対するワクチンには，四種混合ワクチン（百日咳，ジフテリア，破傷風，ポリオ），MRワクチン（麻疹，風疹），BCG（結核），日本脳炎

Chapter 11 感染症

表 11-2 予防接種

定期接種（公費負担）
A類疾患に対するワクチン：集団予防
　四種混合ワクチン（百日咳，ジフテリア，破傷風，ポリオ），MRワクチン（麻疹，風疹），BCG（結核），日本脳炎ワクチン，水痘ワクチン，b型インフルエンザ菌ワクチン（Hibワクチン），小児用肺炎球菌ワクチン，ロタウイルスワクチン，ヒトパピローマウイルスワクチン（子宮頸癌），B型肝炎ワクチン
B類疾患に対するワクチン：個人予防
　インフルエンザワクチン（65歳以上および60歳以上で臓器障害など）
　成人用肺炎球菌ワクチン（65歳，70歳，75歳など）

任意接種（自費負担）
インフルエンザワクチン，流行性耳下腺炎ワクチン，A型肝炎ワクチン，帯状疱疹ワクチンなど

表 11-3 ワクチンの種類

生ワクチン（弱毒化したウイルスや細菌を生きたまま使用する）
結核，麻疹，風疹，水痘，流行性耳下腺炎
不活化ワクチン（ウイルスや細菌を死滅させて使用する）
インフルエンザ，百日咳，日本脳炎，A・B型肝炎，ポリオ，Hib，肺炎球菌
トキソイド（細菌が産生する毒素を使用する）
ジフテリア，破傷風

ワクチン，水痘ワクチン，b型インフルエンザ菌ワクチン（Hibワクチン），小児用肺炎球菌ワクチン，B型肝炎ワクチン，ロタウイルスワクチン，女子に対するヒトパピローマウイルスワクチン（子宮頸癌予防ワクチン）がある．

定期接種のうち個人予防を目的として（対象者を限定して）行うのがB類疾患である．B類疾患に対するワクチンには，65歳以上および60歳以上で臓器障害や免疫不全がある人を対象としたインフルエンザワクチン，決まった年齢（65歳，70歳，75歳など）の高齢者を対象とした成人用肺炎球菌ワクチンがある．

任意接種にはインフルエンザワクチン，流行性耳下腺炎（ムンプス）ワクチン，A型肝炎ワクチンなどがある．弱毒化したウイルスや細菌を生きたまま使用する生ワクチンと，死滅したウイルスや細菌を使用する不活化ワクチンに大別される．結核，麻疹，風疹，水痘，流行性耳下腺炎などのワクチンは生ワクチンである．インフルエンザ，百日咳，日本脳炎，A・B型肝炎，ポリオ，Hib，肺炎球菌などのワクチンは不活化ワクチンであり，ジフテリア，破傷風などの毒素を使用するトキソイドも不活化ワクチンの一種である（**表 11-3**）．

3 押さえておきたい疾病の概要

食中毒

1 細菌性食中毒

どんな疾患？

食中毒とは病原微生物に汚染された食物を摂取することで下痢や嘔吐などの症状を発症する感染症である．細菌が原因菌の場合が細菌性食中毒である．

疫学と分類

細菌性食中毒は感染型と毒素型に分類される（図11-2）．感染型は食物に含まれる細菌が腸管内で増殖することで発症する．サルモネラ，腸炎ビブリオ，カンピロバクター，病原性大腸菌などによる食中毒がこれに属する．原因となる食品としては，サルモネラやカンピロバクターは卵や肉類など，腸炎ビブリオは魚介類が多い．患者数はカンピロバクターによる食中毒が最も多い．

毒素型は細菌が食物内で産生した毒素を摂取することで発症する．ボツリヌス菌やブドウ球菌による食中毒がこれに属する．原因となる食品としては，ボツリヌス菌は嫌気性菌なので真空パック食品や蜂蜜，黄色ブドウ球菌は皮膚の化膿菌なのでおにぎりなどが多い．

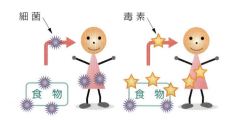

	感染型	毒素型
	サルモネラ，腸炎ビブリオ，カンピロバクター，病原性大腸菌	ボツリヌス菌，ブドウ球菌
潜伏期	長　い	短　い
発　熱	高　度	軽　度
菌の検出	容　易	困　難
抗菌薬	有　効	無　効
食前加熱	有　効	無　効

図11-2　細菌性食中毒

症状

下痢，腹痛，嘔吐，発熱などが出現する．感染型は細菌が腸管内で増殖する時間を要するため，潜伏期は1日～1週間と比較的長く，発熱を伴うことが多い．毒素型は毒素自体が体内に入るので潜伏期が数時間と短い．ボツリヌス菌による食中毒では神経症状（筋の弛緩性麻痺，呼吸筋麻痺）を伴い重篤化することがある．

検査

感染型では腸管内で細菌が増殖しているため，便培養で原因菌の検出が容易である．

治療

感染型には抗菌薬を使用する．下痢に対して輸液を行うが止瀉薬は細菌の排出を遅らせるので慎重に投与する．予防には食物の加熱処理が有効である．

毒素型に抗菌薬は無効である．熱処理でも食物内の毒素は消えないので，食中毒の予防にはならない（ボツリヌス菌はある程度有効）．

補足

腸管出血性大腸菌感染症：血清型O157などの病原性大腸菌による最も重篤な感染型（感染毒素型と分類することもある）の食中毒である．病原性大腸菌が生体内でベロ毒素を産生し，血便が出現し，重症例では溶血性尿毒症症候群（HUS）や脳症を併発して時に致死的となる．

2　ウイルス性食中毒

どんな疾患？

ウイルスが原因菌の食中毒である．ここではノロウイルス感染症について解説する．

疫学と分類

ノロウイルス感染症は，わが国における食中毒の原因菌別の患者数としては最も多い．生カキの摂食などが原因となり冬季に好発する．非常に感染力が強く，患者の吐物や糞便による二次感染も非常に多い．

症状

潜伏期は2～3日であり，嘔吐や下痢の症状が突然に出現する．発熱や腹痛も伴い，症状は強いが通常は数日で軽快する．

検査

抗原検査キットが診断に有用である．

治療

対症療法を行う．ノロウイルスは感染力が強いため，患者からの二次感染を予防することが大切である．嘔吐物などのアルコール消毒は無効であり，次亜塩素酸ナトリウムでの消毒や熱処理を行う必要がある．

ウイルス感染症

3　麻　疹

どんな疾患？

麻疹ウイルスの空気（飛沫核）感染によって発症する．通称は「はしか」である．

疫学

通常，自然感染すると終生免疫ができて再感染しないが，ワクチン接種の場合は成人になって抗体価が低下して再接種が必要となることがある．

症状

潜伏期は10～11日であり，二峰性の発熱と発疹が特徴的である．まず発熱や風邪症状（カタル症状）で発症し，ついで口腔内の頬粘膜部に白斑（コプリック斑）が出現する（図11-3）．このカ

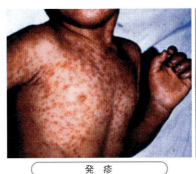

| 発 疹 | コプリック斑 |

図11-3 麻疹
(山田 明：看護のための臨床病態学，南山堂より改変)
(写真提供：伊藤正寛)

タル期の時期の感染力が最も強い．続いて，いったん解熱した後に発疹（頸部から全身に広がる）と発熱（二峰性発熱）を認める（発疹期）．発疹は3〜4日続いてしだいに消退し，発熱も軽快する（回復期）．二次感染として肺炎，脳炎，中耳炎を合併することがある．

治療

特異的な治療法はなく，対症療法を行う．解熱後3日までは学校への出席は停止である．予防はMRワクチン（麻疹，風疹）の2回接種を行う．

4 風 疹

どんな疾患？

風疹ウイルスの飛沫感染によって発症する．通称は「三日はしか」である．

疫学

麻疹と同様に自然感染すると終生免疫ができる．妊娠初期に妊婦が感染すると，胎児が感染して心臓，眼，耳などに先天異常をきたす（先天性風疹症候群）．

症状

潜伏期は2〜3週間であり，発熱，発疹，リンパ節腫脹をきたすが，3日程度で治癒する．

治療

特異的な治療法はない．MRワクチンで予防する．

5 水痘，帯状疱疹

どんな疾患？

水痘・帯状疱疹ウイルス（VZV）の空気（飛沫核）感染によって発症したものが水痘であり，通称は「みずぼうそう」である．

分類

水痘・帯状疱疹ウイルスの初感染で発症するのが水痘で，水痘の治癒後に神経節に潜在していたウイルスが成人になって再活性化して発症するのが帯状疱疹である．

症状

水痘の潜伏期は2〜3週間であり，発熱，発疹（紅斑→丘疹→水疱→痂皮）をきたす．発疹は体幹に多く（頭部にもできる），新旧の発疹が混在するといった特徴がある．

帯状疱疹は免疫力が低下した成人に発症する．末梢神経の走行に沿って水疱が出現し，疼痛を伴う（**図11-4**）．運動麻痺（顔面神経麻痺など）を伴うこともある．

治療

小児の水痘は対症療法のみで対応する．水痘ワクチンで予防する．帯状疱疹では疼痛対策と抗ウイルス薬（アシクロビル）の投与を行う．

補足

流行性耳下腺炎：ムンプスウイルスが原因の耳下腺腫脹を主症状とする感染症である．通称は「おたふくかぜ」である．不顕性感染も多いが，

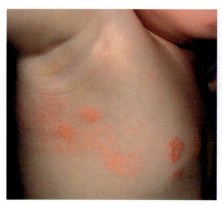

図11-4　帯状疱疹
感覚神経の走行に沿って水疱が出現し，疼痛を伴う．
（山田　明：看護のための臨床病態学，南山堂より改変）
（写真提供：伊藤正寛）

症状が出るときの潜伏期は2～3週間である．自然治癒が多いが，時に髄膜炎，精巣炎などの合併症がある．

6 後天性免疫不全症候群（AIDS）

どんな疾患？

RNAウイルスであるヒト免疫不全ウイルス（HIV）の感染によりCD4陽性細胞（ヘルパーT細胞）が減少し，高度の細胞性免疫不全状態となって日和見感染や日和見悪性腫瘍を発症する病態である．

原因

感染経路はHIV感染者との性行為，血液感染（針刺し事故，輸血など），母子感染がある．2020年の調査でわが国の新規HIV感染者は750人で，最近は横ばいから減少傾向である．感染経路としては同性（男性）間の性的接触が最多である．

症状

HIV感染の急性期はインフルエンザ様の症状があるが，自然に軽快する．その後，数年～十数年は体内にHIVは存在するが無症状である（無症候性キャリア）．しだいにCD4陽性細胞が減少し，後天性免疫不全症候群を発症して日和見感染（ニューモシスチス肺炎など）や日和見悪性腫瘍（カポジ肉腫など）を引き起こす．

検査

HIV感染は血液中のHIV抗体の存在で診断される．しかし，感染後6～8週間は抗体が検出されない時期（ウインドウ期）があるので注意が必要である．HIV感染者の病状把握にはCD4陽性細胞の細胞数の変動が指標となる．

治療

HIV感染者に対して抗ウイルス薬を3～4剤組み合わせて併用する抗レトロウイルス療法（ART）を行う．HIVの増殖を抑制して，後天性免疫不全症候群の発症を予防する．治癒させる（HIVを死滅させる）治療法はない．

7 インフルエンザ

どんな疾患？

インフルエンザウイルスの飛沫感染による急性呼吸器疾患である．

疫学と分類

インフルエンザウイルスはA型，B型，C型があり，毎年，表面抗原が少しずつ変異を起こす．これが一般的な季節型インフルエンザである．10年単位で大きな変異が起きると，多くのヒトが免疫を持たないために世界的に大流行（パンデミック）する．このインフルエンザウイルスによる感染症を新型インフルエンザと呼ぶ．

A型インフルエンザに感染した鳥類からヒトに感染したものが鳥インフルエンザであり，感染症法で鳥インフルエンザH5N1およびH7N9は2類感染症に，それ以外の亜型は4類感染症に含まれる．季節型インフルエンザは5類感染症であり，新型インフルエンザは新型インフルエンザ等感染症という1～5類以外の類型に含まれる．

症状

高熱，悪寒戦慄，筋肉痛などの全身症状に咳嗽などの呼吸器症状を伴う．合併症として肺炎や脳症などがある．

検査

咽頭や鼻腔ぬぐい液を検体として迅速診断キットにて，A型あるいはB型のインフルエンザウイルスの抗原を検出する．

Chapter 11 感染症

治療

水分補給と解熱薬投与などの対症療法とともに，発症48時間以内にノイラミニダーゼ阻害薬であるオセルタミビルやラニナミビルを使用する．インフルエンザに罹患した小児に解熱薬を投与する場合，アスピリンはライ症候群（肝障害を伴う急性脳症）を誘発する可能性があるので禁忌である．

補足

新型コロナウイルス感染症（COVID-19）：新型コロナウイルス（SARS-CoV-2）感染により引き起こされる急性呼吸器症候群である．2020年以降にパンデミックとなり，社会生活に大きな影響を及ぼしたことは記憶に新しい．感染経路は飛沫感染と接触感染（ウイルスが付着した物を触って感染）であるが，エアロゾル感染（微小飛沫による感染）という新しい概念も提唱された．

伝染性単核球症：EBウイルスの初感染によって発症する．思春期の若年者に多い．頸部を中心とした全身リンパ節腫脹，発熱，AST・ALT増加，異型リンパ球の出現などが特徴的である．基本的に自然治癒する．

ここで解説した主な疾病については，巻末の要点MEMO（p.284）で，もう一度整理をしておきましょう！

過去問題 & オリジナル問題 厳選26問！ 感染症編

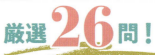

Q1 第107回（2018年）

感染症の成立過程において，予防接種が影響を与える要素はどれか．
1. 病原体
2. 感染源
3. 感染経路
4. 宿主の感受性

解説 感染が成立する要因として，病原体（病原微生物）が存在すること，病原体がヒトに感染する環境と経路があること，宿主が感染しやすい状態であることの3つがある．予防接種は，ワクチン接種により特定の病原体に対する抗体を前もって作らせて，その病原体と実際に遭遇したときの宿主の抵抗性を高める（感受性を弱める）のが目的である． **正解 4**

Q2 第110回（2021年）

感染症と感染経路の組み合わせで正しいのはどれか．
1. 結　核―――――接触感染
2. 麻　疹―――――空気感染
3. マラリア――――飛沫感染
4. インフルエンザ―経口感染

解説 1：結核は飛沫核感染（空気感染）である．2：正しい．3：マラリアは蚊を媒介とする節足動物媒介感染症である．4：インフルエンザは飛沫感染である． **正解 2**

Q3 第113回（2024年）

マイコプラズマ肺炎の感染経路はどれか．
1. 空気感染
2. 血液感染
3. 飛沫感染
4. 媒介物感染

解説 マイコプラズマは飛沫感染で感染する． **正解 3**

Q4 第107回（2018年）

母体から胎児への感染はどれか．
1. 水平感染
2. 垂直感染
3. 接触感染
4. 飛沫感染

解説 妊娠，分娩，授乳のときに病原体が母親から子どもに感染することを垂直感染と呼ぶ．垂直感染する感染症には風疹，梅毒，B型肝炎，HIV感染症，トキソプラズマなどがある． **正解 2**

Q5 第106回（2017年）

針刺し事故によって感染するのはどれか．
1. RSウイルス
2. B型肝炎ウイルス
3. ヘルペスウイルス
4. サイトメガロウイルス

解説 針刺し事故によって感染する可能性があるのは，血液感染をするB型肝炎ウイルス，C型肝炎ウイルス，HIV感染症などである． **正解 2**

Q6 第112回（2023年）

循環式浴槽の水質汚染で発症するのはどれか．
1. コレラ
2. A型肝炎
3. レジオネラ肺炎
4. 後天性免疫不全症候群（AIDS）

解説 レジオネラ肺炎の原因菌であるレジオネラは粉塵感染であり，空調機の冷却水や循環式浴槽などで菌が繁殖し，それを吸い込むことで発症する．コレラ菌とA型肝炎ウイルスは経口感染，AIDSの原因となるHIVは性交渉などで感染する． **正解 3**

Q7 第103回（2014年）

日和見感染症の起炎菌はどれか．2つ選べ．
1. メチシリン耐性黄色ブドウ球菌（MRSA）
2. インフルエンザ菌
3. A群溶連菌
4. 髄膜炎菌
5. 緑膿菌

解説 健康なヒトに対しては病原性を持たないような弱毒菌により感染症を発症することを日和見感染と呼ぶ．院内感染として問題となることも多い．メチシリン耐性黄色ブドウ球菌（MRSA），緑膿菌，ニューモシスチス，カンジダなどが代表的な起炎菌となる． **正解 1, 5**

Q8 第106回（2017年）一部改変

2022年の感染症発生動向調査による年間の性感染症（STD）報告数で最も多いのはどれか．
1. 性器クラミジア感染症
2. 尖圭コンジローマ
3. 性器ヘルペス
4. 淋菌感染症

Chapter 11 感染症

解説 性器クラミジアの年間報告数が 30,136 人で性感染症のなかで最も多い．続いて，淋菌感染症が 9,993 人，性器ヘルペスが 8,705 人，尖圭コンジローマが 5,979 人の順番である．　正解 1

Q9 第110回（2021年）

感染症の予防及び感染症の患者に対する医療に関する法律（感染症法）において，重症急性呼吸器症候群（SARS）の分類はどれか．
1．1 類感染症
2．2 類感染症
3．3 類感染症
4．4 類感染症

解説 SARS は危険性の高い疾患として 2 類感染症に分類されている．全数把握で，診断した医師はただちに保健所長に届出を行う義務がある．　正解 2

Q10 第108回（2019年）

感染症の予防及び感染症の患者に対する医療に関する法律（感染症法）に基づく 5 類感染症はどれか．2 つ選べ．
1．後天性免疫不全症候群（AIDS）
2．腸管出血性大腸菌感染症
3．つつが虫病
4．日本脳炎
5．梅　毒

解説 選択肢のなかで 5 類感染症は，後天性免疫不全症候群（AIDS）と梅毒である．腸管出血性大腸菌感染症は 3 類感染症，つつが虫病と日本脳炎は 4 類感染症である．　正解 1，5

Q11 第113回（2024年）

感染症の予防及び感染症の患者に対する医療に関する法律（感染症法）において，診断した際に全数を届け出る疾患はどれか．
1．インフルエンザ
2．細菌性髄膜炎
3．水　痘
4．梅　毒

解説 全数把握は 1 類感染症〜4 類感染症と 5 類感染症のうちの 24 疾患である．選択肢の疾患はいずれも 5 類感染症であるが，梅毒のみが全数把握で，ほかの 3 疾患は定点把握である．　正解 4

Q12 第109回（2020年）

標準予防策（スタンダードプリコーション）で感染源として取り扱うのはどれか．
1．汗
2．爪
3．唾　液
4．頭　髪

解説 標準予防策ではすべての患者の汗以外の含水性の生体物質を感染源とみなして取り扱う．　正解 3

Q13 第107回（2018年）

入院中に陰圧室に隔離すべき感染症はどれか．
1．麻　疹
2．風　疹
3．手足口病
4．流行性耳下腺炎

解説 院内感染対策では，標準予防策と併行して病原体の感染経路に合わせた感染経路別予防策が大切である．麻疹ウイルスは飛沫核感染（空気感染）なので，麻疹の患者は陰圧室に収容，医療従事者は N95 マスク着用などの飛沫核感染予防策を行う．　正解 1

Q14 第111回（2022年）

予防接種に生ワクチンが使用される疾患はどれか．2 つ選べ．
1．ジフテリア
2．日本脳炎
3．破傷風
4．結　核
5．麻　疹

解説 弱毒化した病原菌を生きたまま使用する生ワクチンには，結核，麻疹，風疹，水痘，流行性耳下腺炎などのワクチンがある．日本脳炎のワクチンは死滅した病原菌を使用する不活化ワクチンで，ジフテリア，破傷風のワクチンは毒素を使用するトキソイドである．　正解 4，5

Q15 第113回（2024年）

食品を扱う人の化膿した創が汚染源となる食中毒の原因菌はどれか．
1．腸炎ビブリオ
2．ボツリヌス菌
3．黄色ブドウ球菌
4．サルモネラ属菌

解説 黄色ブドウ球菌は皮膚の化膿菌であり，創のある素手で握ったおにぎりなどが食中毒の原因食品になりやすい．腸炎ビブリオは魚介類，ボツリヌス菌は真空パック食品，サルモネラ属菌は卵などが原因食品となる．　正解 3

Q16 第110回（2021年）

食中毒予防の原則である「中心温度 75℃ 以上 1 分以上の加熱」が有効なのはどれか．
1．フグ毒
2．毒キノコ
3．黄色ブドウ球菌
4．サルモネラ属菌

249

解説 細菌性食中毒のうち感染型は食品の加熱が予防に有効である．黄色ブドウ球菌による食中毒は毒素型であり，フグ毒や毒キノコも毒素によるので，食品の加熱では予防できない．正解は感染型の食中毒を引き起こすサルモネラ属菌である． 正解 **4**

Q17 第101回（2012年）一部改変

食中毒について正しいのはどれか．2つ選べ．
1. 腸炎ビブリオ感染症の原因となる主な食品は食肉である
2. 黄色ブドウ球菌感染症の予防に食前の加熱は有効である
3. ボツリヌス菌感染症では呼吸筋麻痺を生じる
4. 腸管出血性大腸菌感染症の潜伏期は数時間である
5. ノロウイルス感染症は冬に多くみられる

解説 1：腸炎ビブリオは海水に存在するため，食中毒の原因食品は海産魚介類であることが多い．2：ブドウ球菌は毒素型の食中毒の原因となる．ブドウ球菌が食物中で産生した毒素は加熱しても消失しないので，加熱処理は発症予防に無効である．3：ボツリヌス菌の毒素は神経麻痺を引き起こし，重症例では呼吸筋麻痺をきたして致死的となる．4：腸管出血性大腸菌は感染型の食中毒の原因となる（生体内で毒素を産生する）．感染型の食中毒の潜伏期は1日～数日である．5：ノロウイルス食中毒は生カキが原因であることが多く，冬季に好発する． 正解 **3，5**

Q18 第112回（2023年）

ノロウイルス感染症に罹患した患者の嘔吐物が床に飛び散っている．この処理に使用する消毒薬で適切なのはどれか．
1. 70％エタノール
2. ポビドンヨード
3. 塩化ベンザルコニウム
4. 次亜塩素酸ナトリウム

解説 ノロウイルスは感染力が強く，二次感染の予防が大切である．ノロウイルスにアルコール消毒は無効であり，次亜塩素酸ナトリウムで消毒や熱処理を行う必要がある． 正解 **4**

Q19 第106回（2017年）

麻疹に関して正しいのはどれか．2つ選べ．
1. 合併症として脳炎がある
2. 感染力は発疹期が最も強い
3. 効果的な抗ウイルス薬がある
4. 2回のワクチン定期接種が行われている
5. エンテロウイルスの感染によって発症する

解説 1：二次感染として脳炎，肺炎，中耳炎などの合併がある．2：カタル症状やコプリック斑を認めるカタル期が感染力は一番強い．3：麻疹ウイルスに対する抗ウイルス薬はない．4：MR（麻疹，風疹）ワクチンを1歳と小学校就学前の2回接種する．5：麻疹ウイルスが原因である． 正解 **1，4**

Q20 オリジナル問題

妊娠初期に妊婦が感染すると胎児に先天異常をきたす可能性があるのはどれか．
1. 麻疹
2. 風疹
3. 水痘
4. 流行性耳下腺炎

解説 妊娠初期に妊婦が風疹に感染すると，胎児に垂直感染して，心臓，眼，耳などに先天異常をきたす可能性がある．これを先天性風疹症候群と呼ぶ． 正解 **2**

Q21 第106回（2017年）

水痘の症状はどれか．
1. 耳下腺の腫脹
2. 両頬部のびまん性紅斑
3. 水疱へと進行する紅斑
4. 解熱前後の斑状丘疹性発疹

解説 水痘の潜伏期は2～3週間であり，発熱，発疹（紅斑→丘疹→水疱→痂皮）が出現する．発疹は体幹に多く（頭部にもできる），新旧の発疹が混在するといった特徴がある．耳下腺の腫脹は流行性耳下腺炎，両頬のびまん性紅斑は伝染性紅斑（りんご病），解熱前後の斑状丘疹性発疹は突発性発疹の症状である． 正解 **3**

Q22 第112回（2023年）

帯状疱疹について正しいのはどれか．
1. 運動神経麻痺は生じない
2. 感染の既往として水痘がある
3. ウイルスは発症後1ヵ月で消滅する
4. 単純ヘルペスウイルスの感染が原因である

解説 帯状疱疹は水痘・帯状疱疹ウイルスの感染が原因である．初感染（水痘）の既往があり，神経節に潜在したウイルスが成人になって再活性化して発症する．末梢神経の走行に沿って水疱や疼痛が生じる．運動麻痺（顔面神経麻痺など）を呈することもある．症状が軽快後もウイルスが消滅することはない． 正解 **2**

Q23 第111回（2022年）

ヒト免疫不全ウイルス（HIV）感染症で正しいのはどれか．
1. 空気感染する
2. 無症候期がある
3. DNAウイルスによる
4. 血液中のBリンパ球に感染する

解説 1：HIVは接触感染（性感染症），垂直感染（母子感染），血液感染（針刺し事故）などで感染する．空気感染することはない．2：感染後の数年～十数年は無症状（無症候期）である．3：HIVはRNAウイルスである．4：CD4陽性細胞（ヘルパーT細胞）に感染する． 正解 **2**

Chapter **11** 感染症

Q24 第112回（2023年）

ヒト免疫不全ウイルス（HIV）感染症について正しいのはどれか.

1. 令和2年（2020年）の新規感染者数は10年前に比べ増加している
2. 日本では異性間の性的接触による感染が最も多い
3. 早期に発見して治療を開始すれば完治する
4. 保健所でのHIV検査は匿名で受けられる

解説 1：新規感染者数は約20年前から横ばいで，最近は減少傾向である．2：感染経路は同性間の性的接触が最も多い．3：HIVの増殖を抑制して後天性免疫不全症候群の発症を予防する薬剤はあるが，治癒させる（HIVを死滅させる）治療法はない．4：匿名かつ無料で検査を受けることができる.

正解　4

Q25 第113回（2024年）

ヒト免疫不全ウイルス（HIV）に汚染された注射針による針刺し事故の感染率で正しいのはどれか.

1. 40%
2. 10%
3. 2%
4. 0.3%

解説 針刺し事故による感染率は（事故の状況や事故後の対応で異なるが）HIVで0.2～0.5%（約0.3%）である．B型肝炎ウイルスは100倍（約30%），C型肝炎ウイルスは10倍（約3%）の感染率がある.

正解　4

Q26 第113回（2024年）

感染症と代表的な原因ウイルスの組み合わせで正しいのはどれか.

1. 手足口病――――アデノウイルス
2. 咽頭結膜熱――――ヒトパピローマウイルス（HPV）
3. 突発性発疹症―――コクサッキーウイルス
4. 伝染性単核球症――Epstein-Barr（EB）ウイルス
5. ヘルパンギーナ――単純ヘルペスウイルス

解説 1：手足口病はコクサッキーウイルスやエンテロウイルスが原因である．2：咽頭結膜熱（プール熱）はアデノウイルスが原因である．3：突発性発疹症はヒトヘルペスウイルスが原因である．4：伝染性単核球症はEBウイルスが原因である．5：ヘルパンギーナはコクサッキーウイルスが原因である.

正解　4

疾病の要点 MEMO

呼吸器 ……………………………………………… 254

循環器 ……………………………………………… 257

消化管 ……………………………………………… 262

肝臓／胆嚢／膵臓 ………………………………… 265

代謝／栄養 ………………………………………… 268

内分泌 ……………………………………………… 270

腎臓／泌尿器 ……………………………………… 273

神経 ………………………………………………… 276

血液 ………………………………………………… 279

アレルギー・膠原病 ……………………………… 282

感染症 ……………………………………………… 284

呼吸器

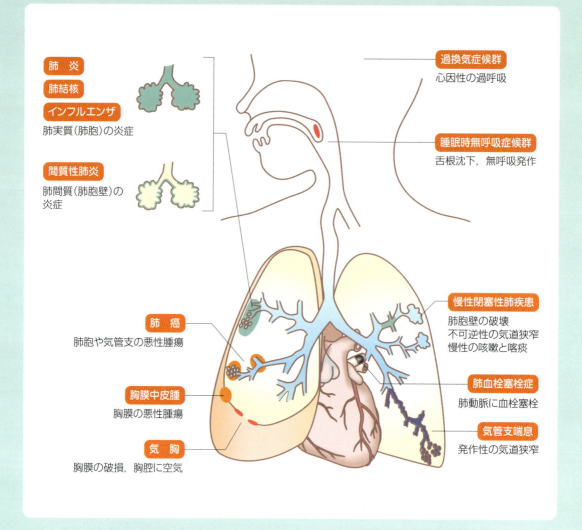

- 肺炎
- 肺結核
- インフルエンザ
  肺実質（肺胞）の炎症

- 間質性肺炎
  肺間質（肺胞壁）の炎症

- 肺癌
  肺胞や気管支の悪性腫瘍

- 胸膜中皮腫
  胸膜の悪性腫瘍

- 気胸
  胸膜の破損，胸腔に空気

- 過換気症候群
  心因性の過呼吸

- 睡眠時無呼吸症候群
  舌根沈下，無呼吸発作

- 慢性閉塞性肺疾患
  肺胞壁の破壊
  不可逆性の気道狭窄
  慢性の咳嗽と喀痰

- 肺血栓塞栓症
  肺動脈に血栓塞栓

- 気管支喘息
  発作性の気道狭窄

呼吸不全

- **概念**：肺胞におけるガス交換が破綻して低酸素血症となった病態
- **分類**：Ⅰ型呼吸不全：高二酸化炭素血症を伴わない
  Ⅱ型呼吸不全：高二酸化炭素血症を伴う
- **症状**：**呼吸困難**，チアノーゼ，頻脈，意識障害
- **検査**：動脈血酸素分圧 < 60mmHg
  動脈血二酸化炭素分圧 < 45mmHg：Ⅰ型呼吸不全
  動脈血二酸化炭素分圧 ≧ 45mmHg：Ⅱ型呼吸不全
- **治療**：原疾患の治療，気道確保，**酸素投与（少量より開始）**
  高二酸化炭素血症が高度な場合は人工呼吸管理

肺炎

- **概念**：微生物の感染による肺実質の炎症性疾患
- **分類**：微生物の種類：細菌性肺炎，ウイルス性肺炎，肺真菌症
  *非定型（異型）肺炎（マイコプラズマ）：乾性咳，白血球増加なし
  発症の仕方：市中肺炎，院内肺炎，医療・介護関連肺炎（誤嚥性肺炎）
- **症状**：**咳嗽，喀痰，発熱**，脱水，粗い断続性ラ音（水泡音）
- **検査**：**胸部X線やCTで浸潤影**
  炎症反応（白血球増加，CRP上昇），低酸素血症，喀痰検査で起炎菌の同定
- **治療**：**抗菌薬**，酸素投与
  *起炎菌や薬剤感受性が判明すれば有効性の高い薬剤に変更
  *予防：肺炎球菌ワクチン

疾病の要点 MEMO　呼吸器

肺結核

概念	結核菌の飛沫核感染(空気感染)により肺に炎症を起こす疾患. 病理学的には乾酪壊死を伴う類上皮細胞肉芽腫を形成
分類	感染症法で結核は2類感染症に含まれる 一次結核(初感染結核), 二次結核(既感染結核)
症状	咳嗽, 喀痰(血痰), 喀血, 微熱, 全身倦怠感
検査	胸部X線やCTで空洞を伴う浸潤影 血清診断 ＊確定診断：喀痰などで結核菌の証明(塗抹, 培養, PCR検査)
治療	抗結核薬の多剤併用療法(副作用に注意) ＊ INH(末梢神経障害), RFP(肝障害), PZA(胃腸障害), EB(球後視神経炎), SM(第Ⅷ脳神経障害) ＊ DOT：医療従事者が服用を直接確認する ＊塗抹陽性(排菌)患者は隔離 ＊ N95マスク：医療従事者が着用

気管支喘息

概念	気道の慢性炎症と過敏性亢進により狭窄を生じ, 喘鳴を伴う呼吸困難発作を繰り返す疾患
分類	アトピー型(アレルギーが原因), 非アトピー型(感染などで誘発) ＊運動やアスピリンで誘発される特殊型もある
症状	発作性の呼吸困難と喘鳴(呼気性), 呼気延長, 高音の連続性ラ音(笛声音)
検査	換気機能検査：閉塞性換気障害(1秒率の低下) ＊β刺激薬の吸入で改善する！
治療	慢性期：ピークフローメーターを用いた自己管理, ステロイド吸入薬の予防投与(使用後にうがい), 感染予防, アレルゲンを避ける 発作時：β刺激薬の吸入, アドレナリンの皮下注射, アミノフィリンや副腎皮質ステロイド薬静脈内投与, 酸素投与, 起坐位, 腹式呼吸 ＊重積発作：集中治療に全身管理

慢性閉塞性肺疾患(肺気腫, 慢性気管支炎)

概念	喫煙によって不可逆性の気道閉塞をきたした疾患
疫学	中年以降の男性, 喫煙者に多い
症状	慢性の咳嗽や喀痰, 労作時呼吸困難, 呼気時間の延長, 口すぼめ呼吸, ビール樽状の胸郭, 高音の連続性ラ音(笛声音), 打診で過共鳴音
検査	胸部X線：肺の過膨張所見, CT：無構造低吸収域 換気機能検査：閉塞性換気障害(1秒率の低下), 残気量の増加, PaO_2低下, $PaCO_2$上昇↑ 　　　　　　　β刺激薬で改善しない
治療	禁煙, 薬物療法(長時間作用性の吸入抗コリン薬), 感染予防, 栄養摂取 在宅酸素療法(HOT)：PaO_2 55mmHg以下, 低濃度から開始 ＊ CO_2ナルコーシスに要注意

間質性肺炎(肺線維症)

概念	肺の間質(肺胞隔壁)に炎症があり, 拘束性換気障害を呈する疾患. 進行して広範囲に線維化したものを肺線維症と呼ぶ
分類	特発性間質性肺炎(指定難病)：原因不明, 喫煙者 続発性間質性肺炎：薬剤, 放射線, 膠原病, 粉塵(珪肺, 石綿肺)←塵肺(職業性疾患)
症状	乾性咳嗽, 呼吸困難, 背面下部で密な断続性ラ音(捻髪音)
検査	胸部X線やCTで網状影・スリガラス陰影や蜂巣肺 血清KL-6値が上昇, PaO_2低下(＋), $PaCO_2$上昇(－), Ⅰ型呼吸不全 換気機能検査：拘束性換気障害(肺活量の低下)
治療	副腎皮質ステロイド薬, 免疫抑制薬, 酸素療法

肺血栓塞栓症(肺梗塞)

概念	静脈の血栓や脂肪が飛んで, 肺動脈に詰った病態が肺血栓塞栓症. それにより肺が壊死した場合が肺梗塞
原因	原因としては下肢の深部静脈血栓症が最も多い 血栓の要因：手術後の長期臥床(離床数日後に発症 ← 弾性ストッキングで予防), 一定姿勢(エコノミークラス症候群), 肥満
症状	突発的な胸痛, 呼吸困難, 血痰, 喀血, ショック, 突然死
検査	低酸素血症, 造影CT, 肺換気血流シンチ(血流欠損), 血中FDP値が上昇, PaO_2低下(＋), $PaCO_2$上昇(－)：Ⅰ型呼吸不全
治療	酸素投与, 血栓溶解療法〔ウロキナーゼ, アルテプラーゼ(rt-PA)〕 ＊予防：抗凝固療法(ワルファリン), 下大静脈フィルター

原発性肺癌

概念	気管支や肺胞の上皮から発生する悪性腫瘍
疫学	悪性新生物による部位別死亡数：男性1位, 女性2位
分類	肺門型：扁平上皮癌(30％), 小細胞癌(15％)：喫煙との関係が高い 肺野型：腺癌(50％), 大細胞癌(5％)
症状	咳嗽, 喀痰, 血痰, 全身症状 肺外進展：反回神経麻痺(嗄声), 上大静脈症候群(顔面浮腫), パンコースト症候群(上肢の疼痛, ホルネル症候群)
検査	胸部X線, CT 腫瘍マーカー(SCC, シフラ, CEA, NSE) 確定診断：喀痰細胞診, 気管支鏡下細胞診, 肺生検
治療	非小細胞癌で病変が限局：手術療法, 放射線療法 小細胞癌で病変が進展：化学療法

胸膜中皮腫

概念 胸膜の中皮から発生した悪性腫瘍

原因 **アスベスト**の吸入から 30 ～ 40 年の潜伏期間を経て発症

症状 咳嗽，胸痛，胸水貯留

検査 胸部 X 線や CT で胸膜肥厚，胸水貯留
確定診断：胸膜生検

治療 胸膜肺全摘術：**予後はきわめて不良**

過換気症候群

概念 器質的な疾患がないのに，不安感やストレスが誘引で発作的に過換気になり，呼吸性アルカローシスに基づいた種々の症状を呈する症候群

疫学 **若い女性**に多い

症状 突然の呼吸困難感，**過呼吸**，**頻呼吸**，不穏興奮状態，手指や口唇のしびれ感，**テタニー**（間欠性の筋萎縮），助産師手位

検査 動脈血ガス分析：$PaCO_2\downarrow$，$PaO_2\uparrow$，$pH\uparrow$

治療 不安感を取り除き，ゆっくり呼吸させる
診断が確定している場合：紙袋で反復呼吸

睡眠時無呼吸症候群

概念 睡眠中に無呼吸発作を繰り返す症候群

疫学 中年男性で肥満者に多い

症状 **睡眠時の無呼吸発作**，いびき，**昼間の眠気**

検査 終夜睡眠ポリグラフ検査（睡眠 1 時間あたりに無呼吸・低呼吸が 5 回以上出現）

治療 **経鼻的持続陽圧呼吸**（nasal CPAP），減量，口腔内器具

気　胸

概念 胸膜が破損して胸腔内に空気が貯留して肺が縮んだ病態．外傷などの外因がなくて発症したものが自然気胸

疫学 自然気胸は痩せ型で長身の若い男性に多い

症状 **突然の呼吸困難**，**片側性の胸痛**，乾性咳嗽，聴診で呼吸音に左右差（患側で減弱）

検査 胸部 X 線で患側**肺の虚脱**
緊張性気胸では心陰影の偏位

治療 安静，胸腔ドレーンによる持続脱気
＊緊張性気胸：緊急脱気が必要
胸腔鏡手術（ブラ，ブレブ切除）

MEMO

MEMO

循環器

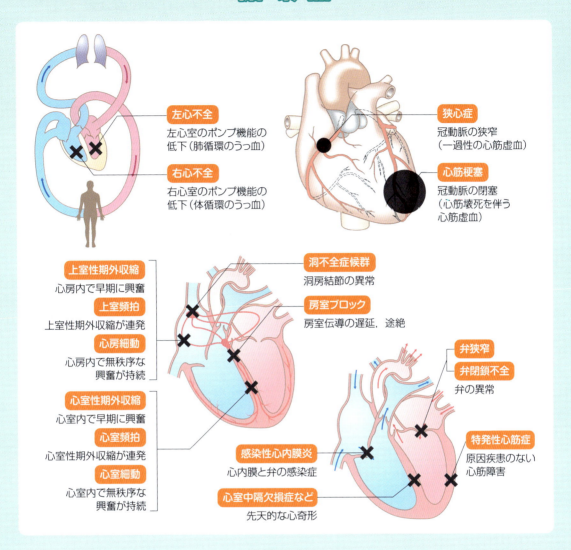

心不全

概念	心臓のポンプ機能が低下して，十分な心拍出量を供給できなくなった病態
分類	左心不全：高血圧や心筋梗塞など 右心不全：左心不全に続発，肺疾患（肺性心）
症状	左心不全：肺水腫，呼吸困難，起坐呼吸，血性泡沫状喀痰（肺循環のうっ血） 右心不全：頸静脈怒張，浮腫，腹水，肝腫大（体循環のうっ血）
検査	胸部X線で心拡大と肺うっ血，心臓超音波検査で駆出率の低下，中心静脈圧の上昇←右心不全
治療	安静，酸素投与，食事療法（水分・塩分摂取制限），薬物療法（利尿薬，ACE阻害薬，ARB，β遮断薬，ジギタリス製剤） ＊ジギタリス製剤：不整脈や嘔吐などの中毒症状（低カリウム血症で出現しやすい）

狭心症

概念	冠動脈の狭窄や攣縮により一過性の心筋虚血を起こした病態
分類	労作性狭心症（労作時に発作）⇔安静時狭心症（安静時に発作） 器質性狭心症（常に狭窄）⇔冠攣縮性狭心症（ときどき攣縮） 安定狭心症（病状が安定）⇔不安定狭心症（病状悪化） ＊不安定狭心症の所見：最近の発作，発作の頻度や程度が悪化，ニトログリセリンの効果が低下
症状	狭心痛（前胸部絞扼感）が数分間（2〜5分）持続，左肩や左上肢に放散
検査	発作時に心電図でST低下（異型狭心症はST上昇） 無症状時の心電図は異常なし 心臓カテーテルを用いた冠動脈造影で狭窄や攣縮を証明
治療	発作時：ニトログリセリン舌下錠（副作用：頭痛，低血圧） 非発作時：冠動脈拡張薬（カルシウム拮抗薬，亜硝酸薬），抗血小板薬，抗凝固薬（ワルファリン） ＊ワルファリン服用時は納豆などビタミンKを禁止

257

心筋梗塞

- **概念** 冠動脈の閉塞により心筋壊死を伴う心筋虚血を起こした病態
- **分類** 前壁中隔梗塞（左冠動脈の前下行枝の閉塞），下壁梗塞（右冠動脈の閉塞），側壁梗塞，後壁梗塞
- **症状** **激しい胸痛**が30分以上持続，左肩や左上肢に放散，**冷汗**，**悪心・嘔吐**，不安感を伴い，ニトログリセリンは無効
  *合併症：**不整脈**，**急性心不全**，心破裂，心室中隔穿孔
- **検査** 心電図で**ST上昇**，**異常Q波**（梗塞部位により異常の誘導が異なる）
  血液検査（H-FABP，トロポニンT，白血球，CPK，AST，LDH）
  *心電図や血液検査は発症後の時間的経過で変化する
  心臓超音波検査，冠動脈造影
- **治療** 全身管理，心不全の治療，不整脈の治療
  発作後6時間以内であれば心臓カテーテルを用いた再灌流療法〔**経皮的冠動脈インターベンション（PCI）**，血栓溶解療法〕
  冠動脈バイパス術

不整脈：洞房結節の異常

- **概念** 洞房結節の興奮頻度の異常や機能不全により起こる不整脈
- **分類** 洞性頻脈：心拍数≧100回/分
  洞性徐脈：心拍数＜60回/分
  洞不全症候群：著しい洞性徐脈，洞停止，徐脈頻脈症候群など
- **症状** 頻脈：動悸
  著しい徐脈：失神発作（**アダムス・ストークス症候群**）
- **心電図** QRS波の形は正常だが，RR間隔が異常
- **治療** 洞不全症候群は**ペースメーカー植込み**の適応
  （心拍数が40回/分未満で，アダムス・ストークス症候群の場合）

不整脈：刺激伝導系の異常

- **概念** 房室伝導で電気刺激伝達の遅延・途絶により起こる不整脈
- **分類** Ⅰ型房室ブロック：伝導が遅延
  Ⅱ型房室ブロック：伝導がときどき途絶
  Ⅲ度房室ブロック：伝導が完全に途絶
- **症状** Ⅲ度：失神発作（**アダムス・ストークス症候群**）
- **心電図** QRS波の形は正常
  Ⅰ度：PQ間隔が延長
  Ⅱ度（ヴェンケバッハ型）：PQ間隔がしだいに延長してQRS波が脱落
  　　（モビッツⅡ型）：QRS波が突然に脱落
  Ⅲ度：P波とQRS波が連動していない
- **治療** Ⅱ度（モビッツⅡ型）やⅢ度は**ペースメーカー植込み**の適応

不整脈：上室性の異所性興奮

- **概念** 心房内の異所性興奮により起こる不整脈
- **分類** 上室性期外収縮（APC）：心房内で異所性興奮が単発
  上室頻拍（PSVT）：APCが連発
  心房細動（Af）：心房内の各所で無秩序に異常興奮が持続
- **症状** 頻脈のときは動悸．心房細動は脳塞栓症を合併しやすい
- **心電図** QRS波の形は正常
  APC：早めにQRS波が単発で出現（RR間隔が短縮）
  PSVT：APCが一定期間連発
  Af：P波が消失（f波），QRS波の出現は無秩序（RR間隔がバラバラ）
- **治療** PSVTやAfの頻脈時は薬物療法（β遮断薬など），**カテーテルアブレーション**
  慢性的なAfには**抗凝固薬**

心房細動

- **概念** 心房のあちこちで無秩序（速くて不規則）な異常興奮が持続性に発生
- **疫学** **高齢者**では高頻度にみられる
- **症状** **脈が不整**，**血栓症**を起こしやすい
- **心電図** P波なし（f波）
  QRS波は**不規則**，波形はほぼ正常（幅が狭い）

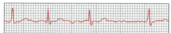

- **治療** 頻脈発作のときはカルシウム拮抗薬，ジキタリス製剤，β遮断薬などを投与
  血栓予防のために**抗凝固薬**（ワルファリン，DOAC）の投与

不整脈：心室性の異所性興奮

- **概念** 心室内の異所性興奮により起こる不整脈
- **分類** 心室性期外収縮（VPC）：心室内で異所性興奮が単発
  心室頻拍（VT）：VPCが連発
  心室細動（Vf）：心室内の各所で無秩序に異常興奮が持続
- **症状** VPCは脈がとぶ（**結滞**）．持続性VTやVfは**意識消失**
- **心電図** QRS波の形は異常（幅が広い）
  VPC：早めに異常な形のQRS波が単発で出現（RR間隔が短縮）
  VT：VPCが一定期間連発
  Vf：無茶苦茶に波打っている
- **治療** 危険なVPC（多発性，連続性，多源性など）は薬物療法
  持続性VTやVfは**電気的除細動**

心室細動

- **概念** 心室のあちこちで無秩序（不規則）な異常興奮が持続性に発生
- **症状** 脈が触れない，意識消失，致死的な状態
- **心電図** 無茶苦茶に波打っている

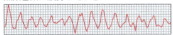

- **治療** 電気的除細動，心臓マッサージ

特発性心筋症　指定難病

- **概念** 明らかな原因疾患がないのに心筋に病変があるもの
- **分類** 拡張型心筋症：心腔の拡張と収縮能低下
  肥大型心筋症：心筋の肥厚と拡張能低下，心房細動の合併
- **症状** 拡張型：左心不全症状，突然死　肥大型：突然死
  両者とも心房細動の合併が多い
- **検査** 拡張型：胸部 X 線で心拡大，心臓超音波検査で心室拡張
  肥大型：心臓超音波検査で非対称性心室中隔肥大
- **治療** 突然死が多く，予後不良
  薬物療法，バチスタ手術，心筋肥厚部切開術，心臓移植

急性心筋炎

- **概念** ウイルス感染などにより心筋が炎症を起こし，心不全などを呈する疾患である．心筋梗塞との鑑別が大切である
- **原因** ウイルス感染（コクサッキーウイルスなど），細菌感染，薬物，放射線，特発性（原因不明）
- **症状** 先行感染（風邪や胃腸炎），数日後から心不全症状や胸痛
- **検査** 心電図で ST-T 変化，房室ブロックなどの不整脈
  ＊心筋梗塞と異なり広範囲な誘導で ST-T 変化
  血液検査で心筋逸脱酵素の上昇
  心筋生検で確定診断
- **治療** 安静，心不全や不整脈の治療
  急性期を乗り切れば，一般に予後は良好

感染性心内膜炎

- **概念** 細菌などが心臓の内膜と弁に感染を起こした状態
- **原因** 緑色連鎖球菌（抜歯後），黄色ブドウ球菌，真菌
- **症状** 発熱，心雑音
- **検査** 心臓超音波検査で疣贅の証明．血液培養で起炎菌を同定
- **治療** 抗菌薬投与，手術（弁の修復，疣贅の除去）

心タンポナーデ

- **概念** 心嚢腔に大量の心膜液（血液など）が貯留して心室の拡張障害をきたした状態
- **原因** 悪性腫瘍の心膜転移，心膜炎，大動脈解離，心臓手術後，胸部外傷
- **症状** 心室の拡張障害により心臓への静脈還流が障害
  →右心不全の所見（頸静脈怒張，肝腫大，中心静脈圧上昇など）
  心拍出量が低下→血圧低下，ショック状態
  脈圧（収縮期血圧と拡張期血圧の差）の低下
- **検査** 胸部 X 線で心拡大，心臓超音波検査（心膜液の貯留を証明）
- **治療** 心嚢穿刺にて心膜液を排出

心臓弁膜疾患

- **概念** 弁の開放障害や閉鎖不全により心雑音聴取や心機能障害をきたした状態
- **原因** リウマチ熱，動脈硬化
  ＊大動脈閉鎖不全：解離性動脈瘤，梅毒，マルファン症候群
- **症状** 心雑音（下記），心不全，心房細動の合併
  僧帽弁狭窄：心尖部で拡張期雑音，僧帽弁開放音
  僧帽弁閉鎖不全：心尖部で収縮期雑音
  大動脈弁狭窄：心基部で収縮期雑音
  大動脈弁閉鎖不全：心基部で拡張期雑音
- **検査** 心臓超音波検査，心臓カテーテル検査
- **治療** 心不全の治療，手術（弁の形成術，弁置換術など）
  → 機械弁置換後は抗凝固薬を服用

心室中隔欠損症，心房中隔欠損症

概念 先天的に心室中隔や心房中隔に欠損孔がある状態

分類 **心室中隔欠損症**（VSD）：先天性心疾患のなかで最も多い．約半数は生後1～3年で自然閉鎖
心房中隔欠損症（ASD）：VSDの次に多い．自然閉鎖はまれ

症状 収縮期雑音
左右シャントが右左シャントに変化（**アイゼンメンジャー化**）すると，**チアノーゼ**を生じる

検査 心臓超音波検査，心臓カテーテル検査

治療 左右シャントによる肺血流量の上昇が多い場合は手術．アイゼンメンジャー化すると手術は禁忌

ファロー四徴症 指定難病

概念 **心室中隔欠損，肺動脈狭窄，大動脈騎乗，右室肥大**からなる先天性心疾患

疫学 チアノーゼ性心疾患の約半数を占める

症状 生後早期から**チアノーゼ**（泣いたとき），年長児は蹲踞の姿勢

検査 心臓超音波検査，心臓カテーテル検査

治療 1歳までに姑息手術，3歳までに根治手術

高血圧症

概念 高血圧：**収縮期血圧140mmHg以上 or 拡張期血圧90mmHg以上**
正常血圧：収縮期血圧120mmHg未満 and 拡張期血圧80mmHg未満

分類 腎血管性など原因疾患が明らかな二次性高血圧と，それ以外の本態性高血圧に大別される（ほとんどは本態性高血圧）

症状 初期は無症状，血圧上昇時に頭痛，めまい，のぼせ感
病状が進行すると心不全症状，腎不全症状
合併症：脳血管障害（脳出血），心筋梗塞

検査 胸部X線で心拡大，心電図で左室負荷，眼底変化

治療 塩分制限，**薬物療法（カルシウム拮抗薬，アンジオテンシンII受容体拮抗薬，アンジオテンシン変換酵素阻害薬，利尿薬，β遮断薬）**

ショック

概念 急速に進行する循環不全．血圧が著明に低下して致死的な状態

分類 心原性ショック（心臓のポンプ機能が低下）
循環血液量減少性ショック（大量出血）
心外閉塞・拘束性ショック（肺梗塞，心タンポナーデ）
血液分布異常性ショック（敗血症性ショック，アナフィラキシーショック，神経原性ショック）

症状 急速に**血圧が低下，尿量が減少**
エンドトキシンショックの病初期では皮膚が温かい：**ウォームショック**

治療 救命処置，酸素投与，輸液，カテコールアミンや副腎皮質ステロイド薬の投与，原因疾患の治療

大動脈瘤

概念 動脈硬化などによって大動脈の一部が瘤のように拡張した状態．破裂すると致死的

分類 腹部大動脈瘤，胸部大動脈瘤がある

原因 **動脈硬化**，マルファン症候群，大動脈炎症候群，感染症などが原因となる

症状 無症状，**拍動性の腹部腫瘤**，圧迫症状
＊破裂すると激痛，ショック

検査 CT検査，超音波検査

治療 血圧コントロール
動脈瘤の**直径が5cm以上で外科手術**

大動脈解離（解離性大動脈瘤）

概念 大動脈の**中膜**が2層に解離し，その間に偽腔ができる

分類 **ドベーキー分類とスタンフォード分類**が病状把握や治療法の決定に用いられる

症状 胸部～背部の激痛が突然に発症して長時間持続する**疼痛の場所が移動する**
合併症：大動脈弁閉鎖不全，心タンポナーデ，大動脈破裂→突然死

検査 造影CT検査，大動脈造影

治療 血圧のコントロール，鎮痛
手術（スタンフォードA型は早急に手術適応）

閉塞性動脈硬化症

概念 動脈硬化による動脈の狭窄・閉塞により，四肢に虚血を起こした状態

疫学 中年男性に多い．喫煙，糖尿病などが危険因子

症状 間欠性跛行，下肢の冷感・疼痛など

検査 膝窩・足背動脈の触知不能．MRA，血管造影で血管の狭窄や閉塞を証明

治療 血管拡張薬，抗凝固薬
血行再建術，下肢切断術

救急医療

一時救命処置

安全確保，意識の確認
気道確保：負傷者の頭部後屈，下顎挙上
胸部圧迫：胸骨が 5 ～ 6cm 沈む強さ，毎分 100 ～ 120 回の速さ
人工呼吸：胸部圧迫 30 回に対して 2 回の割合で行う
AED：右上前胸部と左下側胸部に電極を装着．除細動のときは患者に触らない

トリアージ

トリアージ担当者はトリアージに専念する
トリアージタッグは負傷者の右手首につける
　区分 0：黒色　死亡あるいは救命不可能の患者
　区分 1：赤色　生命の危険がある重症の患者
　区分 2：黄色　医療機関で治療が必要な中等症の患者
　区分 3：緑色　軽症の患者
搬送の優先順位：赤色 → 黄色 → 緑色 → 黒色

MEMO

MEMO

MEMO

MEMO

消化管

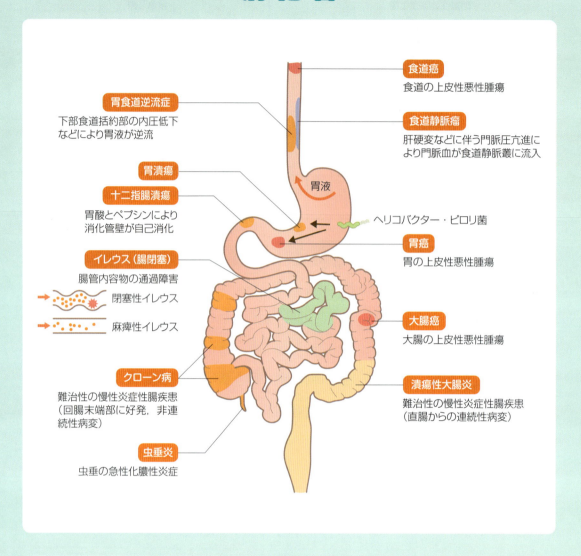

	胃食道逆流症
概念	胃液が食道内に逆流して，胸焼けなどの症状を呈する疾患
原因	加齢，**食道裂孔ヘルニア**に伴う下部食道括約部の内圧低下／**肥満**に伴う腹圧の上昇／**高脂肪食**や**就寝前**の食事習慣など　｝発症要因
症状	胸焼け，げっぷ，胸痛，夜間の咳嗽など
検査	内視鏡検査で，下部食道に**発赤**，**びらん**，**潰瘍**　逆流性食道炎　＊バレット上皮：下部食道粘膜の円柱上皮化，腺癌の発生母地
治療	カリウムイオン競合型アシッドブロッカー(P-CAB)，プロトンポンプ阻害薬(PPI)，H_2受容体拮抗薬，食事指導，生活習慣の改善（食後の坐位）

	食道静脈瘤
概念	門脈圧亢進により門脈血が食道静脈叢に流入して怒張し，静脈瘤を形成した病態
原因	**肝硬変症**に伴う門脈圧亢進により発症することがほとんど
症状	静脈瘤が破裂すると大量の吐下血 → 出血性ショック
検査	内視鏡検査：**赤色所見**の静脈瘤は破裂の危険性が高い
治療	内視鏡的硬化療法，内視鏡的静脈瘤結紮術　静脈瘤の破裂 → **S-Bチューブ**

疾病の要点 MEMO　消化管

食道癌

- 概念┃食道に発生する上皮性悪性腫瘍
- 疫学┃60歳以上の男性，喫煙者に多い
- 分類┃組織型：扁平上皮癌，好発部位：胸部中部食道
  ＊早期癌：癌細胞が粘膜層にとどまり，リンパ節転移がない
- 症状┃無症状 → 嚥下時違和感（しみる感じ），嚥下障害，嗄声
- 検査┃消化管造影検査および内視鏡検査（ヨード色素塗布）
- 治療┃内視鏡的切除術，手術，放射線療法，化学療法

初期は症状に乏しく早期発見が難しい
食道には漿膜がないので周囲へ浸潤しやすい
粘膜下層にリンパ管が豊富で転移しやすい
周囲に肺や大動脈があるので手術が難しい
➡ 予後不良

急性胃炎／急性胃粘膜病変

- 概念┃胃粘膜の急性炎症
- 疫学┃非ステロイド系消炎鎮痛薬，ストレスなどが発症要因
- 症状┃突然に発症する心窩部痛，吐下血
- 検査┃内視鏡検査で発赤，びらん，不整形潰瘍
  急性胃粘膜病変
- 治療┃カリウムイオン競合型アシッドブロッカー（P-CAB），プロトンポンプ阻害薬（PPI），H2受容体拮抗薬

慢性胃炎：胃粘膜の慢性炎症，無症状
A型胃炎：壁細胞や内因子に対する自己抗体による悪性貧血の原因となる
B型胃炎：ヘリコバクター・ピロリ菌の感染による胃癌の発生母地となる

胃・十二指腸潰瘍

- 概念┃胃液により消化管の壁が自己消化されて組織が欠損した状態
- 原因┃攻撃因子（胃酸，ペプシン）が防御因子（胃粘液）より優位になることで発症する．ヘリコバクター・ピロリ菌の感染と非ステロイド系消炎鎮痛薬の服用が2大原因である．胃角部，十二指腸球部が好発部位
- 症状┃心窩部痛（十二指腸潰瘍：空腹時痛），吐下血，鉄欠乏性貧血
- 検査┃上部消化管造影検査および内視鏡（造影剤の溜まり：ニッシェ）
- 治療┃防御因子増強：胃粘膜保護薬，攻撃因子抑制：胃酸分泌抑制薬（カリウムイオン競合型アシッドブロッカー，プロトンポンプ阻害薬，H2受容体拮抗薬），ヘリコバクター・ピロリ菌除菌

胃　癌

- 概念┃胃粘膜に発生する上皮性悪性腫瘍
- 疫学┃50歳以上の男性，ヘリコバクター・ピロリ菌の感染によるB型胃炎が発生母地
- 分類┃組織型：腺癌　　好発部位：前庭部
  ＊早期癌：癌浸潤が粘膜下層まで（リンパ節転移は問わない）
  ＊進行癌はボールマン分類1～4型に分類される
- 症状┃無症状 → 腹部不快感，悪心・嘔吐，心窩部痛
- 検査┃消化管造影検査および内視鏡検査（生検にて確定診断）
- 転移┃リンパ行性：ウィルヒョウ（左鎖骨上窩リンパ節）
  腹膜播種性：シュニッツラー（ダグラス窩），クルーケンベルグ（卵巣）
- 治療┃内視鏡的粘膜切除術（EMR），粘膜下層切開剥離術（ESD），手術（幽門側胃切除後の再建：ビルロートⅠ＆Ⅱ）

胃切除後症候群

- 縫合不全┃術後3～7日（蠕動運動が始まる頃）
  腹痛，発熱，腹膜炎
- ダンピング症候群┃術後1週以降（食事を開始する頃）
  早期（食後20～30分）：腹痛，嘔吐，発汗，頻脈，顔面紅潮
  ＊小腸壁の進展や内容物の浸透圧亢進による
  後期（食後2～3時間）：冷汗，空腹感，手指のふるえ
  ＊低血糖による
- 鉄欠乏性貧血┃術後1～2年
  ＊鉄の吸収不良による
- 巨赤芽球性貧血┃胃全摘の術後3～5年
  ＊ビタミンB12の吸収不良による

潰瘍性大腸炎 指定難病

- 概念┃原因不明の難治性の慢性炎症性腸疾患
- 疫学┃若年成人に多い．粘膜に炎症 → びらん，潰瘍
  病変は直腸から連続して口側に広がる
- 分類┃直腸炎型，左側大腸炎型，全大腸炎型
- 症状┃下痢，粘血便，腹痛
  ＊経過の長い全大腸炎型には大腸癌の合併
- 検査┃下部消化管造影検査および内視鏡
  （直腸から連続する潰瘍病変，ハウストラの消失，偽ポリポーシス）
  組織：陰窩膿瘍
- 治療┃薬物療法　アミノサリチル酸製剤（サラゾスルファピリジン，メサラジン），副腎皮質ステロイド薬，抗TNF-α抗体製剤（インフリキシマブ）
  栄養療法　低脂肪・低残渣食，高蛋白食

263

クローン病 [指定難病]

概念	原因不明の難治性の慢性炎症性腸疾患
疫学	若年成人に多い．消化管壁の全層に炎症 → びらん，潰瘍，狭窄．病変は非連続性（飛び石病変）に消化管のすべての部位，回腸部に多い
症状	腹痛，下痢，発熱 ＊肛門病変（難治性痔瘻，肛門周囲膿瘍）を合併
検査	下部消化管造影検査および内視鏡（非連続性の縦走潰瘍，敷石像） 組織：非乾酪性類上皮性肉芽腫
治療	薬物療法　アミノサリチル酸製剤（サラゾスルファピリジン，メサラジン），副腎皮質ステロイド薬，抗 TNF-α 抗体製剤（インフリキシマブ） 栄養療法　低脂肪・低残渣食，高蛋白食（潰瘍性大腸炎より厳密な制限） 成分栄養剤の経腸栄養，中心静脈栄養

大腸癌

概念	大腸に発生する上皮性悪性腫瘍
疫学	50 歳以上，高脂肪食や低線維食が危険因子 組織型：腺癌，好発部位：直腸，S 字状結腸 ＊食生活の欧米化に伴い増加傾向 ＊大腸ポリポーシスや潰瘍性大腸炎から発症することもあり ＊早期癌の定義は胃癌と同じ
症状	無症状 → 血便，便柱狭小化，腹痛 ＊左側大腸のほうが症状が出やすい
検査	便潜血反応（連続 2 日）でスクリーニング 下部消化管造影検査でリンゴの芯様像（アップルコアサイン） 内視鏡検査の生検にて確定診断 腫瘍マーカー：CEA
治療	内視鏡的切除術，手術

虫垂炎

概念	虫垂の細菌感染による炎症．穿孔すると腹膜炎を併発する
疫学	幼児〜高齢者にみられる
症状	心窩部〜臍周囲の痛みがしだいに右下腹部に限局 マックバーニ点やランツ点に圧痛 腹膜炎：筋性防御，ブルンベルグ徴候
検査	白血球数増加，腹部超音波検査で虫垂腫張
治療	虫垂切除術

痔核，痔瘻

概念	痔核：直腸静脈の静脈瘤 痔瘻：肛門周囲膿瘍の排膿後に瘻孔が形成されたもの
分類	痔核：内痔核（3 時・7 時・11 時の位置に好発），外痔核 痔瘻：クローン病に併発することあり
症状	内痔核：排便時の出血／外痔核：疼痛 肛門周囲膿瘍：発熱，疼痛 痔瘻：排膿
検査	肛門鏡
治療	痔核：坐剤，軟膏，結紮術，切除術 肛門周囲膿瘍：切開排膿 痔瘻：切開術

イレウス（腸閉塞）

概念	腸管内容物が通過障害を起こした病態
分類	機械的イレウス（閉塞性イレウス，絞扼性イレウス）機能的イレウス（麻痺性イレウス，痙攣性イレウス） ＊術後の腸管癒着による閉塞性イレウスの頻度が高い
症状	腹痛，悪心・嘔吐，腹部膨満 → 脱水，敗血症，ショック 機械的イレウス：腸雑音亢進（金属音） 機能的イレウス：腸雑音減弱
検査	腹部 X 線検査（立位）で鏡面像（ニボー）形成
治療	絞扼性イレウスは緊急手術 絶飲食，安静，イレウスチューブ，抗菌薬投与

MEMO

肝臓／胆嚢／膵臓

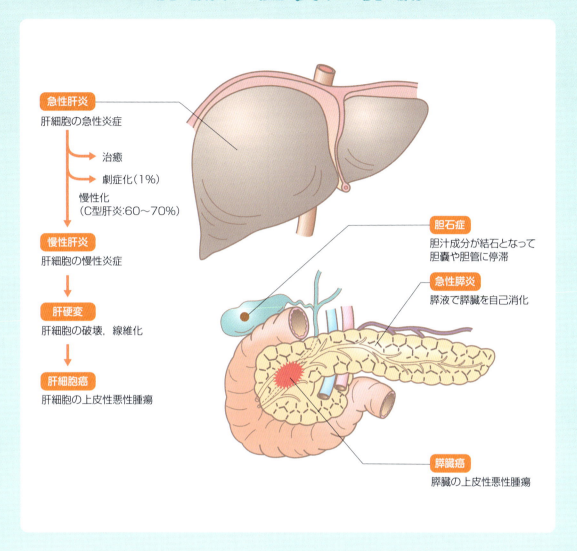

肝性脳症	
概念	肝臓で解毒（代謝）されるはずの物質（アンモニアなど）が，高度の肝機能障害のために解毒されずに脳に達し，精神神経障害を呈した病態
症状	意識障害，羽ばたき振戦，肝性口臭
検査	高アンモニア血症，脳波異常（三相波）
治療	低蛋白食，便秘予防 ラクツロース（腸管内でのアンモニアの発生や吸収を抑制） カナマイシン（腸内細菌の増殖を抑制） 分岐鎖アミノ酸製剤（芳香族アミノ酸の少ないアミノ酸製剤）

急性肝炎	
概念	肝炎ウイルスにより肝細胞に急性炎症をきたした病態
分類／原因	A型肝炎 — 経口感染，ほとんど治癒 B型肝炎 — 性行為や針刺しで感染，ほとんど治癒（乳幼児期に母子感染するとキャリア化し，将来的に10％が慢性化） C型肝炎 — 針刺しで感染，60〜70％が慢性化 ＊約1％の症例で劇症化する（B型肝炎が一番多い） ＊A型肝炎とB型肝炎には感染予防のワクチンがある
症状	全身倦怠感，発熱，黄疸
検査	血中の肝酵素（AST，ALT）の著増，高ビリルビン血症
治療	対症療法，C型急性肝炎ではインターフェロンなどの抗ウイルス療法

劇症肝炎

概念	急性肝炎の発症 8 週間以内に II 度以上の肝性脳症（異常行動，傾眠状態など）をきたし，PT 活性値が 40% 以下になるものを劇症肝炎と定義する．原因は B 型肝炎が多い．非常に重篤な状態である
症状	意識障害
検査	プロトロンビン時間の延長（PT 活性値の低下），高アンモニア血症
合併症	播種性血管内凝固症候群，多臓器不全
治療	血漿交換，血液透析，生体肝移植

慢性肝炎

概念	肝細胞の慢性炎症が 6 ヵ月以上持続した病態．約 20% が B 型肝炎，約 70% が C 型肝炎，それ以外はアルコールや自己免疫が原因である
症状	全身倦怠感
検査	血中の肝酵素（AST，ALT）の増加が持続 B 型慢性肝炎：HBs 抗原（＋） ＊HBe 抗原も（＋）なら，ウイルスの活動性・感染力が強い C 型慢性肝炎：HCV 抗体（＋）
治療	B 型肝炎：インターフェロン，抗ウイルス薬 C 型肝炎：抗ウイルス薬（レジパスビル／ソホスブビル配合剤）

肝硬変

概念	慢性肝疾患の終末像であり，肝細胞が破壊されて線維化が進んだ病態．約 75% は C 型肝炎，約 10% は B 型肝炎，約 15% はアルコールが原因である
症状	肝機能低下：黄疸，浮腫，腹水，出血傾向，肝性脳症，女性化乳房，手掌紅斑，クモ状血管腫 門脈圧亢進：食道静脈瘤，腹壁静脈の怒張
検査	肝酵素（AST，ALT）の増加：慢性肝炎より低値 高ビリルビン血症，低アルブミン血症， PT 活性値の低下 ｝肝硬変の重症度の指標 IV 型コラーゲンの増加
治療	安静，食事療法，肝庇護療法，抗ウイルス療法，肝移植 ＊合併症対策 浮腫，腹水 ← 塩分制限，利尿薬 肝性脳症 ← ラクツロース，分岐鎖アミノ酸製剤 食道静脈瘤 ← 内視鏡的硬化療法， 　　　　　　　内視鏡的静脈瘤結紮術

肝細胞癌

概念	肝細胞から発生した上皮性悪性腫瘍．約 75% は C 型肝炎，約 15% は B 型肝炎により，肝硬変の経過中に発症する
症状	肝硬変による症状，血性腹水
検査	α フェトプロテイン上昇，PIVKA-II 上昇，画像診断（腹部超音波検査，造影 CT 検査）
治療	経皮的エタノール注入療法（PEIT），ラジオ波焼灼療法，肝動脈塞栓術（TAE），外科的切除術，抗癌薬治療，肝移植

胆石症（胆道感染症）

概念	胆道系（胆嚢，胆管）に結石が停滞した病態．肥満した中年女性に多い．胆道感染症の多くは胆石に合併．約 70% はコレステロール結石，約 30% はビリルビン結石
症状	上腹部〜右季肋部痛（脂肪食後に発作） 胆道感染症：上腹部痛，発熱，黄疸 ← シャルコー 3 徴
検査	腹部超音波検査（検査前は絶食） 胆道感染症：炎症反応や胆道系酵素の上昇
治療	脂肪食の制限，胆石溶解薬 発作時：鎮痛薬（モルヒネの単独投与は禁忌） 腹腔鏡下胆嚢摘出術 ← 術後の回復が早い 総胆管結石は早急に内視鏡的乳頭切開術や結石除去術を行う 胆道感染症：抗菌薬

急性膵炎

概念	膵液（膵酵素）が膵臓組織を自己消化する病態．アルコール過飲，胆石症などが原因となる
症状	上腹部痛（飲酒や脂肪食後に発作） ＊背部に放散，前屈で痛みが軽減する 重症膵炎：イレウス，黄疸，呼吸困難，出血傾向，ショック
検査	膵酵素（膵アミラーゼ，リパーゼ，エステラーゼ）の上昇，腹部造影 CT にて膵臓の炎症や壊死の範囲 重症膵炎：低カルシウム血症，播種性血管内凝固症候群（DIC），多臓器不全
治療	絶食，輸液，疼痛コントロール 重症膵炎：ショックや DIC に対する集中治療 ＊慢性膵炎 膵外分泌の機能異常（消化酵素の分泌低下）→ 下痢，脂肪便 膵内分泌の機能異常（インスリンの分泌低下）→ 糖尿病

疾病の要点 MEMO　肝臓／胆嚢／膵臓

膵臓癌

| 概念 | 膵管上皮から発生する上皮性悪性腫瘍 |
| 症状 | 黄疸，腹痛，栄養障害（体重減少）
＊膵頭部癌のほうが黄疸などの症状が早く出現する |
| 検査 | 膵酵素（膵アミラーゼなど）の上昇，腫瘍マーカー（CA19-9，CEA）の上昇，画像診断〔超音波検査，CT検査，磁気共鳴胆道膵管撮影（MRCP），内視鏡的逆行性胆管膵管造影（ERCP）〕
＊腫瘍や膵管の壁不整や狭窄を描出 |
| 治療 | 膵頭十二指腸切除術
経皮経肝胆道ドレナージ（PTCD）
＊閉塞性黄疸を起こした場合の減黄処置．排液バッグを肝臓より低い位置に保つ |

MEMO

MEMO

MEMO

MEMO

MEMO

代謝／栄養

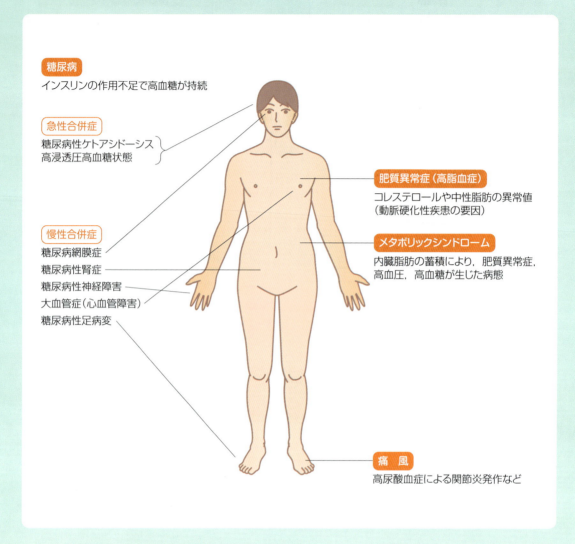

糖尿病
インスリンの作用不足で高血糖が持続

急性合併症
糖尿病性ケトアシドーシス
高浸透圧高血糖状態

慢性合併症
糖尿病網膜症
糖尿病性腎症
糖尿病性神経障害
大血管症（心血管障害）
糖尿病性足病変

脂質異常症（高脂血症）
コレステロールや中性脂肪の異常値（動脈硬化性疾患の要因）

メタボリックシンドローム
内臓脂肪の蓄積により，肥質異常症，高血圧，高血糖が生じた病態

痛風
高尿酸血症による関節炎発作など

糖尿病

概念	インスリンの作用不足により高血糖が持続する代謝疾患
分類	**1型**はインスリンの絶対的欠乏（若年者） **2型**はインスリンの分泌低下や抵抗性（中高年の肥満者）
症状	口渇感，多飲，多尿，体重減少，易感染性
検査	①**早朝空腹時血糖：126mg/dL 以上** ②**随時血糖：200mg/dL 以上** ③75gOGTTの2時間値：200mg/dL 以上 ④HbA1c：6.5% 以上 ①～④のいずれかで糖尿病型，糖尿病型が2回以上で糖尿病（1回は必ず血糖値で確認） ＊コントロールの指標は **HbA1c** を使用
治療	**食事療法**（1単位：80kcal：ごはん1/2杯），運動療法（20分歩行で1単位消費） 経口血糖降下薬，インスリン療法 ＊インスリン製剤：100単位/mL，皮下注射，ペットシュガー携帯 低血糖症状：空腹感，眠気，冷汗，頻脈，手指振戦
合併症	神経障害，網膜症（失明），腎症（尿中微量アルブミン，透析），糖尿病性ケトアシドーシス，高浸透圧高血糖状態

脂質異常症（高脂血症）

概念	高LDLコレステロール血症，高トリグリセリド血症および低HDLコレステロール血症をあわせて脂質異常症と総称する（前2者を高脂血症）．心筋梗塞や脳梗塞などの原因となる**動脈硬化**の危険因子である
症状	一般に無症状 ＊家族性高コレステロール血症：皮膚結節性黄色腫，アキレス腱肥厚
検査	**LDLコレステロール 140mg/dL 以上** **HDLコレステロール 40mg/dL 未満** **トリグリセリド 150mg/dL 以上**（空腹時採血）
治療	食事療法（脂肪摂取の制限，コレステロール摂取の制限，食物繊維の摂取），運動療法，体重管理 **HMG-CoA 還元酵素阻害薬**（スタチン系），フィブラート系薬剤

痛 風

|概念| プリン体の代謝産物である尿酸が増加（高尿酸血症）して，尿酸塩結晶の沈着により急性関節炎発作などをきたす病態

|疫学| 成人男性に多い

|症状| 急性関節炎発作（足の親指の付け根などに発赤腫脹と激痛），痛風結節（耳介や肘関節の皮下に無痛性結節），尿路結石，腎障害（痛風腎）

|検査| 血中尿酸値（＞ 7mg/dL 以上）

|治療| 高プリン体の飲食（レバー，肉類，ビール）を避ける，減量，十分な水分摂取，過度な運動は避ける
尿酸合成阻害薬（アロプリノール），尿酸排泄促進薬（プロベネシド）
＊発作の前兆時：コルヒチン
＊発作時の疼痛コントロール：非ステロイド系消炎鎮痛薬

メタボリックシンドローム

|概念| 内臓脂肪の蓄積を基盤として，脂質異常症，高血圧，高血糖が生じ，動脈硬化性の疾患を発症しやすくなった病態

|疫学| 患者は約 1,000 万人，予備軍は約 1,000 万人（成人男性の 2 人に 1 人，成人女性の 5 人に 1 人）

|症状| 内臓脂肪蓄積を伴う上半身肥満（リンゴ型肥満）

|検査| ①＋（②〜④の 2 項目以上）でメタボリックシンドロームと診断
①内臓脂肪蓄積（ウエスト周囲径：男性 85cm 以上，女性 90cm 以上）
②脂質異常症（中性脂肪 ≧ 150mg/dL and/or HDL-Cho ＜ 40mg/dL）
③高値血圧（収縮期血圧 ≧ 130mmHg and/or 拡張期血圧 ≧ 85mmHg）
④高血糖（空腹時血糖 ≧ 110mg/dL）

|治療| 食事療法，運動療法

酸塩基平衡異常

|呼吸性アシドーシス|
換気障害により水素イオンを二酸化炭素として肺から排泄できない．疾患：Ⅱ型呼吸不全（COPD など）

|呼吸性アルカローシス|
過換気により水素イオンを二酸化炭素として肺から過剰に排泄する．疾患：過換気症候群

|代謝性アシドーシス|
水素イオンを腎臓から尿中に排泄できない．疾患：慢性腎不全
水素イオンが過剰に産生される．疾患：糖尿病性ケトアシドーシス，乳酸アシドーシス
＊代償：肺から水素イオンを排泄しようと過呼吸（クスマウル呼吸）
重炭酸イオンが体外に喪失．疾患：下痢

|代謝性アルカローシス|
水素イオンが体外に喪失．疾患：嘔吐

MEMO

MEMO

MEMO

内 分 泌

先端巨大症　クッシング病

プロラクチノーマ
下垂体前葉の腺腫で下垂体ホルモン
の過剰分泌

尿崩症
下垂体後葉の障害で
バソプレシンの分泌低下

原発性アルドステロン症
副腎皮質の腺腫などで
アルドステロンが過剰分泌

クッシング症候群
副腎皮質の腺腫などで
コルチゾールが過剰分泌

アジソン病
自己免疫などで副腎皮質
機能が低下

褐色細胞腫
副腎髄質の腫瘍で
カテコールアミンが過剰分泌

バセドウ病
TSH受容体に対する自己抗体
により甲状腺機能が亢進

慢性甲状腺炎（橋本病）
サイログロブリンやTPOに
対する自己抗体による
慢性炎症（甲状腺機能が低下）

甲状腺癌
甲状腺の上皮性悪性腫瘍

副甲状腺機能亢進症
腺腫などで副甲状腺機能が
亢進

副甲状腺機能低下症
手術などで副甲状腺機能が
低下

バセドウ病

概念	抗 TSH 受容体抗体が産生された自己免疫疾患. 甲状腺機能亢進症を呈する
疫学	若年～中年の**女性**に多い
症状	びまん性の**甲状腺腫, 眼球突出, 甲状腺機能亢進**の症状（体重減少, **頻脈**, 微熱, 高血圧, 発汗過多, 下痢, 食欲亢進, 手指振戦, 情緒不安定）
検査	甲状腺ホルモン(T3, T4) 濃度の上昇, TSH 濃度の低下, **抗 TSH 受容体抗体**が陽性
治療	抗甲状腺薬（チアマゾール）の投与 ＊チアマゾールの副作用に顆粒球減少, 肝機能障害がある 甲状腺の亜全摘術
補足	甲状腺クリーゼ：甲状腺機能が著明に亢進した状態. 高熱, 発汗, 頻脈, 昏睡から死に至ることもある. 甲状腺手術, ストレス, 感染などが誘因となる

慢性甲状腺炎（橋本病）

概念	甲状腺の特異蛋白（サイログロブリン, TPO）に自己抗体が産生された自己免疫疾患. 慢性炎症により甲状腺機能低下症を呈する
疫学	中年の**女性**に多い
症状	びまん性の**甲状腺腫**, しだいに**甲状腺機能低下**の症状〔低体温, 寒がり, 徐脈, 低血圧, 皮膚乾燥, 便秘, 浮腫（粘液水腫）, 無気力〕
検査	甲状腺ホルモン(T3, T4) 濃度の低下, TSH 濃度の上昇, **抗サイログロブリン抗体**, 抗ミクロソーム（または TPO）抗体が陽性
治療	機能低下では**甲状腺ホルモン製剤**

疾病の要点 MEMO　内分泌

甲状腺癌

概念	甲状腺に発生する上皮性悪性腫瘍
分類	甲状腺腫瘍の80%は良性腫瘍，20%が甲状腺癌と悪性リンパ腫 甲状腺癌は分化癌（乳頭癌，濾胞癌），未分化癌，髄様癌に分類
疫学	女性に多い
症状	甲状腺の結節（硬い，孤立性），反回神経麻痺 → 嗄声
検査	画像診断（超音波，CT，シンチグラフィ），穿刺吸引細胞診 ＊髄様癌でCEAやカルシトニン濃度の上昇
治療	甲状腺の亜全摘あるいは全摘術 一般に予後良好，ただし未分化癌はきわめて予後不良 ＊甲状腺手術の合併症：出血や喉頭浮腫による気道閉塞，反回神経麻痺（嗄声），副甲状腺機能低下症，甲状腺クリーゼなど

原発性副甲状腺機能亢進症

概念	副甲状腺ホルモンの過剰分泌
原因	副甲状腺の腺腫，過形成，癌
症状	血液と尿中カルシウム増加 → 消化器症状（悪心・嘔吐），泌尿器症状（多尿，尿路結石），神経症状（意識障害） 骨吸収促進 → 骨量減少（病的骨折），骨痛（線維性骨炎）
検査	副甲状腺ホルモン濃度の上昇，高カルシウム血症，尿中カルシウム増加，低リン血症，画像診断で副甲状腺の腫瘍を検索
治療	病巣の副甲状腺の切除術

副甲状腺機能低下症 [指定難病]

概念	副甲状腺ホルモンの分泌低下
原因	特発性（自己免疫），二次性（甲状腺手術時の障害）
症状	低カルシウム血症によるテタニー，助産師手位
検査	副甲状腺ホルモン濃度の低下，低カルシウム血症，高リン血症
治療	カルシウム製剤，活性型ビタミンD製剤

原発性アルドステロン症

概念	副腎皮質よりアルドステロンの過剰分泌．二次性高血圧の代表的な原因疾患
原因	副腎皮質の腺腫，過形成，癌
症状	水，ナトリウム貯留 → 高血圧，頭痛 低カリウム血症 → 脱力，周期性四肢麻痺
検査	アルドステロン濃度の上昇，低カリウム血症，画像診断で副腎皮質の腫瘍を検索
治療	副腎腫瘍の切除術，アルドステロン阻害薬

クッシング症候群

概念	副腎皮質よりコルチゾールの過剰分泌
原因	下垂体前葉の腺腫からACTH過剰分泌（クッシング病），副腎皮質の腺腫，肺癌などからACTHの異所性分泌
症状	高血糖，高血圧，易感染性，中心性肥満，皮膚線条，満月様顔貌，水牛様肩，多毛，骨粗鬆症など
検査	コルチゾール濃度の上昇（日内変動の消失），画像診断で副腎皮質の腫瘍を検索
治療	下垂体前葉や副腎皮質の腫瘍摘出術

アジソン病 [指定難病]

概念	副腎皮質ホルモンの分泌低下
原因	特発性（自己免疫），結核
症状	コルチゾール低下 → 全身倦怠感，体重減少，低血糖 アルドステロン低下 → 低血圧，高カリウム血症 ACTH上昇 → 色素沈着
検査	コルチゾールやアルドステロン濃度の低下
治療	副腎皮質ホルモン（ステロイド）の補充

褐色細胞腫

- **概念** 副腎髄質よりカテコールアミン（ノルアドレナリン，アドレナリン）の過剰分泌
- **原因** 片側の副腎髄質の良性腫瘍が大部分
（両側性，悪性腫瘍，副腎外，家族性がそれぞれ10%ある）
- **症状** 高血圧，高血糖，代謝亢進，頭痛，発汗過多，頻脈，振戦
- **検査** 血中・尿中カテコールアミン（代謝産物）の増加
- **治療** 副腎の腫瘍摘出術，αβ遮断薬

下垂体腫瘍

- **概念** 下垂体腫瘍により圧迫やホルモン過剰による症状を呈する
- **原因** 良性の腺腫が大部分
約60%が下垂体ホルモンを産生する機能性腫瘍
- **症状** 周囲を圧迫 → 両耳側半盲
プロラクチン産生腫瘍 → 乳汁分泌，無月経
成長ホルモン産生腫瘍 → 巨人症，先端巨大症
副腎皮質刺激ホルモン産生腫瘍 → クッシング病
＊先端巨大症：下顎突出，前額隆起，鼻・唇の肥大，巨大舌，手足の容積増大，高血糖，高血圧
- **検査** X線でトルコ鞍の変形，下垂体ホルモン濃度の上昇
- **治療** 経蝶形骨洞下垂体腺腫摘出術（ハーディ手術），プロラクチン産生腫瘍：ドパミン作動薬

中枢性尿崩症 指定難病

- **概念** 下垂体後葉の障害によりバソプレシンの分泌低下
- **原因** 特発性，腫瘍，外傷など
- **症状** 突然発症の高度の口渇感，多飲，多尿
- **検査** 1日尿量3L以上，低張尿（尿浸透圧≦300mOsm/kg）
バソプレシン濃度がナトリウムに対して相対的に低値
高張食塩水負荷でもバソプレシン値が上昇しない
バソプレシン投与で尿量が減少
- **治療** デスモプレシン（バソプレシン製剤）点鼻薬の投与

MEMO

MEMO

MEMO

腎臓／泌尿器

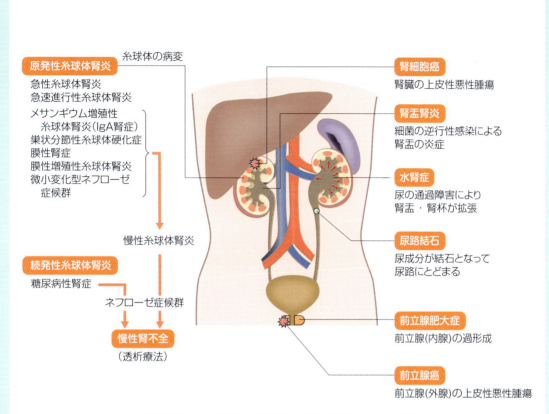

急速な腎機能障害：急性腎障害（腎前性，腎性，腎後性）→ 急性期を乗り切れば可逆的
慢性的な腎機能障害：慢性腎臓病 → 慢性腎不全 → 不可逆的（最終的に透析療法）

急性糸球体腎炎

- **概念**：A群β溶連菌の感染（扁桃腺炎など）で形成された免疫複合体（細菌の抗原＋抗体）が糸球体基底膜に沈着して障害を及ぼす．Ⅲ型アレルギー
- **疫学**：小児（園児，小学生）に多い．感染後1～2週間で発症
- **症状／検査**：
  血尿，浮腫，高血圧（3大主徴），蛋白尿
  補体低値，ASO/ASK高値
  腎生検：免疫複合体の沈着（蛍光顕微鏡，電子顕微鏡）
- **治療**：塩分制限，水分制限，半年間は安静
  ほとんどの症例が3～6ヵ月で治癒する

慢性糸球体腎炎

- **概念**：原発性糸球体腎炎〔メサンギウム増殖性糸球体腎炎（IgA腎症は指定難病），巣状分節性糸球体硬化症，膜性腎症，膜性増殖性糸球体腎炎，微小変化型ネフローゼ症候群〕で，腎炎症状が1年以上持続するもの
- **症状／検査**：
  血尿，蛋白尿，高血圧などが持続
  予後不良例では腎機能がしだいに悪化して慢性腎不全
  IgA腎症では血清IgA増加
- **治療**：食事療法（塩分制限）
  薬物療法（抗血小板薬，副腎皮質ステロイド薬，降圧薬）
  透析療法 ← 保存的治療では体液の恒常性が維持できない場合

ネフローゼ症候群

|概念| 原発性糸球体腎炎や続発性糸球体腎炎により，糸球体基底膜の透過性が亢進し，高度の蛋白尿をきたした症候群

|原因| 成人では，1/4 微小変化型ネフローゼ症候群，1/4 膜性腎症，1/4 巣状分節性糸球体硬化症と膜性増殖性糸球体腎炎，1/4 続発性糸球体腎炎（糖尿病腎症など）
小児では，80% 以上が微小変化型ネフローゼ症候群

|症状／検査|
蛋白尿（3.5g/日 以上），
低アルブミン血症（Alb 3.0g/dL 以下）
} 必須
脂質異常症（高 LDL コレステロール血症），浮腫

|治療| 食事療法（塩分制限，低蛋白，適度なカロリー）
副腎皮質ステロイド療法：微小変化型ネフローゼ症候群は著効する

糖尿病性腎症

|概念| 糖尿病に続発する糸球体腎炎．わが国の透析療法の原因疾患として最多

|症状／検査|
尿中微量アルブミンが早期診断に有用
経過中にネフローゼ症候群や高血圧を呈することが多い．予後不良例では腎機能がしだいに悪化して慢性腎不全

|治療| 糖尿病のコントロール
慢性腎不全に対する食事療法，血圧コントロール
透析療法 ← 保存的治療では体液の恒常性が維持できない場合（比較的早期から透析が必要なことが多い）

腎細胞癌

|概念| 腎実質に発生する上皮性悪性腫瘍

|疫学| 50 歳以上の男性，組織型：腺癌

|症状| 痛みのない肉眼的血尿（無症候性血尿），腹痛，腹部腫瘤
血行性転移が多い

|検査| 腹部 CT，超音波検査

|治療| 外科的切除（ロボット手術），分子標的療法

腎盂腎炎，膀胱炎

|概念| 逆行性の細菌（最多は大腸菌）感染による尿路の炎症
膀胱炎 → 腎盂腎炎

|疫学| 女性に多い

|症状| 頻尿，残尿感，排尿時痛，尿混濁
＊腎盂腎炎：発熱，腰背部（肋骨脊柱角）の自発痛や叩打痛

|検査| 尿沈渣に白血球や細菌，尿培養で細菌の同定

|治療| 抗菌薬の投与，水分摂取

尿路結石

|概念| 尿成分が結石となって尿路にとどまった病態

|原因| 尿中結石成分の増加（痛風），尿の停滞（前立腺肥大）

|症状| 側腹部の疝痛，血尿，腰背部（肋骨脊柱角）の叩打痛

|検査| 検尿で血尿
腹部超音波や点滴静注腎盂造影にて水腎症の証明

|治療| 鎮痛薬，水分摂取
体外衝撃波結石破砕術 ←自然排石のない場合

＊水腎症：尿の通過障害により上流の尿管と腎盂・腎杯が拡張した状態．尿路結石，前立腺癌，神経因性膀胱などで認められる

膀胱癌

|概念| 膀胱に発生する上皮性悪性腫瘍

|疫学| 60 歳以上の男性，組織型：移行上皮癌
喫煙や化学薬品（ベンチジンなど）の使用が危険因子

|症状| 痛みのない肉眼的血尿（無症候性血尿）

|検査| 膀胱鏡検査，腹部 CT 検査

|治療| 経尿道的腫瘍切除，膀胱全摘出術

疾病の要点 MEMO　腎臓／泌尿器

前立腺肥大症

概念 前立腺（内腺）の過形成

疫学 50歳以上の男性，増加傾向

症状 夜間頻尿，残尿感，**排尿障害**（排尿開始の遅延，排尿時間の延長），**溢流性尿失禁**

検査 直腸指診，腹部超音波検査

治療 薬物（α遮断薬，抗アンドロゲン薬）
経尿道的前立腺切除術（TUR-P）
＊術後の合併症：出血，尿道狭窄
　→膀胱カテーテルを留置する

前立腺癌

概念 前立腺（外腺）に発生する上皮性悪性腫瘍

疫学 50歳以上の男性，組織型：腺癌

症状 血尿，頻尿，排尿障害
進行は比較的緩やか，**骨転移**が多い（骨硬化像）

検査 早期発見に**前立腺特異抗原（PSA）**が有用
直腸指診，超音波検査，針生検で確定診断

治療 外科的切除（ロボット手術），放射線療法，ホルモン療法（抗アンドロゲン薬）

急性腎障害

概念 急激な腎機能低下により体液の恒常性が維持できなくなった病態．急性期を乗り切れば可逆的なことが多い

分類 **腎前性（血圧低下），腎性（急性尿細管壊死），腎後性（尿管閉塞）**

症状 尿量減少
浮腫，心不全，肺水腫 ― 体液貯留のため
嘔吐，頭痛，意識障害 ― 高窒素血症のため

検査 **Crの急激な上昇，高カリウム血症**，腎萎縮がない
腎前性では尿比重が高い（1.020前後）

治療 腎前性：原疾患の治療，輸液，輸血
腎後性：カテーテル留置
腎性：高カリウム血症の治療，水分制限（前日の尿量＋500mL程度）
蛋白質制限，塩分制限，カリウム制限
透析療法（一時的）←保存的治療でコントロールできない乏尿が3日以上持続する場合

慢性腎臓病

概念 腎障害が慢性的に持続する一連の病態である．慢性腎臓病（CKD）の進行に伴い，**心血管疾患（心筋梗塞など）の発症リスク**が高まる

原因 原発性糸球体腎炎（IgA腎症など），続発性糸球体腎炎（糖尿病性腎炎，高血圧性腎硬化症など），多発性嚢胞腎などが原因疾患となる

症状／検査
下記の①，②のいずれか，または両方が3ヵ月以上持続する場合にCKDと診断される
①尿所見（**蛋白尿**など），画像診断，血液所見，病理所見で腎障害の存在が明らか
②**糸球体濾過量（GFR）が60mL/分未満**

治療 早期から治療を開始する．食事療法，血圧管理，体重管理．
進行すれば慢性腎不全の治療．

慢性腎不全

概念 腎機能の低下が数ヵ月以上継続し，体液の恒常性が慢性的に維持できなくなった病態．不可逆的である

原因 慢性糸球体腎炎，糖尿病性腎症など

症状 尿量減少
浮腫，**高血圧**，心不全，肺水腫 → 体液貯留のため
尿毒症状（意識障害）→ 老廃物の排泄障害のため
貧血，骨軟化症 → Epo産生，ビタミンD活性化の障害のため

検査 Crの上昇，糸球体濾過量の低下，高カリウム血症，**代謝性アシドーシス**

治療 水分制限（前日の尿量＋500mL程度），カロリー補給，食塩・蛋白質・カリウム・リンの摂取制限，薬物療法（降圧薬，Epo製剤，活性型ビタミンD製剤）
透析療法 ←保存的治療では体液の恒常性が維持できない場合（Cr8mg/dL以上，GFR15mL/分以下）

MEMO

神経

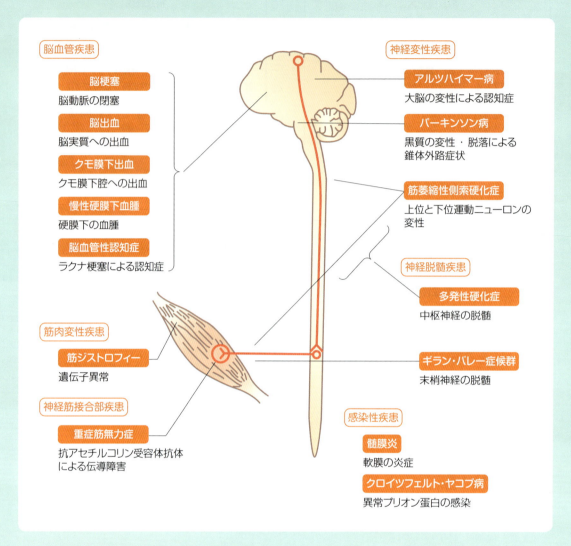

脳血管疾患
- **脳梗塞**：脳動脈の閉塞
- **脳出血**：脳実質への出血
- **クモ膜下出血**：クモ膜下腔への出血
- **慢性硬膜下血腫**：硬膜下の血腫
- **脳血管性認知症**：ラクナ梗塞による認知症

筋肉変性疾患
- **筋ジストロフィー**：遺伝子異常

神経筋接合部疾患
- **重症筋無力症**：抗アセチルコリン受容体抗体による伝導障害

神経変性疾患
- **アルツハイマー病**：大脳の変性による認知症
- **パーキンソン病**：黒質の変性・脱落による錐体外路症状
- **筋萎縮性側索硬化症**：上位と下位運動ニューロンの変性

神経脱髄疾患
- **多発性硬化症**：中枢神経の脱髄
- **ギラン・バレー症候群**：末梢神経の脱髄

感染性疾患
- **髄膜炎**：軟膜の炎症
- **クロイツフェルト・ヤコブ病**：異常プリオン蛋白の感染

脳梗塞

- **概念**：脳動脈の閉塞により，脳組織の一部が壊死となった病態
- **分類**：脳血栓：動脈硬化などで脳血管内に血栓が形成
  - ＊**一過性脳虚血発作（TIA）**が前駆する
  - ＊危険因子：**高血圧**，**脂質異常症**，**糖尿病**，**喫煙**
  - 脳塞栓：心房内の血栓などが脳血管までとんできた
  - ＊危険因子：**心房細動**
- **症状**：**片麻痺**（病巣と反対側），**構音障害**，意識障害，巣症状
- **検査**：CT検査：数日後に梗塞部位が低吸収域
  - MRI検査：数時間後から病変が確認
- **治療**：安静，呼吸管理，血圧管理（急速に血圧を下げない），脳浮腫対策（頭蓋内圧亢進の治療）
  - ＊発症4.5時間以内であれば**血栓溶解療法**（rt-PA静脈投与）
  - 早期からリハビリテーション
  - 抗血小板薬（アスピリン），抗凝固薬（ワルファリン）

脳出血

- **概念**：脳動脈が破れて脳実質内に出血した病態
- **原因**：危険因子：**高血圧**，飲酒，喫煙，糖尿病，脂質異常症
- **症状**：**片麻痺**（病巣と反対側），**構音障害**，意識障害，巣症状
  - ＊共同偏視は脳出血に多い
- **検査**：CT検査にて発症直後から出血部位が高吸収域
- **治療**：安静，**血圧管理**，呼吸管理，脳浮腫対策（頭蓋内圧亢進の治療）
  - ＊適応があれば**血腫除去術**
  - 早期からリハビリテーション，血圧のコントロール
- **補足**：もやもや病：内頸動脈終末部が徐々に狭窄・閉塞し，頭蓋内に異常血管網が出現．大声を出したときに脳虚血症状（意識障害，麻痺）を起こす．脳出血の原因となり得る．治療は血行再建術．

疾病の要点 MEMO　神経

クモ膜下出血

概念	動脈瘤などが破れてクモ膜下腔に出血した病態
原因	脳動脈瘤の破裂が約80%，脳動静脈奇形が約10% 危険因子：喫煙，高血圧，飲酒
症状	突然の激しい頭痛，悪心・嘔吐，意識障害 髄膜刺激症状（項部硬直，ケルニッヒ徴候） ＊再出血は発症24時間以内に多い ＊脳血管攣縮による脳虚血は発症3〜14日に多い
検査	CT検査にてクモ膜下腔がびまん性に高吸収域 MRA検査や脳血管造影にて動脈瘤破裂の部位を 確認
治療	血圧管理，全身管理や脳浮腫対策（頭蓋内圧亢進 の治療） 動脈瘤のコイル塞栓術，クリッピング

慢性硬膜下血腫

概念	硬膜と脳実質の間に血腫ができて神経・精神症状 をきたした病態
疫学	高齢者（飲酒の常習者），抗凝固薬服用者に多い
症状	軽度の頭部外傷の数週間から2〜3ヵ月後に， 頭痛，片麻痺，認知症状
検査	CT検査にて硬膜下に三日月状の血腫
治療	穿頭して血腫ドレナージ．予後良好．

筋萎縮性側索硬化症 [指定難病]

概念	上位と下位運動ニューロンが同時に侵される神経 変性疾患 病状は緩徐に進行性で予後不良
疫学	50〜60代に多い
症状	錐体路症状（痙性の運動麻痺，腱反射亢進，病的 反射），筋萎縮，筋力低下，球麻痺症状（構音障害， 嚥下障害），呼吸不全 ＊陰性徴候：感覚障害，眼球運動障害，膀胱直腸 障害，褥瘡，小脳症状，錐体外路症状，認知症
検査	確定診断に有用な特異的な検査はない
治療	根本的な治療法はない．人工呼吸器による呼吸管理

パーキンソン病 [指定難病]

概念	黒質のドパミン産生細胞が変性・脱落し，線条体 へ送られるドパミンが減少するため，錐体外路症 状などを呈する変性疾患
疫学	50歳以降に多い
症状	錐体外路症状〔寡動・無動（仮面様顔貌），筋の固 縮（歯車現象，鉛管現象），不随意運動（静止時振 戦），姿勢反射障害（前傾前屈，押すと倒れる，す くみ足，小刻み歩行，加速歩行）〕 ＊病初期は症状に左右差がある 自律神経障害（便秘，排尿障害，起立性低血圧） 精神症状（うつ症状，認知症） ＊ホーン・ヤール分類で重症度を分類
検査	特異的な検査異常はない
治療	ドパミン前駆物質のレボドパ（Lドーパ），ドパミン 分解酵素阻害薬（MAO阻害薬），ドパミン受容 体アゴニスト，抗コリン薬

多発性硬化症 [指定難病]

概念	中枢神経の脱髄性疾患．時間的多発性（寛解と再 発を反復）と空間的多発性（複数の病巣）が特徴的
疫学	20〜50代に多い
症状	錐体路症状（痙性の運動麻痺，腱反射亢進，病的 反射），感覚障害，眼症状（視力低下，視野欠損）， 眼球運動障害，自律神経障害（膀胱直腸障害），小 脳障害，精神症状など多彩な症状 ＊これらの症状が寛解と再発を繰り返して徐々に 進行する
検査	MRI検査で脱髄病巣
治療	根治的な治療法はない ステロイドパルス療法，インターフェロン療法， 感染予防

ギラン・バレー症候群

概念	急性の運動麻痺をきたす末梢神経の脱髄性疾患． 自己免疫反応が原因
疫学	発症1〜3週間前に先行感染（上気道炎，腸炎）
症状	下肢の運動麻痺 → 上行性に広がって四肢の弛緩 性麻痺 運動麻痺に比べて感覚麻痺は軽度 症状は2週間以内にピークとなって以後は軽快する
検査	髄液検査で蛋白細胞解離（蛋白上昇，細胞数正常） 血液検査で抗ガングリオシド抗体が陽性
治療	免疫グロブリン大量療法，血漿交換療法 軽症例は経過観察のみ 一般に予後良好

277

重症筋無力症 指定難病

概念	アセチルコリン受容体に対する自己抗体により神経筋接合の刺激伝導が障害され，易疲労感や脱力をきたす自己免疫疾患
疫学	20～30代の女性と50歳以上の男性に多い 約70%の症例で胸腺腫を合併する 自己免疫疾患，赤芽球癆の合併例もある
症状	眼瞼下垂，複視，易疲労感，筋力低下（近位筋） これらの症状は夕方に強い（日内変動） ＊重症例では嚥下障害や呼吸障害
検査	血清の抗アセチルコリン受容体抗体が陽性 抗コリンエステラーゼ薬で症状が改善（テンシロンテスト） 筋電図にて漸減現象（ワーニング現象）
治療	胸腺摘出術，抗コリンエステラーゼ薬

進行性筋ジストロフィー（デュシェンヌ型） 指定難病

概念	骨格筋が変性して進行性の筋力低下をきたす遺伝性疾患
原因	X連鎖潜性遺伝（伴性劣性遺伝）である
症状	左右対称性の近位筋の筋力低下，動揺性歩行，ガワーズ徴候（登はん性起立），腓腹筋の仮性肥大 ＊進行例では，呼吸不全や心不全をきたす
検査	血清の筋原性酵素（CK）が上昇，筋電図，筋生検
治療	根本的な治療法はない．呼吸不全や心不全の治療．予後不良

アルツハイマー病

概念	大脳の変性により進行性の認知症をきたす疾患
疫学	初老期～老年期に発症する 認知症の約50%がアルツハイマー病
症状	中核症状（記憶障害，見当識障害，失語，失行，失認），行動・心理症状（精神症状，性格変化，幻覚，妄想，夜間せん妄，徘徊），早期より人格崩壊 緩徐進行性で本人に病識がない
検査	CT検査やMRI検査で脳萎縮（海馬 → 全体），脳血流シンチグラフィで側頭葉と頭頂葉に血流低下
治療	アセチルコリンエステラーゼ阻害薬（ドネペジル） → 軽～中等症の症例で病状の進行を遅らせる

脳血管性認知症

概念	多発性のラクナ梗塞など脳血管病変に伴う認知症
疫学	認知症の約30%が脳血管性認知症
症状	認知症症状が段階的に進行 症状に動揺性と不均一性（まだら認知症）
検査	CT検査やMRI検査で多発性のラクナ梗塞など
治療	進行予防に生活習慣病のコントロール
補足	レビー小体型認知症：幻視，妄想，パーキンソン病に合併 前頭側頭型認知症（ピック病）：異常行動（悪ふざけ）

髄膜炎

概念	病原微生物の感染により中枢神経の軟膜，クモ膜に炎症を起こした病態
原因	原因菌は，細菌（肺炎球菌，髄膜炎菌，結核菌），ウイルス（ヘルペス，ムンプス），真菌（クリプトコッカス）など
症状	発熱，頭痛，嘔吐，羞明，髄膜刺激症状（項部硬直，ケルニッヒ徴候）
検査	髄液の圧上昇，細胞数増加（細菌性では好中球，ウイルス性と結核性ではリンパ球），蛋白増加 髄液から原因菌の分離同定で確定診断
治療	細菌性髄膜炎 → 抗菌薬 ウイルス性髄膜炎 → 経過観察，抗ウイルス薬（アシクロビル）

クロイツフェルト・ヤコブ病 指定難病

概念	異常プリオン蛋白が脳に蓄積し，大脳皮質が萎縮（海綿状変性）して認知症や異常行動を起こす疾患
原因	遺伝性発症，孤立性発症，医原性感染（硬膜や角膜移植） ＊ウシの牛海綿状脳症（BSE）のヒト感染で同様の病状
症状	知能低下，性格変化，ミオクローヌス，錐体路症状，錐体外路症状 数ヵ月で寝たきり，2年以内に死亡
治療	有効な治療法はない

疾病の要点 MEMO　血液

血液

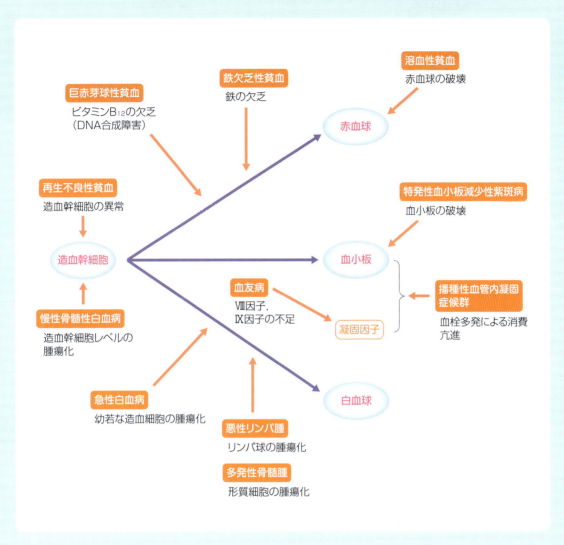

鉄欠乏性貧血	
概念	ヘモグロビンの材料である鉄の欠乏による貧血。消化管出血や月経過多による慢性出血が原因となることが多い
症状	貧血症状（全身倦怠感，動悸，息切れ），さじ状爪，プランマー・ヴィンソン症候群（舌表面の萎縮，口内炎，嚥下障害）
検査	小球性低色素性貧血　血清鉄低下，血清フェリチン低下（貯蔵鉄を反映）
治療	鉄剤の経口投与　原因疾患（消化管癌，子宮筋腫など）の検索と治療

巨赤芽球性貧血（悪性貧血）	
概念	ビタミン B_{12} の欠乏による DNA 合成障害のために生じる貧血 悪性貧血：胃壁細胞から内因子（ビタミン B_{12} 吸収に必要）の分泌が低下（自己免疫が関与） 胃全摘：手術後 5 年で発症
症状	貧血症状（全身倦怠感など），ハンター舌炎，神経症状 悪性貧血：A 型慢性胃炎，胃癌の合併
検査	大球性正色素性貧血，汎血球減少，骨髄中に巨赤芽球 悪性貧血：抗胃壁抗体，抗内因子抗体
治療	ビタミン B_{12} 製剤の筋肉注射 ＊葉酸欠乏でも同様の巨赤芽球性貧血が生じる

再生不良性貧血 [指定難病]

- **概念** | **造血幹細胞の異常**によりすべての血球の産生が低下する
- **症状** | 貧血症状，易感染性，出血傾向
- **検査** | **正球性正色素性貧血**
  白血球減少
  血小板減少　　　　　　} 汎血球減少症
  網赤血球減少
  骨髄低形成
- **治療** | **免疫抑制療法**（シクロスポリン，ATG），**同種造血幹細胞移植**

溶血性貧血 [指定難病]

- **概念** | 赤血球が**病的に破壊**されるために生じる貧血（Ⅱ型アレルギー）
  ＊先天性：遺伝性球状赤血球症
  ＊後天性：自己免疫性溶血性貧血
- **症状** | 貧血症状，黄疸，胆石
- **検査** | 正球性正色素性貧血，網赤血球増加，**間接ビリルビン上昇**，LDH増加，ハプトグロビン減少
  ＊自己免疫性溶血性貧血：**クームス試験陽性**
- **治療** | **副腎皮質ステロイド薬**

  ＊先天性の溶血性貧血として遺伝性球状赤血球症やサラセミアがある
  ＊遺伝性球状赤血球症は脾腫があり，脾臓摘出が著効する

急性白血病

- **概念** | 造血細胞が腫瘍化して成熟障害と無制限な増殖をきたす
  骨髄性（AML）とリンパ性（ALL）に大別される
  ＊**FAB分類**やWHO分類がある
- **症状** | 正常造血の抑制 → 貧血，**易感染（発熱）**，**出血傾向**
  臓器障害，播種性血管内凝固症候群
- **検査** | 末梢血と骨髄に白血病細胞が増加，正常血球は減少
  白血病裂孔（幼若な白血病細胞と残存した成熟好中球）を認める
- **治療** | 化学療法（寛解導入療法，地固め療法），造血幹細胞移植
- **補足** | 成人T細胞性白血病（ATL）：レトロウイルスHTLV-1の母乳を介した母子感染が原因．西日本地区に多い．急性型やリンパ腫型では臓器障害や高カルシウム血症をきたして予後不良である

骨髄異形成症候群

- **概念** | 造血幹細胞が腫瘍化して，複数系統の血球に形態異常や血球減少をきたす疾患である．約30％の症例で経過中に急性白血病へ進展する（**前白血病状態**）
- **症状** | 無症状，貧血，易感染（発熱），出血傾向
- **検査** | 末梢血で血球減少と形態異常（奇形赤血球，過分葉の好中球，巨大血小板など）
  特徴的な**染色体異常**（5q- など）
- **治療** | 造血幹細胞移植，免疫抑制療法，少量抗癌薬，脱メチル化酵素製剤
  5q- 症候群：サリドマイド誘導体

慢性骨髄性白血病

- **概念** | 造血幹細胞レベルで腫瘍化し，成熟障害は伴わずに顆粒球系細胞が異常増殖をきたす．急性転化を起こすと急性白血病に類似の病態を呈する
- **症状** | 無症状（健診で発見），脾腫
- **検査** | 白血球増加（**各成熟段階の顆粒球が存在＝白血病裂孔なし**）
  好塩基球増加，**フィラデルフィア染色体**を認める
- **治療** | チロシンキナーゼ阻害薬（**イマチニブ**），造血幹細胞移植

悪性リンパ腫

- **概念** | リンパ球が腫瘍性増殖をきたした疾患である．ホジキンリンパ腫と非ホジキンリンパ腫に大別される
- **症状** | リンパ節腫脹，全身症状（発熱，体重減少，寝汗）
  ＊ホジキンリンパ腫：**ペル・エブスタイン熱**
- **検査** | リンパ節生検（病理組織検査）で確定診断
  CT検査，Gaシンチ，PET，骨髄検査 → 病変の広がりをみる
- **治療** | 化学療法
  ＊ホジキンリンパ腫：ABVD療法
  ＊非ホジキンリンパ腫：R-CHOP療法
  放射線療法，造血幹細胞移植

疾病の要点 MEMO　血液

多発性骨髄腫

概念 形質細胞が腫瘍化した疾患．骨髄腫細胞が病的に抗体を過剰産生（M 蛋白血症）する．骨病変，腎障害，過粘稠度症候群など特徴的な臨床像を呈する

症状 貧血，骨病変（腰痛や病的骨折など），腎障害

検査 単クローン性高 γ グロブリン血症（M 蛋白血症），貧血，赤血球の連銭形成，骨髄中に骨髄腫細胞の増加，骨 X 線：打ち抜き像

治療 プロテアソーム阻害薬，免疫調整薬

特発性血小板減少性紫斑病 [指定難病]

概念 自己抗体によって血小板が破壊され，出血傾向をきたす疾患（Ⅱ型アレルギー）．
＊ヘリコバクター・ピロリ菌の感染が発症や進展に関与

症状 皮下出血（点状出血），鼻出血，月経過多など

検査 血小板減少，骨髄中の巨核球数は正常または増加，血小板結合性 IgG（PA IgG）の増加

治療 ヘリコバクター・ピロリ菌感染者：除菌療法
非感染者，除菌無効例：副腎皮質ステロイド薬，脾摘

血栓性血小板減少性紫斑病

概念 フォン・ヴィルブランド因子（vWF 因子）の切断酵素の活性が低下して血小板血栓が多発する疾患である
妊娠，薬剤，膠原病，感染症などが原因となる

症状／検査 血小板減少，溶血性貧血，精神神経症状，腎障害，発熱

治療 血漿交換，新鮮凍結血漿の輸血

血友病

概念 X 連鎖潜性遺伝（伴性劣性遺伝）により凝固因子が欠乏して，出血傾向をきたす疾患
血友病 A：第Ⅷ因子が欠乏，血友病 B：第Ⅸ因子が欠乏
患者のほとんどは男性（女性は保因者となる）

症状 深部出血（関節や筋肉内出血），関節の変形

検査 活性化部分トロンボプラスチン時間（APTT）が延長
第Ⅷ因子の活性低下（血友病 A）
第Ⅸ因子の活性低下（血友病 B）

治療 凝固因子製剤の投与

播種性血管内凝固症候群

概念 各種基礎疾患が原因となって凝固系が異常に活性化され，全身の微小血管に血栓が多発し，多臓器障害を起こすとともに，血小板や凝固因子が消費されて出血傾向を呈する症候群
＊基礎疾患：悪性疾患（白血病など），重症感染症，産科疾患

症状 出血傾向と臓器障害（意識障害，腎不全，呼吸不全など）

検査 血小板減少，PT 延長，フィブリノゲンの減少（赤沈遅延），FDP 高値

治療 基礎疾患の治療，抗凝固療法（トロンボモジュリン製剤），輸血（血小板，新鮮凍結血漿）

MEMO

アレルギー・膠原病

アレルギー

- Ⅰ型アレルギー（即時型）
- Ⅱ型アレルギー（細胞溶解型）
- Ⅲ型アレルギー（免疫複合体型）
- Ⅳ型アレルギー（遅延型）
- Ⅴ型アレルギー（抗受容体抗体型）

膠原病

- 関節リウマチ
- 全身性エリテマトーデス
- 多発性筋炎，皮膚筋炎
- 全身性強皮症
- 混合性結合組織病
- 血管炎症候群
- シェーグレン症候群

膠原病類縁疾患

- ベーチェット病

一般的な共通点

- 概念：全身性の自己免疫疾患
　　　　寛解と再燃を繰り返す慢性炎症性疾患
- 疫学：女性に多い
- 症状：全身症状（発熱，貧血，精神症状など）
　　　　皮膚症状
　　　　関節・筋症状
　　　　臓器障害（腎障害，肺障害など）
- 検査：自己抗体（抗核抗体，疾患特異的抗体）
- 治療：ステロイド療法が主体

関節リウマチ

- 概念：多発性関節炎を呈する自己免疫疾患．関節滑膜の炎症から始まり，骨や軟骨が破壊されて関節変形による機能障害をきたす
- 疫学：30 ～ 50 代の女性に多い
- 症状：朝のこわばり
  両手の近位指関節から始まる左右対称性の多発関節炎
  関節変形（ボタン穴変形，スワンネック変形，尺側偏位）
  ＊関節外症状：皮下結節，間質性肺炎，血管炎による内臓障害
- 検査：リウマチ因子陽性，抗 CCP 抗体陽性，貧血，CRP上昇，X 線検査（関節裂隙の狭小化，骨破壊，変形）
- 治療：抗炎症薬（非ステロイド系消炎鎮痛薬，副腎皮質ステロイド薬）
  免疫抑制薬（メトトレキサート：間質性肺炎の副作用），生物学的製剤（TNF-α 阻害薬），分子標的薬（JAK 阻害薬）
  ＊悪性関節リウマチ（指定難病）：関節外症状が顕著で，難治性もしくは重症な症例

全身性エリテマトーデス ［指定難病］

- 概念：核成分に対する自己抗体（抗核抗体）と抗原が結合した免疫複合体が全身臓器に慢性炎症を引き起こす全身性自己免疫疾患
- 疫学：10 ～ 30 代の女性に多い．増悪因子：日光曝露，妊娠・分娩
- 症状：全身症状（発熱），関節症状（関節痛），皮膚粘膜症状（蝶形紅斑，円板状紅斑，光線過敏症，レイノー現象，口腔内潰瘍，脱毛），心肺症状（胸膜炎，心膜炎），腎症状（ループス腎炎），精神神経症状（痙攣発作，躁うつ症状，意識障害）
- 検査：抗核抗体（抗 dsDND 抗体）陽性，補体低値，免疫複合体陽性，貧血，白血球減少，腎障害（蛋白尿，細胞性円柱）
- 治療：副腎皮質ステロイド薬（パルス療法），免疫抑制薬
  ＊日光曝露や妊娠・分娩をできるだけ避ける

疾病の要点 MEMO　アレルギー・膠原病

多発性筋炎 / 皮膚筋炎 [指定難病]

概念	多発性に横紋筋の慢性炎症を引き起こす全身性自己免疫疾患．皮膚病変を伴うものを皮膚筋炎と呼ぶ
疫学	女性に多い．30～40%に間質性肺炎，約10%に悪性腫瘍を合併
症状	全身症状（発熱），筋症状（四肢近位筋に対称性の筋力低下と筋痛，嚥下障害），皮膚症状（ヘリオトロープ疹，ゴットロン徴候）
検査	筋原性酵素（CK，アルドラーゼ）の上昇，抗Jo-1抗体陽性，筋炎の所見（MRI，筋電図，筋生検）
治療	副腎皮質ステロイド薬，免疫抑制薬

全身性強皮症 [指定難病]

概念	多臓器に慢性炎症による膠原線維の増生（線維化）をきたす全身性自己免疫疾患
疫学	中年女性に多い
症状	皮膚症状（びまん性の皮膚硬化，ソーセージ様手指，指尖の潰瘍，レイノー現象，仮面様顔貌，小口症，舌小帯短縮），消化器症状（嚥下困難），呼吸器病変（肺線維症），腎症状（強皮症腎）
検査	抗核抗体（抗Scl-70抗体，抗セントロメア抗体）陽性
治療	対症療法

シェーグレン症候群 [指定難病]

概念	唾液腺と涙腺の慢性炎症により乾燥症状を呈する症候群
疫学	中年女性に多い
症状	唾液の分泌低下（口渇感，嚥下困難，虫歯），涙の分泌低下（乾燥性角結膜炎，異物感） ＊腺外症状：慢性甲状腺炎，悪性リンパ腫
検査	唾液量の検査（ガム試験），涙量の検査（シルマー試験） 抗核抗体（抗SS-A抗体，抗SS-B抗体）
治療	対症療法（人工唾液，人工涙液）

ベーチェット病 [指定難病]

概念	粘膜，皮膚，眼を中心に急性炎症を繰り返す難治性の疾患．好中球の機能異常が原因と考えられている
疫学	20～40代に多く，HLA-B51の保有率が高い
症状	口腔粘膜の再発性アフタ性潰瘍 有痛性の外陰部潰瘍 皮膚症状（下腿の結節性紅斑など） 眼症状（虹彩毛様体炎，網膜ぶどう膜炎，失明） ＊特殊型：腸管ベーチェット，血管ベーチェット，神経ベーチェット
検査	針反応が陽性
治療	コルヒチン

アナフィラキシー

概念	特定の外来抗原に対して引き起こされるⅠ型アレルギー反応 ヒスタミンなどの化学伝達物質により血管透過性亢進と末梢血管拡張が生じる アナフィラキシーショックにより致死的となる重篤な病態である
症状	初期症状は口唇のしびれ感，胸部不快感，蕁麻疹など 急速に顔面蒼白，血圧低下，呼吸困難，意識障害などが出現する
治療	アドレナリンの筋肉注射，副腎皮質ステロイド薬の点滴 呼吸管理，循環管理などの全身管理

MEMO

283

感 染 症

感染経路と感染症

飛沫感染
風疹，流行性耳下腺炎，インフルエンザ，COVID-19，マイコプラズマ

飛沫核感染（空気感染）
麻疹，水痘，結核

水系感染
A型肝炎，コレラ，赤痢

血液感染
B型肝炎，C型肝炎，HIV感染症

食物感染
食中毒

食中毒の原因菌

細菌性／感染型
サルモネラ，腸炎ビブリオ，カンピロバクター
病原性大腸菌（血清型O157）

細菌性／毒素型
ボツリヌス菌，ブドウ球菌

ウイルス性
ノロウイルス

細菌性食中毒

概念	細菌感染が原因となった食中毒
疫学	感染型：サルモネラ，腸炎ビブリオ，カンピロバクター，病原性大腸菌 ＊カンピロバクターの患者が最多 毒素型：ボツリヌス菌，ブドウ球菌
症状	下痢，嘔吐，腹痛，発熱 ＊毒素型は潜伏期が数時間と短い
検査	便培養
治療	感染型には抗菌薬 ＊感染型は予防に食物加熱処理が有効

＊腸管出血性大腸菌感染症：血清型O157などの病原性大腸菌の感染で発症．病原性大腸菌が生体内でベロ毒素を産生し，血便が出現し，重症例では溶血性尿毒症症候群（HUS）や脳症を併発して時に致死的となる

ノロウイルス感染症

概念	ノロウイルス感染が原因となった食中毒
疫学	生カキの摂食などが原因となり冬季に好発 わが国における食中毒の原因菌別の患者数として最も多い
症状	潜伏期は2～3日．嘔吐や下痢が突然に出現する 通常は数日で軽快する
検査	抗原検査キット
治療	対症療法．二次感染の予防が大切 嘔吐物などのアルコール消毒は無効．次亜塩素酸ナトリウムでの消毒や熱処理を行う

疾病の要点 MEMO　感染症

麻疹

|概念| 麻疹ウイルスの空気（飛沫核）感染によって発症
|症状| 潜伏期は 10 ～ 11 日
　　　二峰性発熱，カタル症状，**コプリック斑**，**発疹**
　　　＊合併症：肺炎，脳炎，中耳炎
|治療| 対症療法
　　　＊予防：MR ワクチン（2 回接種）

風疹

|概念| 風疹ウイルスの飛沫感染によって発症
|症状| 潜伏期は 2 ～ 3 週間
　　　発熱，発疹，リンパ節腫脹
　　　＊**先天性風疹症候群**（妊婦の感染で胎児に先天異常）
|治療| 対症療法
　　　＊予防：MR ワクチン（2 回接種）

水痘，帯状疱疹

|概念| 水痘・帯状疱疹ウイルス（VZV）による感染症
　　　水痘：VZV の空気（飛沫核）感染による初感染で発症
　　　帯状疱疹：神経節に潜在していた VZV が再活性化して発症
|症状| 水痘の潜伏期は 2 ～ 3 週間
　　　発熱，発疹（丘疹 → 水疱 → 痂皮）：体幹に新旧が混在
　　　帯状疱疹は**感覚神経の走行に沿って水疱と疼痛**
|治療| 小児の水痘：対症療法
　　　＊予防：**水痘ワクチン**（2 回接種）
　　　帯状疱疹：抗ウイルス薬（**アシクロビル**）
　　　＊予防：帯状疱疹ワクチン

後天性免疫不全症候群

|概念| **ヒト免疫不全ウイルス（HIV）**の感染により CD4 陽性細胞が減少し，免疫不全状態となって日和見感染などを発症する病態（AIDS）
|原因| 感染経路は性行為，血液感染，母子感染
|症状| HIV 感染の急性期：インフルエンザ様の症状
　　　数年～十数年：無症状である（**無症候性キャリア**）
　　　＊AIDS 発症：**日和見感染**や日和見悪性腫瘍を合併
|検査| 血液中の HIV 抗体が陽性（ウインドウ期に注意）
　　　経過観察には **CD4 陽性細胞**の減少程度が指標
|治療| HIV 感染者に抗ウイルス薬を 3 ～ 4 剤組み合わせて併用する抗レトロウイルス療法（ART）
　　　→ AIDS の発症を予防する

インフルエンザ

|概念| インフルエンザウイルスの飛沫感染による急性呼吸器疾患
|疫学| インフルエンザウイルスは A 型，B 型，C 型がある
　　　鳥インフルエンザ H5N1 および H7N9 は 2 類感染症に，H5N1 以外の亜型は 4 類感染症に含まれる
　　　季節型インフルエンザは 5 類感染症に含まれる
|症状| 高熱，悪寒戦慄，筋肉痛，咳嗽
|検査| 迅速診断キット
|治療| 対症療法，オセルタミビル，ラニナミビル（ノイラミニダーゼ阻害薬）
＊アスピリンはライ症候群（肝障害を伴う急性脳症）を誘発する可能性があるので小児には禁忌

MEMO

285

国家試験によく出る 計算問題

基本知識！

❶ A×B＝C×Dの場合：(A×B)/C＝D　　(A×B)/D＝C
　　　　　　　　　　A＝(C×D)/B　　　B＝(C×D)/A

❷ E：F＝G：Hの場合：E×H＝F×G

❸ K％溶液とは液量が100mLとしたら液中にK（g）の薬物が溶けている濃度
　溶けている薬物量（g）＝薬液量（mL）×（K/100）

点滴

輸液量と点滴時間からの滴下数を問う問題

要点

輸液量（mL）×20滴/mL＝総滴数＝滴下数（滴/分）×点滴時間（分）

＊小児用点滴セットの場合は下線部を60滴/mLにする

1. 要点の式を分数にすると下記になる　　　　　　　　　　　　　　　基本知識❶

$$\frac{総滴数〈輸液量(mL)×20(滴/mL)〉}{点滴時間(分)}＝滴下数(滴/分)$$

2. この式に問題文で提示された数値を当てはめて、滴下数を求める

練習問題1　第113回（2024年）

20滴で1mLの輸液セットを用いて500mLの輸液を3時間30分かけて実施する場合の1分間の滴下数を求めよ．ただし，小数点以下の数値が得られた場合には，小数点以下第1位を四捨五入すること．

解説

① 輸液量の500mLに20滴/mLを掛けると総滴数になるので，10,000滴である．
　500×20＝10,000
② 点滴時間は3時間30分だから210分である．
　3×60＋30＝210
③ 総滴数を点滴時間（分）で割ると1分あたりの滴下数になるので，47.619…である．
　10,000÷210＝47.61…（小数点以下第1位を四捨五入）
　　　　　　　　　　　　　　　　　正解　48滴/分

練習問題2　第109回（2020年）

1,500mLの輸液を朝9時からその日の17時にかけて点滴静脈内注射で実施する．20滴で1mLの輸液セットを用いた場合の1分間の滴下数を求めよ．ただし，小数点以下の数値が得られた場合には，小数点以下第1位を四捨五入すること．

解説

① 輸液量の1,500mLに20滴/mLを掛けると総滴数になるので，30,000滴である．
　1,500×20＝30,000
② 点滴時間は9時から17時なので8時間だから480分である．
　8×60＝480
③ 総滴数を点滴時間（分）で割ると1分間の滴下数になるので，62.5である．
　30,000÷480＝62.5（小数点以下第1位を四捨五入）
　　　　　　　　　　　　　　　　　正解　63滴/分

練習問題3　第106回（2017年）

体重9.6kgの患児に，小児用輸液セットを用いて体重1kg当たり1日100mLの輸液を行う．このときの1分間の滴下数を求めよ．ただし，小数点以下の数値が得られた場合には，小数点以下第1位を四捨五入すること．

解説　練習問題1，2と違って，最初に1日の輸液量を計算する必要がある．なお，小児用輸液セットは60滴/mLなので，総滴数は輸液量に60を掛ける．

①1日の輸液量は体重1kgあたり100mLだから，960mLである．

　　$9.6 \times 100 = 960$

②輸液量の960mLに60滴/mLを掛けると総滴数になるので，57,600滴である．

　　$960 \times 60 = 57,600$

③点滴時間は24時間（1日）だから，1,440分である．

　　$24 \times 60 = 1,440$

④総滴数を点滴時間（分）で割ると滴下数になるので，40である．

　　$57,600 \div 1,440 = 40$（答えが整数なので四捨五入は不要）

　　　　　　　　　　　　　　　　　正解　40滴/分

＊計算の途中で桁数が大きくなってミスをしやすいので，①〜④を一度に分数のかたちにして通分する方法もある．

$$\frac{9.6 \times 100 \times 60}{24 \times 60} = \frac{960}{24} = 40$$

輸液量と滴下数から点滴時間を問う問題

要点

輸液量（mL）× 20滴/mL ＝ 総滴数 ＝ 滴下数（滴/分）× 点滴時間（分）

＊小児用点滴セットの場合は下線部を60滴/mLにする

1. 要点の式を（問題①〜③と別のかたちで）分数にすると下記になる ◀┈┈┈┈┈ **基本知識❶**

$$\frac{総滴数 \langle 輸液量（mL）× 20（滴/mL）\rangle}{滴下数（滴/分）} ＝ 点滴時間（分）$$

2. この式に問題文で提示された数値を当てはめて，点滴時間を求める

練習問題4　オリジナル問題

300mLの輸液を，成人用輸液セット（20滴/mL）を用いて50滴/分の速度で午前11時から点滴している．終了予定時刻を求めよ．

解説

①輸液量の300mLに20滴/mLを掛けると総滴数になるので，6,000滴である．

　　$300 \times 20 = 6,000$

②総滴数を滴下数の50滴/分で割ると点滴時間（分）になるので，120である．

　　$6,000 \div 50 = 120$

③開始時間の11時に120分（2時間）を足せばよいので，正解は13時（午後1時）である．

　　$11 + 2 = 13$

　　　　　　　　　　　　　　　　正解　午後1時

点滴時間と滴下数から輸液量を問う問題

要点

輸液量（mL）× 20滴/mL ＝ 総滴数 ＝ 滴下数（滴/分）× 点滴時間（分）

＊小児用点滴セットの場合は下線部を60滴/mLにする

1. 要点の式を（問題①〜④と別のかたちで）分数にすると下記になる ◀┈┈┈┈┈ **基本知識❶**

$$\frac{総滴数 \langle 滴下数（滴/分）× 点滴時間（分）\rangle}{20（滴/mL）} ＝ 輸液量（mL）$$

2. この式に問題文で提示された数値を当てはめて，輸液量を求める

練習問題5　第105回（2016年）

500mLの輸液を50滴/分の速度で成人用輸液セットを用いて順調に滴下し，現在80分が経過した．このときの輸液の残量を求めよ．ただし，小数点以下の数値が得られた場合には，小数点以下第1位を四捨五入すること．

解説

①滴下数の50滴/分に点滴時間の80分を掛けると総滴数になるので，4,000滴である．

　　$50 \times 80 = 4,000$

②総滴数を20滴/mLで割ると輸液量になるので，200mLである

　　$4,000 \div 20 = 200$

③500mLのうち200mLを点滴したのであるから，残りは300mLである

　　$500 - 200 = 300$（答えが整数なので四捨五入は不要）

　　　　　　　　　　　　　　　　正解　300mL

国家試験によく出る**計算問題**

濃　度

薬物濃度と薬物の投与量から溶解液の薬液量を問う問題

要点

濃度表記の薬物量（mg）：濃度表記の薬液量（mL）
＝投与する薬物量（mg）：投与する薬液量（mL）

1. 要点の比例式を掛け算にすると下記になる
   ……… **基本知識❷**

   濃度表記の薬物量×投与する薬液量＝濃度表記の薬液量×投与する薬物量

2. この式を分数にすると下記になる
   ……… **基本知識❶**

   投与する薬液量＝（濃度表記の薬液量×投与する薬物量）/濃度表記の薬物量

3. この式に問題文で提示された数値を当てはめて，投与する薬液量を求める

問題6　第111回（2022年）

100mg/5mL と表記された注射薬を 75mg 与薬するのに必要な薬液量を求めよ．ただし，小数点以下第2位を四捨五入すること．

解説

①濃度表記は 100mg/5mL で，投与する薬物量は 75mg であるから，下記の比例が成り立つ．
　　100：5＝75：投与する薬液量
②比例式を掛け算にして，投与する薬液量を計算すると 3.75mL になる．
　　100×投与する薬液量＝5×75
　　投与する薬液量＝（5×75）÷100＝3.75（小数点以下第2位を四捨五入）
　　　　　　　　　　　　　　　　　　　正解　3.8mL

問題7　第103回（2014年）

「フロセミド注 15mg を静脈内注射」の指示を受けた．注射薬のラベルに「20mg/2mL」と表示されていた．注射量を求めよ．ただし，小数点以下第2位を四捨五入すること．

解説

①濃度表記は 20mg/2mL で，投与する薬物量は 15mg であるから，下記の比例が成り立つ．
　　20：2＝15：投与する薬液量
②比例式を掛け算にして，投与する薬液量を計算すると 1.5mL になる．
　　20×投与する薬液量＝2×15
　　投与する薬液量＝（2×15）÷20＝1.5（小数点以下第1位で割り切れるので四捨五入は不要）
　　　　　　　　　　　　　　　　　　　正解　1.5mL

薬液の希釈について問う問題

要点

溶けている薬物量（g）＝薬液量（mL）×（濃度の％値/100）
　　　　　　　　　←……… **基本知識❸**

1. K％溶液の現液を希釈して，M％の希釈液を作る場合，要点から下記となる
   現液に溶けている薬物量（g）＝原液量（mL）×（K/100）
   希釈液に溶けている薬物量（g）＝希釈液量（mL）×（M/100）

2. 希釈しても溶けている薬物量は変化ないので下記の式が成り立つ
   原液量（mL）×（K/100）＝溶けている薬物量＝希釈液量（mL）×（M/100）
   原液量（mL）×K＝希釈液量（mL）×M

3. この式を分数にすると下記になる
   ……… **基本知識❶**

   原液量（mL）＝希釈液量（mL）×M/K

4. この式に問題文で提示された数値を当てはめて，原液量を求める

問題8　第110回（2021年）

6％の次亜塩素酸ナトリウム液を用いて 0.1％次亜塩素酸ナトリウム液を 1,000mL 作るために必要な 6％次亜塩素酸ナトリウム液の量を求めよ．ただし，小数点以下の数値が得られた場合には，小数点以下第1位を四捨五入すること．

解説

①原液が 6％溶液，希釈液が 0.1％溶液で液量が 1,000mL なので下記の式が成り立つ．
　　原液量×6＝1,000×0.1
②この式から原液量を計算すると，16.66…mL になる．
　　原液量＝（1,000×0.1）÷6＝16.66…（小数点以下第1位を四捨五入）
　　　　　　　　　　　　　　　　　　　正解　17mL

問題9　第106回（2017年）

6％ A消毒液を用いて，医療器材の消毒用の 0.02％ A消毒液を 1,500mL 作るために必要な 6％ A消毒液の量を求めよ．ただし，小数点以下第2位を四捨五入すること．

解説

①原液が 6％溶液，希釈液が 0.02％溶液で液量が 1,500mL なので下記の式が成り立つ．
　　原液の液量×6＝1,500×0.02
②この式から原液量を計算すると，5mL になる．
　　原液の液量＝（1,500×0.02）÷6＝5（答えが整数なので四捨五は不要）
　　　　　　　　　　　　　　　　　　　正解　5mL

289

問題 10　オリジナル問題

10% 塩酸リドカイン液 5mL に生理食塩水を加えて 200mL の希釈液にした．希釈液の濃度を求めよ．ただし，小数点以下第 3 位を四捨五入すること．

解説

① 原液が 10% 溶液で液量が 5mL，希釈液の液量が 200mL なので下記の式が成り立つ．

　　$5 × 10 = 200 ×$ 希釈液の % 濃度

② この式から希釈液の % 濃度を計算すると，0.25% になる．

　　希釈液の濃度 = $(5 × 10) ÷ 200 = 0.25$（小数点以下第 2 位で割り切れるので四捨五入は不要）

正解　0.25%

酸素ボンベ

酸素ボンベの残量を問う問題

要点

ボンベに充満時の酸素量（L）：充満時の内圧（Mpa）
＝現在の残っている酸素量（L）：現在の内圧（Mpa）

1. 要点の比例式を掛け算にすると下記になる

　　　　　　　　　　　基本知識❷

　　充満時の酸素量 × 現在の内圧 = 充満時の内圧 × 現在の酸素量

2. この式を分数にすると下記になる

　　　　　　　　　　　基本知識❶

　　現在の酸素量 =（充満時の酸素量 × 現在の内圧）/ 充満時の内圧

3. 現在の酸素量（L）を 1 分間の使用量（L/分）で割れば，使用可能時間（分）になる

問題 11　第 112 回（2023 年）

500L の酸素ボンベ（14.7MPa 充填）の内圧が 10MPa を示している．この酸素ボンベを用いて 3L/分で酸素吸入を行う．使用可能な時間は何分か求めよ．ただし，小数点以下の数値が得られた場合は，小数点以下第 1 位を四捨五入すること．

解説

① 充満時の酸素量が 500L で内圧が 14.7Mpa，現在の内圧が 10Mpa なので，下記の比例が成り立つ．

　　$500 : 14.7 =$ 現在の酸素量 : 10

② 比例式を掛け算にして，現在の酸素量を計算すると，

　　$500 × 10 = 14.7 ×$ 現在の酸素量

　　現在の酸素量 = $(500 × 10)/14.7$

　　　　　　　　 = $340.1… = 約 340$

③ 現在の酸素量（酸素残量）を 1 分間の使用量で割れば使用可能時間（分）になるので，113.3…となる．

　　$340 ÷ 3 = 113.3…$（小数点以下第 1 位を四捨五入）

正解　113 分

問題 12　第 107 回（2018 年）

3L/分で酸素療法中の入院患者が，500L 酸素ボンベ（14.7MPa で充填）を用いて移動した．現在の酸素ボンベの圧力計は 5MPa を示している．酸素ボンベの残りの使用可能時間を求めよ．ただし，小数点以下の数値が得られた場合には，小数点以下第 1 位を四捨五入すること．

解説

① 充満時の酸素量が 500L で内圧が 14.7Mpa，現在の内圧が 5Mpa なので，下記の比例が成り立つ．

　　$500 : 14.7 =$ 現在の酸素量 : 5

② 比例式を掛け算にして，現在の酸素量を計算すると，

　　$500 × 5 = 14.7 ×$ 現在の酸素量

　　現在の酸素量 = $(500 × 5)/14.7$

　　　　　　　　 = $170.06… = 約 170$

③ 現在の酸素量（酸素残量）を 1 分間の使用量で割れば使用可能時間（分）になるので，56.6…となる．

　　$170 ÷ 3 = 56.6…$（小数点以下第 1 位を四捨五入）

正解　57 分

索 引

日本語索引

あ

アイゼンメンジャー化 ………… 56
アウトブレイク ……………… 240
亜急性甲状腺炎 ……………… 145
悪性関節リウマチ …………… 229
悪性貧血 ……………… 211, 279
悪性リンパ腫 ………… 215, 280
朝のこわばり ………………… 229
アジソン病 ……………… 147, 271
アシドーシス …………………… 129
アスベスト ……………………… 22
アスベスト肺 …………………… 19
アップルコアサイン ……………… 90
アテローム血栓性脳梗塞 ……… 188
アトピー型喘息 ………………… 16
アナフィラキシー ……… 233, 283
アルカローシス ………………… 129
アルツハイマー病 ……… 194, 278
アレルギー ……………… 225, 226
アレルギー検査 ………………… 227
アレルギー性紫斑病 …………… 218
安静時狭心症 …………………… 44
安定狭心症 ……………………… 44

い

胃 ……………………………… 77
胃液 …………………………… 78
異化 …………………………… 118
胃潰瘍 ………………… 86, 263
胃角 …………………………… 78
異化作用 ……………………… 100
胃癌 …………………… 86, 263
易感染性 ……………………… 205
胃穹窿部 ……………………… 78
異型肺炎 ……………………… 14
意識障害 ……………………… 183
異食症 ………………………… 211
胃食道逆流症 ………… 83, 262
移植片対宿主病 ……………… 210
移植片対白血病 ……………… 210
石綿 …………………………… 19
胃切除後症候群 ……… 87, 263
胃腺 …………………………… 78
胃体部 ………………………… 78

う

ウイルス性食中毒 …………… 244
ウイルス性肺炎 ……………… 14
ウェルニッケ失語 …………… 185
ウォームショック ……………… 60
右左シャント …………………… 56
右心不全 ……………………… 42
裏試験 ………………………… 207
運動神経 ……………………… 181
運動性失語 …………………… 185
運動麻痺 ……………………… 184

え・お

栄養 …………………………… 117
栄養指導 ……………………… 120
エコノミークラス症候群 ……… 20
遠位尿細管 …………………… 157
炎症 …………………………… 226
延髄 …………………………… 179
エンピリックセラピー ………… 14
応急処置 ……………………… 63
黄疸 …………………………… 102
嘔吐 …………………………… 80
おたふくかぜ ………………… 245

Ⅰ型アレルギー ……………… 226

Ⅰ型アレルギー ……………… 226
Ⅰ型呼吸不全 ………………… 13
1型糖尿病 …………………… 121
一次救命処置 ………………… 62
一次結核 ……………………… 15
一次止血 ……………………… 204
一次予防 ……………………… 15
Ⅰ度房室ブロック ……………… 49
1秒率 …………………………… 8
1秒量 …………………………… 8
1回換気量 ……………………… 7
一過性脳虚血発作 …………… 188
溢流性尿失禁 ………………… 169
いびき音 ……………………… 7
医療・介護関連肺炎 ………… 14
イレウス ……………… 91, 264
咽頭 …………………………… 77
院内肺炎 ……………………… 14
インフルエンザ ……… 246, 285

表試験 ………………………… 207

か

外因系凝固 …………………… 205
外呼吸 ………………………… 2
咳嗽 …………………………… 5
回腸 …………………………… 79
灰白質 ………………………… 179
外分泌 ………………………… 137
回盲部 ………………………… 79
潰瘍性大腸炎 ………… 88, 263
解離性大動脈瘤 ……… 60, 260
化学療法 ……………………… 209
過活動膀胱 …………………… 168
過換気症候群 ………… 23, 256
下気道 ………………………… 1
拡散 …………………………… 2
核酸検出法 …………………… 242
喀痰 …………………………… 5
拡張型心筋症 ………………… 53
拡張期 ………………………… 36
拡張期血圧 …………………… 37
獲得免疫 ……………………… 225
過呼吸 ………………………… 5
下肢静脈瘤 …………………… 60
下垂手 ………………………… 187
下垂体 ………………………… 141
下垂体腫瘍 ………… 148, 272
下垂体前葉機能低下症 ……… 149
ガス交換 ……………………… 2
喀血 …………………………… 5
褐色細胞腫 ………… 148, 272
活性化部分トロンボプラスチン時間
  …………………………… 206
カテーテルアブレーション …… 42
下部消化管内視鏡検査 ……… 82
花粉症 ………………………… 233
ガム試験 ……………………… 232
顆粒球 ………………………… 203
カレン徴候 …………………… 110
ガワーズ徴候 ………………… 193
肝炎ウイルス ………………… 105
感覚神経 ……………………… 181
感覚性失語 …………………… 185

291

換気 ･･････････････････ 2	急性腎障害 ･･････････ 170, 275	経皮的冠動脈インターベンション ･･･ 42
換気機能検査 ････････････ 7	急性腎不全 ･････････････ 170	経鼻的持続陽圧呼吸 ･･･････ 23
肝機能検査 ･･･････････ 104	急性膵炎 ･･････････ 110, 266	経皮的動脈血酸素飽和度 ･･･ 7
肝硬変 ･･････････ 107, 266	急性白血病 ･･･････ 213, 280	劇症肝炎 ･･･････････ 105, 266
肝細胞癌 ･･･････････ 108, 266	急性リンパ性白血病 ･･･････ 213	下血 ･･････････････････ 80
間質性肺炎 ･･･････ 19, 255	急速進行性糸球体腎炎 ･･･ 165	血圧 ･･････････････････ 37
肝小葉 ･･･････････････ 99	橋 ･････････････････ 179	血液 ･･････････････････ 203
乾性咳嗽 ･･･････････････ 5	胸腔穿刺 ･･･････････････ 10	血液型 ･･････････････ 207
肝性口臭 ･･････････････ 103	胸腔ドレナージ ･･････････ 11	血液透析 ･･････････････ 162
肝性脳症 ･･･････････ 103, 265	凝固機能検査 ･･･････････ 206	血液分布異常性ショック ･･･････ 60
乾性ラ音 ･･･････････････ 6	胸骨圧迫 ･･････････････ 62	血管炎症候群 ･･････････ 232
間接伝播 ･･････････････ 239	胸式呼吸 ･･･････････････ 4	血球 ･･････････････････ 203
関節リウマチ ･･･････ 229, 282	狭心症 ･･････････ 44, 257	血漿 ･･････････････････ 203
感染経路 ･･････････････ 239	胸膜腔 ･･･････････････ 1	血栓性血小板減少性紫斑病
感染症 ･･････････････ 239	胸膜中皮腫 ･･････････ 22, 256	･････････････ 217, 281
感染症法 ･･････････････ 241	鏡面像 ･･････････････ 92	血痰 ･･････････････････ 5
感染性心内膜炎 ･･････ 54, 259	虚血性心疾患 ･･･････････ 44	結腸 ･･････････････････ 79
肝臓 ･･････････････････ 99	巨人症 ･･････････････ 149	血尿 ･･････････････････ 161
肝臓癌 ･･････････････ 108	巨赤芽球性貧血 ･･････ 211, 279	血友病 ･･････････ 218, 281
冠動脈 ･･･････････････ 35	ギラン・バレー症候群 ･････ 192, 277	下痢 ･･････････････････ 81
肝動脈塞栓術 ･･････････ 109	起立性低血圧 ･･･････････ 59	ケルクリングヒダ ･･･････････ 79
カントリー線 ･･･････････ 99	筋萎縮性側索硬化症 ･･････ 190, 277	ケルニッヒ徴候 ･･･････････ 189
嵌頓 ･･････････････････ 92	近位尿細管 ･･･････････ 157	顕性感染 ･･････････････ 240
間脳 ･･････････････････ 179	菌交代現象 ･･･････････ 242	検尿 ･･････････････････ 161
冠攣縮性狭心症 ･･･････････ 44	筋性防御 ･･･････････････ 90	原発性アルドステロン症 ･･･ 146, 271
	緊張性気胸 ･･･････････････ 24	原発性糸球体腎炎 ･･･････ 165
き		原発性肺癌 ･･････････････ 255
機械的イレウス ･･･････････ 91	**く**	原発性副甲状腺機能亢進症
気管 ･･････････････････ 1	空気感染 ･･････････････ 240	･････････････ 146, 271
気管支鏡検査 ･････････････ 10	空腸 ･･････････････････ 79	
気管支喘息 ･･･････ 16, 255	クスマウル呼吸 ･･････････ 5	**こ**
気管支動脈 ･･･････････････ 2	口すぼめ呼吸 ･･････････ 17	好塩基球 ･･････････････ 203
気管支肺胞洗浄 ･･･････････ 10	クッシング症候群 ･･･････ 147, 271	交感神経 ･･････････････ 181
気管内吸引 ･･･････････････ 11	クッシング病 ･･･････････ 149	抗菌薬療法 ･･･････････ 242
気管軟骨 ･･･････････････ 2	クモ膜 ･･･････････････ 179	口腔 ･･････････････････ 77
気胸 ･･･････････ 23, 256	クモ膜下腔 ･･････････････ 179	高血圧症 ･･･････ 38, 58, 260
起坐呼吸 ･･･････････････ 5	クモ膜下出血 ･･･････ 189, 277	抗原検出キット ･･･････････ 242
器質性狭心症 ･･･････････ 44	グラスゴー・コーマ・スケール ･･･ 183	膠原病 ･･････････････ 225
吃逆 ･･････････････････ 77	クラッシュ症候群 ･･･････････ 65	交差適合試験 ･･･････････ 208
気道 ･･････････････････ 1	クルーケンベルグ腫瘍 ･･･････ 87	好酸球 ･･････････････ 203
機能性頭痛 ･･････････････ 186	グレーターナー徴候 ･･･････ 110	高脂血症 ･･･････････ 126, 268
機能的イレウス ･･･････････ 91	クロイツフェルト・ヤコブ病	抗受容体抗体型アレルギー ･････ 227
逆流性食道炎 ･･･････････ 83	･････････････ 196, 278	甲状腺 ･･････････････ 138
救急医療 ･･･････ 62, 261	クローン病 ･･･････ 88, 264	甲状腺癌 ･･･････････ 145, 271
救急蘇生法 ･･････････････ 62		甲状腺クリーゼ ･･･････････ 145
急性胃炎 ･･･････ 85, 263	**け**	甲状腺ホルモン ･･･････････ 138
急性胃粘膜病変 ･･･････ 85, 263	経気管支肺生検 ･･････････ 10	高浸透圧高血糖状態 ･･･････ 122
急性肝炎 ･･･････ 105, 265	経蝶形骨洞下垂体腺腫摘出術 ･･･ 149	合成抗菌薬 ･･･････････ 242
急性冠症候群 ･･････････ 48	珪肺 ･･････････････････ 19	抗生物質 ･･･････････ 242
急性骨髄性白血病 ･･･････ 213	経皮経肝胆道ドレナージ ･･･ 104	拘束性換気障害 ･･･････････ 9
急性糸球体腎炎 ･･････ 165, 273	経皮経管的冠動脈形成術 ･････ 42	拘束性肺疾患 ･･･････････ 19
急性心筋炎 ･･････ 54, 259	経皮的エタノール注入療法 ･････ 108	抗体検査 ･･･････････ 242

索　引

好中球 ････････････････････････ 203
後天性免疫不全症候群 ･･････ 246, 285
行動・心理症状 ････････････････ 194
高尿酸血症 ･･････････････････ 126, 269
項部硬直 ････････････････････････ 189
硬膜 ･･････････････････････････ 179
肛門周囲膿瘍 ･･････････････････ 91
誤嚥性肺炎 ････････････････････ 1
コールドショック ･･････････････ 60
V型アレルギー ･･････････････ 227
呼吸運動 ･･････････････････････ 3
呼吸音 ･･････････････････････ 5
呼吸器 ･･････････････････････ 1
呼吸困難 ････････････････････ 4
呼吸性アシドーシス ･･････････ 3, 129
呼吸性アルカローシス ････････ 3, 129
呼吸調節 ･･････････････････････ 4
呼吸不全 ･･････････････････ 13, 254
骨髄異形成症候群 ････････････ 214, 280
骨髄移植 ････････････････････ 209
骨髄穿刺 ････････････････････ 206
骨粗鬆症 ････････････････････ 130
ゴットロン徴候 ････････････ 231
骨軟化症 ････････････････････ 160
コプリック斑 ････････････････ 244
コレステロール ･･････････････ 118
混合性結合組織病 ･･････････ 232

さ
災害医療 ････････････････････ 64
災害派遣医療チーム ･･･････････ 64
再感染 ･･････････････････････ 240
細菌性食中毒 ･･････････････ 243, 284
細菌性肺炎 ･･････････････････ 14
再興感染症 ･･････････････････ 240
再生不良性貧血 ･･････････ 212, 280
砕石位 ･･･････････････････････ 162
在宅酸素療法 ･･････････････ 19
細胞溶解型アレルギー ･････････ 227
左心不全 ･･････････････････ 42
挫滅症候群 ･･････････････････ 65
左右シャント ････････････････ 56
猿手 ･･･････････････････････ 187
酸塩基平衡異常 ･･･････････ 127, 269
Ⅲ型アレルギー ････････････ 227
残気量 ･･･････････････････････ 7
3-3-9度方式 ･･･････････････ 183
三次予防 ･･････････････････ 15
三尖弁 ･･･････････････････････ 35
酸素中毒 ････････････････････ 12
酸素マスク ･･････････････････ 12
酸素療法 ･･････････････････ 12

Ⅲ度房室ブロック ･･････････ 51

し
シーハン症候群 ････････････ 149
シェーグレン症候群 ･･････････ 232, 283
白家移植 ････････････････････ 209
痔核 ･･････････････････････ 91, 264
糸球体 ･･････････････････････ 157
糸球体腎炎 ･･････････････････ 165
糸球体濾過 ･･････････････････ 159
糸球体濾過量 ･･････････････ 161
刺激伝導系 ･･････････････････ 36
止血機構 ････････････････････ 204
止血法 ･･････････････････････ 63
自己免疫 ････････････････････ 226
脂質異常症 ･･････････････ 126, 268
脂質代謝 ･･････････････････ 118
四肢麻痺 ･･････････････････ 184
視床下部 ･･････････････････ 141
自然免疫 ･･････････････････ 225
市中肺炎 ･･････････････････ 14
シックデイ ･･･････････････ 126
失語 ･･･････････････････････ 185
失行 ･･･････････････････････ 186
湿性咳嗽 ･･････････････････ 5
湿性ラ音 ･･････････････････ 6
失認 ･･･････････････････････ 186
自動体外式除細動器 ･･･････････ 63
脂肪肝 ･･････････････････････ 106
尺側偏位 ･･････････････････ 229
若年性アルツハイマー病 ･･････ 194
しゃっくり ･･･････････････ 77
尺骨神経麻痺 ･･････････････ 187
ジャパン・コーマ・スケール ･･･ 183
シャルコー3徴 ････････････ 110
収縮期 ･･････････････････････ 36
収縮期血圧 ･･････････････････ 37
収縮性心膜炎 ･･････････････ 54
重症筋無力症 ･･････････････ 192, 278
十二指腸 ･･････････････････ 79
十二指腸潰瘍 ･･････････････ 86, 263
終夜睡眠ポリグラフ検査 ･･･････ 23
主試験 ･･････････････････････ 208
主膵管 ･･････････････････････ 102
出血傾向 ･･････････････････ 206
受動免疫 ･･････････････････ 226
シュニッツラー転移 ･･･････････ 87
腫瘍マーカー ･･････････････ 108
循環器 ･･････････････････････ 35
循環血液量減少性ショック ･････ 60
消化管 ･･････････････････････ 77
消化管ポリポーシス ･･･････････ 89

消化性潰瘍 ･･････････････････ 86
上気道 ･･････････････････････ 1
小球性貧血 ･･････････････････ 205
症候性頭痛 ･･････････････････ 186
上室性期外収縮 ･･････････････ 51
上室頻拍 ･･････････････････ 51
小腸 ･･･････････････････････ 79
焦点起始発作 ･･････････････ 183
小脳 ･･････････････････ 179, 182
上皮小体 ････････････････････ 139
上部消化管内視鏡検査 ･･･････････ 82
小彎 ･･･････････････････････ 78
食中毒 ･･････････････････････ 243
食道 ･･･････････････････････ 77
食道癌 ･･････････････････ 84, 263
食道静脈瘤 ･･････････････ 84, 262
食道裂孔ヘルニア ･･････････････ 83
徐呼吸 ･･････････････････････ 5
ショック ･･････････････ 60, 260
除脳硬直 ･･････････････････ 184
除皮質硬直 ･･････････････････ 184
自律神経 ･･････････････････ 181
シルマー試験 ･･･････････････ 232
痔瘻 ･･････････････････ 91, 264
腎盂腎炎 ･･････････････ 167, 274
心音 ･･･････････････････････ 37
心外閉塞・拘束性ショック ････ 60
新型コロナウイルス感染症 ････ 247
腎機能検査 ･･････････････････ 161
心胸郭比 ･･････････････････ 41
心筋梗塞 ･･････････････ 46, 258
神経 ･･･････････････････････ 179
神経細胞 ･･････････････････ 182
神経脱髄疾患 ･･････････････ 192
神経変性疾患 ･･････････････ 190
腎血管性高血圧 ･･････････････ 160
心原性ショック ･･････････････ 60
新興感染症 ･･････････････････ 240
人工呼吸 ･･････････････ 12, 62
進行性筋ジストロフィ ･････ 193, 278
腎細胞癌 ･･････････････ 167, 274
心室細動 ･･････････････ 52, 259
心室性期外収縮 ･･････････････ 52
心室中隔 ･･････････････････ 35
心室中隔欠損症 ･･････････ 56, 260
心室頻拍 ･･････････････････ 52
心周期 ･･････････････････････ 36
人獣共通感染症 ･･････････････ 241
腎小体 ･･････････････････････ 157
腎生検 ･･････････････････････ 162
新生児黄疸 ･･････････････････ 102
腎性貧血 ･･････････････････ 159

293

心臓	35
腎臓	157
心臓カテーテル検査	42
腎臓癌	167
心臓超音波検査	41
心臓弁膜疾患	259
心臓マッサージ	62
心タンポナーデ	54, 259
心電図	39
腎動脈	157
塵肺	19
心肺蘇生法	62
心不全	42, 257
腎不全	170
心房細動	52, 258
心房性期外収縮	51
心房中隔	35
心房中隔欠損症	57, 260

す

膵液	102
髄液検査	187
膵炎	110
推算糸球体濾過量	161
髄鞘	182
膵臓	102
膵臓癌	111, 267
錐体路	182
垂直感染	239
膵島	102
水痘	245, 285
水泡音	7
髄膜	179
髄膜炎	195, 278
睡眠時無呼吸症候群	23, 256
頭蓋内圧亢進症	184
スキルス胃癌	86
スタンダードプリコーション	242
スタンフォード分類	60
頭痛	186
ステロイドホルモン	140
スワンネック変形	229

せ

性感染症	241
正球性貧血	205
成人T細胞性白血病	214
正中神経麻痺	187
脊髄	180
脊髄小脳変性症	191
脊髄神経	181
咳喘息	17

石綿	19
赤血球	203
セルディン分類	171
全身性エリテマトーデス	230, 282
全身性強皮症	232, 283
先端巨大症	149
前庭部	78
先天性心疾患	56
先天性風疹症候群	245
前頭側頭型認知症	195
全般起始発作	183
喘鳴	16
前立腺	158
前立腺癌	169, 275
前立腺肥大症	169, 275

そ

造血幹細胞	204
造血幹細胞移植	209
巣状分節性糸球体硬化症	165
僧帽弁	35
僧帽弁狭窄	55
僧帽弁閉鎖不全	55
僧帽弁膜症	55
即時型アレルギー	226
続発性糸球体腎炎	165, 167
続発性副甲状腺機能亢進症	146
粟粒結核	15
鼠径ヘルニア	92

た

体位ドレナージ	11
体格指数	119
大球性貧血	205
大血管症	123
代謝	117
代謝性アシドーシス	129
代謝性アルカローシス	129
体循環	35
帯状疱疹	245, 285
大腸	79
大腸癌	89, 264
大腸ポリープ	89
大動脈解離	60, 260
大動脈弁	35
大動脈弁狭窄	55
大動脈弁閉鎖不全	55
大動脈弁膜症	56
大動脈瘤	60, 260
大脳	179
大脳基底核	182
大脳巣症状	185

大脳皮質	180
大彎	78
脱髄性疾患	192
多尿	160
多発性筋炎	231, 283
多発性硬化症	192, 277
多発性骨髄腫	216, 281
多発性内分泌腫瘍2型	148
単球	203
単純ヘルペス脳炎	195
弾性ストッキング	21
胆石症	109, 266
断続性ラ音	6
胆道	101
胆道感染症	110, 266
胆道ドレナージ	104
胆嚢	101
蛋白尿	161
ダンピング症候群	87
単麻痺	184

ち

チアノーゼ	38
チェーン・ストークス呼吸	5
遅延型アレルギー	227
窒息	63
チャイルド・ピュー分類	108
着衣失行	186
中核症状	194
中心性チアノーゼ	38
虫垂	79
虫垂炎	90, 264
中枢神経	179
中枢性尿崩症	150, 272
中毒	63
中脳	179
腸管出血性大腸菌感染症	244
腸肝循環	100
蝶形紅斑	230
腸閉塞	91, 264
直接伝播	239
直腸	79

つ・て

対麻痺	184
痛風	126, 269
ツベルクリン反応	16
低血糖	126
笛声音	6
鉄過剰症	211
鉄欠乏性貧血	211, 279
デュシェンヌ型	193, 278

索 引

てんかん ・・・・・・・・・・・・ 183	二次性貧血 ・・・・・・・・・・・・ 211	肺真菌症 ・・・・・・・・・・・・・ 14
電気ショック ・・・・・・・・・・・ 53	二次予防 ・・・・・・・・・・・・・ 15	肺水腫 ・・・・・・・・・・・・・・ 5
電気的除細動 ・・・・・・・・・・・ 53	Ⅱ度房室ブロック ・・・・・・・・ 51	肺性心 ・・・・・・・・・・・・・ 43
伝染性単核球症 ・・・・・・・・・ 247	ニボー ・・・・・・・・・・・・・・ 92	肺線維症 ・・・・・・・・・・ 19, 255
	ニューモシスチス肺炎 ・・・・・・ 14	肺動脈 ・・・・・・・・・・・・・・ 2
と	ニューヨーク心臓協会の心機能分類	肺動脈弁 ・・・・・・・・・・・・ 35
同化 ・・・・・・・・・・・・・・ 118	・・・・・・・・・・・・・・・・ 43	肺胞 ・・・・・・・・・・・・・・・ 2
同化作用 ・・・・・・・・・・・・ 100	ニューロン ・・・・・・・・・・・ 182	ハウストラ ・・・・・・・・・・・ 79
洞結節 ・・・・・・・・・・・・・ 35	尿失禁 ・・・・・・・・・・・・・ 160	白質 ・・・・・・・・・・・・・ 179
橈骨神経麻痺 ・・・・・・・・・・ 187	尿糖 ・・・・・・・・・・・・・・ 159	はしか ・・・・・・・・・・・・・ 244
同種移植 ・・・・・・・・・・・・ 209	尿道 ・・・・・・・・・・・・・・ 158	橋本病 ・・・・・・・・・・ 145, 270
洞性徐脈 ・・・・・・・・・・・・ 49	尿毒症 ・・・・・・・・・・・・・ 159	播種性血管内凝固症候群 ・・・ 218, 281
洞性頻脈 ・・・・・・・・・・・・ 48	尿路結石 ・・・・・・・・・ 168, 274	バセドウ病 ・・・・・・・・・ 143, 270
透析療法 ・・・・・・・・・・・・ 162	認知症 ・・・・・・・・・・・・・ 194	バソプレシン分泌過剰症 ・・・・・ 150
糖代謝 ・・・・・・・・・・・・・ 117		白血球 ・・・・・・・・・・・・・ 203
糖尿病 ・・・・・・・・・・ 121, 268	**ね・の**	白血球減少症 ・・・・・・・・・・ 205
糖尿病性足病変 ・・・・・・・・・ 123	ネガティブ・フィードバック機構 ・・・ 138	白血病 ・・・・・・・・・・・・・ 213
糖尿病性ケトアシドーシス ・・・・ 122	熱中症 ・・・・・・・・・・・・・ 64	羽ばたき振戦 ・・・・・・・・・・ 103
糖尿病性昏睡 ・・・・・・・・・・ 122	ネフローゼ症候群 ・・・・・・ 166, 274	パルスオキシメータ ・・・・・・・ 7
糖尿病性腎症 ・・・・・ 123, 167, 274	ネフロン ・・・・・・・・・・・・ 157	バレット上皮 ・・・・・・・・・・ 83
糖尿病網膜症 ・・・・・・・・・・ 123	捻髪音 ・・・・・・・・・・・・・・ 7	半側空間無視 ・・・・・・・・・・ 186
登はん性起立 ・・・・・・・・・・ 193	脳幹 ・・・・・・・・・・・・・・ 180	
洞不全症候群 ・・・・・・・・・・ 49	脳血管疾患 ・・・・・・・・・・・ 188	**ひ**
動物由来感染症 ・・・・・・・・・ 241	脳血管性認知症 ・・・・・・ 194, 278	ビオー呼吸 ・・・・・・・・・・・ 5
洞房結節 ・・・・・・・・・・・・ 35	脳血栓症 ・・・・・・・・・・・・ 188	皮質脊髄路 ・・・・・・・・・・・ 182
動脈管開存症 ・・・・・・・・・・ 57	脳梗塞 ・・・・・・・・・・ 188, 276	微小血管症 ・・・・・・・・・・・ 122
動脈血ガス検査 ・・・・・・・・・ 7	脳出血 ・・・・・・・・・・ 189, 276	微小変化型ネフローゼ症候群 ・・ 165
特発性間質性肺炎 ・・・・・・・・ 19	脳神経 ・・・・・・・・・・ 181, 186	肥大型心筋症 ・・・・・・・・・・ 53
特発性血小板減少性紫斑病	脳神経麻痺 ・・・・・・・・・・・ 186	ビタミンK依存性凝固因子 ・・・・ 205
・・・・・・・・・・・・ 217, 281	膿性痰 ・・・・・・・・・・・・・ 5	ビタミン欠乏症 ・・・・・・・・・ 131
特発性心筋症 ・・・・・・・ 53, 259	脳塞栓症 ・・・・・・・・・・・・ 188	ピック病 ・・・・・・・・・・・・ 195
吐血 ・・・・・・・・・・・・ 5, 80	能動免疫 ・・・・・・・・・・・・ 226	非定型肺炎 ・・・・・・・・・・・ 14
飛び石病変 ・・・・・・・・・・・ 88	脳ヘルニア ・・・・・・・・・・・ 184	ヒト免疫不全ウイルス ・・・・・・ 246
ドベーキー分類 ・・・・・・・・・ 60	ノロウイルス感染症 ・・・・・・・ 284	泌尿器 ・・・・・・・・・・・・・ 157
トリアージ ・・・・・・・・・・・ 64		非びらん性胃食道逆流症 ・・・・・ 83
トリグリセリド ・・・・・・・・・ 118	**は**	皮膚筋炎 ・・・・・・・・・ 231, 283
	パーキンソン病 ・・・・・・ 191, 277	非ホジキンリンパ腫 ・・・・・・・ 215
な・に	バージャー病 ・・・・・・・・・・ 61	飛沫核感染 ・・・・・・・・・・・ 240
内因系凝固 ・・・・・・・・・・・ 205	ハーディ手術 ・・・・・・・・・・ 149	飛沫感染 ・・・・・・・・・・・・ 239
内呼吸 ・・・・・・・・・・・・・ 2	肺 ・・・・・・・・・・・・・・・ 1	肥満 ・・・・・・・・・・・・・・ 119
内視鏡的経鼻胆道ドレナージ ・・・ 104	肺炎 ・・・・・・・・・・・ 14, 254	ヒュー・ジョーンズの分類 ・・・・・ 4
内分泌 ・・・・・・・・・・・・・ 137	肺炎球菌 ・・・・・・・・・・・・ 15	標準体重 ・・・・・・・・・・・・ 120
内分泌器官 ・・・・・・・・・・・ 137	肺活量 ・・・・・・・・・・・・・ 7	標準予防策 ・・・・・・・・・・・ 242
軟膜 ・・・・・・・・・・・・・・ 179	肺活量比 ・・・・・・・・・・・・ 7	日和見感染 ・・・・・・・・・・・ 240
Ⅱ型アレルギー ・・・・・・・・・ 227	肺癌 ・・・・・・・・・・・・・・ 21	ビルロート胃切除術 ・・・・・・・ 87
Ⅱ型呼吸不全 ・・・・・・・・・・ 13	肺気腫 ・・・・・・・・・・ 17, 255	貧血 ・・・・・・・・・・・・・・ 205
2型糖尿病 ・・・・・・・・・・・ 121	肺結核 ・・・・・・・・・・ 15, 255	頻呼吸 ・・・・・・・・・・・・・ 5
二次感染 ・・・・・・・・・・・・ 240	肺血栓塞栓症 ・・・・・・・ 20, 255	頻尿 ・・・・・・・・・・・・・・ 160
二次救命処置 ・・・・・・・・・・ 62	肺梗塞 ・・・・・・・・・・ 20, 255	
二次結核 ・・・・・・・・・・・・ 15	肺循環 ・・・・・・・・・・・・・ 35	**ふ**
二次止血 ・・・・・・・・・・・・ 205	肺循環疾患 ・・・・・・・・・・・ 20	ファーター乳頭 ・・・・・・・・・ 79
二次性高血圧 ・・・・・・・ 38, 58, 59	肺静脈 ・・・・・・・・・・・・・ 2	ファロー四徴症 ・・・・・・・ 57, 260

不安定狭心症 ……………… 44	便秘 …………………… 81	三日はしか ……………… 245
フィラデルフィア染色体 …… 214	片麻痺 …………………… 184	脈圧 ……………………… 37
風疹 …………………… 245, 285	ヘンレ係蹄 ……………… 157	無顆粒球症 ……………… 205
不均衡症候群 …………… 164		無尿 …………………… 160
副交感神経 ……………… 181	**ほ**	
副甲状腺 ………………… 139	膀胱 …………………… 158	**め・も**
副甲状腺機能亢進症 …… 146	膀胱炎 …………… 167, 274	メサンギウム増殖性糸球体腎炎 … 165
副甲状腺機能低下症 …… 146, 271	膀胱癌 …………… 168, 274	メズサの頭 ……………… 104
副甲状腺ホルモン ………… 139	膀胱尿道鏡検査 ………… 162	メタボリックシンドローム … 127, 269
副雑音 …………………… 6	房室ブロック …………… 49	メルゼブルク3主徴 ……… 144
腹式呼吸 ………………… 4	乏尿 …………………… 160	免疫機構 ………………… 225
副試験 …………………… 208	ボウマン嚢 ……………… 157	免疫複合体型アレルギー … 227
副腎 …………………… 140	ホジキンリンパ腫 ………… 215	盲腸 …………………… 79, 90
副腎皮質ステロイド薬 …… 228	ポジティブ・フィードバック機構 … 138	もやもや病 ……………… 189
腹水 …………………… 103	ボタン穴変形 …………… 229	門脈圧亢進症 …………… 104
腹痛 …………………… 80	発作性上室性頻拍 ……… 51	
腹膜透析 ………………… 163	発作性夜間ヘモグロビン尿症 … 212	**ゆ・よ**
不顕性感染 ……………… 240	ホルモン ………………… 137	幽門 …………………… 77
浮腫 …………………… 39, 161	ホルモン測定 …………… 143	輸血関連急性肺障害 …… 209
不整脈 …………… 48, 258	本態性高血圧 …………… 38	輸血療法 ………………… 208
フットケア ……………… 126		溶血性尿毒症症候群 …… 217
プランマー・ヴィンソン症候群 … 211	**ま**	溶血性貧血 ………… 212, 280
プリン体 ………………… 119	マウスツーマウス ………… 62	予防接種 ………………… 242
ブルンベルグ徴候 ………… 90	膜性腎症 ………………… 165	Ⅳ型アレルギー …………… 227
ブローカ失語 …………… 185	膜性増殖性糸球体腎炎 ……… 165	
フローボリューム曲線 ……… 9	麻疹 …………… 244, 285	**ら・り・る**
プロトロンビン時間 ………… 206	マックバーニー点 ………… 90	ラ音 …………………… 6
噴門 …………………… 77	末梢血検査 ……………… 206	ラクナ梗塞 ……………… 188
	末梢神経 ………………… 181	ラジオ波焼灼療法 ………… 109
へ	末梢性チアノーゼ ………… 38	ランゲルハンス島 ………… 102
閉塞性黄疸 ……………… 103	麻痺 …………………… 184	ランツ点 ………………… 90
閉塞性換気障害 …………… 8	慢性胃炎 ………………… 85	リウマトイド因子 ………… 228
閉塞性血栓血管炎 ………… 61	慢性肝炎 ………… 106, 266	流行性耳下腺炎 ………… 245
閉塞性動脈硬化症 ……… 61, 261	慢性気管支炎 ………… 17, 255	両耳側半盲 ……………… 149
閉塞性肺疾患 …………… 16	慢性甲状腺炎 ………… 145, 270	リンゴの芯様像 …………… 90
ペースメーカー …………… 51	慢性硬膜下血腫 ………… 190, 277	リン脂質 ………………… 118
ベーチェット病 ………… 232, 283	慢性骨髄性白血病 …… 214, 280	リンパ球 ………………… 203
壁側胸膜 ………………… 1	慢性糸球体腎炎 ………… 165, 273	ループス腎炎 …………… 230
ヘノッホ・シェーンライン紫斑病 … 218	慢性腎臓病 ………… 171, 275	
ヘモクロマトーシス ………… 211	慢性腎不全 ………… 171, 275	**れ・ろ・わ**
ヘモジデローシス ………… 211	慢性膵炎 ………………… 110	レイノー現象 …………… 231
ヘリオトロープ疹 ………… 231	慢性白血病 ……………… 214	レビー小体型認知症 ……… 195
ヘリコバクター・ピロリ菌 …… 86	慢性閉塞性肺疾患 …… 17, 255	連続性ラ音 ……………… 6
ベリリウム肺 …………… 20	慢性リンパ性白血病 …… 214	労作性狭心症 …………… 44
ベル・エブスタイン熱 ……… 216		ワクチン療法 …………… 242
ベルクロ・ラ音 …………… 7	**み・む**	鷲手 …………………… 187
変性疾患 ………………… 190	みずぼうそう ……………… 245	

外国語索引

A

ABO式 207
ADH不適切分泌症候群 150
AED 63
Af 52
AGML 85
AIDS 246, 285
ALL 213
ALS 62, 190
AML 213
APC 51
APTT 206
AR 55
AS 55
ASD 57
ASO 61
ATL 214

B

B症状 215
BAL 10
BCGワクチン 16
BCR-ABL 融合蛋白質 214
BLS 62
BMI 119

C

CKD 171
CLL 214
CML 214
CO_2ナルコーシス 12
COPD 17

COVID-19 247
CPAP 23
CPR 62
CTR 41

D・E・F

DIC 218
DMAT 64
DOTS 16
eGFRcreat 161
ENBD 104
FEV1.0% 8

G・H・I

GCS 183
GERD 83
GFR 161
GVHD 210
GVL 210
HOT 19
HUS 217
IgA腎症 165
ITP 217

J・M・N

JCS 183
MCTD 232
MDS 214
MR 55
MS 55
NYHA 43

P・Q・R

P波 40
PAC 51
PAT 51
PCI 42
PDA 57
PEIT 108
%VC 7
PSVT 51
PT 206
PTCA 42
PTCD 104
PVC 52
QRS波 40
RF 228

S・T・V

SIADH 150
SLE 230
SpO_2 7
SSc 232
T波 40
TAE 108
TAO 61
TBLB 10
TIA 188
TNM分類 85
TTP 217
Vf 52
VPC 52
VSD 56
VT 52

memo

memo

著者略歴

浅野嘉延（ASANO Yoshinobu）
西南女学院大学 学長

1983年山口大学医学部を卒業後，九州大学病院および関連病院にて内科医として臨床・研究・教育を行う．九州大学より医学博士号を授与．ドイツ，フライブルグ大学に留学．日本内科学会の総合内科専門医，アメリカ内科学会のフェロー資格を有する．2007年より西南女学院大学保健福祉学部にて看護学生の教育に従事，2021年より同大学学長，現在に至る．著書は「看護のための臨床病態学」，「なるほどなっとく！臨床検査」（南山堂）など多数．

看護師国試対策 START BOOK
解剖生理と疾病の特性

2012年 8月10日　1版1刷	©2025
2018年 2月15日　2版1刷	
2022年 2月25日　　 2刷	
2025年 4月20日　3版1刷	

著　者
　浅野嘉延
　（あさの　よしのぶ）

発行者
　株式会社 南山堂　代表者 鈴木幹太
　〒113-0034　東京都文京区湯島 4-1-11
　TEL 代表 03-5689-7850　www.nanzando.com

ISBN 978-4-525-50903-3

JCOPY〈出版者著作権管理機構　委託出版物〉
複製を行う場合はそのつど事前に（一社）出版者著作権管理機構（電話03-5244-5088,FAX 03-5244-5089, e-mail: info@jcopy.or.jp）の許諾を得るようお願いいたします．

本書の内容を無断で複製することは，著作権法上での例外を除き禁じられています．また，代行業者等の第三者に依頼してスキャニング，デジタルデータ化を行うことは認められておりません．